Chad E. Cook

骨科手法治疗
循证疗法

第 2 版

Orthopedic Manual Therapy
An Evidence-Based Approach

Second Edition

主　编　〔美〕查德·E.库克
主　译　常　祺

天津出版传媒集团

天津科技翻译出版有限公司

著作权合同登记号：图字：02－2018－320

图书在版编目（CIP）数据

骨科手法治疗：循证疗法／（美）查德·E.库克
（Chad E. Cook）主编；常祺主译. — 天津：
天津科技翻译出版有限公司，2020.5
书名原文：Orthopedic Manual Therapy：An
Evidence-Based Approach
ISBN 978－7－5433－3916－3

Ⅰ．①骨… Ⅱ．①查… ②常… Ⅲ．①骨疾病
－治疗 Ⅳ．①R680.5

中国版本图书馆 CIP 数据核字（2019）第 010684 号

授权单位：Pearson Education，Inc.
出　　版：天津科技翻译出版有限公司
出 版 人：刘子媛
地　　址：天津市南开区白堤路 244 号
邮政编码：300192
电　　话：（022）87894896
传　　真：（022）87895650
网　　址：www. tsttpc.com
印　　刷：山东韵杰文化科技有限公司
发　　行：全国新华书店
版本记录：889mm×1194mm　16 开本　30 印张　700 千字
　　　　　2020 年 5 月第 1 版　2020 年 5 月第 1 次印刷
　　　　　定价：248.00 元

（如发现印装问题，可与出版社调换）

译者名单

主　译

常　祺

副主译

孙海龙　张占铎　李顺飞　朱　霞　王好锋

范世甜　王琦丹　黄泽锋　陈　猛

译者名单（按姓氏汉语拼音排序）

常　祺　联勤保障部队第989医院

陈　猛　Walk To Health运动健康管理中心

陈国立　联勤保障部队第989医院

范世甜　联勤保障部队第989医院

黄　梅　联勤保障部队第989医院

黄泽锋　军委政工部机关门诊部

蓝田丰　益迈新科研所

李欢乐　联勤保障部队第989医院

李顺飞　联勤保障部队第989医院

李晓倩　解放军疾病预防控制中心

李亚楠　解放军疾病预防控制中心

李艳丽　联勤保障部队第989医院

刘　琰　益迈新科研所

任洪峰　联勤保障部队第989医院

孙海龙　解放军疾病预防控制中心

孙梦奇　解放军疾病预防控制中心

王好锋　联勤保障部队第989医院

王琦丹　联勤保障部队第989医院

许鹏飞　联勤保障部队第989医院

薛志超　联勤保障部队第989医院

张占铎　联勤保障部队第989医院

朱　霞　联勤保障部队第989医院

朱履刚　联勤保障部队第989医院

邹　文　解放军疾病预防控制中心

编者名单

Amy Cook, PT, MS
Contract Physical Therapist
North Canton, Ohio

Rogelio Coronado, PT, MS, FAAOMPT
PhD Student
Department of Rehabilitative Sciences
University of Florida
Gainesville, Florida

Megan Donaldson, PT, PhD, FAAOMPT
Assistant Professor
Department of Physical Therapy
Walsh University
North Canton, Ohio

Christopher Fiander, DPT, OCS
Senior Physical Therapist
Department of Physical Therapy and Occupational Therapy
Duke University
Durham, North Carolina

Robert Fleming, Jr., PT, DPT, MS, OCS, FAAOMPT
Rehabilitation Services Manager
Ellis Hospital
Schenectady, New York

Ken Learman, MPT, PhD, OCS, FAAOMPT
Associate Professor
Department of Physical Therapy
Youngstown State University
Youngstown, Ohio

审校人员名单

第 2 版

Dr. Jason A. Craig, MCSP, DPhil, PT
Marymount University
Arlington, Virginia

Michelle Dolphin, PT, DPT, MS, OCS
SUNY Upstate Medical University
Syracuse, New York

Megan Donaldson, PT, PhD
Walsh University
North Canton, Ohio

Marcia Epler, PhD, PT, ATC
Lebanon Valley College
Annville, Pennsylvania

Lisa T. Hoglund, PT, PhD, OCS, CertMDT
University of the Sciences in Philadelphia
Philadelphia, Pennsylvania

John Leard, EdD, PT, ATC
University of Hartford
West Hartford, Connecticut

Marcia Miller Spoto, PT, DC, OCS
Nazareth College
Rochester, New York

Clare Safran-Norton, PhD, MS, MS, PT, OCS
Simmons College
Boston, Massachusetts

Michael P. Reiman, PT, DPT, OCS, ATC, CSCS
Wichita State University
Wichita, Kansas

Toni S. Roddey, PT, PhD, OCS, FAAOMPT
Texas Woman's University
Houston, Texas

第 1 版

Stephania Bell, MS, PT, OCS, CSCS
Kaiser Hayward Orthopedic Manual Therapy Fellowship
Union City, California

Robert E. Boyles, PT, DSc, OCS, FAAOMPT
U.S. Army-Baylor University
Fort Sam Houston, Texas

Jean-Michel Brismee, ScD, PT, OCS, FAAOMPT
Texas Tech University Health Sciences Center
Odessa, Texas

Joshua Cleland, DPT, PhD, OCS
Franklin Pierce College
Concord, New Hampshire

Evan Johnson, PT, MS, OCS, MTC
Columbia University
New York, New York

Kenneth E. Learman, MEd, PT, OCS, COMT, FAAOMPT
Youngstown State University
Youngstown, Ohio

Kevin Ramey, MS, PT
Texas Tech University Health Sciences Center
Odessa, Texas

Christopher R. Showalter, LPT, OCS, FAAOMPT
Maitland-Australian Physiotherapy Seminars
Cutchogue, New York

Andrea P. Simmons, CMT, CNMT
Medical Careers Institute
Richmond, virginia

中文版前言

　　骨科手法治疗是骨科疾病康复的重要手段之一,其重要性在患者伤后康复阶段无可替代,关于其他两种手段(运动疗法和物理治疗),作者在其他书中进行了阐述。本书中所述手法包括关节松动、主被动拉伸、推拿按摩等,均为非常常用的治疗方式。希望本书能成为所有康复治疗师诊疗的重要工具。通过对本书的学习,能够让原来充满"神秘色彩"的手法治疗更为简单易懂,更具有逻辑性。

　　目前很多康复治疗师主要的治疗手段即为手法治疗。他们具有很高的水平和业务素质,并对患者具有很强的责任心。但由于手法治疗流派众多,没有哪一本书对于各种手法的优劣性及使用价值进行科学严谨的阐述。Cook博士与其同事撰写本书,其重要贡献在于将现在主流手法治疗进行了系统的归纳和总结,应用循证医学方法对这些治疗方式进行分析,并对其有效性进行对比。更重要的是,本书还对大量手法治疗前的评估检测做了详细描述,建立了一整套科学严谨的评估-分析-治疗操作模式,让读者能够更有针对性、更合理地对患者进行治疗。

　　我多年来一直从事特种行业运动性损伤的防治研究工作,如何将手法治疗有机地纳入整个伤病诊疗体系是我一直在考虑和亟待解决的问题。道为先、术为后,只有完整地建立和健全行业康复体系并建立手法诊疗长效机制,才能培养出更多的精通手法治疗的基层医务工作者,让更多患者受益。

　　历时两年多的翻译、审校工作终于结束了。由于人力有限,本书时至今日才与读者见面。同时由于水平所限,对本书原著的一些内容的表述可能不够准确,我对此表示深深的歉意,希望广大读者不吝指正,以期再版时及时修订。

　　最后,再次对本书翻译、审校工作中给予帮助的众多同仁表示感谢。

2019.12.22

序 一

作为一名在 20 世纪 90 年代首次进行物理治疗的医生，我确信自己与许多医生有相同的职业信仰，即主流是肌肉骨骼理疗，然后才是"手法治疗"。手法治疗通常是由几位大师的学生进行的，每位大师教会他们的学生一种或几种能治愈患者的特殊技术手法。许多人都认为，这些从业者的技能更像是魔术而非科学。在手法治疗的早期，大部分从业者并没有消除这种观念。

幸运的是，那些大师影响了一群好奇的物理治疗师，为科研扩展增加了燃料，给这种手法治疗术增加了一种快速发展的科学动力。这些物理治疗师中有一位 Chad E. Cook 博士，他是一位手法治疗如饥似渴的读者和传播者。由此产生的就是第 1 版《骨科手法治疗：循证疗法》。

第 1 版描述了手法治疗学，并且采用的是既容易理解又适用于临床的兼收并蓄方法。本书揭穿了有关手法检查和治疗的许多虚构概念，例如，治疗脊柱疾病必须依据凸凹定律运动关节，并且要进行耦联运动，同时以集中或分类等为科学依据稳定与支撑其他结构。基于本书在国内和国际的成功发行，可见这种方法符合读者需要且广受欢迎。

Cook 博士没有在成功面前止步不前，他创作了全新的修订版。随着手法治疗依据的改变和增多，编者的教学和实践也发生变化。其中包括用各种活动手法进行松动以及对每个身体部位相关结果的详述。本版包括两章有关神经系统松动和软组织松动的章节。由于增加了这些内容，第 2 版对每一位治疗医生都是一部更有效且更全面的手法治疗专著。评估和治疗操作的一致性使本版《骨科手法治疗：循证疗法》更适合教授、临床医生和学生使用。这是一本值得所有人收藏的手法治疗专著。

Eric Hegedus

杜克大学副教授

序 二

获取知识和扩展临床技能是骨科手法治疗医生面临的两个挑战。知识为循证手法治疗提供了坚实的基础,并日益明确了界定骨科物理治疗范围的参数。临床技能包括对解剖学、生理学以及当前研究成果的综合知识掌握,以此作为利用和发展适当的评估和治疗技术的框架。

骨科手法治疗医生不能满足于追求知识。无论治疗医生的管理规定如何,所有骨科手法治疗医生都必须作为接诊医生胜任骨科手法治疗并行使治疗责任。迅速发展的手法治疗学科要求他们积极掌握最新知识和技能。第 2 版《骨科手法治疗:循证疗法》全面提供了有关患者管理、合理的临床推理、反思实践和解决问题的基础知识,这有助于医生处理每一位患者的独特表现。我们的患者需要并且值得我们不断追求卓越,扩展我们对人类行为和功能的知识,使解决方案达到最佳。

Cook 博士对人体的综合性分区研究方法使执业治疗医生能够在一种应对方案中综合考虑现代研究成果、理论知识和临床经验。第 1~4 章提供了与骨科手法治疗评估、评价、治疗和禁忌证相关的详细信息。各个区域技术章节精心编写的内容是所有物理治疗师必读的,无论其专业领域或经验如何。治疗医生识别和适当处理患者的骨科问题需要有一定的知识基础,应全面了解为其提供支撑的解剖学、病理学和适用的研究成果。后面的 12 章提供了对人体各个区域结构和功能的深入分析,通过相关解剖学、生物力学、临床检查方案、治疗技术描述了各种肌肉骨骼疾病的手法治疗解决方案。在各部分,针对每个区域的研究和科学知识进行了分析和关联,以支持所提出的测试、技术手法和临床推理。每一章都为读者提供了广泛的参考文献,以便进一步研究,并强调了支持证据。

本书的主要特点是广泛和全面地论述了技术部分,代表了手法治疗理论的多样性。这种综合方法使治疗医生能够比较和选择每一位患者最合适的方法,而不是直接进入一个特定的系统或观点。此外,这些部分还提供了 700 多幅彩图,以便更有效地理解和应用所提供的技术。

第 1 版《骨科手法治疗:循证疗法》在 2007 年出版后立即成为我们功能手法治疗协会的必读书目。本版为培训学员提供了一个全面的资源,指导他们对每一位患者进行适当的评价、测试和治疗,也是考核的主要学习资料。我热切期待此扩展和增强版的出版,为我们行业提供一个有关所有骨科患者的相关研究和技术的最新概要。我相信第 2 版《骨科手法治疗:循证疗法》将继续加强先进技术培训,不仅适用于手法治疗学员和住院医生,也适用于致力于卓越的临床管理和患者医疗的所有物理治疗师。我很荣幸能为这样一部高质量和重要的专著作序。

Gregory S. Johnson

托罗大学副教授

前　言

　　我非常高兴出版了第 2 版《骨科手法治疗：循证疗法》。作为支持循证医学要素的基础出版物，本版进行了相应的更新和扩展。正如我在第 1 版的前言中所述[1]，描述和衡量"循证医学"的文献在过去十年中有了显著的增长[2]。循证概念的核心部分是在 20 世纪 70 年代和 80 年代随着在医疗领域流行病学原则的应用而产生的[3,4]。这些流行病学原则主张，采用循证医学方法可使临床医生应用当前研究的最佳证据对患者进行最有效的临床治疗[3,5]。收集压倒多数的证据是艰巨的，而且一本图书要囊括所有方面的信息也是无法实现的。

　　但这并不是说我们没有尝试过。第 2 版编者队伍中加入了一些新的合作者，包括 Christopher Fiander，Amy Cook，Megan Donaldson，Roy Coronado。Ken Learman 撰写了新增的一章，Bob Fleming 重新修改了膝关节这一章。此外，为扩大图书的内容范围还增加了两章。神经动力学技术（第 15 章）和软组织松动术（第 16 章）提高了本书的全面性，现在已覆盖了手法治疗的所有要素。第 5~16 章都列举了两个或三个病例，帮助读者提高临床认识。

　　与第 1 版相比，本版最显著的区别是进一步强调了临床决策。本书讨论了临床决策模式以及临床决策辅助，如临床预测规则、疗程内和疗程间的表现，并简要讨论了分类。第 2 版删除了特定测试的细节，其与手法治疗师提供的治疗并不真正相关。取而代之的是介绍了更多的家庭锻炼活动，从而巩固治疗效果，进一步扩大本书的应用范围。

　　本书的特色之处在于揭穿了一些虚构概念，并对某些手法治疗方法的弱点进行了重点讨论。本书还揭示了错误的原理、理论和其他临床条件限制，使其简单易行。正确的手法治疗（提供适当的运动训练）不应该如此复杂，以致所有的临床医生都不能使用。我对证据的理解可能有不当之处，我的目的是让所有的治疗医生以简单实用的方式进行治疗。

Chad E. Cook

沃尔什大学教授、主任

参考文献

1. Cook C. *Orthopedic manual therapy: An evidence-based approach.* Upper Saddle River, NJ; Prentice Hall: 2007.
2. Cohen AM, Stavri PZ, Hersh WR. A categorization and analysis of the criticisms of evidence based medicine. *Int J Med Informatics.* 2004;73:35–43.
3. Sackett DL. The fall of clinical research and the rise of clinical practice research. *Clin Invest Med.* 2000;23:331–333.
4. Buetow MA, Kenealy T. Evidence based medicine: the need for new definition. *J Evaluation Clin Pract.* 2000;6:85–92.
5. Sackett DL, Strauss SE, Richardson WS, Rosenberg W, Haynes RB. Evidence-based medicine. In: *How to practice and teach EBM.* Edinburgh; Churchill Livingstone: 2000.

致　谢

我对为本书提供素材的下列人员表示真诚谢意:

Jean-Michel Brismee:卓越的临床医生,平易近人。

Amy, Zach, Jaeger 和 Simon Cook:"爸爸,快放下你手头的工作！"

Bob Fleming 和 Ken Learman:可信任的朋友和合作者。

Eric Hegedus:你一直在进步!

John Medeiros 和 *the Journal of Manual and Manipulative Therapy* 相关人员:卓越杂志的领导者。

Chris Showalter 和我在 MAPS 的朋友:可敬！可敬！

Phillip Sizer, Jr.: 此人从不懈怠!

特别感谢 Steve Houghton,是他制作了本书解剖学和生物学部分的大多数图表。

来自杜克大学的我以前的学生:知识的主宰者。

Geoff Maitland, Gregory Grieve, Bob Sprague, Bob Elvey 以及创建治疗框架的许多其他手法治疗先驱者:为这项伟大工程,我们一起努力。

读者交流群使用说明

建议配合二维码一起使用本书

本书配有读者微信交流群，群内提供读书活动和资源服务，帮助读者深入理解骨科手法治疗循证疗法，掌握先进治疗技术，不断提高诊疗水平。读者可根据需要，获取本书配套操作视频。

入群步骤

- -

1. 微信扫描本页二维码

2. 根据提示，加入交流群

3. 群内点击链接或回复本页提示的关键词可收看中文版
   配套操作视频

微信扫描二维码
加入读者交流群

群服务介绍

- -

【 试 看 】 回复"试看"，获取本书免费操作视频

【 颈 椎 】 回复"颈椎"，获取第5章颈椎的手法治疗操作视频

【颞 下 颌】 回复"颞下颌"，获取第6章颞下颌关节的手法治疗操作视频

【 胸 椎 】 回复"胸椎"，获取第7章胸椎的手法治疗操作视频

【 肩 】 回复"肩"，获取第8章肩关节的手法治疗操作视频

【肘 腕 手】 回复"肘腕手"，获取第9章肘腕手的手法治疗操作视频

【 腰 椎 】 回复"腰椎"，获取第10章腰椎的手法治疗操作视频

【 骶 髂 】 回复"骶髂"，获取第11章骶髂关节和骨盆的手法治疗操作视频

【 髋 】 回复"髋"，获取第12章髋关节的手法治疗操作视频

【 膝 】 回复"膝"，获取第13章膝关节的手法治疗操作视频

【 足 踝 】 回复"足踝"，获取第14章足部与踝关节的手法治疗操作视频

【 神 经 】 回复"神经"，获取第15章神经动力学技术操作视频

【 软组织 】 回复"软组织"，获取第16章软组织松动术操作视频

【 打 卡 】 回复"打卡"，累计10天打卡，获取阅读福利

目　录

第 1 章

骨科手法治疗

Chad E. Cook

目标

- 定义骨科手法治疗。
- 简述手法治疗相关的机械力学改变。
- 对比静态拉伸、手法辅助运动、松动术和推拿术的效果。
- 简述与手法治疗干预相关的神经生理学变化。
- 简述与手法治疗干预相关的心理学变化。
- 比较不同的证据报告方法。
- 简述用于判断信息质量的证据级别。

骨科手法治疗的构成

概念

在医学和康复专业领域中,骨科手法治疗的定义往往源自其应用。骨科手法治疗可以是选择性被动运动或主动辅助治疗,如拉伸、松动、推拿,以及肌肉能量相关的技术(肌能疗法)(表 1.1)。应用这些方法的目的是为了抑制疼痛,减少或消除软组织炎症,改善可收缩及不可收缩组织的修复功能、延展性和(或)稳定性,增加关节活动度(ROM),促进运动功能的恢复。有些上文并未提到的,但据说有效的其他"手法治疗"并不在本书的讲述范围,因为这些"治疗"是否对心理、生理和行为变化产生影响存在争议,其有效性也尚需进一步研究。诚然,手法治疗的类型变化莫测,特别是当我们去探索各个类型的不同原理思想和理论框架时。

专业术语

简言之,手法治疗的术语在不同使用者之间差别很大,是造成手法治疗难以交流沟通的原因。语种

表 1.1　骨科手法治疗的最常用手法

概念/应用	定义
被动拉伸	对组织施加拉伸力,从而增加目标组织的长度、延展性和活动度的被动式技术
松动术	在自愿或家属同意的前提下,在患者的忍耐程度内,通过有节律的、重复的被动运动恢复完全无痛的关节功能的被动技术
推拿术	嘱患者保持某一体位后,对精确定位的局部或者全身进行单一的、快速的小幅度按压
肌能疗法	通过患者的主动参与,利用肌肉等长或等张收缩抗阻的方式,改善肌肉骨骼系统功能和减轻疼痛的一种拉伸/松动的辅助治疗方法
被动松动配合主动运动	在自愿或家属同意的前提下,在患者的忍耐程度内,伴随患者治疗区的主动运动而给予有节律的重复性被动运动

不同带来的不便促使人们在实践中寻求一套标准化的操作术语,从而保持手法治疗术语的一致性[1-3]。人们希望这套标准化的术语能够通过描述性语言准确地描绘手法治疗的技术和方法。项目包括以下内容:①施力速度;②施力范围;③施力方向;④施力点;⑤结构的相对运动;⑥患者体位(表1.2)。在本书中的大部分情况下,每种技术的详细描述都用了这套术语。

骨科手法治疗的科学性

　　为什么手法治疗在多种疾病的治疗中均有效?针对这个问题出现了大量冲突的理论和激烈的讨论[4]。手法治疗为什么有效这一问题目前还没有非常科学严谨的解释。迄今为止,绝大多数理论仍以假说为主,包括不够严谨的调研或者个人的意见。现在并不缺少在脊柱松动术、物理疗法、整骨疗法以及按摩疗法相关领域的前沿研究及假说。理论假设涉及运动神经元髓核[5,6]门控激活机制[7]、神经生理学和生物力学效应[8,9],以及对椎旁肌肉紧张的缓解作用[10,11]。

　　应用牵伸、松动术、推拿术和肌能疗法的机制相似,并且具有相似的适应证和禁忌证。更重要的是,各种手法治疗都能够获得相似的并与预期相符的治疗结果[12]。这些预期的效果通常被分为生物力学效应和神经生理学效应[8,13],同时这两种效应之间可以互相影响并彼此促进(表1.3)。此外,手法治疗可能对患者心理产生可估量的干预效应,如放松、降低焦

表1.2　手法治疗标准化术语(推荐)

项目	定义
施力速度	治疗过程中施加力量的速度
施力范围	治疗过程中力量作用的有效范围
施力方向	力量施加的方向
施力点	治疗医生施加力量的部位(例如脊柱椎体水平、边缘区)
相对结构运动	与稳定结构相比,目标结构的运动
患者体位	治疗过程中患者身体应处的位置

Adapted from AAOMPT/Mintken et al. [2,3]

虑、提升总体幸福感。本章的主要内容都致力于分析这三个方面。

生物力学改变

　　关节位移　有研究指出,组织移动性受限可能导致关节连接处及周围组织产生生理学改变[14]。这些生理学改变在关节评估中被称为"活动性减弱"。活动性减弱可以引起关节腔内滑液减少,导致运动期间关节腔内压力增大[14]。因此,关节表面距离缩短,关节润滑性能下降,从而造成不规则的胶原交联[15,16]。胶原纤维间的交联可阻碍正常结缔组织滑动,导致关节活动受限[17]和相应的活动范围缩小,甚至导致关节损伤。其他如关节内半月板[18]、椎间盘纤维环的破坏[19]、内部深层肌肉过度紧张或痉挛等均可进一步损伤关节的活动性[20,21]。随之而来的衰弱变化包括力量、耐力、协调性的损伤和自主神经系统的改变[22]。

　　有一些证据表明,松动术和(或)推拿术可引起关节位移[23]。理论上讲,这种位移的产生是由于力的

表1.3　手法治疗预期效果[30]

项目	定义
	生物力学效应
改善运动	提升活动范围或纠正运动模式
改善体位	减少不良体位
	神经生理学效应
脊髓	痛觉减退,降低对痛觉的敏感度;交感神经兴奋,改变血流、心率、皮肤电传导和体表温度;肌肉反射,降低肌肉紧张度
中枢调节	在杏仁核、中脑导水管周围灰质和延髓头端腹内侧改变对痛觉的体验过程,包括减少持续时间;反复痛觉刺激中枢神经系统提高对痛觉的感知能力
外周炎症	改变血液中炎症介质的水平
	交互作用
神经生理与生物力学	两种效应可产生交互作用,互相促进达到更佳的疗效

迟滞效应暂时性地提升了关节的位移程度[24]。脊柱科医生提示,当关节结构被快速拉伸时,内部出现"空化"现象,并发出"啪"的声音,空化作用可以使关节活动范围增加[25]。但运动或者相应的神经生理学变化是否增加关节活动范围,以及随着时间的推移,这种增大的运动范围能否一直保持下去尚不清楚。

缓解症状所需的运动量及程度也是未知的。总的来说,大多数研究的结果都令人不甚满意[26,27],这些研究要么使用尸体的脊柱进行试验分析[28],要么仅仅报道了推拿术对犬科动物脊柱的效果[29]。此外,一个被广泛引用的研究在评估关节相关活动时使用了皮肤标记[24]。但由于运动时皮肤本身也会产生位移,因此使用表面标记会产生极大的误差。随后的研究发现,使用皮肤标记或者其他不恰当的设备来研究运动可能得出错误的结论。

当用生物效应解释手法治疗对生物力学的改善效果时,需要注意的是,现有报道中提及的大多数变化都是短期的[30]。持久的结构性变化很少被确定(如果有的话),并且即刻的改善很可能来自肌肉反射性变化或疼痛的神经生理学改变。此外,真正的位置错误是否被纠正尚不可知,因为这个概念背后的可靠性和有效性值得怀疑[30]。

小结

● 虽然总体幅度十分有限,但进行推拿术和松动术过程中确实出现了关节位移。

● 关节位移可能伴随可听到的"啪"声。

● 可听到的声音对于神经生理学改变不是必要的。

神经生理学改变

脊髓机制 手法治疗对脊髓的影响可能与痛觉减退有关[30],也就是降低了疼痛的敏感性[31-33]。痛觉减退可能是在手法治疗时对背角痛觉传导通路神经元部分突触后抑制的结果。Glover 等[34]报道了在接受推拿疗法 15 分钟后患者出现疼痛减轻的情况。他们推测脊部推拿改变了中枢对无害机械刺激的反应方式,从而相应地提高了痛觉阈值。其他研究发现,

推拿术[35,36]和松动术[37,38]具有相似的短期疗效。

手法治疗还与交感神经兴奋反应有关[39-42],可引起血流、心率、皮肤电传导和体表温度的变化。交感神经兴奋可对痛觉调控起到非局部的、非特异性的促进作用。刺激颈椎已被证实与上肢疼痛反应的改变相关。Wright[43]概述了痛觉减退和交感神经兴奋的相关性,他认为痛觉感知变化最大的个体同时交感神经系统功能变化也最大。

手法治疗也与肌肉活动(肌肉反射)和运动神经元的活动性有关[44]。从定义上看,在肌张力过高的情况下,肌肉反射性降低。多年来,手法治疗医生们声称,有选择性地给予患者手法治疗,可以改善其肌肉反射性[8,45-47],并将这些疗效归因于脊髓神经生理学的改变。在推拿中产生类似推力的力量[9,34-36,48-52]或者非推力型松动术[46,48,49]中使用的反复振荡力被认为可以通过介导抑制肌肉的痉挛反射来降低痛觉。肌肉反射的抑制是刺激皮肤、肌肉和关节内感受器的共同作用结果。

皮肤、肌肉和关节内机械感受器的主要作用是检测是否存在运动或能量输入,并为中枢神经系统提供本体感觉或疼痛相关信息。机械感受器的位置和设计体现了其在本体感觉或疼痛反应中的作用,尽管现有的证据在这种作用的程度上是相互矛盾的。四种机械感受器中的三种(Ⅰ~Ⅲ)感受肌纤维长度改变和(或)变形的刺激,第四种(Ⅳ)感受化学刺激和(或)张力刺激,并非所有关节区域内都有相同类型的机械感受器。

Ⅰ~Ⅳ型机械感受器已经被证实存在于颈椎关节突关节中。但在腰椎和胸椎中只发现了Ⅰ~Ⅲ型感受器[53]。这提示胸椎和腰椎的机械感受器系统将响应极端的而不是中等程度的关节运动[53]。

现已发现机械感受器在脊椎中呈现出不同密度的分布水平。胸椎和腰椎的Ⅰ~Ⅲ型感受器数量相对较少,这可能表明此类感受器的重要性在这些区域相对较低,或者这些小关节中受体区域面积相对较大[53]。Ⅲ型和Ⅳ型感受器被认为是疼痛感受器,存在于骶髂关节和周围肌肉韧带支持结构中[54]。这表明骶髂关节内的机械感受器感受痛觉的能力强于感受本体感觉。

数项研究声称发现了手法治疗刺激关节感受器

达到疗效的机制。一种理论是,手法治疗技术能够通过刺激肌梭和高尔基腱器官"重置"反射活动[10]。这种理论由Kort[55]提出,认为推拿可以通过阻碍脉冲刺激Ⅰa组及Ⅱ组的传入而提高关节活动性。Zusman[56]推测,在持续或重复性被动运动后肌肉运动性会有相应改变,但是并非所有作者都同意这一推测。最近,Sung及其同事们[57]证明,持续200ms的推拿术比非推力型松动术更能够诱发高的反射性反应(即高尔基腱器官和肌梭放电)。

其他人则认为,通过短暂地减少α运动神经元活性(H反射)导致的肌肉活动抑制、肌电图(EMG)活性的降低以及Ⅲ和Ⅳ痛觉感受器的兴奋性降低,都是对脊柱进行推拿产生的结果[58,59]。研究表明,松动术或推拿疗法后,H反射受到抑制,并且局部和远端脊椎肌肉EMG活性产生可测量的变化[59,60]。尽管这种效应抑制疼痛的原因尚未明确,但从理论上讲这些生理学结果可能导致传入背角的痛觉减少[34,35,56]。

外周机制　实验室证据表明,主动运动和被动运动均可降低乳酸盐浓度,并降低受损组织内的pH值[6]。手法治疗已被证明可改变治疗局部血液中炎症介质的水平。在损伤发生过程中,化学反应可诱发化学性疼痛级联反应。损伤可刺激蛋白多糖、金属基质蛋白酶抑制剂和其他触发自身免疫反应的因子释放,以及刺激周围C型神经末梢的缓激肽、血清素、组胺和前列腺素等脊髓介质的聚集,导致在通常不会引起疼痛的"正常"活动期间出现弥漫性疼痛[61]。松动术和推拿术相关的被动运动可能通过改变受损区域的pH值、减少炎症反应来缓解疼痛,但其作用原理尚需进一步探讨。

中枢神经介导机制　手法治疗可能影响疼痛控制的中枢和外周机制,并产生神经生理学反应和疼痛感知变化[41,62,63]。当背角对传入信号处于高反应状态时,会产生中枢促进作用[64]。这一过程可能导致疼痛阈值的降低,致使较低水平的刺激即可诱发疼痛。中枢促进作用可能发生在受伤部位或大脑疼痛处理中心局部。手法治疗可改善前额叶皮质、杏仁核和延髓头端腹内侧区的疼痛"体验",包括缩短时间总和、改善中枢神经系统(CNS)在反复疼痛刺激下表现出的疼痛感觉增加等状况[30]。被动松动术的力量主要作用于脑干外侧中脑导水管周围灰质的下行抑制系统[41]。

也有研究认为,手法治疗的中枢神经介导机制是减少了传入疼痛自感受器至中枢神经系统的上传,从而激活下行痛觉抑制系统[43,59],进而引起痛觉减退。可能有两条相互独立的信号通路参与了疼痛减轻的下行机制。其中主要(快速起效)镇痛机制来自背侧中脑导水管周围灰质(PAG)区域,基于交感神经兴奋[65,66]。这是一种非阿片类机制,因为它不受纳洛酮影响[67]。次要机制来源于腹侧中脑导水管灰质,基于交感神经抑制,为阿片类机制[66],受纳洛酮影响[67]。依据Wright的回顾性研究指出,上述疼痛控制的机制显然与脊柱推拿相关,但与脊柱松动术关系并不明显[43]。已有相当多的证据支持脊柱手法治疗对于机械伤害具有特异性的痛觉减退效应[39,40,68]。然而,这些研究大部分的设计并不合理,导致很多研究结果之间相互矛盾[8]。

关于手法治疗的中枢神经介导机制的其他解释包括由Melzack和Wall提出的门控激活机制[69]、神经迟滞现象和内源性阿片类物质释放。小直径的疼痛感受器倾向于打开"门控",从而促进痛觉感知,而大直径的纤维则倾向于关闭痛觉的"门控"。在"疼痛门控"机制中,传入和下行通路通过对中枢神经系统的抑制机制调控感觉传递。有些研究人员提出手法治疗可以刺激关节、肌肉、皮肤和韧带的上行纤维,提供一个潜在的过度刺激反应,这些理论还需要进一步证实。

时间效应　在没有联合其他干预的情况下,手法治疗如推拿术、松动术或者肌能疗法的时间效应都是短暂的[59,70,71]。研究表明其遗留效应仅持续20~30分钟。因此,为了使手法治疗的效果最大化,后续加强训练以及让患者能够保持在新获得的运动范围内活动是十分必要的。这些仍需要进一步研究。

小结

- 研究提示,手法治疗通过抑制疼痛感受器、背根神经和抑制脊髓下行通路来减轻疼痛。
- 手法治疗可以改善继发于损伤和中枢神经系统阈值的化学变化。
- 推拿和非推力松动术在差别性分析中均被证明可造成神经生理学的改变。

- 手法治疗可以改善痛觉阈值。
- 手法的治疗，尤其是非推力松动术，可引起交感兴奋。
- 在手法治疗期间，交感神经兴奋和痛觉减退效应同时出现。皮肤、肌肉和关节内感受器的主要作用是检测运动或能量输入的存在，同时为中枢神经系统提供本体感觉和伤害感受信息。
- 有 4 种主要的关节内疼痛感受器。
- 部分理论解释了反射变化的产生机制，包括刺激机械感受器、"重置"反射活动和"门控"理论。
- 一种理论认为，手法治疗技术可以通过肌肉轴和高尔基腱器官来重置反射活动。
- 在应用松动术和（或）推拿术后，局部和远端脊椎肌肉肌电图（EMG）活动出现可观测到的变化，同时伴有 H 反射抑制。

心理学改变

安慰剂 由于骨科手法治疗是一种机械干预，它容易造成一种被称为安慰剂效应的现象。这一效应在药物、手术、生物反馈、精神干预和诊断测试中均有发现。安慰剂效应包括某种形式的与未治疗的对照组不同的假治疗[70]。安慰剂效应通常是定性的（基于患者的感知），但也可以导致量化改变，尤其是当个体应激水平下降的时候。

安慰剂效应是在给予一个或一组参与者某种形式的预期护理后，可检测或观察到的后效应。患者期望出现的效果往往是其症状获得改善的驱动力。对安慰剂效应的常见错误认知是，因为患者在治疗过程中症状得到了改善，因此产生了对某种特殊治疗的信心。有些研究者认为，手法治疗可以引发一个短期强力的安慰剂效应，在某些方面解释了感知益处[40]。使用假的非推力松动术或推拿术来设计一个精巧的假手法研究是相当困难的；因此在手法治疗中对安慰剂效应进行无干扰测量的可能性很低。值得一提的是，以前的一些讨论性研究发现手法治疗中关节活动范围（ROM）的改善明显大于安慰剂或假手法处理。

患者满意度和预期 尽管从直观考虑，患者满意度应该是和治疗效果直接相关的，但事实上，这一概念比人们想得更加复杂[72]。只有部分研究发现这两个变量之间存在显著的相关性[73,74]，而其他研究仅发现了两者之间可能的或者较差的相关性[72]。包含手法治疗的治疗方案通常比其他没有包含手法治疗的治疗方案得到更高的患者满意度[72,73]。一些研究者认为，与单纯治疗结果相比，满足患者的预期可能会获得更高的满意度[72,75]，而手法治疗医生可以通过对患者进行机械疗法的治疗管理，使患者达到更高的满意度。满意度与预期不相符是因为并没有充分考虑到患者本身期望从治疗中获得什么。

Williams 等[76]报道，患者最期望知道的是医生对问题（疾病）的解释以及处理这个问题的合适的方法及其机制。一名手法治疗医生可能将患者的疼痛体验调整为一个更积极的过程[77]，这在一定程度上有助于提高患者的整体满意度。就其本质而言，手法治疗提供了一种可在家中进行和自我治疗的机械疗法。此外，对于特定疾病进行量化标记可以优化对于痛觉描述的准确度，改善医患之间关于症状的沟通。

Main 和 Wastson[78]详细地描述了未能满足患者预期的病例，并报道了"失败的治疗会导致深刻的失望感"，也可能出现"对医护人员不满，特别是当他们认为自己没有被正确的治疗以致错失了可能获得的良好治疗效果的时候"。这些再次强调了建立医患之间信任关系以及疾病治疗过程中的伙伴关系的重要性。据 Curtis[73]等报道，早期接受过手法治疗的患者比没有接受过手法治疗的患者康复得更快。

由此可见，那些能看出愿意接受手法治疗计划患者的治疗医生，更容易和患者之间建立信任。Axen 等[79]发现，正脊医生具有根据第一次单一的手法治疗的结果来预测预后好坏的能力。这一发现和 Curtis 等[73]的研究表明，某些患者比其他患者更容易从手法治疗中获益。

心理因素的作用 Melzack 和 Casey[80]认为，个体的痛觉感知是基于神经系统中复杂的神经交互作用。这种复杂性包括大脑上行通路和下行疼痛抑制系统对组织损伤产生的脉冲的调节。尽管如此，痛觉感知并不仅仅局限于生理学范围，也受到不同环境和心理因素的显著影响。因此，痛觉感知是神经系统在对一大类传入刺激的感知之后所得的结果。刺激的解释决定了对疼痛的描述，而不管刺激是否真的与产生疼痛的物质相关。此外，还有人提出，从急性损伤发展为慢性疼痛综合征的风险与实际疼痛强度无关[81]，而与社会心理因素直接相关[82]。

研究发现，一些社会心理学因素可能促进疼痛感知和使其转化为慢性疼痛。有证据表明按摩等治疗手段可以缓解悲伤、疼痛、紧张、不适等情绪。慢性疼痛综合征的发展反映了对条件变化的不适应，单一的疼痛治疗可能导致患者状态不佳[82]。大多数个体的症状改善不明显以及运动功能下降并不是由于疼痛本身造成的，某些社会心理学因素影响了躯体的适应性，可推动疼痛综合征的发展。这些因素包括情绪、信心和应对策略。

情绪　Main 和 Waston[78]将焦虑、恐惧、抑郁和愤怒定义为最能代表慢性疼痛患者痛苦的四种情绪。患者的焦虑大多源自未能满足期望。那些未获知有关疼痛病因或处理方法明确解释的患者，往往存在焦虑情绪[78]。

恐惧是一种情绪反应，源自内心认定自己所选择的行为或者干预措施可能会损伤个人的现状[78]。恐惧常常导致患者小题大做，使自己感觉到的疼痛强度（比真实的疼痛强度）增加[84]。值得注意的是，对运动的恐惧可能削弱患者对特定治疗的接受意愿，特别是在治疗过程中会再次出现疼痛的情况下。对于运动或再受伤的恐惧以及由此导致的运动功能减退都与自我感知中疼痛程度的增加程度相关[85]。

抑郁则更难以确认。Main 和 Watson[78]认为区分焦虑和抑郁是十分重要的。焦虑性行为通常见于长期经历疼痛但又缺乏抑郁症的衰弱症状的患者中。抑郁症往往导致习得性无助、药物依赖和其他衰弱行为。

愤怒和沮丧之间关系复杂[78]，但被认为可影响判断[78]，从而降低患者对改善自身状况的决心。近期研究表明，易于愤怒与疼痛敏感性的增加相关，这继发于躯体的抗伤害感受系统功能障碍[86]。

应对措施　在讨论应对措施时，DeGood 等[87]从三个不同的领域进行了研究：①关于疼痛和治疗的特殊心态；②判断和评估中所涉及的思考过程；③应对方式或措施。Schultz 等[88]报道了可以改善应对措施的有效疗法必须能准确区分慢性疼痛和慢性疼痛综合征。理论上讲，改善措施最有效的疗法应该包括身体和心理两方面，并需要跨学科团队的干预。一般来说，疼痛综合征的早期治疗可以改善短期出现的症状，但即便是那些长期患有疼痛综合征的患者，其症状也会明显改善[89]。应对措施的改善包括使用生物心理社会模式。生物心理社会模式假设残疾是心理和生理两方面的相互作用，假定受伤和残疾之间的联系是由社会心理因素介导的，治疗疾病/残疾的心态和治疗疾病本身一样重要。慢性疼痛综合征的存在表明医学干预（包括手术）可能无效[89]。在身体状况改善的情况下，还需要心理干预来降低疼痛的复发[90]。

小结

- 安慰剂效应可部分解释手法治疗减轻疼痛的原因。
- 在手法治疗过程中，很难设计一项既有效又可比较的安慰组的研究。
- 包含手法治疗技术的治疗方案通常比其他的没有包含手法治疗技术的方案获得更高的患者满意度。
- 手法治疗医生可以更好地满足患者对物理疗法的预期。
- 无法满足患者预期可导致患者满意度下降。
- 焦虑、恐惧、抑郁和愤怒这些情绪通常会影响手法治疗的结果。
- 手法治疗医生可以降低患者对于未知病情的焦虑感。
- 恐惧通常与运动能力下降和害怕再次受伤有关。
- 抑郁可与其他多种因素并存，进而导致患者疗效不佳。
- 愤怒和疗效的联系尚不明确，但经常处于愤怒状态的患者更容易主诉疼痛。
- 据报道，应对措施是一些疾病发展为慢性疼痛综合征的原因。
- 几乎没有证据表明，手法治疗干预可以延缓慢性疼痛综合征的发展。
- 据称，在慢性疼痛综合征患者的治疗中，应用生物心理社会模式可能有效。

证据层级

本书提倡以循证医学(EBM)为基础,因此必须认识到证据的多样化。基于证据的信息并不仅仅局限于随机试验和 META 分析中收集的信息;事实上,大多数手法治疗相关证据都没有分析到如此精细的程度。如果没有进行随机临床试验,我们有权收集最好的可用证据,并根据我们获得的信息和患者的检验结果做出决定[91]。

值得注意的是,鉴于证据有限的情况,许多临床医生在使用循证信息时常出现误解或被误导。这种情况的发生,部分原因是对证据的探索和开发需要花费大量的精力、时间和耐心[92]。在一些情况下,临床工作者认为他们是在基于循证使用那些传统来源的信息(如临床经验、同事的意见和书籍)进行临床决策,但事实上,他们和那些非基于循证而做出临床决策的医生并没有区别[92,93]。

当涉及报告"证据"时,可以用层级结构或者金字塔结构来理解(图 1.1)。理解层级结构有助于"发现能力"的提高,这种能力可以使人们更好地区分不同临床实践所发现的"分量"。"最低"级别的证据反映的是离体或者基于动物试验的研究,这些研究结果可能与临床无关或者无法转化。很多情况下,这些离体或者基于动物试验的研究仅被用于早期探索阶段。为了获得具有临床适用性的发现,必须进行人体试验。

想法、述评和意见只能在没有收集到数据的情况下使用,并且应经常通过实证调研来验证。想法、述评和意见以多种方式呈现,但每个都是只包含了个人想法的个性化报告,并没有包含系统分析事实的过程。

病例研究、病例系列和病例对照设计不允许有因果关联,因此当其研究结果应用于临床实践的时候,需要特别谨慎[94]。病例报告包括来源于单一未经设计的个体的数据,允许与基线或替代干预进行系统性比较。病例系列研究包括从单一疾病的患者群体收集到的数据(不设定对照组)。通常,病例系列仅限于对特定干预的研究。

病例对照设计包括可比较的两组人群:具有所研究疾病或症状的群体(病例),和相似的情况下没有患病或症状的群体(对照)。如果在收集之前已确定目标数据,则认为该研究是前瞻性的。如果在暴露后收集(回忆或预先存在的)数据,则认为该研究是回顾性的。与病例研究、病例系列研究或述评相比较,病例对照设计提供的证据更加可信。

下一级的证据包括队列研究。队列研究对于研究干预结果的"真实情况"是非常有用的,但是受到无法控制的潜在混杂变量影响[94]。前瞻性队列研究是纵向研究,在此类研究中,不同亚组的患者被纳入

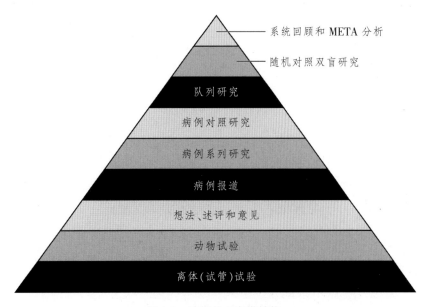

图 1.1 证据的金字塔结构。

研究,在相关基线点(结果发生前)确定研究问题。回顾性队列研究也属于纵向研究，其中一组或数组患者参与前瞻性的数据收集，但研究问题(和变量)是在结果发生之后(回顾性)定义的。

在人体试验中，随机对照试验(RCT)被认为是最高级别的证据[95]。尽管长于为某一特定干预提供强有力的证据，一项设计良好的 RCT 试验应该具有良好的内部、外部和模型有效性。内部有效性反映了自变量具有影响因变量的能力，比如一个试验能够清晰地证明"某疗法可以带来某种效果"，那么这个试验就具有了内部有效性。外部有效性反映了超出特定研究范围的概括能力，包括使研究结果同样适用于其他设定，如适用于其他受试群体，或其他相关变量。模型有效性是外部有效性的组成部分，体现了研究设计模型能够真实反映实际情况的程度。本质上，模型在某些方面与目标系统相似，但在其他方面却有所不同，这些不同的方面对于模型来讲并非必不可少。如果一项研究设计在技术上是正确的，但却不符合实际的临床情况，则该研究可能缺乏外部有效性。

当一系列的研究可用时，系统性文献综述或 META 分析(荟萃分析)是评估特定干预措施效果更有用的工具。META 分析是一种常用的系统回顾策略，用于健康相关的科学研究[96]，并包括对多项研究中现有证据的系统性统计分析[97]。META 分析用于公共卫生保健政策的制定[98-102]，特别是当某领域仅存在一些缺乏统计学效能的小型研究，而缺乏大样本研究的情况下，META 分析对于决策的做出尤为

重要[102]。计算需要利用跨来源组合数据和统计信息的基本方法要素进行[96-102]，比如效应值的估计和用于相互比较的数据间的异质性分析[96]。META 分析通过改善效应值估计来提高精度。效应值估计的改善是通过对原始根研究中未涉及的特征进行比较以及回答是否有观点冲突的问题来实现的[97]。META 分析的结果可以显示效应值大小的相对变化或经验证据对治疗效果随时间的变化[97]。

尽管观察性的队列研究过去也曾应用于 META 分析，RCT 研究仍然是 META 分析的主要结构框架。低质量的 RCT 研究可导致 META 分析的同质性较差，造成卫生保健医生获得的数据具有潜在的偏倚。

信息数量管理

5S 模型　使用循证信息的最主要障碍之一是临床医生必须削减他所需要的可用证据的数量。成功地建立一个循证的方法在很大程度上依赖于提取信息的能力，以及将其转化为针对每位患者的循证保障实践的能力。尽管没有十分完美的信息，并且在影响临床决策的方法中，信息的传递经常会改变，但最近的机械论方法或许可以提高我们对大量数据信息的使用能力。

Brian Haynes 建议使用 5S 模型来组织循证信息[103](图 1.2)。5S 模型从证据层级结构的顶部开始，并为信息综合增加了三个额外步骤。最低水平（研究）包括临床试验及系统性文献综述或 META 分析。摘要通常提供来自一个或多个文章的证据综合，并

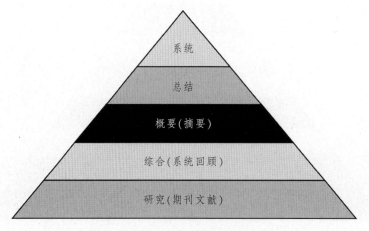

图 1.2　合成和管理信息的 5S 模型[103]。

可能包括临床"底线"。总结综合了所有信息，形成关于信息的最佳证据。系统包括决策支持服务，即将特定患者的信息、测试和治疗方法相匹配，以便获得具有最佳证据水平的诊断和治疗决策[104]。

证据级别的设定

方法指南

关于现有证据质量的报告有很多方法指南。使用方法质量指南的一个挑战是研究中使用的分层方法及评分方法经常会影响分析结果[105]。因此，即使在同一研究中，使用不同的测量工具也会得出不同的结果。尽管如此，使用高质量的工具，如美国《临床实践指南——成人急性腰背痛》[106]中提到的工具，可以提供一个性能的基准，从而减少对缺乏有效性的干预措施的过分支持。

该指南[106]（表 1.4）包括了 4 个主要证据级别（A、B、C、D）。A 级包括来源于一系列高质量 RCT 研究或至少一项精心设计的 META 分析的结果。B 级包括来自一项高质量 RCT 研究或一项或多项的低质量 RCT 研究的信息。C 级包括多项研究中存在冲突的信息。D 级表示某项干预措施并未得到适当的或正确的研究。本书通篇使用该四级质量度量法概述专项干预背后的证据。

表 1.4 美国《临床实践指南——成人急性腰背痛》提出的方法指南

项目	描述
强力证据：A 级	包括根据文献中报道的一些高质量随机对照试验中的一致性发现或至少一个 META 分析所确定的强烈支持有效或无效的干预
中等证据：B 级	包括根据文献中报道的一项高质量随机对照试验中的一致性发现和一项或几项低质量随机对照试验确定的中度支持有效或无效的干预
有限的/矛盾的证据：C 级	包括通过文献中报道的一项随机对照试验（高或低质量）确定的弱或有冲突的干预，或几项随机对照试验之间的不一致发现
无已知证据：D 级	包括在文献中没有针对其有效性充分研究的干预措施，以及在这一领域没有随机对照试验的干预措施

本章问题

1. 确定手法治疗的三个假设效应，并描述支持假设的科学证据。

2. 概述手法治疗的各种神经生理学效应。

3. 描述为什么在获得患者满意度方面，满足患者预期往往被认为与治疗结果同样重要。

4. 描述证据层级和质量指标。

参考文献

1. Flynn TW, Childs JD, Bell S, Magel JS, Rowe RH, Plock H. Manual physical therapy: We speak gibberish. *J Orthop Sports Phys Ther.* 2008;38:97–98.
2. Mintken PE, Derosa C, Little T, Smith B; for the American Academy of Orthopaedic Manual Physical Therapists. A Model for Standardizing Manipulation Terminology in Physical Therapy Practice. *J Man Manip Ther.* 2008;16(1):50–56.
3. Mintken PE, Derosa C, Little T, Smith B; for the American Academy of Orthopaedic Manual Physical Therapists. A Model for Standardizing Manipulation Terminology in Physical Therapy Practice. *J Orthop Sports Phys Ther.* 2008;38:A1–6.
4. Bourdillon J, Day E. *Spinal manipulation.* 4th ed. London; Appleton & Lange: 1987.
5. Haldeman S. The clinical basis for discussion of mechanics in manipulative therapy. In: Korr I (ed). *The neurobiologic mechanisms in manipulative therapy.* Lon-

don; Plenum Press: 1978.

6. Holm S, Nachemson A. Variations in the nutrition of the canine intervertebral disc induced by motion. *Spine.* 1983;8:866–873.

7. Wyke BD. Articular neurology and manipulative therapy. In Glasgow EF, Twomey LT, (eds). *Aspects of manipulative therapy.* 2nd ed. Melbourne; Churchill Livingstone: 1985;81–96.

8. Potter L, McCarthy C, Oldham J. Physiological effects of spinal manipulation: A review of proposed theories. *Phys Ther Reviews.* 2005;10:163–170.

9. Collaca C, Keller T, Gunzberg R. Neuromechanical characterization of in vivo lumbar spinal manipulation. Part 2. Neurophysiologic response. *J Manipulative Physiol Ther.* 2003;26:579–591.

10. Herzog W, Scheele D, Conway P. Electromyographic responses of back and limb muscles associated with spinal manipulative therapy. *Spine.* 1999;24:146–153.

11. Vernon H. Qualitative review of studies of manipulation-induced hypalgesia. *J Manipulative Physiol Ther.* 2000;23:134–138.

12. Hurwitz EL, Morgenstern H, Harber P, Kominski GF, Belin TR, Yu F, Adams AH; University of California–Los Angeles. A randomized trial of medical care with and without physical therapy and chiropractic care with and without physical modalities for patients with low back pain: 6-month follow-up outcomes from the UCLA low back pain study. *Spine.* 2002;27(20):2193–2204.

13. Arkuszewski Z. (abstract). Joint blockage: A disease, a syndrome or a sign. *Man Med.* 1988;3:132–134.

14. Schollmeier G, Sarkar K, Fukuhara K, Uhthoff HK. Structural and functional changes in the canine shoulder after cessation of immobilization. *Clin Orthop.* 1996;(323):310–315.

15. Akeson WH, Amiel D, Mechanic GL, Woo SL, Harwood FL, Hamer ML. Collagen cross-linking alternations in joint contractures: Changes in reducible cross-links in periarticular connective tissue collage after nine weeks of immobilization. *Connect Tissue Res.* 1977;5(1):15–19.

16. Amiel D, Frey C, Woo SL, Harwood F, Akeson W. Value of hyaluronic acid in the prevention of contracture formation. *Clin Othop.* 1985;196:306–311.

17. Donatelli R, Owens-Burkhart H. Effects of immobilization on the extensibility of periarticular connective tissue. *J Orthop Sports Phys Ther.* 1981;3:67–72.

18. Mercer S, Bogduk N. Intra-articular inclusions of the cervical synovial joints. *Brit J Rheumatol.* 1993;32:705–710.

19. Bogduk N, Twomey LT. *Clinical anatomy of the lumbar spine.* London; Churchill Livingstone: 1997.

20. Blunt KL, Gatterman MI, Bereznick DE. Kinesiology: An essential approach toward understanding chiropractic subluxation. In Gatterman MI (ed). *Foundations of chiropractic: Subluxation.* St. Louis, MO; Mosby: 1995.

21. Norlander S, Astc-Norlander U, Nordgren B, Sahlstedt B. Mobility in the cervico-thoracic motion segment: An indicative factor of musculoskeletal neck–shoulder pain. *Scand J Rehabil Med.* 1996;28(4):183–192.

22. Wright A. Pain-relieving effects of cervical manual therapy. In: Grant R. *Physical therapy of the cervical and thoracic spine.* 3rd ed. New York; Churchill Livingston: 2002.

23. Cramer G, Tuck N, Knudsen J. et al. Effects of side-posture positioning and side-posture adjusting on the lumbar zygopophyseal joints as evaluated by magnetic resonance imaging: A before and after study with randomization. *J Manipulative Physiol Ther.* 2000;23:380–394.

24. Herzog W. *Clinical biomechanics of spinal manipulation.* London; Churchill Livingstone: 2000.

25. Mierau D, Cassidy JD, Bowen V. Manipulation and mobilization of the third metacarpophalangeal joint. *Man Med.* 1988;3:135–140.

26. Lee R, Evans J. Load-displacement time characteristics of the spine under posteroanterior mobilization. *Aust J Physiotherapy.* 1992;38:115–123.

27. Lee M, Svensson N. Effect of loading frequency on response of the spine to lumbar posteroanterior forces. *J Manipulative Physiol Ther.* 1993;16:439–446.

28. Gal JM, Herzog W, Kawchuk GN, Conway PJ, Zhang Y-T. Forces and relative vertebral movements during SMT to unembalmed post-rigor human cadavers: Peculiarities associated with joint cavitation. *J Manipulative Physiol Ther.* 1995;18:4–9.

29. Smith D, Fuhr A, Davis B. Skin accelerometer displacement and relative bone movement of adjacent vertebrae in response to chiropractic percussion thrusts. *J Manipulative Physiol Ther.* 1989;12:26–37.

30. Bialosky JE, Bishop MD, Price DD, Robinson ME, George SZ. The mechanisms of manual therapy in the treatment of musculoskeletal pain: A comprehensive model. *Man Ther.* 2009;14(5):531–538.

31. O'Leary S, Falla D, Hodges PW, Jull G, Vicenzino B. Specific therapeutic exercise of the neck induces immediate local hypoalgesia. *Clin J Pain.* 2007;8:832–839.

32. Mohammadian P, Andersen OK, Arendt-Nielsen L. Correlation between local vascular and sensory changes following tissue inflammation induced by repetitive application of topical capsaicin. *Brain Res.* 1998;792(1):1–9.

33. Bialosky JE, George SZ, Bishop MD. How spinal manipulative therapy works: Why ask why? *J Orthop Sports Phys Ther.* 2008;38(6):293–295.

34. Glover J, Morris J, Khosla T. Back pain: A randomized clinical trial of rotational manipulation of the trunk. *Br J Physiol.* 1947;150:18–22.

35. Terrett AC, Vernon H. Manipulation and pain tolerance: A controlled study of the effect of spinal manipulation on paraspinal cutaneous pain tolerance levels. *Am J Phys Med.* 1984;63(5):217–225.

36. Vernon H, Dhami M, Howley T, Annett R. Spinal manipulation and beta-endorphin: A controlled study of the effect of a spinal manipulation on plasma beta-endorphin levels in normal males. *J Manipulative Physiol Ther.* 1986;9:115–123.

37. Wright A, Thurnwald P, Smith J. An evaluation of mechanical and thermal hyperalgesia in patients with lateral epicondylalgia. *Pain Clin.* 1992;5:199–282.

38. Wright A, Thurbwald P, O'Callaghan J. Hyperalgesia in tennis elbow patients. *J Musculoskel Pain.* 1994;2:83–89.

39. Zusman M. Mechanisms of musculoskeletal physiotherapy. *Phys Ther Rev.* 2004;9:39–49.

40. Sterling M, Jull G, Wright A. Cervical mobilization: Concurrent effects on pain, sympathetic nervous sys-

tem activity and motor activity. *Man Ther.* 2001;6:72–81.

41. Shacklock M. Neural mobilization: A systematic review of randomized controlled trials with an analysis of therapeutic efficacy. *J Man Manip Ther.* 2008;16(1):23–24.

42. Simon R, Vicenzino B, Wright A. The influence of an anteroposterior accessory glide of the glenohumeral joint on measures of peripheral sympathetic nervous system function in the upper limb. *Man Ther.* 1997;2(1):18–23.

43. Wright A. Hypoalgesia post-manipulative therapy: A review of a potential neurophysiologic mechanism. *Man Ther.* 1995;1:1–16.

44. Bulbulian R, Burke J, Dishman JD. Spinal reflex excitability changes after lumbar spine passive flexion mobilization. *J Manipulative Physiol Ther.* 2002;25(8):526–532.

45. Haldeman S. The clinical basis for discussion of mechanisms of manipulative therapy. In: Korr I. (ed). *The neurobiologic mechanisms in manipulative therapy.* New York; Plenum Press: 1978.

46. Farfan H. The scientific basis of manipulation procedures. In: Buchanan W, Kahn M, Rodnan G, Scott J, Zvailfler N, Grahame R, (eds). *Clinics in rheumatic diseases.* London; WB Saunders: 1980.

47. Giles L. *Anatomical basis of low back pain.* Baltimore; Williams and Wilkins: 1989.

48. Randall T, Portney L, Harris B. Effects of joint mobilization on joint stiffness and active motion of the metacarpal–phalangeal joint. *J Orthop Sports Phys Ther.* 1992;16:30–36.

49. Shamus J, Shamus E, Gugel R, Brucker B, Skaruppa C. The effect of sesamoid mobilization, flexor hallucis strengthening, and gait training on reducing pain and restoring function in individuals with hallux limitus: A clinical trial. *J Orthop Sports Phys Ther.* 2004;34:368–376.

50. Raftis K, Warfield C. Spinal manipulation for back pain. *Hosp Pract.* 1989;15:89–90.

51. Denslow JS. Analyzing the osteopathic lesion. 1940. *J Am Osteopath Assoc.* 2001;101(2):99–100.

52. Sran MM. To treat or not to treat: New evidence for the effectiveness of manual therapy. *Br J Sports Med.* 2004;38(5):521–525.

53. McLain R, Pickar J. Mechanoreceptor ending in human thoracic and lumbar facet joints. *Spine.* 1998;23:168–173.

54. Sakamoto N, Yamashita T, Takebayashi T, Sekine M, Ishii S. An electrophysiologic study of mechanoreceptors in the sacroiliac joint and adjacent tissues. *Spine.* 2001;26:468–471.

55. Korr IM. Proprioceptors and somatic dysfunction. *J Amer Osteopath Assoc.* 1975;74:638–650.

56. Zusman M. Spinal manipulative therapy: Review of some proposed mechanisms and a hew hypothesis. *Australian J Physio* 1986;32:89–99.

57. Sung P, Kang YM, Pickar J. Effect of spinal manipulation duration on low threshold mechanoreceptors in lumbar paraspinal muscles. *Spine.* 2004;30:115–122.

58. Keller T, Collaca C, Guzburg R. Neuromechanical characterization of in vivo lumbar spinal manipulation. Part 1. Vertebral motion. *J Manipulative Physiol Ther.* 2003;26:567–578.

59. Dishman J, Bulbulian R. Spinal reflex attenuation associated with spinal manipulation. *Spine.* 2000; 25:2519–2525.

60. Murphy B, Dawson N, Slack J. Sacroiliac joint manipulation decreases the H-reflex. *Electromyog Clin Neurophysiol.* 1995;35:87–94.

61. Sizer PS, Matthijs O, Phelps V. Influence of age on the development of pathology. *Curr Rev Pain* 2000;4:362–373.

62. Cook C. *Orthopedic manual therapy: An evidence-based approach.* Upper Saddle River, NJ; Prentice Hall: 2006.

63. Shacklock MO. The clinical application of central pain mechanisms in manual therapy. *Aust J Physiother.* 1999;45(3):215–221.

64. Picker J. Neurophysiologic effects of spinal manipulation. *Spine J.* 2002;2:357–371.

65. Lovick TA, Li P. Integrated function of neurones in the rostral ventrolateral medulla. *Prog Brain Res.* 1989;81:223–232.

66. Lovick T. Interactions between descending pathways from the dorsal and ventrolateral periaqueductal gray matter in the rat. In: Depaulis A, Bandler R. (eds). *The midbrain periaqueductal gray matter.* New York; Plenum Press: 1991.

67. Cannon JT, Prieto GJ, Lee A, Liebeskind JC. Evidence for opioid and non-opioid forms of stimulation-produced analgesia in the rat. *Brain Res.* 1982;243(2): 315–321.

68. Vicenzino B, Paungmali A, Buratowski S, Wright A. Specific manipulative therapy treatment for chronic lateral epicondylalgia produces uniquely characteristic hypoalgesia. *Man Ther.* 2001;6:205–212.

69. Lederman E. Overview and clinical application. In: *Fundamentals of manual therapy.* London: Churchill Livingstone, 1997; 213–220.

70. Wigley R. When is a placebo effect not an effect? *Clin Med.* 2007;7:450–2.

71. Degenhardt BF, Darmani NA, Johnson JC, et al. Role of osteopathic manipulative treatment in altering pain biomarkers: A pilot study. *J Am Osteo Assoc.* 2007; 107:387–400.

72. Suter E, McMorland G, Herzog W. Short-term effects of spinal manipulation on H-reflex amplitude in healthy and symptomatic subjects. *J Manipulative Phsyiol Ther.* 2005;28:667–672.

73. Curtis P, Carey TS, Evans P, Rowane MP, Jackman A, Garrett J. Training in back care to improve outcome and patient satisfaction. Teaching old docs new tricks. *J Fam Pract.* 2000;49(9):786–792.

74. Licciardone J, Stoll S, Fulda K, et al. Osteopathic manipulative treatment for chronic low back pain: A randomized controlled trial. *Spine.* 2003;28:1355–1362.

75. Cherkin D, Deyo R, Battie M, Street J, Barlow W. A comparison of physical therapy, chiropractic manipulation, and provision of an educational booklet for the treatment of patients with low back pain. *N Engl J Med.* 1998;339(15):1021–1029.

76. Williams S, Weinman J, Dale J, Newman S. Patient expectations: What do primary care patients want from the GP and how far does meeting expectations affect patient satisfaction? *Fam Pract.* 1995;12(2):193–201.

77. Goldstein M. *Alternative health care: Medicine, miracle, or mirage?* Philadelphia; Temple University Press: 1999.

78. Main CJ, Watson PJ. Psychological aspects of pain. *Man Ther.* 1999;4(4):203–215.

79. Axen I, Rosenbaum A, Robech R, Wren T, Leboeuf-Yde C. Can patient reactions to the first chiropractic treatment predict early favorable treatment outcome in persistent low back pain? *J Manipulative Physiol Ther.* 2002;25(7):450–454.

80. Melzack R, Casey K. Sensory, motivational and central control determinants of pain. In: Kenbshalo D (ed). *The skin senses.* Springfield, MA; Charles Thomas: 1968.

81. Epping-Jordan JE, Wahlgren DR, Williams RA, et al. Transition to chronic pain in men with low back pain: Predictive relationships among pain intensity, disability, and depressive symptoms. *Health Psychol.* 1998; 17(5):421–427.

82. Haldeman S. Neck and back pain. In: Evans R. *Diagnostic testing in neurology.* Philadelphia; Saunders Group: 1999.

83. Sullivan MJ, Thibault P, Andrikonyte J, Butler H, Catchlove R, Larivière C. Psychological influences on repetition-induced summation of activity-related pain in patients with chronic low back pain. *Pain.* 2009;141(1-2):70–78.

84. Peters M, Vlaeyen J, Weber W. The joint contribution of physical pathology, pain-related fear and catastrophizing to chronic back pain disability. *Pain.* 2005; 115:45–50.

85. de Jong J, Valeyen J, Onghena P, Goosens M, Geilen Mulder M. Fear of movement/(re)injury in chronic low back pain: Education or exposure in vivo as mediator to fear reduction? *Clin J Pain.* 2005;21:9–17.

86. Bruehl S, Chung O, Burns J, Biridepalli S. The association between anger expression and chronic pain intensity: Evidence for partial mediation by endogenous opiod dysfunction. *Pain.* 2003;106:317–324.

87. DeGood D, Shutty M, Turk D, Melzack R. *Handbook of pain assessment.* New York; Guilford Press: 1992.

88. Schultz I, Crook J, Berkowitz S, et al. Biopsychosocial multivariate predictive model of occupational low back disability. *Spine.* 2002;27(23):2720–2725.

89. Jordan A, Bendix T, Nielsen H, Hansen FR, Host D, Winkel A. Intensive training, physiotherapy or manipulation for patients with chronic neck pain: A prospective, single-blinded, randomized clinical trial. *Spine.* 1998;1:23(3):311–318.

90. Alaranta H, Rytokoski U, Rissanen A, et al. Intensive physical and psychosocial training program for patients with chronic low back pain. A controlled clinical trial. *Spine.* 1994;19(12):1339–1349.

91. Sackett DL, Rosenberg WM, Gray JA, Haynes RB, Richardson WS. Evidence based medicine: What it is and what it isn't. *BMJ* 1996;312:71–72.

92. Walshe K, Ham C, Appleby J. Clinical effectiveness. Given in evidence. *Health Serv J.* 1995;105(5459):28–29.

93. McAlister FA, Graham I, Karr GW, Laupacis A. Evidence-based medicine and the practicing clinician. *J Gen Intern Med.* 1999;14(4):236–242.

94. Brighton B, Bhandari M, Tornetta P, Felson DT. Hierarchy of evidence: From case reports to randomized controlled trials. *Clin Orthop Relat Res.* 2003;(413):19–24.

95. Concato J, Shah N, Horwitz RI. Randomized, controlled trials, observational studies, and the hierarchy of research designs. *N Engl J Med.* 2000;342(25):1887–1892.

96. Stangl DK, Berry DA. Meta-analysis: Past and present challenges. In: Stangl DK, Berry DA (eds). *Meta-analysis in medicine and health policy.* New York; Marcel Dekker: 2000; 1–28.

97. Skekelle PG, Morton SG. Principles of meta-analysis. *J Rheumatol.* 2000;27(1):251–252.

98. Chalmers TC, Lau J. Changes in clinical trials mandated by the advent of meta-analysis. *Stat Med.* 1996;15(12):1263–1268; discussion 1269–1272.

99. Mosteller F, Colditz GA. Understanding research synthesis (meta-analysis). *Annu Rev Public Health.* 1996; 17:1–23.

100. Naylor CD. Meta-analysis and the meta-epidemiology of clinical research. *BMJ.* 1997;315(7109):617–619.

101. Schoenfeld PS, Loftus EV. Evidence-based medicine (EBM) in practice: Understanding tests of heterogeneity in metaanalysis. *Am J Gastroenterol.* 2005;100(6): 1221–1223.

102. Ioannidis JP, Lau L. Evidence on interventions to reduce medical errors: An overview and recommendations for future research. *J Gen Intern Med.* 2001; 16(5):325–334.

103. Haynes RB. Of studies, syntheses, synopses, summaries, and systems: The "5S" evolution of information services for evidence-based healthcare decisions. *Evid Based Med.* 2006;11(6):162–164.

104. Centre for Evidence Based Medicine. Accessed 5-14-09 at: http://www.cebm.net/

105. Juni P, Witschi A, Bloch R, Egger M. The hazards of scoring the quality of clinical trials for meta-analysis. *JAMA.* 1999;282(11):1054–1060.

106. van Tulder MW, Koes BW, Bouter LM. Conservative treatment of acute and chronic nonspecific low back pain: A systematic review of randomized controlled trials of the most common interventions. *Spine.* 1997;22(18):2128–2156.

第 2 章

骨科手法治疗的评估

Chad E. Cook

目标

- 对比不同的临床决策模型。
- 对比选定的手法治疗的背景及其评估原则。
- 确定手法治疗的所有原理因素是否得到科学证据的有力支持。
- 概述手法治疗诊断的目的、类型和必要性。
- 概述患者反应模型的优缺点。

临床决策模型

临床决策的制订通常根据图谱进行，图谱的一端被假设为是正确的，另一端是错误的。现代决策模型认识到患者、环境、病理和临床医生这些因素十分复杂，这种复杂性决定了一项临床决策的制订并没有绝对的对或错，其反映的主要是我们决策能力正确性的变化。

所有的决策模型均旨在为临床医生提供针对"阈值效应"的决策制订信息。阈值分析法是一种优化医疗决策的方法，旨在通过应用判断性思维来解决关于治疗方向的问题[1]。本质上讲，阈值分析法是医疗工作者根据患者是否出现一组特定的或一定水平的症状，从而判断该患者是否应该接受某种治疗或检查的方法。例如，根据阈值分析法，当发现一类患者的痰中带有血液时，提示可将该患者转诊到胸部放射科接受检查；当患者出现近期(24 小时内)尿

潴留时，提示可将该患者转诊至急诊科以排除马尾神经丛症状。阈值的发现对临床具有重大意义。

基于阈值分析法的决策有时被称为分类推理。分类推理所得的决策是以最少的存疑获得适用于大多数临床情况的一套专用规则[2]。分类决策的获得基于少量发现，十分明确且易于判断重要性[3]。这一判断可能涉及减少与疑似病症(如马尾神经、癌症)相关的阴性结果的决定，或者可能具有经济方面或潜在降低发病率的益处(如乳腺癌筛查计划)。必须认识到，阈值分析法决策(分类决策)的利弊，很难利用有效性工具进行证实，在使用过程中应当存疑。

尽管有很多决策模型提供了支持阈值分析法的数据，但在手法治疗领域，在本书中我们主要讨论了两种模型[1]：假设演绎法和启发式模型。同时对第三种模型——整合模型，也进行了讨论(表 2.1)。

假设演绎法

假设演绎决策包括从临床检查的最初线索中形

表 2.1　手法治疗的临床决策模型

模型	描述
假设演绎法	假设演绎决策包括在初步临床检查期间提出假设，以及在进一步检查过程中根据所得信息否定或确认原假设
启发式模型	启发式决策包括模型辨认和将所有阳性发现进行归纳推理并得出可能诊断的能力
整合模型	整合模型包括假设演绎法、启发式模型和特征性的决策元素

成一个假设，从假设推出并实施进一步的临床检查和实验室检查项目，根据进一步的检查结果否定或者确认原假设。演绎推理允许临床医生用检查过程中获得的新发现来完善病例，进而使诊断或者治疗趋于个体化。决策的制订是在积累和处理临床发现并否定或确认原假设之后，这被认为是一种从下而上的方法，因为它允许任何相关发现在决策过程中起作用。

假设演绎模型的一个好处是大多数在检查过程倾向于全面、翔实和广泛，很少出现相关指标的漏检。由于检查过程中会获得大量广泛而详细的数据，因此临床医生可以提出大量潜在的假设。

这个模型还存在很多的挑战。对于初学者来说，该模型假定所有的发现都是必不可少的，并且对假设的探索起着同等影响。事实上，许多临床发现并不能提供诊断或患者护理管理方面的有用信息。此外，尽管假设演绎模型是一种逻辑模型，并可在大量非复杂情况下使用，但这一过程对于经验丰富的临床医生来说效率很低，并可能导致其在否定或确认一些无关假设上浪费精力。

假设演绎模型的一个要素是特征性诊断。特征性诊断包括基于疾病或结局的特异性症状或体征当场做出的决策。本质上，特征性诊断是即刻"阈值"水平的体现，提示应立即采取措施，如转诊或进一步检查。它的前提是假设所有的条件都是可诊断的。

特征性诊断是由病史采集、数据库分析(患者录入表单)、体格检查和随访期间患者病情监测组成的[4]。特征性诊断通常被认为用于检查的早期阶段，但也可以随时使用，特别是当有新的发现时。分辨每项发现的意义需要使用专门设计的筛选方法，从而确认患者是否会从额外的医疗咨询中获益。

使用特征性诊断最常见的情况是在评估并发症时，并发症的出现可能会导致或潜在损伤患者的康复和(或)功能。高血压、关节炎或抑郁症等并发症在实际中出现较多[5,6]，其他疾病如神经疾病、骨折或肿瘤等并不常见，然而一旦出现并发症或"危险信号"都会潜在威胁患者健康。危险信号是当疾病出现严重病理改变时表现出的体征和症状[4,7]。当检查时遇到危险信号的单个或多个症状时，临床医生需要提高对患者病情加重风险的评估。临床医生对不同患者危险信号的差异性评估包括使用特殊检查或标准化检查，以确定需要进行特殊干预的个体[8]。最近的一项研究表明，只有不到5%的初级保健医生会在早期筛查中例行检查危险信号[9]，而60%以上的物理治疗师会在早期筛查中对危险信号进行检查[10]。

启发式决策(临床整合判断)

启发式决策(或称临床整合判断)是一个假设医疗保健从业者将临床认知积极地组织起来，使其成为一个连贯整体的过程。这意味着临床医生可以在缺乏完善信息的情况下间接做出临床决策，并能产生可以推广的解决方案。本质上，临床整合判断是模式识别的一种，其特点是以启发式的方法获得决策[11]。现有文献表明，经验确实会对决策的准确性产生积极影响，因为经验丰富的临床医生具有更好的模式识别技巧[11]。

启发式或整合判断具有很多优点。这种方法可以在数据收集的数秒内进行快速的全局分析。这是一种"自上而下"的过程[12]，也就是说临床医生用一种最连贯的感知方式组织数据[13]。经验丰富的临床医生对启发式决策的实用性十分推崇。可以说，如果没有整合判断的应用知识，临床医生将无法避免地陷入对患者"自下而上"的评估(假设演绎)，必须通过大量的临床数据才能够形成可行的假设。然而，尽管临床整合判断具有实用性，但也需要认识到这种方法并非十全十美。例如，目前大多医疗保健服务提供者使用工具做出决策，只能证明其边际价值[14]。很多临床医生在面对复杂甚至某些非复杂病例时也会出现误诊[14]，并且高达35%的误诊都可能对患者造成伤害[15]。

虽然直观，但启发式决策易出现5个明显的错误[16]:①代表性启发式(在估计事件发生的概率时，受其与其所属总体的基本特性相似性程度的影响——如果其与其他事物相似，则更是如此);②可用性启发式(我们更倾向于找到那些曾找到的东西);③确认偏误(在试验中倾向于寻找能支持自己观点的证据);④错觉关联(将实际上没有关系的事件联系在一起);⑤过度自信。这5个决策错误中，过度自信可能最常见，大多数诊断医生认为他们是(比实际临床实践中表现出来的)更好的决策者[15]。事实上，最不熟练的诊断医生常是最自信的同样也是最容易犯错的[15]。

这些错误可能发生在两个方面：①实证方面(实际观察结果或数据收集阶段)；②推理方面(临床决策阶段，临床医生对手中数据的理解)[17]。虽然两者都很常见，但推理方面是最常见的[17]。

整合模型决策

现实中，大多决策模型都是混合的。在临床检查中，大多数医生使用假设演绎法来确定支持预检假设的变量。在大多数临床预测准则(CPR)的发展过程中，整合判断是获得大多数研究变量的驱动者。使用评估修正因子(如概率决策分析)可以将预测值分配给假设演绎过程中获取的相关发现。概率工具还可用于在特征性测试中获得真实数据。由于单个模型各具优缺点，因此建议手法治疗临床医生使用整合模型进行临床决策。细心的临床医生总能发现每个模型的缺点，并通过其他模型的优势来弥补。

小结

- 阈值分析法是指累计信息到某一特定水平，从而使医生做出决策。
- 手法治疗中主要使用两种决策模型：①假设演绎决策；②启发式决策。
- 假设演绎决策模型包括临床检查期间产生假设和在进一步检查过程中对原假设的否定或确认。
- 启发式决策包括模式识别和将有用的发现推广到相关患者群体的能力。
- 最真实可靠的模型是整合决策模型。

决策的评估修正因子

评估修正因子是一系列用来提高结果准确性的元素，它们适用于三种决策模型中的任何一种。评估修正因子并非决策模型，因为因子并不包括决策的特征，同时，这些因子不是某一模型所特有的，每个模型中都包含它们。修正因子在特定情况下影响着决策的制订。评估修正因子的例子包括概率统计和临床预测规则。

在流行病学研究中，最常被提起的两种评估修正因子是调节因素和介导因素。虽然在本书中被称为"评估修正因子"，但调节因素和介导因素实际上参与结果修正，从而影响评估或干预的结果。

调节因素和介导因素有助于解释为什么有些患者治疗后有改善而另一些患者没有。两者都包含影响治疗和结果之间因果关系的专用变量[18]。在评估干预对治疗结果的真实效果时，两者都是必须考虑的。在观察性研究或随机对照研究设计中不考虑调节因素和介导因素会导致对效应值的过高或过低估计。

结果介导因素的作用是部分确定治疗效果的可能作用机制。这些机制反映的是治疗和结果之间的因果联系[19]，其中治疗影响介导因素，介导因素(接受治疗后)影响目标结果。介导因素可通过干预期间变量的"变化"来对治疗结果产生积极或消极的影响。作为结果介导因素，其变量必须满足以下几点：①接受治疗期间有变化；②与治疗相关；③能全部或部分解释治疗对期望结果的影响。

与之相反，结果调节因素是一个基线变量，它有以下特点：①先于治疗存在；②独立于治疗(不受治疗影响)；③但是当依照选定变量进行分层分析时会影响结果（如 Oswestry 功能障碍指数或健康状况问卷得分）。潜在的调节因素包括社会人口学变量、基因型或临床基线特征(并发症)等不受治疗机制影响的因素。

在评估一项临床试验结果、设计一个研究、或在临床护理中选择适当治疗方法时，明确区分介导因素和调节因素很有难度。正如 Kraemer 与其同事所讨论的[19]，调节因素和介导因素以及调节和介导的方向性之间是模糊的。调节因素通过对组中协变量失衡估计的调节来验证治疗效果[20]。介导因素确立一个变量"怎样"和"为何"来预测或导致结果变化[19,21]。举一个例子，使用分级暴露评估腰背部和恐惧回避信念对腰背痛认知障碍的影响[22]。有人可能会争辩说，如果分层，恐惧回避得分可以决定具体结果的变化。较高的恐惧回避得分与较差的结果相关，中等的恐惧回避得分与较好的结果相关，非常低的得分与最佳结果相关。这样的话恐惧回避得分就可以认为是一个调节因素。然而，在确定恐惧回避是否应该作为调节因素或介导因素之前，必须检测治疗对调节因素或介导因素的影响。假设分级暴露能够积极改变恐惧回避行为，反过来又会改善整体结果[23]。当治疗影响变量时，变量必须被视为介导因素。图 2.1 提供了一个图形示例，说明调节因素和介导因素是如何对结果产生影响的。

这些信息为什么有用？调节因素，当分层时可以辅助确定哪些群体可能从特定的手法治疗中获益。例如，在患有机械性颈部疼痛并且接受胸椎推拿的人群中，与临床预期相关的调节因素可以预测哪些患者的症状可以在特定干预中获得改善。相反，高度恐惧回避行为、不良应对策略、低自我效能感和抑郁等被认为是介导因素。

如果特定的运动可对某一因素产生影响（如分级处理减少了恐惧回避行为），则认为该因素是介导因素。这些信息可用于标记能够影响介导因素，进而改善预后的特定干预。

概率决策

医务人员在面对不确定因素时往往需要做出决策[24]。概率修正是使用概率估计来确定患者的诊断、预后和治疗的方法，同时也是一种调节因素。概率修正是一种归纳法，它使用统计导向的概述来确定决策。这种修正方法使用来自患者特定环境的特定信息，以及与概率相关的特定统计法则，以逻辑性或概率预期来确定事件发生的可能性[25]。这种修正通过增强决策制订工具（即临床工具），而非内部判断对结果的影响，来减少启发式决策相关错误的发生。

Bayesian 评估被认为是概率修正的一种。Bayesian 评估有时被称为"基于知识的决策制订"，它在先验概率估计的基础上做出推断，基于经验，并受附加信息的影响。本质上，某种条件下的先验估计是固定的，需要应用一系列有限的测试和方法中观察到的结果来对先验概率进行修正。适当的测试和方法可明显修正概率估计。

虽然概率修正使假设演绎和启发式决策变得复杂，但可以通过使用临床预测规则或决策规则来简化这一过程。临床预测规则可以选取那些被证明能够对患者疾病产生积极（或消极）影响的变量。这些变量大多数是从与结果相关的条件独立的研究中获取的。高质量的临床预测规则允许临床医生在患者症状体征和检查结果符合既定规则的情况下，通过诊断或干预来提高成功率。

虽然这些修正因子可以改善整合判断方法的结果，但值得注意的是，在研究中临床预测规则并不明显优于推导/验证的方法（两者一样好）[26,27]。目前，已有许多文献报道了临床预测规则在手法治疗中的应用，但大多数方法学薄弱[27,28]。虽然临床预测规则的

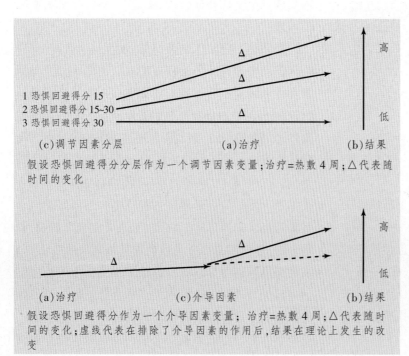

（c）调节因素分层　　　　（a）治疗　　　　（b）结果

假设恐惧回避得分分层作为一个调节因素变量;治疗=热敷 4 周;△代表随时间的变化

（a）治疗　　　　（c）介导因素　　　　（b）结果

假设恐惧回避得分作为一个介导因素变量;治疗=热敷 4 周;△代表随时间的变化;虚线代表在排除了介导因素的作用后,结果在理论上发生的改变

图 2.1　当恐惧回避评分分别作为调节因素和介导因素时,对治疗结果影响的示意图。

发展可以改善治疗结果，但需要仔细和反复的过程来确保临床医生使用正确的预测工具。此外，临床预测规则不能替代良好的临床决策，它只是临床决策过程中的一个"程序修正因子"。

患者反应触发

患者反应触发是在检查中发现的，能够促进专项治疗反应、预后或诊断，是一种介导因素。患者反应触发不同于特征性发现，因为它不仅与阴性结果相关。通常情况下，患者反应触发是在体检中收集的，包括疼痛产生或减退（使用激发和减轻疼痛的方法）。在检查中，发现不同的运动会导致患者主诉症状的改变（表现为改善或恶化）。这一过程假定临床发现与患者的治疗结果相关，并且每个患者都接受为自己特定的干预治疗。

患者反应触发的预期是能够预测该患者在护理期间的疗程内（同一疗程内）或疗程间（患者返回后）的变化。许多临床医生使用疗程内或疗程间的变化来调整治疗剂量、强度和应用，以获得最佳的治疗结果。目前主要提倡使用疗程内（即时反应）的变化来预测长期治疗结果。事实上，疗程内和疗程间的变化已被证明可用于预测急性腰椎疼痛、损伤和颈部疼痛的疗效。然而奇怪的是，虽然理论上讲疗程间的变化比疗程内变化更重要，但对疗程间变化的研究却很少。

分类或集群

分类的原理是将患者标记或置于已知组中，并对其采用既定的临床方法进行治疗。这一过程同时应用了概率论和启发式，也参考了大量已存在的与预后相关的文献，以使患者最大限度地获益。大多数情况下，分类是通过回归（统计）模型建立的，该模型通过专用程序获得可能受益的患者亚组。

通过分类进行治疗显示出比单独的临床决策更好的治疗结果，并且从整体上为患者的一般治疗提供了相当良好的方案。在分类中结合假设演绎和患者反应触发结果，便于筛选对患者最有效的治疗方法。在第 4 章中，我们将对比讨论一般手法和特殊手法的使用。特殊手法是结合假设演绎和患者反应触

发获得的，如"闭合疼痛"或"背屈疼痛"。

> ### 小结
> - 概率修正是一种归纳法，使用统计导向的概述来确定决策，并可增强或修正其他决策模型。
> - 患者反应触发是发生在检查过程中的一种现象，有助于专项治疗反应、预后或诊断。
> - 分类是将患者标记或置于已知组中，并对其采用既定的临床方法进行治疗。

临床推理

临床推理是指导临床医生采取"明智"行动，或在特定情况下采取最佳判断行动的思维过程[31]。这是一个治疗医生与患者及其他相关因素互动，进而帮助患者制订出个性化健康管理策略的过程[32]。临床推理是临床决策的首要元素，包括除诊断和干预之外的过程，如护理期间的评估和管理。

如前所述，大多临床医生将启发式和假设演绎的思维要素结合起来，使用混合模型进行决策。在这个过程中，划分、组合或修改各个决策组件的能力就是临床推理。这需要以患者为中心，以生物心理社会框架为基础[33]，获得既基于模式识别、概率重要性又影响疗程内结果的发现，同时能够根据患者病情的变化或自身状况对分类进行调整。

思考下面的例子。假设一位患有腰痛的患者在首次就诊时，接受腰部推拿治疗并获得了很好的效果。推拿疗法是患者被归类接受被动运动（评估修正因子），并在检查中对松动术产生积极反应（假设演绎/评估修正—患者反应）之后的选择。患者关于疼痛和运动范围受限的症状得到显著改善（评估修正，疗程间改变），但仍主诉有功能水平的降低以及对重返工作的恐惧。启发式（模式识别）提示，主动运动的方法相比单纯被动运动的方法更能使患者受益。此外，第三次复诊时，患者主诉膀胱潴留、双侧腿部疼痛和快速神经学改变（特征性发现）[34]，促使临床医生立即将其转诊进行诊断。这一情景描述了一个混合模型，其中评估修正因子改变了临床决策过程。这整个过程就是临床推理。

小结

- 临床推理是指导临床医生采取"明智"行为或在特定情境下采取最佳判断行动的思维过程。
- 临床推理是做出适当的临床决策的首要行为,可能涉及任何临床决策模型。

手法治疗的决策

不同执业手法治疗医生在制订决策的原理方面存在巨大差异。不同的原理思想强烈影响着手法治疗决策。一个人的原理思想可能受到许多因素的影响,包括文献中大量的信息,以及作为临床医生理解当前这些知识的困难程度。临床医生经常通过继续教育项目、同事或教科书等途径来获得所谓的"新"观点,但这些观点都有潜在的弱点。

最主要的决策机制是治疗医生对特定手法治疗方法的应用背景(或称为经验)。对某种特定治疗手法的偏爱可能导致治疗医生不愿接受那些不在自己原理思想范围内,或不被某一流派的"大师"支持的决策元素。虽然手法治疗临床决策在这方面对临床医生的影响较小,但背景之间的原理差异仍然是限制基于证据的手法治疗发展的重要因素。

手法治疗的背景

Farrell 和 Jensen[35]将手法治疗的原理定义为一组概括的理念、概念和态度。他们认为,原理决定了临床医生如何执行患者评估过程。虽然大多数手法治疗原理在检查过程中表现出相似性,但应用解剖学、生物力学和结构起源的作用变化通常决定了模型的特异性。由于物理治疗教育者拥有不同的原理背景,物理治疗学校中手法治疗教育的不同也极为普遍。

1988 年,在手法治疗被正式许可前,最流行的手法治疗评估模型是由 Kaltenborn 和 Maitland 教授建立的,其次是 Paris 和 Cyriax[36]。最近的一项调查(1997 年)发现,Maitland 方法最受重视(22%),其次是 McKenzie 方法 (17%),Paris 和 Osteopathic 并列第三(均为 14%)[36]。Cook 和 Showalter[37]在 2004 年进行的调查中要求临床执业医生确定他们所使用的手

法治疗评估方法的背景,发现 McKenzie 方法是最常见的评估模型,占 34.7%,其次是 Maitland(20.9%)和 Eclectic(10.6%)。由美国物理治疗协会(APTA)、美国骨科临床专家委员会(OCS)和(或)美国骨科手法理疗师协会(AAOMPT)进行的后续研究也报道了手法治疗的背景[38]。报道最多的背景包括 Maitland(24.1%)、Osteopathic (19.4%)、McKenzie (14.7%)、Paris(12.3%)和 Kaltenborn(8.2%)。由于 99%的物理治疗学校在课程中都教授了手法治疗[36],因此,在实际临床实践之前接触某一特定原理的机会很大。

对其他国家临床医生的研究也显示了背景的"偏好"。在北爱尔兰进行的一项调查中,受访者参加的 4 个最受欢迎的研究生课程,分别是 Maitland 外周短期课程 (48.0%),Maitland 脊柱短期课程(42.1%),McKenzie A (76.3%) 和 McKenzie B (65.8%)[39]。受访者表示,71.4%的腰痛患者接受 McKenzie 技术治疗,43.8%的患者接受 Maitland 松动术,5.9%的患者接受 Cyriax 技术治疗。Foster 等[40]调查了英格兰/苏格兰和爱尔兰的物理治疗医生对非特异性腰痛的管理,发现 53.9%的治疗医生参加了研究生 Maitland 脊柱松动术课程,53.2%的治疗医生参加了 McKenzie A 课程。对于脊柱治疗,58.9%治疗医生使用 Maitland 松动术,46.6%使用 McKenzie 技术[40]。一项针对加拿大物理治疗医生的调查发现,在对患者进行颈椎治疗时,67%的受访者使用 Maitland 技术,41%使用 Cyriax 技术[41]。

原理差异 1979 年,Cookson[42]和 Kent[43]分别发表文章,比较了 4 种用于治疗脊柱和四肢的流行手法治疗原理的数据。关于肢体和脊柱治疗的原理原则的讨论包括 Cyriax、Kaltenborn、Maitland 和 Mennell 方法。各种原理将结果转化为治疗方法的方式存在显著差异。在一篇关于四肢评估的综述中,Cookson[42]指出基于 Cyriax 和 Kaltenborn 的检查结果显示关节囊模式的存在和抵抗测试的结果。这两种背景均使用 Cyriax 的病因学原理来分析病变。Cyriax 的治疗选择在很大程度上取决于检查结果和损伤的分类。例如,生理运动、辅助运动或其他形式的治疗的选择取决于疼痛水平、末端感觉、关节囊模式以及是否存在收缩性或非收缩性病变。

为了选择特定的治疗技术,Kaltenborn 将检查结

果与关节运动原理联系起来。这些关节运动是基于 MacConail 最初发现的凸凹定律[44]。Kaltenborn 的原理是将关节分为高或低活动性，并根据需要恢复运动或稳定。治疗低活动性的理念包括松动术，如牵引和辅助滑动，并通常在末端范围内合并操作以达到预期的效果。

Mennell 使用关节功能障碍的概念，这个概念基于发病、创伤的存在和主观发现。对于治疗关节功能障碍，Mennell 的方法是使用快速推力，旨在通过发现关节局限性来增加运动范围。通常，松动术之后进行主动运动能够实现"肌肉重塑"，值得注意的是，存在炎症时应该排除治疗性运动。

Maitland 方法是针对影响患者的可比性体征进行治疗。可比性体征被定义为再现患者疼痛或僵硬的动作或运动的组合。Maitland 将基于振动的方法分为四个主要等级[43]。这些等级在力度、振幅和目标方面均有不同，并且需要在患者评估期间确定。Maitland 治疗法独立于关节囊模式、关节运动模式或其他生物力学法则。

脊柱的治疗原理中也发现了类似的差异[42]。列出的治疗脊柱的四种方法中，Maitland 和 Mennell 法提倡检查和治疗技术的联合。Maitland 更多关注于低或高活动性的关节振荡运动，Mennell 则使用一系列牵引和定位技术来缓解疼痛。与外周分析一样，Kaltenborn 脊柱方法基于生物力学分类。根据从松动术到治疗程序的检查结果，使用了三种治疗方法。Cyriax 使用选择症状的先验聚类，但基本包括大多数脊柱疾病的主要症状。如果发现神经根病变，治疗一般由广义松动术或还原/牵引方法组成[42]。

Farrell 和 Jensen[35]在 1992 年对手法治疗原理进行了类似的分析，并增加了两种方法：Osteopathic 和 McKenzie。类似于 Cookson 系列[42,43]，Farrell 和 Jensen 报道了代表性原理的许多差异。例如，Cyriax 的评估系统致力于解释其应用解剖学和关节囊模式。Mennell 的理念倾向基于关节功能障碍的技术。虽然 Maitland、McKenzie 和 Kaltenborn 提出的方法与 Cyriax 有许多类似的检测要素，但 Maitland 对诊断或病理标志的认可程度较低，并支持使用重新检查来验证治疗效果。McKenzie 使用一系列重复运动和姿势（定位评估）来确定临床检查期间的患者反应。McKenzie 将脊柱损伤分为三类：姿势型、精神型和功能障碍型。Osteopathic 方法强调了对三种潜在发现的解释：姿势缺陷，限制性缺陷和（或）多节段损伤。表 2.2 总结了三篇文章的结果，并概述了这些方法的相似点和不同点。

小结

● 多种手法治疗评估模型已经在教学中应用传授。最常见的模型是 Maitland、McKenzie、Kaltenborn、Osteopathic，以及 eclectic 模型。

表 2.2　手法治疗理论原理总结

	Cyriax	Kaltenborn	Maitland	McKenzie	Mennell	Osteopathic
原理根据选定的生物力学和关节构造	是	是	否	是或否	混合	混合
方法强调患者教育	是	是	是	是	是	是
评估标准	隔离损伤的解剖结构	关节和软组织病理的生物力学分析	识别相关的患者体征和症状	解释损伤原因是功能障碍、精神紊乱还是姿势不当	评估关节功能障碍	识别姿势缺陷、限制性缺陷，和（或）多节段损伤
关键概念	软组织病变的诊断及收缩与非收缩组分的分离	整体参与评估及基于生物力学的治疗系统	检查与治疗方法是高度相关的	检查与治疗方法高度相关；所选位置可促进某些病症改善	关节自身活动范围的评估至关重要	整体参与评估；评估侧重于存在不对称、活动受限区域和软组织触诊

原理分析

实际上存在不同的手法治疗评估原理。通过简单的分析，在多种手法治疗背景中似乎存在三个不同的评估理念方法或基础。第一种评估形式侧重于关节运动学和生物力学原理。这种生物力学-病理学评估方法利用先验选择的生物力学理论来评估运动和定位中的异常，然后使用类似的关节运动学原理进行靶向治疗。治疗技术基于解剖学和病理学之间的理论关系。通常，这些关系被用来确定特殊的病理改变或诊断。一些方法在进行治疗前需要给定病理学或诊断标志。例如，基于 Cyriax 关节囊模式发现的运动受限通常被标志为盂肱关节粘连性囊膜炎[46]。使用这种评估过程和治疗的评估形式，往往会把关节学发现归于相关的关节学理论，特别是凸凹定律。由于通常外旋运动范围受限的概率最高，并且由于肱骨是在凹状关节盂上移动的凸形结构，所以从后至前的滑动被认为是适宜的活动方向[47]。

第二种方法，即患者反应法，通过各种运动解决疼痛再现和减少（使用疼痛激发和减少方法），并且不依赖于特定的生物力学模型进行诊断评估。患者反应法评估单次或重复运动和（或）不同位置对患者疼痛产生或运动异常的影响。治疗技术通常与评估方法的方向和形式类似。特定的治疗技术基于运动疗法，该方法以设计的方式再现患者的疼痛，从而产生减轻疼痛或增加运动范围的治疗效果。治疗的方向、幅度、力度和速度取决于治疗期间和治疗结束后患者的反应。例如，同样使用粘连性关节囊炎的实例，首先对患者进行一项尝试性的评估，在一定的活动范围内，使患者的症状再现，此时临床医生可能已经发现，在应用从前到后（AP）的滑动时，外旋范围明显改善，并且疼痛减轻，因此验证了选择该方法的正确性。

类似于临床决策模型，手法治疗原理评估方法

中整合法比单独法更常见。在整合法中，解剖学和生物力学理论都应用于初始治疗，并且治疗期间在生物力学理论范畴外发生的变化通常都是必要的。整合模型可以识别能够影响预后的相关生物力学发现，并有助于治疗决策的制订。

什么是最佳方法

不幸的是，没有直接的证据来确定哪种评估原则更好。因此，无法对不同的方法做出结论性的判断，因为不存在涉及患者治疗结果评估的直接比较。目前，只有间接假设是合理的。尽管如此，仍有证据表明，某些手法治疗评估方法（用于假设演绎决策模型）在方法学检查中表现不佳，并可能导致不适当、不准确或无效的评估。在决策过程中使用无效措施可能会导致评估过程中出现错误和偏差。

凸凹定律　凸凹定律是一种基于生物力学的评估方法，并不适用于所有区域。关节运动的凸凹理论首先由 MacConail 提出[44]。该理论认为，关节面几何形状决定了生理运动过程中关节附属物的运动模式[48]。凸凹定律规定，当凹面相对固定时，凸起的关节面运动表现为滚动方向与滑动方向相反[49]。相反，当凸面相对固定时，凹面的关节面运动表现为滚动方向与滑动方向相同[49]。这种模式被认为与肌肉运动或周围结构以及病理改变的被动影响无关，纯粹是关节几何形状的产物[50]。在某种程度上，有合理的数据支持这一定律对膝关节和踝关节的预测性[51,52]。事实上，这种模型通常用于描述与脊柱相关的运动，特别是在腰椎的生理活动中[53]。尽管如此，有相当多

的证据表明肩关节不符合凸凹定律。许多研究表明，盂肱关节并不总是作为球窝关节移动[48.54,55]，偶尔在病理过程中显示出平移运动。因此，基于凸凹定律着重于特定方向的治疗可能不如基于肩部对抗方向的治疗效果好[55-57]。

另一个问题是，一些关节表现出不规则的解剖结构。C1 与 C2 的接合面被描述为既是凸面对凹面，又是凸面对凸面[58]。肩锁关节也往往显示不规则性[59]。由于关节活动范围很小，临床医生很难基于触诊或观察结果来改变其生物力学检查和治疗模式。这些不规则性可能导致治疗方法和理论上的差异，例如在治疗过程中的不恰当用力方向。

虽然这个证据因为使用肩关节作为例子而被质疑，因为肩关节本身就存在解剖学变异的情况，任何一个额外的信息都可能带来麻烦。没有证据表明手法治疗师能够应用所选择的、基于生物力学的辅助运动来复制患者的主动生理运动[60]。也没有证据表明选择的辅助技术必须以特定的角度或平面应用。

等长张力测试 Cyriax 有三个原则用于选择性组织张力检查。第一个涉及可收缩组织的等长收缩以确定在力加载过程中是否存在疼痛或虚弱。Cyriax 提出，收缩组织（肌肉、肌腱和骨端）在进行等长收缩的过程中是疼痛的，惰性结构（关节腔、韧带、滑囊）在被动运动期间是疼痛的。他通过为研究结果或激发试验提供子定义来推进这一定义。Franklin 等[61]发现了一些与 Cyriax 理论相似和不同的点。首先，如 Cyriax 指出的，有轻微收缩性组织损伤的患者确实在最初显示出不变的被动活动范围，以及伴随抗阻力运动增强产生的疼痛[62]。然而，与 Cyriax 所得的参数相反，活动范围随时间的推移而减小，疼痛强度也随之增加。这对"强和疼痛"这个参数提出了质疑，并

提示了另一个类别"弱和疼痛"的存在。表 2.3 概述了 Cyriax 的选择性张力测试。

Cyriax 关节囊模式 Cyriax 的选择性组织张力概念的第二个组成部分是关节囊模式。有几项研究表明，Cyriax 对关节囊模式理论的定义具有整合价值[46,63-65]。Klassbo 和 Harms-Ringdahl[63] 及 Bijl 等[65]发现，骨关节炎继发的髋关节运动范围受限与关节囊模式之间只有微弱的联系。Klassbo 和 Harms-Ringdahl[63]也调查了 Kaltenborn[66]提出的髋关节的关节囊模式的修改定义，同样未能证明两者之间的关联。

在膝关节方面的发现是有争议的。Hayes 等[64]在对关节囊模式的研究中，对膝关节的屈曲与伸展受限的比例进行了严格的解释。他们使用严格的定义，发现膝关节患者群有效性较差。Mitsch 等[46]发现粘连性肩关节囊炎患者的关节囊模式具有变异性；Bijl 等[65]也没有发现一致性。相反，Fritz 等[67]发现关节囊模式的实用和一致性。发现组间差异的原因可能在于解释和患者群体的选择。Fritz、Hayes [64]和 Mitsch 等[46]考虑了医生的诊断，而 Bijl[65]等则使用 Altmann 的关节炎临床分类标准。随后，对于在髋关节、肩关节以及膝关节是否存在稳定的关节囊模式说法不一。如果使用这种评估方法必须选择合适的个体以满足 Cyriax 的标准，则这个评估模型的有效性就大大降低了。

Cyriax 末端感觉分类 Cyriax 的选择性组织张力概念的最后一个方面是末端感觉的分类。一项研究质疑其在识别离散型末端感觉分类中的可靠性和有效性[64]。Cyriax[62]将末端感觉描述为"当关节的每个被动运动到达极限时，特定的感觉会通过双手传递给检查者"。他确定了五个具体的末端感觉，如表 2.4 所示。末端感觉常被认为可靠性较差[68]，但是在检测

表 2.3 抗阻力运动测试期间的潜在发现

项目	描述
强，无痛	收缩组织不参与
强，疼痛	轻微的收缩组织病变
弱，无痛	收缩组织完全断裂的体征，也可能是神经系统的紊乱
弱，疼痛	严重病变已经出现
所有都疼痛	一旦排除所有有害的病理变化，治疗医生应该考虑情绪因素可能是疼痛的产生原因。此外，也可能是邻近部位有大的病变；通常由于关节腔对关节运动并不完全的限制
重复后疼痛	如果强烈运动不疼痛，但重复几次后疼痛，检查者应考虑间歇性跛行

表2.4　Cyriax 末端感觉分类(1993)

分类	描述
骨对骨	当一块骨与另一块骨接触时,关节的末端感觉是硬的
弹簧块	由 Cyriax 提出,表明关节内部紊乱,也可能代表关节腔或韧带的末端感觉
突然中止	肌肉痉挛造成的意外限制
近似软组织	当关节被推动至最大活动范围,且不与其他部位接触时的正常末端感觉
空的末端感觉	由于太痛苦,检查者不能将关节推到末端范围,因此无法感受到末端感觉

异常的末端感觉过程中评估疼痛的存在，或同时使用另外的评估工具时似乎表现出较好的可靠性[69]。

颈椎的定向耦合　上颈椎定向脊柱耦合的评估可能缺乏有效性。许多学科仍然报道使用二维理论[70]，其中最著名的就是Fryette[71]提出的所谓的生理脊柱运动定律(Fryette 定律,也叫费氏定律)。1954 年，Fryette 基于 Lovett 之前的发现，发表了自己的研究成果[72]。Fryette 对颈椎区域耦合的观点是:"(当颈椎)向一侧侧弯时,椎骨体同时会向对侧水平旋转,就像在腰椎(脊柱)中的一样。"[71]最近的三维分析证实Fryette 对从 C2–C3 到 C7–T1 水平颈椎的耦合方向的假设是正确的,但在 C0–C1 到 C1–C2 的水平方向不正确。最近对颈椎的三维分析表明,由于存在上颈椎变异,因此表现出不一致的耦合模式[73-77]。在上颈椎评估时不能武断地使用 Fryette 定律。

腰椎的定向耦合　一些作者提出,腰椎耦合生物力学和 Fryette 的第一和第二生理脊柱运动定律可靠性差,且缺乏有效性[70,72,78]。Cook[72]概述了腰椎定向耦合运动之间的差异，特别是在腰段 L1–L2、L4–L5 和 L5–S1。似乎很少有证据支持腰椎耦合特性的知识在理解和治疗腰痛患者中的重要性[79]。许多手法治疗技术都采用基于耦合的松动术,但该方法的有效性值得怀疑。一些作者认为,使用症状再现来确定病理水平是唯一准确的评估方法[80-86]。因为没有一致的病理耦合模式，所以在没有疼痛激发或减少方法的情况下评估可能产生不准确的结果。因此,上颈部和腰椎生物力学耦合理论可能只有在临床检查中评估疼痛激发或减少时才有用[72,87]。

胸椎的定向耦合　最近,Sizer 等[88]发现在运动模式的三维评估中有 8 项研究显示胸部耦合的变异性。作者发现在 8 项研究中没有观察到一致的耦合模式。在所检查的病例中,患者表现出同侧、对侧或混合耦合行为。需要更高质量的体内研究来评估有症状受试者的胸椎在屈曲和伸展位的耦合情况。

姿势不对称与损伤的关系　潜在的错误判断是强调在评估脊柱异常时观察到的不对称。McKenzie[89]写道:"有些理疗师错误地认为关节不对称是导致背痛发作的一个因素。"事实上,目前还没有研究做出关节不对称与任何形式脊柱损害的进展/倾向有关的预测性估计。常见的疾病如盆腔倾斜,在有或没有疼痛的患者中，以及那些有或没有盆腔疾病的患者中是可识别的[90]。在没有明确解剖异常的情况下,姿势不对称与背痛没有相关性，其他形式的骨盆不对称与背痛更不相关[91]。此外,据报道,骨盆的不对称很不明显,无法通过人工检查来测定,因此异常情况很有可能只是推测性假设[92,93]。

被动附属脊柱运动评估　被动脊柱评估方法,如被动附属椎间移动(PAIVM)被广泛用于关节松动术。后–前(PA)松动是一种专门用于棘突的特定手法,是临床判断的基础技术[94,97-99]。已经发现,配合受试者的言语反应使用 PA 松动对检测有症状的腰椎节段水平具有合理可靠性[100-102]。然而,当受试者在没有言语反应时,这种可靠性具有高度的变异性[103-108]。此外,关于 R1(定义为首先感知到僵硬的点,会使治疗医生"感觉"运动抵抗[35,102,103,109-111])存在的研究,可靠性较差[35,112]。有许多理论的可靠性差,其中一些包括临床医生教育过程中的不一致性[109,113-118]、研究生培训的差异[35,60,114,119]、从业经验的差异[35,60,114]、治疗医生对"僵硬"概念的不同理解[102,118,120,121]、松动力的角度[122]、松动期间患者的位置[123,124]和训练方法[96]。最值得注意的是,在没有患者言语反馈的情况下对有限运动的评估可能导致不可信的结果。

与 PAIVM 关联的有限运动包括比直线平移更复杂的位移。在体内分析中,Keller 等[125]报道了0.3mm

的峰值剪切运动、1mm 的轴向运动和推拿力作用下的 1°矢状旋转。尽管有证据表明,这种幅度的运动是治疗性的,但有与之矛盾的证据表明,临床医生可以"感觉"这种微小位移,更不用说区分轴向旋转和平移。

重复运动下椎间盘移位的生物力学理论 有充分的证据支持对疑似椎间盘突出的患者使用重复的末端移动[126]。研究中,进行这种性质运动的患者表现出症状集中和治疗结果良好的特征[126]。然而,有限的证据支持椎间盘重建是受益的潜在原因。已有研究报道了在反复弯曲和拉伸运动期间椎间盘的运动[127,128]。在一些个体和(或)样本中,椎间盘向前、向后或在两个方向上移动。

除了椎间盘重塑,还有其他可能有价值的理论。有一些证据支持重复运动的益处可能与重复运动时神经根的张力变化有关。尸检研究中,Schnebel 等[129]报道了反复拉伸可降低 L5 神经根的张力和压迫程度。降低化学敏感椎间盘的张力和(或)压力的重复运动将显示出与椎间盘突出患者相同的症状改善。

对特殊测试诊断价值的过度依赖 治疗有效性与过度关注使用"特殊"临床检查来识别病理或在治疗前提供诊断标签相关,这种说法似乎值得质疑。当测试关于特殊检查的诊断准确性时,对一组患者至少进行两种相互排斥的测试:目标测试(特殊检查)和参考测试,后者通常是检测目标状态的金标准。目标测试的准确性用灵敏度、特异度或似然比表示[130]。许多常用的特殊检查都受到似然值的影响,这些值给临床医生提供的结论性诊断信息很少。与身体的其他解剖区域(如肩关节和膝关节)一样,骶髂关节的许多测试在诊断研究中表现欠佳[131]。过度依赖特殊检查也会使治疗选择过程中所需的相关信息减少。

对符合标准的患者盲目使用临床预期规则 临床预期规则(CPR)是用于补充临床决策制订的工具。临床决策过程是一项复杂而专注的工作,涉及排除手法治疗医生实践范围之外的高风险疾病,并计算患者受益于专门护理的可能性。临床决策还需要有筛选非复杂情况患者的具体和一般的信息以及在有歧义的情况下使用治疗辅助工具的能力。临床预期规则最适用于定义明确的病例(患者已经从病理

学的所有其他可能性中进行适当审查),诊断或患者表现复杂且模糊[132],结果往往缺乏精度,特别是在样本量较小的情况下。临床结果的聚类经常导致一组特定的发现,应在决策周期结束时使用。排除竞争结果后发现,结果通常是稳定和有用的。仅基于患者是否满足临床预期规则的决策是不合理和不恰当的,超出了该工具的适用范围,不应被视为有效的临床决策。

小结

- 强有力的证据表明凸凹定律不适用于盂肱关节。有证据表明该定律适用于踝关节和膝关节。

- 有明确的证据表明 Cyriax 选择性张力理论并不适用于所有条件。

- 有矛盾的证据指出 Cyriax 关节囊模式理论的有效性,实质上是取决于用于评估的患者群体的选择。

- 有一些证据质疑 Cyriax 末端感觉分类的可靠性。

- 有强有力的证据支持上颈椎耦合方向是不可预测的,因此 Fryette 的生理运动定律是无效的。

- 有充分的证据支持腰椎或胸椎不存在可预测的耦合模式,因此腰椎和胸椎的 Fryette 定律是无效的。

- 有一定的证据支持姿势不对称与特定损伤没有直接相关性。

- 有适度的证据表明,椎间盘不能在特定的方向移动,或以特定方式进行重复运动,或以特定姿势定位。

- 有强有力的证据表明,手法治疗方法中过度使用特殊检查会带来不适当的诊断和结果。

评估

基于患者反应的模型

在本书中,评估的"风格"最类似于基于患者反应的模型,这是假设演绎决策的一个要素。尽管如此,由于当前的最佳证据确实支持整合决策模型,因此也提倡使用概率决策工具,特别是当这些工具在

高质量研究中得到验证的时候。由于与临床整合判断缺乏相关性，以及仅关注于尚未显示决策价值(或有效性)的生物力学原理等缺点，通常不提倡生物力学方法。

尽管目前尚不完善，但患者反应模型 (具有独特、有针对性、基于证据的检查结果)为手法治疗中基于证据的评估提供了最大的有效性。此外，当以顺序和特定的方式执行此模型时，模型可以提供一个严格的数据采集和处理系统，以一种逻辑方式来指导临床医生[133]。患者反应的结果包括患者在疗程中(在相同疗程期间)或疗程间(患者回归治疗后)对某一特定治疗的正性或负性反馈。临床医生依据疗程中或疗程间的患者反应的结果来调整治疗剂量、强度和应用，以达到最佳治疗效果。

这种特殊方法的先驱者包括 G.D. Maitland、Robin McKenzie、许多澳大利亚研究人员和物理治疗师、Brian Mulligan 和 Gregory Grieve，以及以分析患者症状为主的、较少关注"看上去"异常的整骨方法。迄今为止，大多数研究已经解决了患者反应检查过程的选定方面，但只对"疗程中"和"疗程间"变化的"模型"进行了轻微的考察。

基于患者反应的模型的优点

基于患者反应的模型有如下几个优点。

1. 适应每位患者和症状的变异性。

2. 治疗是基于患者的阳性反应和特异性选择的。

3. 治疗依据疗程间患者的变化确定。

4. 该模型不基于生物力学原理，由于某些生物力学原理缺乏有效性、有效性受质疑或仅在特定的情况下有效，因此该模型可大大减少由生物力学原理本身带来的误差。

5. 该模型是一种基于损伤的方法，其看重诊断，但大部分治疗决策源自损伤性的发现。

6. 该模型不依赖于来自诊断标签的假设或基于协议的算法。

7. 治疗选择随着患者症状的改变而改变。

8. 一些证据充分的手法治疗模型使用了类似的原理(理念)。

9. 该模型直观且相对容易学习。

基于患者反应的模型的缺点

Gregory Grieve[134]曾经写道："没有完美的检测。"相应地，没有哪一种临床评估方法是完美的。基于患者反应的模型存在明显的缺陷，具体情况如下。

1. 患者反应模型更加耗时，因为患者的检查和治疗难以归于同一标准。

2. 该模型假设所有发现都是相关的，并且每个发现都有可能影响决策的制订和预后。

3. 在某些情况下，疗程内治疗不等于长期改善。此外，在许多情况下疗程内的变化可以伴随治疗程序(例如表面热疗、长波超声、短波透热和手法治疗)发生，并且在其中的许多情况下，变化仅是暂时的。

4. 该模型需要临床医生和患者之间的直接沟通，且需要两者的协同努力才会成功。在某些情况下，当患者不认可该方法时，可能会产生不良结果。

5. 尽管在随机临床试验中没有单个模型与另一个模型相比较的测量，但也没有证据证明患者反应模型优于其他形式的评估模型。

6. 由疼痛或损伤变化介导的患者反应模型可能并不与长期功能结果相关[29,135,136]。这一结论需要一种功能特定的方案结合患者反应模型来进行验证。

小结

- 本书采用了基于患者反应的模型。
- 基于患者反应的模型与 G.D. Maitland、Robin McKenzie、许多澳大利亚研究人员和物理治疗师、Brian Mulligan 和以分析患者症状为主的、较少关注"看上去"异常的整骨方法相类似。
- 基于患者反应的模型的优点和缺点是显而易见的。没有评估方法是完美的，但当临床医生和患者都致力于有效的结果时，基于患者反应的模型提供了相当大的有效性。

本章问题

1. 比较和对比手法治疗医生的三种决策模型。

2. 描述三种手法治疗原理方法(生物力学、患者反应和整合模型),并对比评估这三种方法。

3. 概述所讨论的手法治疗领域的缺点,以及这些缺点如何影响评估结果。

4. 概述选定的手法治疗领域的优势,并讨论这些优势如何影响评估结果。

参考文献

1. Cahan A, Gilon D, Manor O, Paltiel O. Clinical experience did not reduce the variance in physicians' estimates of pretest probability in a cross-sectional survey. *J Clin Epidemiol.* 2005;58(11):1211–1216.

2. Kaul C, Bahrami B. Subjective experience of motion or attentional selection of a categorical decision. *J Neurosci.* 2008;28(16):4110–4112.

3. Szolovits P, Patil RS, Schwartz WB. Artificial intelligence in medical diagnosis. *Ann Intern Med.* 1988;108(1):80–87.

4. Sobri M, Lamont A, Alias N, Win M. Red flags in patients presenting with headache: Clinical indications for neuroimaging. *Br J Radiology.* 2003;76:532–535.

5. Boissonnault WG, Koopmeiners MB. Medical history profile: Orthopaedic physical therapy outpatients. *J Orthop Sports Phys Ther.* 1994;20(1):2–10.

6. Boissonnault WG. Prevalence of comorbid conditions, surgeries, and medication use in a physical therapy outpatient population: A multicentered study. *J Orthop Sports Phys Ther.* 1999;29(9):506–519; discussion 520–525.

7. Sizer P, Brismee JM, Cook C. Medical screening for red flags in the diagnosis and management of musculoskeletal spine pain. *Pain Pract.* 2007;7(1):53–71.

8. Swenson R. Differential diagnosis. *Neuro Clinics North Am.* 1999;17:43–63.

9. Bishop PB, Wing PC. Knowledge transfer in family physicians managing patients with acute low back pain: A prospective randomized control trial. *Spine J.* 2006; 6:282–288.

10. Leerar PJ, Boissonnault W, Domholdt E, Roddey T. Documentation of red flags by physical therapists for patients with low back pain. *J Man Manip Ther.* 2007;15(1):42–49.

11. Kabrhel C, Camargo CA, Goldhaber SZ. Clinical gestalt and the diagnosis of pulmonary embolism: Does experience matter? *Chest.* 2008;127:1627–1630.

12. Koontz NA, Gunderman RB. Gestalt theory: Implications and radiology education. *AJR.* 2008;190:1156–1160.

13. Davis SF, Palladino JJ. *Psychology: Media and research update.* 3rd ed. Upper Saddle River, NJ; Prentice Hall: 2002.

14. Croskerry P, Norman G. Overconfidence in clinical decision making. *Am J Med.* 2008;121:24–9.

15. Berner ED, Graber, ML. Overconfidence as a cause of diagnostic error in medicine. *Am J Med.* 2008;121:2–23.

16. Klein J. Five pitfalls in decisions about diagnosis and prescribing. *BMJ.* 2005;330:781–783.

17. Federspil G, Vettor R. Rational error in internal medicine. *Intern Emerg Med.* 2008;3:25–31.

18. Bauman A, Sallis JF, Dzewaltowski D, Owen N. Toward a better understanding of the influences on physical activity. The role of determinants, correlates, causal variables, mediators, moderators, and confounders. *Am J Prev Med.* 2002;23:5–14.

19. Kraemer H, Wilson T, Fairburn C, Agras S. Mediators and Moderators of Treatment Effects in Randomized Clinical Trials. *Arch Gen Psychiatry.* 2002; 59:877–883.

20. Koch G, Tangen C, Jung JW, Amara I. Issues for covariance analysis of dichotomous and ordered categorical data from randomized clinical trials and non-parametric strategies for addressing them. *Stat Med.* 1998;17:1863–1892.

21. Wong EC, Beutler L, Zane N. Using mediators and moderators to test assumptions underlying culturally sensitive therapies: An exploratory example. *Cult Diversity Ethnic Minority Psych.* 2007;13:169–177.

22. Swinkels-Meewisse EJ, Swinkels RA, Verbeek AL, Vlaeyen JW, Oostendorp RA. Psychometric properties of the Tampa Scale for kinesiophobia and the fear-avoidance beliefs questionnaire in acute low back pain. *Man Ther.* 2003;8:29–36.

23. George SZ, Zeppieri G. Physical therapy utilization of graded exposure for patients with low back pain. *J Orthop Sports Phys Ther.* 2009;39:496–505.

24. Cahan A, Gilon D, Manor O, Paltiel O. Probabilistic reasoning and clinical decision-making: Do doctors overestimate diagnostic probabilities? *QJM.* 2003; 96(10):763–769.

25. Soltani A, Moayyeri A. Deterministic versus evidence-based attitude towards clinical diagnosis. *J Eval Clin Pract.* 2007;13:533–537.

26. Cook C. Is clinical Gestalt good enough? *J Man Manip Ther.* 2009;17:1–2.

27. Beneciuk JM, Bishop MD, George SZ. Clinical prediction rules for physical therapy interventions: A systematic review. *Phys Ther.* 2009;89(2):114–124.

28. May S, Gardiner E, Young S, Klaber-Moffett. Predictor variables for a positive long-term functional outcome in patients with acute and chronic neck and back pain treated with a McKenzie approach: A secondary analysis. *J Man Manip Ther.* 2008;16L:155–160.

29. Tuttle N, Laasko L, Barrett R. Change in impairments in the first two treatments predicts outcome in impairments, but not in activity limitations, in subacute neck pain: An observational study. *Aust J Physiother.* 2006;52(4):281–285.

30. Tuttle N. Do changes within a manual therapy treatment session predict between-session changes for patients with cervical spine pain? *Aust J Physiother.* 2005;51(1):43–48.

31. Norman G, Young M, Brooks L. Non-analytical models of clinical reasoning: The role of experience. *Med Educ.* 2007;41(12):1140–1145.

32. Edwards I, Jones M, Carr J, Braunack-Mayer A, Jensen GM. Clinical reasoning strategies in physical therapy. *Phys Ther.* 2004;84(4):312–330; discussion 331–335.

33. Higgs J, Burn A, Jones M. Integrating clinical reasoning and evidence-based practice. *AACN Clin Issues.* 2001;12(4):482–490.

34. Olivero WC, Wang H, Hanigan WC, et al. Cauda eqina syndrome (CES) from lumbar disc herniations. *J Spinal Disord Tech.* 2009;22(3):202–206.

35. Farrell J, Jensen G. Manual therapy: A critical assessment of role in the professional of physical therapy. *Phys Ther.* 1992;72:843–852.

36. Bryan JM, McClune LD, Rominto S, Stetts DM, Finstuen K. Spinal mobilization curricula in professional physical therapy education programs. *J Physical Ther Education.* 1997;11:11–15.

37. Cook C, Showalter C. A survey on the importance of lumbar coupling biomechanics in physiotherapy practice. *Man Ther.* 2004;9:164–172.

38. Cook C. Subjective and objective identifiers of clinical lumbar spine instability: A Delphi study. *Man Ther.* 2006;11(1):11–21.

39. Gracey J, Suzanne M, Baxter D. Physiotherapy management of low back pain: A survey of current practice in Northern Ireland. *Spine.* 2002;27(4):406–411.

40. Foster N, Thompson K, Baxter D, Allen J. Management of nonspecific low back pain by physiotherapists in Britain and Ireland. *Spine.* 1999;24:1332–1342.

41. Hurley L, Yardley K, Gross A, Hendry L, McLaughlin L. A survey to examine attitudes and patterns of practice of physiotherapists who perform cervical spine manipulation. *Man Ther.* 2002;7(1):10–18.

42. Cookson J. Orthopedic manual therapy—an overview. Part II: The spine. *Phys Ther.* 1979;59:259–267.

43. Cookson J, Kent B. Orthopedic Manual Therapy—an overview. Part I: The extremities. *Phys Ther.* 1979; 59:136–146.

44. MacConail M. Joint Movement. *Physiotherapy.* 1964; 50:363–365.

45. Mennell J. *Back pain: Diagnosis and treatment using manipulative techniques.* Boston; Little, Brown: 1960.

46. Mitsch J, Casey J, McKinnis R, Kegerreis S, Stikeleather J. Investigation of a consistent pattern of motion restriction in patients with adhesive capsulitis. *J Manual Manipulative Ther.* 2004;12:153–159.

47. Wadsworth C. *Manual examination and treatment of the spine and extremities.* Baltimore; Williams and Wilkins: 1988.

48. McClure P, Flowers K. Treatment of limited should motion: A case study based on biomechanical considerations. *Phys Ther.* 1992;72:929–936.

49. Kaltenborn FM. *Manual mobilization of the extremity joints* (4th ed.). Minneapolis; OPTP: 1989.

50. MacConaill M, Basmajian J. *Muscles and movement: A basis for human kinesiology.* Baltimore; Williams & Wilkins: 1969.

51. Frankel V, Burstein A, Brooks D. Biomechanics of internal derangement of the knee: Pathomechanics as determined by analysis of the instant centers of motion. *J Bone Joint Surg (Am).* 1971;53:945–962.

52. Sammarco G, Burstein A, Frankel V. Biomechanics of the ankle: A kinematic study. *Orthop Clin North Am.* 1973;4:75–96.

53. Mercer S, Bogduk N. Intra-articular inclusions of the cervical synovial joints. *Brit J Rheumatol.* 1993;32: 705–710.

54. Baeyens J, Van Roy P, De Schepper A, Declercq G, Clarijs J. Glenohumeral joint kinematics related to minor anterior instability of the shoulder at the end of the later preparatory phase of throwing. *Clin Biomech.* 2001;16:752–757.

55. Baeyens J, Van Roy P, Clarjjs J. Intra-articular kinematics of the normal glenohumeral joint in the late preparatory phase of throwing: Kaltenborn's rule revisited. *Ergonomics.* 2000;10:1726–1737.

56. Hsu A, Ho L, Hedman T. Joint position during anterior–posterior glide mobilization: Its effect on glenohumeral abduction range of motion. *Arch Phys Med Rehabil.* 2000;81:210–214.

57. Harryman et al. Translation of the humeral head on the glenoid with passive glenohumeral motion. *J Bone Jnt Surg.* 1990;79A(9):1334–1343.

58. White A, Panjabi M. *Clinical biomechanics of the spine.* Philadelphia; J.B. Lippincott: 1990; 94.

59. Harryman D, Lazarus M. The stiff shoulder. In: Rockwood C, Matsen F, Wirth M, Lippitt S (eds). *The shoulder.* Vol. 2. 3rd ed. Philadelphia; W.B. Saunders: 2004.

60. Riddle D. Measurement of accessory motion: Critical issues and related concepts. *Phys Ther.* 1992;72:865–874.

61. Franklin M, Conner-Kerr T, Chamness M, Chenier T, Kelly R, Hodge T. Assessment of exercise-induced minor muscle lesions: The accuracy of Cyriax's diagnosis by selective tension paradigm. *J Ortho Sports Phys Ther.* 1996;24:122–129.

62. Cyriax J, Cyriax P. *Cyriax's illustrated manual of orthopaedic medicine.* Oxford; Boston; Butterworth-Heinemann: 1993.

63. Klassbo M, Larsson G. Examination of passive ROM and capsular patterns of the hip. *Physiotherapy Res International.* 2003;8:1–12.

64. Hayes K, Peterson C, Falconer J. An examination of Cyriax's passive motion tests with patients having osteoarthritis of the knee. *Phys Ther.* 1994;74:697–707.

65. Bijl D, Dekker J, van Baar M, Oostendorp R, Lemmens A, Bijlsma J, Voorn T. Validity of Cyriax's concept capsular pattern for the diagnosis of osteoarthritis of hip and/or knee. *Scand J Rheumatol.* 1998;27:347–351.

66. Kaltenborn F. *Manual mobilization of the joints. The Kaltenborn method of joint mobilization and treatment.* 5th ed. Oslo; Olaf Norlis Bokhandel: 1999.

67. Fritz J, Delitto A, Erhard R, Roman M. An examination of the selective tissue tension scheme, with evidence for the concept of a capsular pattern of the knee. *Phys Ther.* 1998;78:1046–1056.

68. Peterson C, Hayes K. Construct validity of Cyriax's selective tension examination: Association of end-feels with pain at the knee and shoulder. *J Orthop Sports Phys Ther.* 2000;30:512–521.

69. Chesworth B, MacDermid J, Roth J, Patterson S. Movement diagram and "end-feel" reliability when measuring passive lateral rotation of the shoulder in patients with shoulder pathology. *Phys Ther.* 1998;78:593–601.

70. Gibbons P, Tehan P. Patient positioning and spinal locking for lumbar spine rotation manipulation. *Man Ther.* 2001;6(3):130–138.

71. Fryette H. *The principles of osteopathic technique.* Carmel, CA; Academy of Applied Osteopathy: 1954.

72. Cook C. Lumbar coupling biomechanics: A literature review. *J Manual Manipulative Ther.* 2003;11(3):137–145.

73. Panjabi M, Oda T, Crisco J, Dvorak J, Grob D. Posture affects motion coupling patterns of the upper cervical spine. *J Orthop Research.* 1993;11:525–536.

74. Mimura M, Hideshige M, Watanbe T, Takahashi K, Yamagata M, Tamaki T. Three-dimensional motion analysis of the cervical spine with special reference to axial rotation. *Spine.* 1989;14:1135–1139.

75. Penning L. Normal movements of the cervical spine. *Am J Roentgenology.* 1978;130:317–326.

76. Iai H, Hideshige M, Goto S, Takahashi K, Yamagata M, Tamaki T. Three-dimensional motion analysis of the upper cervical spine during axial rotation. *Spine.* 1993;18:2388–2392.

77. Oda T, Panjabi M, Crisco J. Three-dimensional translation movements of the upper cervical spine. *J Spinal Disorders.* 1991;4:411–419.

78. Harrison D, Harrison D, Troyanovich S. Three-dimensional spinal coupling mechanics: Part one. *J Manipulative Physiol Ther* 1998;21(2):101–113.

79. Panjabi M, Oxland T, Yamamoto I, Crisco J. Mechanical behavior of the human lumbar and lumbosacral spine as shown by three-dimensional load-displacement curves. *Am J Bone Jnt Surg.* 1994;76:413–424.

80. Keating J, Bergman T, Jacobs G, Finer B, Larson K. The objectivity of a multi-dimensional index of lumbar segmental abnormality. *J Manipulative Physiol Ther.* 1990;13:463–471.

81. Hardy G, Napier J. Inter- and intra-therapist reliability of passive accessory movement technique. *New Zealand J Physio.* 1991;22–24.

82. Vilkari-Juntura E. Inter-examiner reliability of observations in physical examinations of the neck. *Phys Ther.* 1987;67(10):1526–1532.

83. Lee M, Latimer J, Maher C. Manipulation: Investigation of a proposed mechanism. *Clin Biomech.* 1993;8:302–306.

84. Maher C, Adams R. Reliability of pain and stiffness assessments in clinical manual lumbar spine examinations. *Phys Ther.* 1994;74(9):801–811.

85. Maher C, Latimer J. Pain or resistance: The manual therapists' dilemma. *Aust J Physiother.* 1992;38(4): 257–260.

86. Boline P, Haas M, Meyer J, Kassak K, Nelson C, Keating J. Interexaminer reliability of eight evaluative dimensions of lumbar segmental abnormality: Part II. *J Manipulative Physiol Ther.* 1992;16(6):363–373.

87. Li Y, He X. Finite element analysis of spine biomechanics. *J Biomech Engineering.* 2001;18(2)288–289,319.

88. Sizer PS Jr, Brismée JM, Cook C. Coupling behavior of the thoracic spine: A systematic review of the literature. *J Manipulative Physiol Ther.* 2007;30(5): 390–399.

89. McKenzie R. Mechanical diagnosis and therapy for disorders of the low back. In: Twomey L, Taylor J (eds). *Physical therapy of the low back.* 3rd ed. New York; Churchill Livingstone: 2000.

90. Fann A. The prevalence of postural asymmetry in people with and without chronic low back pain. *Arch Phys Med Rehabil.* 2002;83:1736–1738.

91. Levangie PK. The association between static pelvic asymmetry and low back pain. *Spine.* 1999;15;24(12): 1234–1242.

92. Dreyfuss P, Michaelsen M, Pauza K, McLarty J, Bogduk N. The value of medical history and physical examination in diagnosing sacroiliac joint pain. *Spine.* 1996;21:2594–2602.

93. Freburger J, Riddle D. Using published evidence to guide the examination of the sacroiliac joint region. *Phys Ther.* 2001;81:1135–1143.

94. Sturesson B, Uden A, Vleeming A. A radiosterometric analysis of movements of the sacroiliac joints during the standing hip flexion test. *Spine.* 2000;25:354–368.

95. Battie M, Cherkin D, Dunn R, Ciol M, Wheeler K. Managing low back pain: Attitudes and treatment preferences of physical therapist. *Phys Ther.* 1994;4(3):219–226.

96. Fitzgerald G, McClure P, Beattie P, Riddle D. Issues in determining treatment effectiveness of manual therapy. *Phys Ther.* 1994;74(3):227–233.

97. Petty N, Bach T, Cheek L. Accuracy of feedback during training of passive accessory intervertebral movements. *J Man Manip Ther.* 2001;9(2):99–108.

98. Di Fabio R. Efficacy of manual therapy. *Phys Ther.* 1992;72(12):853–864.

99. Harms M, Milton A, Cusick G, Bader D. Instrumentation of a mobilization couch for dynamic load measurements. *J Med Engineering Tech.* 1995;9(4):119–122.

100. Goodsell M, Lee M, Latimer J. Short-term effects of lumbar posteroanterior mobilization in individuals with low-back pain *J Manipulative Physiol Ther.* 2000;23(5):332–342.

101. Jull G, Bogduk N, Marsland A. The accuracy of a manual diagnosis for cervical zygapophysial joint pain syndromes. *Med J Aust.* 1998;148:233–236.

102. Behrsin J, Andrews F. Lumbar segmental instability: Manual assessment findings supported by radiological measurement. *Aust J Physiother.* 1991;37:171–173.

103. Bjornsdottir S, Kumar S. Posteroanterior spinal mobilization: State of the art review and discussion. *Disabil Rehabil.* 1997;19(2):39–46.

104. Matyas T, Bach T. The reliability of selected techniques in clinical arthrometrics. *Aust J Physiother.* 1985;31: 175–199.

105. Carty G. A comparison of the reliability of manual tests of compliance using accessory movements in peripheral and spinal joints. Abstract. *Aust J Physiother.* 1986;32:1,68.

106. Gibson H, Ross J, Alien J, Latimer J, Maher C. The effect of mobilization on forward bending range. *J Man Manip Ther.* 1993;1:142–147.

107. McCollam R, Benson C. Effects of poster–anterior mobilization on lumbar extension and flexion. *J Man Manip Ther.* 1993;1:134–141.

108. Simmonds M, Kumar S, Lechelt E. Use of spinal model to quantify the forces and motion that occur during therapists' tests of spinal motion. *Phys Ther.* 1995;75:212–222.

109. Binkley J, Stratford P, Gill C. *Intertherapist reliability of lumbar accessory motion mobility testing.* In: Proceedings of the International Federation of Orthopaedic Manipulative Therapists 5th International Conference, Vail, CO: 1992.

110. Lee M, Mosely A, Refshauge K. Effects of feedback on learning a vertebral joint mobilizations skill. *Phys Ther.* 1990;10:97–102.

111. Harms M, Cusick G, Bader D. Measurement of spinal mobilisation forces. *Physiother.* 1995;81(10):559–604.

112. Maitland GD. *Maitland's vertebral manipulation.* 6th ed. London; Butterworth-Heinemann: 2001.

113. Viner A, Lee M. Direction of manual force applied during assessment of stiffness in the lumbosacral spine. *J Manipulative Physiol Ther.* 1997;18(7):441–447.

114. Maitland G, Hickling J. Abnormalities in passive movement: Diagrammative representation. *Physiother.* 1970;56:105–114.

115. Latimer J, Lee M, Adams R. The effect of training with feedback on physiotherapy students' ability to judge lumbar stiffness. *Man Ther.* 1996;1(5):26–70.

116. Latimer J, Adams R, Lee R. Training with feedback improves judgments of non-biological linear stiffness. *Man Ther.* 1998;3(2):85–89.

117. Chiradenjnant A, Latimer J, Maher C. Forces applied during manual therapy to patients with low back pain. *J Manipulative Physiol Ther.* 2002;25:362–369.

118. Maher C, Simmonds M, Adams R. Therapists' conceptualization and characterization of the clinical concept of spinal stiffness. *Phys Ther.* 1998;78:289–300.

119. Cook C, Turney L, Ramirez L, Miles A, Haas S, Karakostas T. Predictive factors in poor inter-rater reliability among physical therapists. *J Man Manip Ther.* 2002;10:200–205.

120. Yahia L, Audet J, Drouin G. Rheological properties of the human lumbar spine ligaments. *J Biomed Eng.* 1991;13:399–406.

121. Shirley D, Ellis E, Lee M. The response of posteroanterior lumbar stiffness to repeated loading. *Man Ther.* 2002;7:19–25.

122. Caling B, Lee M. Effect of direction of applied mobilization force on the posteroanterior response in the lumbar spine. *J Manipulative Physiol Ther.* 2001;24:71–78.

123. Edmondston S, Allison G, Gregg S, Purden G, Svansson G, Watson A. Effect of position on the posteroanterior stiffness of the lumbar spine. *Man Ther.* 1998;3:21–26.

124. Lee R, Evans J. An *in-vivo* study of the intervertebral movements produced by posteroanterior mobilization. *Clin Biomech.* 1997;12:400–408.

125. Keller TS, Colloca CJ, Gunzburg R. Neuromechanical characterization of in vivo lumbar spinal manipulation. Part I. Vertebral motion. *J Manipulative Physiol Ther.* 2003;26(9):567–578.

126. Wetzel FT, Donelson R. The role of repeated end-range/pain response assessment in the management of symptomatic lumbar discs. *Spine J.* 2003;3(2):146–154.

127. Seroussi RE, Krag MH, Muller DL, Pope MH. Internal deformations of intact and denucleated human lumbar discs subjected to compression, flexion, and extension loads. *J Orthop Res.* 1989;7(1):122–131.

128. Edmondston SJ, Allison GT, Gregg CD, Purden SM, Svansson GR, Watson AE. Effect of position on the posteroanterior stiffness of the lumbar spine. *Man Ther.* 1998;3(1):21–26.

129. Schnebel BE, Watkins RG, Dillin W. The role of spinal flexion and extension in changing nerve root compression in disc herniations. *Spine.* 1989;14(8):835–837.

130. Mol BW, Lijmer JG, Evers JL, Bossuyt PM. Characteristics of good diagnostic studies. *Semin Reprod Med.* 2003;21(1):17–25.

131. Laslett M, Young S, April C, McDonald B. Diagnosing painful sacroiliac joints: A validity study of a McKenzie evaluation and sacroiliac provocation tests. *Aust J Physiotherapy.* 2003;49:89–97.

132. Fritz JM. Clinical prediction rules in physical therapy: Coming of age? *J Orthop Sports Phys Ther.* 2009;39(3):159–161.

133. Twomey L, Taylor J. *Physical therapy of the low back.* 3rd ed. New York; Churchill Livingstone: 2000.

134. Grieve G. *Common vertebral joint problems.* 2nd ed. Edinburgh; Churchill Livingstone: 1988.

135. Tuttle N. Is it reasonable to use an individual patient's progress after treatment as a guide to ongoing clinical reasoning? *J Manipulative Physiol Ther.* 2009;32:396–402.

136. Garrison JC, Shanley E, Thigpen C, McEnroe S, Hegedus E, Cook C. *Between session changes predict overall perception of improvement but not functional improvement in patients with shoulder impingement syndrome seen for physical therapy: An observational study.* American Academy of Orthopedic Manual Physical Therapist. Washington, DC: September 2009.

第 3 章

骨科手法治疗的临床检查

Chad E. Cook

目标

- 概述手法治疗的绝对与相对禁忌证。
- 阐述临床检查的目的。
- 概述临床检查的基本要素。
- 综述视诊的两个组成部分。
- 患者主观病史中的关键要素分析。
- 患者客观查体中的关键要素分析。
- 将检查结果与临床推理假设相关联。

确定手法治疗的适用人群

在确定手法治疗的适用人群之前，有必要复习在第 1 章中讨论的手法治疗益处的本质。手法治疗的益处体现在生物力学、神经生理学或者心理学方面。手法治疗可以被视为最终的治疗或使患者整体情况获得改善的一个治疗环节。在应用手法治疗之前，需要权衡手法治疗的已知益处、存在的风险以及使用成本(花费)。

确定合适的治疗对象之前，第一步需要排除不适合进行手法治疗，或者病情具有潜在危险性的患者。在此步骤中涉及对"危险信号"进行确认和排除。危险信号指的是严重病理状态下的症状反应[1,2]。当在检查过程中遇到单个或多个危险信号时，临床医生需要提高对严重病情的判别能力[3]。临床医生对患者危险信号的评估需要进行特定的测试与检查，这些评估结果将决定临床治疗决策。

为提高对危险信号的认识，推荐使用分类的方法。通过将危险信号划分为三类(表 3.1)有助于临床医生做出正确的临床决策[4]。潜在的致命性危险信号

如腹部搏动性肿块、不明原因的神经功能损失、新近的肠道与膀胱功能改变(I 类发现)，提示骨骼肌系统之外的严重病理改变，这些可能需要相关领域专家的立即干预。

危险信号，如癌症病史、长期使用皮质类固醇、代谢性骨疾病史、年龄大于 50 岁、不明原因的体重减轻和保守治疗失败(II 类发现)，需要医生对患者进行额外的询问，并进一步进行相应的检查。此外， II 类发现需要与其他检查发现进行综合分析。例如，当单独评估时，年龄大于 50 岁和(或)长期使用皮质类固醇可能无须特别注意，但当两者共存时，脊柱压缩性骨折的风险将急剧升高，并需要专科医生的参与[5]。此外，癌症病史、年龄大于 50 岁、不明原因的体重减轻、保守治疗失败这些因素单独出现时，在临床筛查中不会引起特别重视[5]，但当进行决策时需要将这些因素综合考虑，因为这些可能与癌症的发生相关。

一些危险信号如牵涉痛或放射痛(III 类发现的例子)临床十分常见，通常需要进一步的检查，并可能导致治疗方案的改变。牵涉痛被描述为"感觉到疼痛来源于神经分支的分布区域，而该处并无实际性的神经损伤"[6,7]。多种因素可导致牵涉痛的产生，包

表 3.1　医学筛查中危险信号的分类

分类	条件
Ⅰ类发现：需要立即就医	肠道和膀胱的病理学改变
	疼痛模式与机械性疼痛不相符(体检后)
	痰中带血
	肛周麻木或感觉异常
	进行性神经功能损伤
	腹部搏动性肿块
	单神经病变不能解释的神经功能缺失
	血沉增高
Ⅱ类发现：对特定的手法治疗技术需要进一步考量或存在禁忌证	新近创伤
	剧烈疼痛
	未愈合溃疡或伤口
	发热
	阵挛(与过去或最近的 CNS 障碍相关)
	步态缺陷
	癌症史
	反复感染或出血史
	长期使用皮质类固醇
	代谢性骨疾病史
	近期不明原因的消瘦
	年龄大于 50 岁
	因新近创伤进行的诉讼
	长期的工伤赔偿
	与雇主关系不佳
Ⅲ类发现：需要进一步行体检和鉴别分析	双侧或单侧神经根损伤或感觉异常
	不明原因的上下肢力量明显减弱
	反射异常

括：①健康的、炎症反应的或缺血的背根神经节受到机械刺激；②损坏的神经根受到机械性刺激；③肌肉、椎间盘、关节突关节或骶髂关节等身体结构；④肾脏/前列腺等内脏结构[8]。

如何应对各类危险信号取决于临床医生的治疗意图。许多危险信号对于所选择的治疗措施来说是绝对或相对禁忌证。还有一些危险信号需要立即就医或手术治疗。通过患者对病情的陈述可以获取许多有用信息，包括从专业医学建议到多学科治疗计划。任何既往的体检或实验室检查发现都可能触发进一步检查的需要。

骨科手法治疗的禁忌证

绝对与相对禁忌证

一些在主、客观检查中发现的危险信号可能不需要转诊到相应专科，但需要加以特别考虑。在这些情况下，当治疗风险超过某些特定手法的治疗收益时，则认为存在某些手法治疗技术的禁忌证。此类禁忌证包括两种类型，绝对禁忌证与相对禁忌证。

绝对禁忌证包括任何活动、应力、压力施加于特定的身体部分而带来危险的情况。相对禁忌证包括一些需要特别加以考虑的情况[9]。相对禁忌证的存在表明所选择的治疗方式可能带来损伤，在应用之前需审慎考虑。由于特定的治疗方法有不同的风险因素，应根据治疗类别将禁忌证单独罗列。

主动运动　在物理治疗学中，针对运动范围的减少有多种治疗方法，最常见的是静态拉伸、松动术(非推拿手法)、推拿术(推拿手法)。主动运动是由患者发起和执行的运动，不涉及手法治疗医生的参与。通常情况下，主动运动被用作手法治疗的后续治疗在家庭中进行。但在某些情况下主动运动是禁忌的(表 3.2)。

被动运动

静态拉伸、松动术和手法附属运动　静态拉伸、松动术和手法附属运动在力度大小、方向以及应用原则上具有可比性。因此，这三种方法的禁忌证可以合并(表 3.3)。这些疗法所导致的严重并发症鲜有报道；尽管如此，作为一名谨慎的手法治疗医生仍需充分了解这些治疗方法的禁忌证。

推拿术　一般来说推拿手法(和非推力松动术)相关的安全风险问题相对清晰(表 3.4)。Hurwitz[10]等就推拿手法和非推力治疗进行了大规模的随机试验。作者报道，在所有的治疗手段中，推拿手法和非推力治疗的并发症发生率占比极小。大多数的并发症发生于对颈椎的治疗中，多由于对椎基底动脉的不良影响所致。虽然一些患者在椎基底动脉相关检查中表现出一些症状，但那些检查中呈现阴性结果

表 3.2 主动运动的相对和绝对禁忌证

绝对禁忌证	a.目标生理治疗区内的恶性肿瘤
	b.马尾神经病变造成的肠道或膀胱功能紊乱
	c.危险信号:肿瘤、骨折、或全身性紊乱的征象
	d.类风湿性胶原坏死
	e.冠状动脉功能不全(除非主动运动包括稳定过程)
	• 跌扑发作、黑矇、意识丧失
	• 恶心、呕吐、总体健康不佳
	• 头晕或眩晕
	• 视觉紊乱,包括复视
	• 步态不稳和无力感(间歇性跛行)
	• 刺痛或麻木(尤其是感觉迟钝、偏身感觉消失、或面部感觉异常)
	• 构音障碍或吞咽困难
	• 听觉障碍
	• 头痛
	f.上颈椎失稳(除非主动运动包括稳定过程)
相对禁忌证	a.活动期急性炎症
	b.明显的节段性僵硬
	c.系统性疾病
	d.神经功能恶化
	e.过敏
	f.骨质疏松(由运动的意图和方向决定)
	g.目前治疗下发生病情恶化
	h.腘绳肌和上肢伸展产生急性神经根刺激

表 3.3 被动运动(如静态拉伸、松动术和手法附属运动)的相对和绝对禁忌证

绝对禁忌证	a.目标生理治疗区内的恶性肿瘤
	b.马尾神经病变造成的肠道或膀胱功能紊乱
	c.危险信号:肿瘤、骨折或全身性紊乱的征象
	d.类风湿性胶原坏死
	e.上颈椎失稳
	f.冠状动脉功能不全
	• 跌扑发作、黑矇、意识丧失
	• 恶心、呕吐、总体健康不佳
	• 头晕或眩晕
	• 视觉紊乱,包括复视
	• 步态不稳和无力感(间歇性跛行)
	• 构音障碍或吞咽困难
	• 听觉障碍
	• 头痛(除非头痛随治疗进行而不断减轻)
	• 刺痛或麻木感(尤其是感觉迟钝、偏身感觉消失或面部感觉异常)
相对禁忌证	a.此前确定的相对禁忌证
	• 活动期急性炎症
	• 明显的节段性僵硬
	• 系统性疾病
	• 神经功能恶化
	• 过敏
	• 骨质疏松(由运动的意图和方向决定)
	• 目前治疗下发生病情恶化
	b.急性神经刺激(神经根病)
	• 主客观症状不符
	• 病情(即使处理很好,也在)加重
	• 口服避孕药(颈椎)
	• 长期口服皮质类固醇(颈椎)
	c.产后即刻(非颈椎)
	d.凝血功能障碍

的个体同样具有卒中的潜在危险因素,如吸烟、高血压、动脉硬化。这些危险因素应在实行推拿或非推力治疗之前,通过询问患者既往史时加以明确。

DiFabio[11]在一篇文献综述中报道,基于推力和非推力的手法治疗在颈椎治疗中是有益的,但从理论上讲,手法操作过程中存在导致椎动脉破裂、带来脑干损伤的风险。物理治疗医生所面临的这种并发症概率低于2%,少于其他专业的医务人员[11]。物理治疗医生较少面临意外的发生,每1573次手法操作有不到一次的意外发生,而对于脊柱科医生来说,颈椎治疗中这一意外的风险为1/476。

小结

• 手法治疗禁忌证有两类:绝对禁忌证与相对禁忌证。

• 相对禁忌证包括那些需要特别加以考虑的情况,但并不排斥手法治疗的进行。

• 绝对禁忌证包括任何情况下活动、应力、压力施加于特定的身体部分而将产生不良结果的情况。

• 手法治疗中,推拿操作的禁忌证数量最多。

• 在手法治疗风险最高的部位中,上颈椎的并发症最复杂。

表 3.4   推拿术的相对和绝对禁忌证

绝对禁忌证	a.之前定义过的绝对禁忌
	• 目标生理治疗区内的恶性肿瘤
	• 马尾神经病变造成的肠道或膀胱功能紊乱
	• 危险信号:肿瘤、骨折,或全身性紊乱征象
	• 类风湿性胶原坏死
	• 上颈椎失稳(除非主动运动包括稳定过程)
	• 冠状动脉功能不全
	b.从业医生能力不足
	c.脊椎滑脱
	d.严重椎间孔侵犯
	e.儿童,青少年
	f.妊娠
	g.融合
	h.心因性疾病
	i.产后即刻
相对禁忌证	a.此前确定的相对禁忌证
	b.活动期急性炎症
	c.明显的节段性僵硬
	d.系统性疾病
	e.神经功能恶化
	f.过敏
	g.骨质疏松(由运动的意图和方向决定)
	h.目前治疗下发生病情恶化
	i.急性神经刺激(神经根病)
	j.主客观症状不符
	k.病情加重(即使处理很好)
	l.口服避孕药(颈椎)
	m.长期口服皮质类固醇(颈椎)
	n.产后即刻(非颈椎)
	o.凝血功能障碍

临床检查过程的详细要素

在排除不适于进行手法治疗的危险信号之后,就需要对患者进行全面的临床检查。临床检查有如下目的。首先,了解患者的整体情况、损伤类别、恢复的可能性,这些对于患者的长期治疗来讲至关重要。一些患者可能从手法治疗中获益,而另一些患者可能更适合其他形式的干预措施,这些可以通过临床检查中患者的反应予以明确。

临床检查可以发现哪些体位下以及何种活动或运动时可以诱发、减轻或改变患者的"熟悉的症状和体征"(一致性体征)。只有通过系统的检查,医生才

能了解患者症状表现。这一方案被称为患者反应法(患者应答法),该方法更多地依靠患者对检查所产生的反应,而非依靠从理论出发的揣测。这一基于患者反应的方法被用来确定特定的损伤,而不是确认患者所处的病理状态。

Gregory Grieve[12]描述如下:症状与体征本身的重要性在于其对选择治疗方法的决定性意义,而非用于诊断。要做出"退行性关节炎"的诊断并不困难,但我们必须要注意的是如何,以及在什么样的患者中⋯(与患者类型相关的多个要素的例子)⋯以及这些因素(如共存疾病与既往病史)如何影响我们的工作。

有三种不同范畴的检查方式——视诊、患者病史(主观)、体格检查(客观)。这些检查为确定诊疗计划、推断损伤类型和相关功能、躯体的、心理的和社会问题提供了关键信息。这些检查方式将在后续章节中详细介绍。在本书中,针对每一特定身体部位的临床检查都遵循以下程式。

1.视诊

2.患者病史

3.体格检查

(1)结构甄别测试。

(2)主动生理运动。

(3)被动生理运动。

(4)被动附属运动。

(5)特殊临床检查。

结构甄别测试并非必须执行,它可以包括高度敏感的特殊临床试验或抗阻主动运动,用以明确病灶所在位置。尽管结构甄别测试的进行先于特殊临床检查,本书在每一章节中均把这些测试的讨论放在临床检查之后(当相关时)。在许多情况下,特殊临床检查也用于早期排除危险信号的存在。建议读者通过循证方法来明确哪些特殊检查是有用的。

视诊

视诊可以非正式地分为两类:一般性观察和内省。"一般性观察"的过程包括检查可能与患者损伤相关或无关的外在因素。内省则包括汇总观察到的信息与特定的心理和社会因素,思考这些因素与病情的潜在关系。

一般性观察   一般性观察的目的是在主观(病

史)和客观(体格)检查过程中,检查可见的静态和运动相关缺陷以进行分析。通常,静态一般检查包括皮肤(体表)、姿势和身体对称性。皮肤检查可以提供既往伤害(瘢痕)、炎症过程(发红、肿胀),以及交感神经痛等有价值的信息。尽管姿态和身体对称性不能作为损伤的独立评定因素,但可能是潜在病理改变的外在表现。目前尚无研究证明一般性观察结果与脊柱损伤的预测之间存在关联[13]。姿势的不对称与腰背部疼痛之间没有相关性,骨盆的倾斜与腰背部疼痛之间更无确凿关系[14]。尽管如此,显著的姿势异常值得针对特定的解剖部位进行进一步检查,特别是当存在其他的异常检查结果时[15,16]。尽管观察结果可能并不具备预测价值,但它们可以为未来治疗方法的拓展提供有用的信息。

内省 内省让临床医生回过头来分析非客观性发现与体格检查结果之间的关系。比如患者的态度、运动期间的面部表情、痛苦表情、性别与其特定损伤的潜在关系,以及其可信度。患者运动意愿下降与不良的治疗效果之间存在联系[17,18]。因为害怕再次受伤或加重疼痛而避免某些动作是慢性腰背部损伤中的常见表现[18]。这种运动意愿下降将产生一系列与失用性相关的其他问题。

小结

• 视诊包括对导致患者损害发生的潜在因素的仔细认证。

• 姿态缺陷和身体不对称并不代表存在病理状态或损伤。

• 内省包括对非客观性发现与体格检查结果的仔细分析。

患者病史

对病史的了解有助于明确患者的症状在什么状态下会加重,什么动作可以引发"一致性"体征的出现,以及病史与体格检查结果之间的联系[19]。一般来说对病史的采集有三个主要的目的:①对病情定性,明确病因;②明确病情对患者生活方式的影响;③监测患者对治疗的反应,以评估治疗的有效性[20]。

虽然病史采集通常被视为最重要的临床信息,

然而鲜有文献报道主观发现如何有助于解决治疗问题[20]。尽管如此,根据文献,可将病史采集分为以诊断为目的的方法和基于损伤的方法。对于使用第一种方法的医生而言,病史采集在患者的诊断过程中更具价值[21]。

对于使用第二种采集方法的医生来说,当结合有目的的体格检查时,病史和主观发现同样显示出其实用价值。研究发现,临床专家的病史采集策略可以提高患者和其家属的参与度,其重点往往针对疾病的特征而非试图去确认患者的某一特定病理状态[19]。这种基于损伤的病史采集方法将重点放在症状与运动的联系上,而非症状与诊断之间的对应关系[19]。

对患者病史的采集涉及临床医生和患者双方面的期望。患者渴望在讨论中充分表达当前症状以及病症对身体和心理的影响。医生感兴趣的是了解症状与体征以解释病情目前的性质与严重程度[20,22],选择合理的治疗计划[19]。多数情况下两者的期望和目的存在差异。

有证据表明,有效的病史采集与理想的治疗结果相关。Walker[23]等发现,主观病史,特别是患者主诉的活动需求,关系到未来的治疗效果。通过系统化的采集,医生可以获取病情的起源、进展,以及预后等重要信息。表 3.5 列出了有效的主观病史应当包含的内容。

损伤的机制和描述 损伤机制是患者对"在做什么时受伤"的细节复述。在某些情况下,损伤机制为确认潜在的损伤部位提供了有用信息。更重要的是,对损伤的描述提供了"本质"的信息。这包含两种形式:①对损伤带来的疼痛的解释和描述;②损伤发生的时间。在讨论病情的"一致性"体征与性质时需要进一步对损伤导致的疼痛进行描述,而损伤发生的时间则与疾病所处的阶段密切相关。这两者都可以满足患者对目前病情进行讨论的愿望。

一致性体征 一致性疼痛反应指特定活动所激发的患者的"熟悉体征"[24]。Laslett 等[24]将一致性体征定义为导致患者就诊的疼痛或其他不适症状。Maitland[25]将其称为匹配体征。匹配体征指临床医生检查过程中发现的与患者的症状相匹配的关节或神经系统的阳性发现,包括疼痛、僵硬和痉挛,以及这些体

表 3.5　主观病史评估的系统性过程

分类	主要目的
损伤的机制和描述	确定造成损伤的原因,以及对症状的详细解释
一致性体征	确定与患者疼痛相关的运动
病情特点	确定损伤的严重程度、症状易发性、种类和阶段
症状的行为特征	了解症状随时间、运动和活动变化的特点
患者的既往史与现病史	确定是否存在其他潜在健康问题与当前疾病相关,是否影响当前疾病康复
患者目标	了解患者对治疗的期望
基线(功能或疼痛)	进行基线测量,以便随着治疗时间的推移进行反复评估

征的任意组合。本书中同时使用这两个术语来纪念 Maitland 在骨科手法治疗领域的贡献。

Laslett 等[24]建议,应当重视患者的一致性(匹配)体征,并需将其与检查过程中发现的其他症状做区分。他们将那些与一致性体征无关的疼痛及不适称为非一致性疼痛反应。非一致性疼痛与导致患者寻求诊治的疼痛在本质上不同。Maitland[2]称之为"联合体征"。与非一致性体征相似,联合体征可能指向某一病变的身体结构,但可能无关任何病理变化。Maitland[25]认为,应该避免将重点放在联合体征上,他将其定义为任何"非正常"的运动。因为联合体征中的"联合"一词易与"关节"(英语中均为"joint")相混淆,因此本书中使用"非一致性体征"这一名词。

虽然病史采集阶段已经询问了一致性体征的相关信息,但这种现象也是客观查体期间需要确定的患者身体反应,并且在整个治疗干预期间需要进一步的观察。一致性体征通常被用作"试金石"来衡量随着时间的推移疼痛相关症状以及机械学性能的变化。

病情特点　病情特点是患者内在病情的反映。病情的特点决定检查与治疗的方法,并可能影响临床医生的积极性。尽管不同的手法治疗模型涉及病情特征的不同方面,但最具代表性的特征为 3 个方面:①损伤的严重程度;②症状易发性;③损伤的阶段。

损伤的严重程度　严重程度指损伤对患者的主观影响。通常情况下,严重的损伤会导致日常生活障碍,影响工作与社会关系,带来休闲活动的减少。严重程度可能与患者生活方式的(非自愿)改变相关。临床医生应通过对患者功能障碍与不适进行综合分析来确定患者出现损伤的位置。许多功能量表被设计出来用作测量损害的严重程度,并在数据的收集汇总方面很有作用。

症状的易发性　症状的易发性或称"发作性"是用来描述症状稳定程度的术语。事实上,易发性表示当施加致痛因素时,症状发生的速度。易发性高的患者通常对激进的治疗方式持怀疑态度,因为特定的动作极易引发疼痛不适[25-27],并且此类患者往往对激进的治疗方式反应不佳。易发性可以通过以下 3 方面标准进行评判:①什么样的动作可以触发症状?②一旦触发,症状的持续时间与严重程度如何?③怎样才能使症状平息下来?症状的易发性将指导综合性检查并提示治疗方式的选择。

一个常见的错误是,认为急性损伤的症状总是容易激发的。尽管这一现象在急性损伤中更多见,但慢性病也可能会表现出高易发性。导致高易发性的主观因素包括睡眠干扰、大剂量服药,活动受限和(或)严重疾病的诊断。近期外伤、蛛网膜炎、骨折、急性关节炎的患者也会表现出高易发性。而慢性关节炎患者,特别是骨性关节炎所致的关节僵硬则通常不具高易发性,这类患者对激进的治疗方式反应良好。

另一个错误是认为症状的易发性与病情严重程度成正比。这种认识忽略了那些不存在疼痛或疼痛程度轻微的患者也可能有较高的易发性。严重病变的患者并不总是伴有明显的疼痛。值得注意的是,存在显著神经功能改变的患者往往有较高的易发性,但很少或不表现出疼痛。

损伤阶段　大多数的损伤随着时间的推移而发生变化。一个经验丰富的手法治疗医生应该清楚疾病的演变过程,为此引入"损伤阶段"的概念[25]。损伤所处的阶段反映出患者当前功能障碍水平与既往某一特定时间的功能障碍水平的对比变化。损伤阶段可以用于判定病情是稳定、停滞或进展。因此,对一个疾病的损伤阶段只有 3 个可能的报告:恶化、好转和不变,其中,在"恶化"和"好转"的水平上可以有更细的划分。

损伤阶段可以视为疾病自然进展的一个周期内患者病情的"快照"。损伤的演变非常复杂,包括许多阶段。损伤首先引起炎症,接下来是后续的级联反应。肌肉受到抑制,活动的稳定性受到影响。稳定性的下降导致关节韧带松弛与过度活动[28]。接着,关节周围的肌肉反射性痉挛以稳定关节[29,30]。不幸的是,这一机制常常导致肌肉疼痛,关节无效稳定,继发身体结构损伤[30,31]。关节不能有效地适应运动需要。由于关节不能有效地抵抗外力,外力的作用使损伤持续并带来关节退行性病变。在退行性病变过程中,软组织发生反射性挛缩下意识地增加稳定性[30]。退变积累带来骨刺、关节软骨与韧带的变化,从而影响关节的运动学[32]。这些改变与关节活动度的丢失有密切联系[33]。

症状的行为特征 疼痛的行为有以下 3 个方面:①时间;②对运动的反应;③区域。首先,确定疼痛在 24 小时内如何变化非常重要。炎症引起的疼痛可以在休息时或剧烈活动时加重[25]。非炎症性疼痛可以在超出控制的剧烈活动时加重。严重的病情(可能危及生命的非机械性紊乱)通常在晚间恶化。其次,需要确定症状的行为特征是否与特定的运动方式之间存在联系。有些病情在某些姿势或体位下加重,而有些则在重复进行某些动作时加重。最后,症状的发生区域也必须明确以排除潜在的损伤。有些病情存在多部位疼痛[34]。不能忽视邻近组织损伤的存在。对症状区域的遗漏可能导致治疗不当或者不充分。

患者的既往史与现病史 了解患者的既往史与现病史有助于识别能够影响当前损伤的因素。既往的相似病情、相关症状与一般健康状况都可以提供有用的信息。同时需要考虑当前领域以外的其他医学问题,包括对康复有影响的危险信号。最后,相关的用药、手术和相应的既往与目前正在接受的治疗,这些信息都有助于进行合理的干预治疗。

患者目标 患者目标是患者对治疗的希望。患者目标是制订治疗计划的基石。尽管相关研究很少,但患者目标与治疗效果之间似乎存在某种可证实的联系。一项近期研究发现,患者期待回归工作的时间(目标)是促使其回归工作(康复)的最佳独立预测因子。相比之下,患者发病前工作量的增加、薪酬状态、患者种族和性别并不能预测治疗效果。这表明,个人动机(设定目标)的评估可以作为预测积极的治疗结果的关键因素[34]。

获得患者目标清单的另一个好处是(医生)能够评估患者对治疗结果的看法或期望。这样一来,不期望获得良好治疗效果的患者也可能同期望获得良好治疗效果的患者一样快速康复。此外,患者的目标也可反映出其对病情性质的自我认识。

基线 基线是指患者在治疗干预之前的基本功能表现或自我报告的疼痛水平。可以使用疼痛视觉模拟评分(VAS)量表(0~10 分)、适当的关节活动度的测量或其他容易重复的量化方法来作为快速参照[34,35]。在每个体位、每次治疗,以及治疗开始和结束时都要进行基线的评测,这一量化评测虽不复杂但可以反映当前病情的全貌。此外,基线评测能为将来的治疗提供具有可比性的关键信息。

综合分析主观病史调查结果

在主观病史调查结束时,临床医生应遵循以下准则。

1. 列举病情中出现的(或没有发现)危险信号或需要进一步检查"排除"的情况。

2. 主观检查后的竞争性假设 (对主要受累组织和潜在致痛因素的合理猜测)。主观检查后的假设可以使医生分离某些体检内容以获得更具体的发现。

3. 了解患者是否适合接受手法治疗。患者病史中的一些线索(如关于僵硬度的报告)可能有助于检查或治疗过程中手法治疗方法的选择。

4. 以损伤的严重程度、症状的易发性、损伤阶段为代表的病情特点。以上三个方面提供的信息决定检查与治疗方法的激进程度。

5. 患者对治疗的期望和对治疗结果的预测。通常情况下,患者的目标及对治疗的期望促使其积极参与治疗。此外,还促进医患之间的交流,有利于后期确定治疗目的。

6. 患者的一致性体征以及何种活动与之相关。一致性体征推动检查与治疗的进行。一致性体征是手法治疗医生对患者进行的检查中最为重要的部分。

- 对病史的了解有助于明确患者的症状在什么状态下会加重，什么动作可以引发"一致性体征"，以及体格检查与病史之间的联系。
- 病史是检查中最为重要的部分。
- 主观病史包括 7 个主要方面：损伤的机制和描述、一致性体征、病情特点、症状的行为特征、患者的既往史与现病史、患者目标、基线。每项都有特殊的意义。
- 损伤的机制和描述用于确定损伤发生的原因，以及对症状的详细解释。
- 通过一致性体征确定引起疼痛的姿势与活动。
- 病情特点用来明确损伤严重程度、症状的易发性、损伤阶段。
- 症状的行为特征用以明确症状随着时间与运动的变化所发生的改变。
- 患者的既往史与现病史用来确定是否存在其他潜在健康问题与目前疾病相关，或是否影响当前疾病康复。
- 患者目标反映了治疗计划背后患者预期达到的目的。
- 通过基线评测可以方便地进行疗效的评价。

体格检查

体格检查的主要目的是确定运动对病史中所描述的一致性体征的影响[34]。骨科手法治疗医生通过活动检查来明确受累关节、韧带与肌肉。更重要的是，通过体格检查确定正确的治疗方法，明确治疗措施对患者产生积极还是消极的影响。

骨科手法治疗方法众多。从本质上讲，根据操作方法与患者的参与度，大多数治疗方法可归于以下 3 类。

1. 主动运动（包括完全由患者执行的主动生理运动）。

2. 被动运动（包括被动生理运动、被动附属运动，和偶尔由医生完成的联合被动运动）。

3. 特殊临床检查（包括触诊、肌肉激发试验、上肢运动筛检、差异化测试、神经系统检查，以及旨在明确损伤病灶而特别设计的任何临床检查）。

主动运动

主动运动是完全由患者进行的任何形式的生理性活动。在临床检查中，主动运动的目的是识别和检查特定的运动方式对一致性体征的影响，医生可以据此制订适合的未来运动治疗计划。

主动运动有助于确认特定的疾病损伤。根据这一理论，McKenzie 通过记录患者对姿态与重复性活动的反应，对腰痛进行分类并制订治疗措施[36]。同时，依据 McKenzie 的方法记录患者对某一姿势和重复运动的反应，并将其归类，可为治疗方案的制订提供潜在价值。当涉及主动收缩与非主动性收缩组织时，主动运动模式也被认为是有用的，但这种评估方法并非十分精准，仍存在争议[37,38]。此外，特定的主动运动方法常常作为家庭练习的一部分和被动治疗的辅助措施。

本书通过运动的三个阶段以及对各阶段中患者反应的检查来评估主动运动模式的益处。如果疼痛发生于活动受限之前或到达最终活动度之前，那么诱发疼痛的单一主动运动即是初始运动。此时，保持这一体位，并评估疼痛的变化。然后，继续运动至达到疼痛最大化的位置（在患者可以忍受的范围内），保持这一体位并对疼痛进行评估。最后，要求患者重复活动到最大运动范围，并进一步评估患者在此过程中的反应。

1. 患者运动至疼痛最初出现时的位置（评估反应）。

2. 患者运动至超出疼痛最初出现时的位置，并保持该位置（评估反应）。

3. 患者重复上述运动，观察疼痛或活动度的变化（评估反应）。

在无痛的情况下可以对运动施加对抗阻力。对抗阻力旨在"排除"那些对于诱发损伤症状无效的潜在运动方向，并可能有助于区分多发性损伤[34]。当根据患者在到达活动度终点时的主观感受来进行病情评估时，抗阻力运动并不太有效。抗阻力运动仅仅被用来区别一致性体征与非一致性体征，以及用来确认无症状情况下的损伤。

当评估主动运动对损伤的影响时，如有以下情况出现则需要进一步检查。第一，积极（好的）的患者反应，包括活动范围增加、疼痛减轻，或两者兼具。当运动（屈曲、外展、内旋等）带来最大程度的疼痛减轻和活动度增加时，该运动模式可以作为潜在的最佳治疗选择。其次，如果某种运动可以诱发症状，则要明确症状与单一/重复动作之间的关系。通常情况下，重复动作带来症状的减轻，尤其是在机械性功能障碍的情况下[39]。第三，症状在哪个活动区域加重？运动末端疼痛通常与机械性损伤相关，而运动中段或运动全程疼痛则提示炎性损伤或组织稳定性受损[25]。第四，需要评估患者在特定运动中的获益。由于治疗中可能需要重复进行引起初始疼痛的动作，因此充分考虑患者对未来治疗方案的接受程度显得非常重要。最后，需要明确运动中的其他可能影响因素。例如，运动的连贯性如何？是否有活动受限或过度活动？需要考虑组织疲劳的存在吗？

被动运动

被动运动是由临床医生施行的任何平面的生理运动。被动运动的目的是检查和识别某一被动运动（重复或静态）对一致性体征的影响。被动运动包括：①被动生理运动；②被动附属运动；③联合被动运动。

被动生理运动　被动生理运动是"在骨骼肌系统的许多功能中积极使用的运动"[34]。被动生理运动在运动学文献中通常被定义为骨运动，并通常使用基于平面的描述进行分类，例如屈曲、伸展、内收、外展、中立或侧旋。被动生理运动和附属运动同时发生；运动的自由度与可行性是附属运动的产物。

被动生理运动的评估有助于区分特定关节段总的运动范围。Cyriax 等[38]认为，被动生理运动对于评估韧带、关节囊和其他关节内在结构的损伤是必须的。某些时候，患者的恐惧会导致关节活动受限的错误结论。被动生理运动对于评估关节真正的活动范围十分必要。

被动生理运动的检查类似于主动生理运动检查过程。首先，将患肢被动活动到患者确定的初次引起疼痛的点，记录疼痛强度。接着，患肢被动活动至超越初次疼痛出现的位置，保持该位置并检查患者反应。最后，将患肢进行接近关节最大活动范围的重复性被动运动，记录活动范围和疼痛的变化。

被动生理活动度检查

1. 患肢被动活动到初次引起疼痛的位置（评估反应）。

2. 患肢被动活动超过初次疼痛出现的位置，保持该位置（评估反应）。

3. 医生重复进行被动活动，观察疼痛或活动度的变化（评估反应）。

这一疗程内的检查体系同样可以准确地评估患者在不同疗程间症状的变化[45]。虽然这一过程比较烦琐，但可以获得决定未来治疗方法的最详细的检查信息。

被动附属运动　Grieve[12]等认为，被动附属运动是"任何机械设备或人力施加于身体的、非患者肌肉主动收缩产生的运动"。被动附属运动分为两种形式：区域松动术和局部松动术。区域松动术涉及身体一个以上的部位、节段或生理结构。而局部松动术仅涉及身体的一个节段和（或）关节。本书对脊柱倡导的大多数松动术是区域松动术。自后向前（PA）的松动术涉及主要活动目标和邻近节段的三点运动[40,41]，以及和目标节段相同的邻近节段运动[42]。

符合局部或"特定目标"的松动术需要锁定邻近关节段，以完成目标节段更大的运动。一般来说，这种"锁定"需要通过关节面最大限度地啮合和关节韧带的拉紧来完成[43]。在脊柱的治疗中，特别是在腰椎中[44]，锁定正确的节段可以达到更好的治疗效果[45,46]，但在颈椎中并非如此。对颈椎节段的锁定往往并不能使目标节段获得更好的治疗效果[47]，并且治疗的针对性也值得怀疑。针对特定外周关节的松动术研究的较少。

当治疗外周关节的功能缺陷时，被动附属运动对于关节囊结构与韧带以及优化评估是有效的。被动附属运动应该在整个生理活动范围内进行，以明确运动范围与疼痛之间的关系。

另一个需要考虑的方面是，治疗应该在关节"松弛位"进行还是在"紧缩位"进行。紧缩位是指关节囊与韧带最大的紧张程度下关节表面发生最大啮合程度的关节位置。松弛位指 Cyriax[38]和 Kaltenborn[48]所描述的关节囊并非处在最大的紧张程度时的关节位置。当患者存在显著的疼痛症状时，松弛位下的治疗可能是有效的。如果以获得最大关节活动范围为治疗目的,则紧缩位的治疗有效。紧缩位因人而异,可能与患者的病理状态有关。尽管关节囊模式和理论中的紧缩位被广泛使用,但这种对内部组织进行分类的方法对于特定的组织并不一定有用[49-51]。

被动附属运动检查中,需要进行能够再现一致性体征的关节活动。通过平移或滚动运动,身体节段被活动至患者产生初次疼痛的位置,医生通过量表来记录疼痛的强度。接着,医生继续施加作用力,使身体节段超过初次疼痛出现的位置,保持该位置,并重新评估患者反应。最后,医生将患肢进行接近关节最大活动范围的重复性被动运动,记录活动范围和疼痛的变化。

1. 患肢被动运动到疼痛初发时的位置（评估反应）。

2. 患肢被动运动超过初次疼痛出现的位置,保持该位置(评估反应)。

3. 医生重复进行(保持)被动运动,观察疼痛或活动范围的变化(评估反应)。

联合运动　Brian Edwards[19]称联合运动是脊柱的习惯性运动,并且"脊椎的运动是跨平面活动,不是单纯的一个平面上的组合运动"。外周关节的运动同样如此。因此,体格检查应扩大至联合运动,因为标准的侧屈、伸展、前屈和偶尔的旋转是单平面运动。

联合运动在进行手法操作时经常用到。通常情况下,耦合运动在骨科文献中称为"锁定"位置[43]。Grieve[12]指出:"准确区分'锁定'状态与到达关节活动范围终点所产生的'锁死'的手感之间的差别是正确进行联合运动的关键。"[43]实际上,锁定一个关节对于最终治疗结果意义不大,而且不是需要首先考虑的问题[47]。尽管如此,锁定关节依旧被认为是手法治疗医生的基本技能,且在针对性治疗中是必须的。

Cyriax 等[38]提出了一个测量体系来描述各种关节的末端感觉。尽管对于联合运动,末端感觉的手感特征并不是特定的,但基于 Cyriax 理论的末端感觉评估的可靠性并不一致[52,53]。一些研究采用将疼痛和同时出现的异常末端感觉相联系,另一些研究提供了进一步的与末端感觉关联的教育结构,展示了最佳的评分者可靠性。而不使用 Cyriax 分类系统的韧带检测方法的可靠性更糟[51,56]。

在外周关节中,为了使关节囊与韧带紧张,联合运动十分必要。例如,在肩关节中,后下盂肱韧带的最大紧张度发生在肩关节的内旋上举中,后上关节囊最大紧张度发生在低位内旋时[57,58]。因此,为了保证不同的关节囊与韧带的紧张,需要将肩关节置于多个生理学组合的位置。

联合运动的检查采用与主动运动和被动运动检查同样的程序。

1. 患肢被动运动到疼痛初发时的位置（评估反应）。

2. 患肢被动运动超过初次疼痛出现的位置,保持该位置(评估反应)。

3. 医生重复进行被动运动,观察疼痛或活动范围的变化(评估反应)。

联合运动有多种形式。例如,两种主动运动/生理运动或附属运动的组合。此外,主动生理运动与被动生理运动,主动生理运动与被动附属运动,或被动附属运动和被动生理运动组合,通过这些联合运动可以显著增加潜在的运动方式。

微调机制　在评估运动对患者病情的影响时,可以有以下几种考虑。如果患者在运动时疼痛减轻、活动范围增大、或兼具两者,那么可以最大限度地减轻疼痛并增加活动范围的运动被认为是潜在的最佳治疗选择。最佳反应是否通过单一运动或反复运动来实现需要进一步评估。关节活动至范围末端时或关节活动过程中的反应同样值得注意。通常情况下,需要通过被动生理运动与被动附属运动来评估患者是否适合进行手法治疗[59]。

由于评估被动附属运动需要通过各种手段分析一致性疼痛行为,因此,需要优化进行致痛因素的甄别[如脊柱水平（节段）的确定,疼痛来源于肩关节还是颈椎]。许多种损伤都可以产生疼痛和痛苦,能够引发一致性体征的被动运动才能指引对损伤的确定[24]。

Lee 和 Svensson[60]概述了应用附属运动过程中,可能影响评估结果与治疗效果一些变量。虽然作者的结论是从脊柱检查和治疗过程中得出,但同样适用于外周关节。由于每个变量都可能由手法治疗医生改变,我们将在本章关于"检查"的内容以及第4

章关于治疗的内容中进行讨论。

力量的大小 力量的大小直接影响关节的位移程度[61]。在关于脊柱的研究中,得出了一种合理的模式。力量的增加将导致线性位移的相应增加[60]。大多数研究表明,线性运动发生之前存在临界阈值。在达到阈值之前,低负载力量很可能会移动软组织,但不会导致线性运动。Lee 等[61]声称,线性运动发生在30~100 牛顿的负载时。Edwards[62]认为,虽然初次评估的负载通常在初次产生疼痛时,但在某些情况下,有必要加大负载以获取合理的关节行为学特征。通常(如炎性病变),疼痛的第一个点发生在评估早期,可能尚未达到30~100 牛顿的临界阈值。未能达到每个关节的特定阈值,很可能意味着未能全面分析该给定部位的运动。

力量增加的速率 Fung[63]认为,松动频率的增加会导致变形阻力的增大。因此,预计在手法评估期间线性评估中,随着松动频率的增加,给定身体节段的刚度(僵硬度)会增加。因此,评估期间附属运动的频率将作为影响内部可靠性的固有变量之一,影响医生对刚度的评估。

负载的持续时间 负载在给定时间段内对组织活动性的影响存在争议。Lee 等[61]报道,负载时间延长导致形变的增加。Shirley 等[64]报道,刚度和位移随时间而增加,换句话说,随着时间的推移,尽管线性运动增加,但重复性负载将导致关节运动至末端时刚度的增大。

力量作用的目标组织 在脊柱中,椎体节段是刚度的显著预测因子。骨盆、其他椎体,以及呼吸系统的影响将改变对单一脊柱节段的刚度评估[64]。形态特征同样可能改变预测结果,因为软组织既是一种对抗力量作用的支持结构,又是在力量作用下最早发生变形的组织。

力的作用点与目标结构中心之间关系 Maitland 建议为了使评估获得最佳的可靠性,评估的起始点应靠近目标结构的中心[25]。Lee[65]确认,力的作用点对评估结果存在相当大的影响。

力的方向 松动力的作用方向可以改变仪器对刚度的测量结果和治疗医生对刚度的感知。Caling 和 Lee[66]确定,垂直方向(由有经验的治疗医生施加的力的平均方向)上 10°的偏离将带来所测刚度 7%~10%的减少。评估时关节位置的微小变化可以对患者的反应造成很大的影响。然而,Chiradejnant 等[67]报道,在治疗时力量的方向对患者的影响微乎其微。在腰椎疼痛的治疗中,对目标节段随机施加不同的松动技术,并没有造成治疗结果之间的差异。

力的接触面积 Lee 等[61]认为:"尽管出于多种考虑,手法用力可以认为作用于某一点,但实际上力的作用则分散于有限的皮肤接触面积。"因此,各治疗手法之间皮肤接触的不同可能造成对关节灵活性的不同影响。目前常用的几种评估方法涉及拇指、豌豆骨和手部的其他接触点。

特殊临床检查

特殊临床检查有 4 个目的。第一,确定患者功能损伤或残障的程度(支持性信息)。例如,触诊和手动激发试验可以验证损伤的存在,但在缺乏运动检查的情况下,可获得的信息量极少。第二,通过一组具有敏感性和特异性及其衍生指标(如似然比等)的检查结果来提供诊断价值。第三,确定患者的预后。可以通过以下两种途径来实现:直接将检查结果与治疗结果相对应(不常用),或者通过对决策规则的使用,对检查结果进行聚类分析。第四,当检查方法有高度的敏感性时,特殊临床检查可有助于排除(结构差异)特定的区域。我们接下来首先讨论特殊临床检查的第一个目的。

使用特殊临床检查作为支持性信息

触诊 Cyriax 等写道:"触诊的单独应用常常带来欺骗。"[38]在临床医生确认了一致性运动的前提下,于治疗结束时进行触诊才是有用的。而在早期或者未经运动评估时,触诊的价值十分有限。触诊在脊柱的检查过程中可靠性差,但在肩袖、颞下颌关节和肌腱炎的检查中可提供有用信息[66,68]。此外,当触诊引发特定组织一致性体征中的牵涉性痛时,可以用来明确致痛因素[34]。

肌肉激发试验 肌肉激发试验用于确定造成症状的"元凶"是收缩性组织还是非收缩性组织。"选择性紧张试验"最早由 Cyriax 等[38]提出。他们认为,当施行等长收缩时,收缩性组织(肌肉、肌腱和骨性止点)将产生疼痛;而惰性结构(关节囊、韧带、滑囊)的疼痛则发生在被动运动时。他们通过对检查中的发现与激发试验结果的进一步阐述,延伸了这一概念。他们认为,当组织结构有力且无疼痛表明收缩性组织没有参与病变,组织结构有力且有疼痛表明收缩性组织的小病变。组织结构无力且无疼痛是收缩性组织完全破裂的征象或者代表神经系统的病变。组织结构无力且有疼痛提示大的损伤。如果所有的运动都产生疼痛,则应该考虑情感因素的作用或者患者存在严重的病变。最后,如果接受测试的肌群力量正常而且无疼痛存在,但在数次重复性的动作之后有疼痛发生,检查者应该怀疑是否有间歇性跛行类似症状的存在。

正如第 2 章所讨论的那样,支持这一系列精心设计的研究结果的科学证据参差不齐。Pellecchia 等[70]和 Fritz 等[71]发现,该工具具有可接受的可靠性和临床实用性。其他报道[72,73]则得出了相反的结论。

最后,传统的肌肉手法检查也被用作测试肌肉的薄弱程度的特殊临床检查。总之,缺乏机械化工具的手法检查可靠性并不强[74-78]。越来越多的证据支持在使用手持设备的同时使用这种方法可以获得更加详细的检查结果[79-82],尤其是当不再以阳性和阴性分类时[74]。规范的标准见表3.6。

应用特殊临床检查提供诊断价值 特殊临床检查的第二个目的是提供诊断价值[79]。本质上,高质量的特殊临床检查旨在从各种各样的功能障碍者中甄别出具有同质性特征的患者或用来确认初步诊断。特殊临床检查充其量增加了假设,但很少有真正能确认诊断的价值。如果想进一步了解临床特殊检查及其作为诊断工具的能力,建议读者阅读 Orthopedic

Clinical Special Tests: An Evidence-Based Approach[79] 一书。

应用特殊临床检查确定患者预后 特殊临床检查的第三个作用是确定患者的预后。可以通过以下两种途径来实现：直接将检查结果与治疗结果相对应(不常用),或者通过对决策规则的使用,对检查结果进行聚类分析。如我们所知,大量的发现已经证明急性腰痛患者有着良好的治疗结果[80]。这种发现对于预测预后非常有用,被认为是有价值的发现。最近,已制订出一项针对机械性颈部疼痛患者的决策规则,用于预测哪些人群可以从胸椎推拿中获益[81]。少于30天的疼痛、肩部远端无症状、抬头上视时无疼痛、FABQPA 评分小于 12 分、伸展小于 30°、较小的上胸椎后凸,是这一预测模型中的简化变量。当这些"临床发现"联合出现时预示着较好的胸部推拿治疗效果。

应用特殊临床检查进行结构甄别测试 特殊临床检查的第四个作用是进行受伤部位和结构的甄别。结构甄别使医生能够对正确的身体部位进行运动评估。主观检查中的线索提示医生应当将检查测试的重心放在哪个身体部位。一般来说,医生要进行一个或数个部位的结构甄别测试以准确定位功能障碍的正确部位。当患者不能提供确定的部位时或是当症状表现为多个身体部分的混杂与叠加时,进行甄别检查是必须的。在这种情况下,医生可以通过快速的结构甄别测试来区分病变部位。高质量的结构甄别测试具有高度的敏感性,可以很轻易地激发出存在的病损。医生感兴趣的是甄别结构,阴性(对于具有高敏感性的检查或测试）结果表示症状并不发生于该部位。选择性的特殊临床检查具有较高的敏感性,如髋关节研磨试验和颈椎腰椎象限试验。此外,在主动运动后施加的阻力也有助于排除特定的部位。(译者注：颈椎象限试验即椎动脉挤压试验,即被动地将患者头部往后伸和侧弯姿势,再将患者头部旋转到同侧,停住 30 秒）。

表 3.6 传统肌肉手法检查等级的 6 大分类

等级	描述
V	患者能保持对抗最大阻力的体位,并完成关节全范围活动
IV	患者能保持对抗中度或较大阻力的体位,并完成关节全范围活动
III	患者在没有阻力的作用下完成关节全范围活动
II	患者在排除重力作用的情况下完成全部或部分的关节活动
I	在排除重力作用的情况下可触及患者的肌肉收缩
0	在排除重力作用的情况下无法触及肌肉收缩活动

小结
- 体格检查的目的是确定运动对患者主观描述症状的影响。
- 客观体格检查的 3 个主要方面：①主动运动；②被动运动；③特殊临床检查。

> - 主动运动包括患者独立执行的所有运动。
> - 被动运动包括由临床医生执行的所有运动，可能是生理、附属或联合运动。
> - 特殊临床检查包括触诊和徒手肌力测试。

客观查体结果的汇总

在客观体格检查结束时，临床医生应遵循以下原则。

1. 对疼痛发生原因的深刻认识。

2. 了解何种主动运动能造成一致性疼痛的减轻或加重。

3. 了解何种主动运动能增加、减少或是维持正常的关节活动度。

4. 了解何种被动运动能造成一致性疼痛的减轻或加重。

5. 了解何种被动运动能增加、减少或是维持正常的关节活动度。

6. 通过活动、体位和触诊了解潜在的致痛因素。

7. 基于临床检查和测试的发现，了解潜在的诊断结果。

8. 客观检查与主观检查结果的紧密联系（信息之间的关联）。

检查之后的临床推理

在完成检查后，根据患者呈现的数据可以得出两个主要的假设性结论。首先，医生应该对能够积极或消极影响一致性体征的运动方式有深入的了解。其次，医生需要了解检查/干预措施是否带来一致性体征在疗程内或疗程间的变化。在检查时如果不能确认一致性体征，将导致三个不同的后果。第一，由于未能明确症状的力学特点，导致患者可能接受与病情相关或不相关的治疗。第二，如果医生不能通过正确的临床检查对症状进行确认，那么患者功能损害可能是非力学的，超出了骨科手法治疗的考虑范围。如果手法治疗临床检查方法无法对患者的一致性体征产生积极或消极的影响，患者可能无法从手法治疗中获益，此时患者最好转诊到合适的治疗者那里。第三，一些患者需要对组织施加预加的或重复的负载来引发一致性体征。在许多与体育或职业有关的损伤中，在症状出现之前往往需要进行重复性动作。

由于体格检查的目的是分析一致性体征与各种活动方式之间的关系，医生应该对哪种治疗技术可以缓解病情或加重病情有深刻的理解。治疗选择应该更多的基于检查结果，而非基于假设性的分析或猜测。应用概率因素或决策规则可以提高医生选择合适的干预措施以达到良好治疗效果的能力。

> **小结**
> - 大多数的运动检查表现出较差的信度与效度。
> - 那些根据患者对症状的陈述，从临床出发设计的激发方法具有较好的信度与效度。
> - 着眼于减轻疼痛发作而进行临床推理，随患者反应而改变治疗技术是本书的重点。

本章问题

1. 描述在检查中使用基于观察的方法的优点与缺陷。

2. 一致性体征与非一致性体征的定义。检查过程中过度重视非一致性体征为何导致虚假发现？

3. 患者易激发性的定义。为何说易激发性是一个多维度的概念。

4. 确定患者的基线的正确测量方法。请描述这些方法如何在治疗与检查中使用。

5. 描述主动运动检查的正确程序。

6. 描述被动运动检查的因素（方法）与正确步骤。

7. 描述基于患者反应的检查方法如何为潜在的治疗方案提供有价值的信息。为何这种方法是有效的？

参考文献

1. Sobri M, Lamont A, Alias N, Win M. Red flags in patients presenting with headache: Clinical indications for neuroimaging. *Br J Radiology.* 2003;76:532–535.
2. Sizer P, Brismee JM, Cook C. Medical screening for red flags in the diagnosis and management of musculoskeletal spine pain. *Pain Pract.* 2007;7(1):53–71.
3. Swenson R. Differential diagnosis. *Neuro Clin North Am.* 1999;17:43–63.
4. Kendall F, McCreary E. *Muscle testing and function.* 3rd ed. Baltimore; Williams and Wilkins: 1983.
5. Spurling R, Scoville W. Lateral rupture of the cervical intervertebral discs. *Surg Gyencol Obstet.* 1944;78:350–358.
6. McCombe PF, Fairbank JCT, Cockersole BC, et al. Reproducibility of physical signs in low-back pain. *Spine.* 1989;14:908–917.
7. Davidson R, Dunn E, Metzmaker J. The shoulder abduction test in the diagnosis of radicular pain in cervical extradural compression monomradiculopathies. *Spine.* 1981;6:441–446.
8. Partanen J, Partanen K, Oikarinen H, Niemitukia L, Hernesniemi J. Preoperative electroneuromyography and myelography in cervical root compression. *Electromyogr Clin Neurophysiol.* 1991;31:21–26.
9. Grieve G. *Common vertebral joint problems.* 2nd ed. Edinburgh; Churchill Livingstone. 1988.
10. Hurwitz EL, Morgenstern H, Harber P, et al. A randomized trial of medical care with and without physical therapy and chiropractic care with and without physical modalities for patients with low back pain: 6-month follow-up outcomes from the UCLA low back pain study. *Spine.* 2002;27(20):2193–2204.
11. Di Fabio RP. Manipulation of the cervical spine: Risks and benefits. *Phys Ther.* 1999;79(1):50–65.
12. Grieve G. *Common vertebral joint problems.* 2nd ed. Edinburgh; Churchill Livingstone: 1988.
13. Fann A. The prevalence of postural asymmetry in people with and without chronic low back pain. *Arch Phys Med Rehabil.* 2002;83:1736–1738.
14. Levangie PK. The association between static pelvic asymmetry and low back pain. *Spine.* 1999;15;24(12):1234–1242.
15. Astrom M, Arvidson T. Alignment and joint motion of the foot. *J Orthop Sports Phys Ther.* 1995;22:216–222.
16. Harris G, Wertsch J. Procedures for gait analysis. *Arch Phys Med Rehabil.* 1994;75:216–225.
17. Fritz J, George S. Identifying psychosocial variables in patients with acute work-related low back pain: The importance of fear-avoidance beliefs. *Phys Ther.* 2002;82:973–983.
18. Kilpikoski S, Airaksinen O, Kankaanpaa M, Leminen P, Videman T, Alen M. Interexaminer reliability of low back pain assessment using the McKenzie method. *Spine.* 2002;27(8):E207–214.
19. Edwards B. *Manual of combined movements.* Oxford; Butterworth-Heinemann: 1999.
20. Woolf AD. How to assess musculoskeletal conditions. History and physical examination. *Best Pract Res Clin Rheumatol.* 2003;17(3):381–402.
21. McGregor AH, Dore CJ, McCarthy ID, Hughes SP. Are subjective clinical findings and objective clinical tests related to the motion characteristics of low back pain subjects? *J Orthop Sports Phys Ther.* 1998;28(6):370–377.
22. Luime J, Verhagen A, Miedema H, et al. Does this patient have an instability of the shoulder or a labrum lesion? *JAMA.* 2004;292:1989–1999.
23. Walker W, Cifu D, Gardner M, Keyser-Marcus L. Functional assessment in patients with chronic pain: Can physicians predict performance? *Spine.* 2001;80:162–168.
24. Laslett M, Young S, Aprill C, McDonald B. Diagnosing painful sacroiliac joints: A validity study of a McKenzie evaluation and sacroiliac provocation tests. *Aust J Physiother.* 2003;49:89–97.
25. Maitland GD. *Maitland's vertebral manipulation.* 6th ed. London; Butterworth-Heinemann: 2001.
26. Zusman M. Irritability. *Man Ther.* 1998;3(4):195–202.
27. Koury M, Scarpelli E. A manual therapy approach to evaluation and treatment of a patient with a chronic lumbar nerve root irritation. *Phys Ther.* 1994;74(6):548–559.
28. Tovin B. *Evaluation and treatment of the shoulder: An integration of the guide to physical therapist practice.* Philadelphia; F.A. Davis: 2001.
29. Fryer G, Morris T, Gibbons P. Paraspinal muscles and intervertebral dysfunction: Part one. *J Manipulative Physiol Ther.* 2004;27(4):267–274.
30. McQuillen MP, Tucker K, Pellegrino ED. Syndrome of subacute generalized muscular stiffness and spasm. *Arch Neurol.* 1967;16(2):165–174.
31. Kang YM, Choi WS, Pickar JG. Electrophysiologic evidence for an intersegmental reflex pathway between lumbar paraspinal tissues. *Spine.* 2002;27(3):E56–63.
32. Fitzgerald GK, Piva SR, Irrgang JJ. Reports of joint instability in knee osteoarthritis: Its prevalence and relationship to physical function. *Arthritis Rheum.* 2004;51(6):941–946.
33. Svanborg A. Practical and functional consequences of aging. *Gerontology.* 1988;34 Suppl 1:11–5.
34. Maitland GD. *Peripheral manipulation.* 3rd ed. London; Butterworth-Heinemann: 1986.
35. Tan V, Cheatle M, Mackin S, Moberg P, Esterhai J. Goal setting as a predictor of return to work in a population of chronic musculoskeletal pain patients. *Int J Neurosci.* 1997;92:161–170.
36. Donelson R. The McKenzie approach to evaluating and treating low back pain. *Orthopedic Review.* 1990;8:681–686.
37. Franklin M, Conner-Kerr T, Chamness M, Chenier T, Kelly R, Hodge T. Assessment of exercise-induced minor muscle lesions: The accuracy of Cyriax's diagnosis by selective tension paradigm. *J Ortho Sports Phys Ther.* 1996;24:122–129.
38. Cyriax J, Cyriax P. *Cyriax's illustrated manual of orthopaedic medicine.* Oxford; Butterworth-Heinemann: 1993.
39. Niere KR, Torney SK. Clinicians' perceptions of minor

cervical instability. *Man Ther.* 2004;9(3):144–150.

40. Lee R, Evans J. An in vivo study of the intervertebral movements produced by posteroanterior mobilization. *Clin Biomech.* 1997;12:400–408.

41. Lee R, Tsung BY, Tong P, Evans J. Bending stiffness of the lumbar spine subjected to posteroanterior manipulative force. *J Rehabil Res Dev.* 2005;42(2):167–174.

42. Kulig K, Powers CM, Landel RF, et al. Segmental lumbar mobility in individuals with low back pain: In vivo assessment during manual and self-imposed motion using dynamic MRI. *BMC Musculoskel Disord.* 2007;8:8.

43. Hartman L. *Handbook of osteopathic technique.* 3rd ed. San Diego, CA; Singular Pub Group: 1997.

44. Chiradejnant A, Latimer J, Maher C, Stepkovitch N. Does the choice of spinal level treated during posteroanterior (PA) mobilization affect treatment outcome? *Physiother Theory Pract.* 2002;18:165–174.

45. Aquino RL, Caires PS, Furtado FC, Loureiro AV, Ferreira PH, Ferreira M. Applying joint mobilization at different cervical vertebral levels does not influence immediate pain reduction in patients with chronic neck pain: A randomized clinical trial. *J Man Manip Ther.* 2009;17:95–100.

46. Schomacher J. The effect of an analgesic mobilization technique when applied at symptomatic or asymptomatic levels of the cervical spine in subjects with neck pain: A randomized controlled trial. *J Man Manip Ther.* 2009;17:101–108.

47. Cattrysse E, Baeyens JP, Clarys JP, Van Roy P. Manual fixation versus locking during upper cervical segmental mobilization. Part 1: An in vitro three-dimensional arthrokinematic analysis of manual flexion–extension mobilization of the atlanto-occipital joint. *Man Ther.* 2007;12(4):342–352.

48. Kaltenborn F. Manual mobilization of the joints. *The Kaltenborn method of joint mobilization and treatment.* 5th ed. Oslo; Olaf Norlis Bokhandel: 1999.

49. Hayes K, Peterson C, Falconer J. An examination of Cyriax's passive motion tests with patients having osteoarthritis of the knee. *Phys Ther.* 1994;74:697–707.

50. Klassbo M, Larsson G. Examination of passive ROM and capsular patterns of the hip. *Physiother Res International.* 2003;8:1–12.

51. Mitsch J, Casey J, McKinnis R, Kegerreis S, Stikeleather J. Investigation of a consistent pattern of motion restriction in patients with adhesive capsulitis. *J Manual Manip Ther.* 2004;12:153–159.

52. Hayes K, Peterson C. Reliability of assessing end-feel and pain and resistance sequence in subjects with painful shoulders and knees. *J Orthop Sports Phys Ther.* 2001;31:432–445.

53. Peterson C, Hayes K. Construct validity of Cyriax's selective tension examination: Association of end-feels with pain at the knee and shoulder. *J Orthop Sports Phys Ther.* 2000;30:512–521.

54. Chesworth B, MacDermid J, Roth J, Patterson S. Movement diagram and "end-feel" reliability when measuring passive lateral rotation of the shoulder in patients with shoulder pathology. *Phys Ther.* 1998;78:593–601.

55. Anson E, Cook C, Comacho C, et al. The use of education in the improvement in finding R1 in the lumbar spine. *J Man Manip Ther.* 2003;11:204–212.

56. Bijl D, Dekker J, van Baar M, et al. Validity of Cyriax's concept capsular pattern for the diagnosis of osteoarthritis of hip and/or knee. *Scand J Rheumatol.* 1998;27:347–351.

57. McClure P, Flowers K. Treatment of limited should motion: A case study based on biomechanical considerations. *Phys Ther.* 1992;72:929–936.

58. Harryman D, Lazarus M. The stiff shoulder. In: Rockwood C, Matsen F, Wirth M, Lippitt S (eds). *The shoulder.* Vol 2. 3rd ed. Philadelphia; W.B. Saunders: 2004.

59. Haldeman S. Spinal manipulative therapy. A status report. *Clin Orthop.* 1983;(179):62–70.

60. Lee M, Svensson NL. Effect of loading frequency on response of the spine to lumbar posteroanterior forces. *J Manipulative Physiol Ther.* 1993;16(7):439–446.

61. Lee M, Steven J, Crosbie R, Higgs J. Towards a theory of lumbar mobilization: The relationship between applied manual force and movements of the spine. *Man Ther.* 1996;2:67–75.

62. Edwards B. Examination. In: Maitland GD. *Maitland's vertebral manipulation.* 6th ed. London; Butterworth-Heinemann: 2001.

63. Fung Y. Biomechanics. *Mechanical properties of living tissues.* 2nd ed. New York; Springer-Verlag: 1993.

64. Shirley D, Ellis E, Lee M. The response of posteroanterior lumbar stiffness to repeated loading. *Man Ther.* 2002;7:19–25.

65. Lee M. Mechanics of spinal joint manipulation in the thoracic and lumbar spine: A theoretical study of posteroanterior force techniques. *Clin Biomech.* 1989;4:249–251.

66. Caling B, Lee M. Effect of direction of applied mobilization force on the posteroanterior response in the lumbar spine. *J Manipulative Physiol Ther.* 2001;24:71–78.

67. Chiradejnant A, Maher C, Latimer J, Stepkovitch N. Efficacy of therapist selected versus randomly selected mobilization techniques for the treatment of low back pain: A randomized controlled trial. *Aust J Physiotherapy.* 2003;49:233–241.

68. Manfredini D, Tognini F, Zampa V, Bosco M. Predictive value of clinical findings for temporomandibular joint effusion. *Oral Surg Oral Med Oral Pathol Oral Radiol Endod.* 2003;96(5):521–526.

69. Cook JL, Khan KM, Kiss ZS, Purdam CR, Griffiths L. Reproducibility and clinical utility of tendon palpation to detect patellar tendinopathy in young basketball players. Victorian Institute of Sport tendon study group. *Br J Sports Med.* 2001;35(1):65–69.

70. Pellecchia GL, Paolino J, Connell J. Intertester reliability of the Cyriax evaluation in the assessing patients with shoulder pain. *J Orthop Sports Phys Ther.* 1996;23:34–38.

71. Fritz J, Delitto A, Erhard R, Roman M. An examination of the selective tissue tension scheme, with evidence for the concept of a capsular pattern of the knee. *Phys Ther.* 1998;78:1046–1056.

72. Jepsen J, Laursen L, Larsen A, Hagert C. Manual strength testing in 14 upper limb muscles: A study of inter-rater reliability. *Acta Orthop Scand.* 2004;75:442–448.

73. Wadsworth C, Krishnan R, Sear M, Harrold J, Nielson D. Intrarater reliability of manual muscle testing and hand held dynametric muscle testing. *Phys Ther.* 1987; 67:1342–1347.

74. Ottenbacher K, Branch L, Ray L, Gonzales V, Peek M, Hinman M. The reliability of upper- and lower-extremity strength testing in a community survey of older adults. *Arch Phys Med Rehabil.* 2002;83:1423–1427.

75. Perry J, Weiss W, Burnfield J, Gronley J. The supine hip extensor manual muscle test: A reliability and validity study. *Arch Phys Med Rehabil.* 2004;85:1345–1350.

76. Frese E, Brown M, Norton B. Clinical reliability of manual muscle testing. Middle trapezius and gluteus maximus muscles. *Phys Ther.* 1987;67:1072–1076.

77. Kelly B, Kadrmas W, Speer K. The manual muscle examination for rotator cuff strength. An electromyographic investigation. *Am J Sports Med.* 1996;24:581–588.

78. Hsieh C, Phillips R. Reliability of manual muscle testing with a computerized dynamometer. *J Manipulative Physiol Ther.* 1990;13:72–82.

79. Cook C, Hegedus E. *Orthopedic physical examination tests: An evidence-based approach.* Upper Saddle River, NJ; Prentice Hall: 2008.

80. Werneke M, Hart DL. Centralization phenomenon as a prognostic factor for chronic low back pain and disability. *Spine.* 2001;26(7):758–764; discussion 765.

81. Cleland JA, Childs JD, Fritz JM, Whitman JM, Eberhart SL. Development of a clinical prediction rule for guiding treatment of a subgroup of patients with neck pain: Use of thoracic spine manipulation, exercise, and patient education. *Phys Ther.* 2007;87(1):9–23.

第 4 章

治疗与复查

Chad E. Cook

目标

- 定义患者反应治疗的概念。
- 确定不同的治疗决定因素如何改变治疗结果。
- 描述骨科手法治疗医生使用的各种治疗技术。
- 描述患者在"意向性治疗"中的作用及其如何改变治疗结果。

治疗

治疗理念

手法治疗的目的是应用针对性的技术,减少、集中于或消除患者的症状和体征。手法治疗需要根据患者在疗程内的反应来选择相应的治疗技术。治疗技术的选择应遵循与检查相同的理念[1],此过程被定义为基于患者反应的方法。基于患者反应的方法需要患者和临床医生的共同努力,其通过分析一致性运动以及患者对重复进行或所施加的运动的反应,来确定患者疼痛和(或)损伤的情况。在治疗方法的选择上,应优先考虑可以积极或消极地影响患者症状和体征的手法[2,3],同时在结构上应当与一致性检查运动相似。未能引起预期的患者反应(疗程内改变)的检查方法可能提供名义上的或不准确的价值[4]。

患者反应方法需要由患者和手法治疗临床医生共同认真仔细地制订。Christensen 等[5]认为:"患者充分理解和参与自己疾病的管理,可以促进医患之间的相互理解,增强患者的自信心,对治疗结果具有显著的积极影响。"让患者参与到自己的治疗工作中这种想法并不是新的理念,它被认为对患者的康复具有积极意义[6]。通过让患者参与治疗,可以提高其对

症状变化的适应能力。

为了实现这个过程,临床医生必须使患者知道治疗的目的。治疗的目的要以患者可以理解的形式与患者进行合作。虽然手法治疗医生的干预有多个目的,但基本上可总结为 3 个潜在的治疗目的:①减轻疼痛;②正常化或改善运动;③教育患者进行自我治疗。

正常活动范围可以通过神经生理学的改善而获得改善[7]。被动手法治疗技术旨在增加目标特定区域的运动范围,并使关节滑动和滚动运动正常化。有人认为,关节滑动和滚动运动的改善将使骨的旋转运动正常,并使主动运动正常化[8]。正常运动范围的评估是在生物力学变化相关疗程内进行的。

针对性的程序应根据患者的一致性体征而定。正常化运动可能是比"刚性(僵硬程度)检测"或"生物力学理论"更好的选择,因为僵硬程度可能受到不同物理治疗师之间理论构架差异的影响[9],而生物力学理论可能缺乏有效性或对预后的影响。Maher 和 Adams[10]建议,治疗重点应该在一致性体征上,并且基于患者的反应对治疗计划进行修改。针对病因的治疗可以增加神经生理学和(或)生物力学反应的可能性,并且可以为疗程内的改善提供更多机会。由于该技术的目的是在治疗过程中再现或减少患者的疼痛或改善活动范围,因此必须使患者充分了解治疗

目的和预期结果。

同时也强调了个体化治疗需要针对特定的患者,并且它只是一种方法而不是最终目的[2]。选择个体化的治疗方法需要针对具体的患者，往往因人而异,并且随着治疗过程的进行而调整。方法、剂量和进度的确定取决于患者的直接反应，并随着时间的推移而改变。

Gregory Grieve[11]在其 1988 年的教科书中概述了常见的治疗相关目标,这些目标在如今是显而易见的。如果进行分析,Grieve 的 8 个目标反映了治疗的 3 个主要目标,包括减轻疼痛、恢复正常运动范围以及对患者进行自我治疗的教育。这些方面的改变可导致功能、疼痛以及减少感知障碍等方面的改变。表 4.1 列出了这 8 个目标,并将其归纳为 3 个主要目标(目标间有一定程度的重叠)。

小结

- 治疗基于患者反应,并应在检查过程中准确反映结果。
- 不能引起患者反应的检查方法可能提供名义上的或不准确的价值。
- 患者对自身(健康)问题的理解和参与会对治疗结果产生显著的积极影响。
- 手法治疗应该导致疗程内和疗程间的变化。
- 通常使用疼痛相关的言语来描述炎症状态,并且通常认为患有这种原发性疾病的患者是"显性疼痛"。
- 某些关于治疗活动范围减少的患者的研究可能有助于提高对机械性功能障碍的认识,该功能障碍对主动运动反应良好。

表 4.1　手法治疗的目标

目标	描述
目标一:减轻疼痛	1.缓解疼痛和减少肌肉痉挛
	2.缓解来自长期错误姿势或职业压力的不适
目标二:关节僵硬度(刚度)的改变	1.恢复正常的组织柔韧性和可伸展性
	2.矫正肌无力或不平衡
	3.恢复失稳节段的稳定性
	4.恢复对运动的充分控制
目标三:患者教育	1.预防复发
	2.恢复心理健康和自信心

手法治疗技术

有人指出,大多数手法治疗技术是高度专业的,需要一个接受过正规培训并且技术水平超出入门级的操作者[12]。实际上,即使非专业的手法治疗对于有适应证的患者也是有益的。未能对适当的患者应用手法治疗被视为无效治疗。在本书中,骨科手法治疗技术的优势包括 3 个主要类别（第 1 章中讨论过）:①拉伸;②松动术(即非推力推拿术);③推拿术(即推力推拿术)。此外,联合技术涉及使用两个或更多的同种技术或不同的技术。如第 1 章所述,每种技术都提供了生物力学或神经生理变化的证据。

手法治疗技术可应用于关节、软组织或神经组织[13]。本书的大部分内容(以及与手法治疗相关的技术)是与关节相关的。尽管如此,在适当的人群中,软组织技术(在第 16 章中演示)和神经技术(在第 15 章中演示)也同样有用。见表 4.2。

表 4.2　手法治疗技术类型

部位	类型	种类
关节	推拿术	超出正常运动范围的被动运动
	松动术	在正常运动范围内的被动或被动/主动组合技术
	肌肉能量技术(肌能技术)	在正常运动范围之内或之外的主动辅助技术
软组织	肌筋膜	用于延长组织或增加运动范围的深部技术
	肌肉	旨在提高实际性能的深部技术
	淋巴	旨在改善循环的(轻)浅部技术
神经	神经	旨在使用运动和身体姿势来使目标神经根伸展或滑动的被动或主动运动

静态拉伸技术

拉伸技术可以延长目标组织。拉伸技术可以由患者主动辅助施加或由临床医生施加被动运动。静态拉伸已经被相当多的实践证明，并且绝大多数都认为静态拉伸确实可导致运动范围的力学变化。有人提出，被动静态拉伸确实能延长肌肉纤维[14]，并有助于预防继发性的肌肉萎缩[15]。然而，关于静态拉伸对运动范围的长期益处知之甚少。这些研究中的大多数仅仅使用了拉伸前、拉伸后的测量值进行分析，这阻碍了对静态拉伸持久影响力的确定。

许多研究，大多是伪随机对照试验，独立地研究了静态拉伸的益处，其关注重点在于生物力学结果（例如运动范围）[16-30]。在这些研究中，已经提出了获得最佳结果所需的时间与相关的静态保持之间的联系。虽然在单个特定时间上没有共识，但与持续时间较长或较短的时间段相比，15~30 秒的静态持续时间获得了更好的运动范围。

虽然部分调查显示静态拉伸可以减少职业性损伤，但静态拉伸防止运动伤害的作用仍是不确切的[31,32]。支持拉伸缓解痉挛的证据是复杂的[33]。对于肌腱相关的损伤，弹震拉伸可能比静态拉伸更有效，但关于其运动强度需要进一步的研究[34]。

总之，大多数研究存在方法学上的缺陷。虽然大多数研究表明，静态拉伸会促进运动范围的增加，但绝大多数研究引用的是无症状患者，并且调查的仅仅是与腘绳肌拉伸相关的结果。另一个问题是研究中的样本量少和研究对象大多为年轻人群。这些方面以及没有使用可控的对照组导致大多数研究质量不高。

小结

- 关节位移可能与被动运动的机械刺激感受器相关，也可能是神经生理学变化的原因。静态拉伸确实可改善无症状受试者的运动范围。
- 静态拉伸确实可以暂时改善软组织活动性。
- 静态拉伸是否会导致超出目前试验数据的长期或持久的改变尚不清楚。
- 静态拉伸有助于预防职业相关的损伤。

松动术（非推力推拿术）

松动术通常属于被动运动治疗的领域[12]。松动术旨在患者可忍耐的、自发的和（或）辅助运动范围内，通过有节奏的、重复的被动运动恢复完全无痛的关节功能[35]。部分研究在分析治疗结果时分析了运动范围的变化，支持松动术对于改善机械运动范围有所帮助[36-44]。松动术对治疗结果的影响存在 4 种特定趋势。首先，仅限于对有症状的患者产生显著的影响。其次，大多数研究仅限于即时效应。这一点降低了研究结果的价值，因为无法确定结果是否具有长期性。第三，在大多数研究中，联合使用了松动术与其他形式的治疗。最后，疾病本身可能影响成功的可能性。

松动术包含节段/关节或软组织松动。有两种形式的节段/关节松动术：区域松动术和局部松动术。区域松动术包括向一个以上的特定区域、节段或生理部分进行定向被动运动，而局部松动术是特定的，只针对一个节段和（或）关节区域[9]。

节段/关节松动术　节段/关节松动术旨在患者可忍耐的、自发的和（或）辅助运动范围内，通过有节奏的、重复的被动运动恢复完全无痛的关节功能，并根据检查结果进行分级[9]。通常，节段/关节松动术包括静态和（或）振动技术。静态技术（长时间拉伸受限组织）是通过手法或机械给身体部位持续施加一个方向的力，以分散其附着或缩短软组织。振动技术（小幅度或大幅度被动运动）是施加在一定范围内的任何节段/关节的被动运动，而将关节抬起或挤压[2]。两种技术似乎表现出类似的机械特性。

关节运动是一个关节面相对于另一个关节面运动的结果[45]。节段区域的松动术可包括任何生物力学形式的辅助运动，包括分离牵引、挤压、滑动、转动和滚动。支持分离牵引的技术（没有损伤或脱位的关节面分离）在本质上是手动或机械的、持续或有节奏的，以纵向的方式施力，使两关节表面分离。Mennell[46]、Cyriax 等[47]经常将分离松动术描述为有效的治疗方法。

支持挤压的技术可导致关节表面压缩在一起，从而使关节结构之间的距离变短。有些研究者十分推崇挤压松动术，虽然在大多数情况下，挤压松动术实际上是与其他辅助运动(如滑动或滚动)相结合的。支持滑动的技术是指一个关节面在另一个关节面上的滑动。大多数简单的平面松动术是滑动技术。凸凹定律特别强调了在松动术应用过程中遵循适当的滑动规则的好处[48]。

支持滚动的技术是指一个表面上的不同点与另一表面的不同点逐次接触。例如,在骨运动学中,当一个凸起的表面在一个固定的凹面上运动时,假设运动的大部分应该包括滚动。滚动和凸凹定律是否可应用到所有滑膜关节存在争议。

神经松动术　神经松动术包括那些旨在减少或重现受压部位神经性疼痛,或针对神经根本身的拉伸或滑动。神经松动术可用作测试方法和治疗方法,这些将在第 15 章中讨论。

软组织松动术　软组织松动术通常被定义为按摩或肌筋膜松解。软组织松动术是有意和系统地推拿身体的软组织,以增强健康和促进康复[49]。软组织松动术有多种形式,包括滑移、滑动、冲击、挤压、揉捏、摩擦、振动和拉伸[49]。软组松动术的各种形式将在第 16 章进行讨论。

> **小结**
> ●使用松动术分析机械变化的大多数研究设计良好。
> ●在单次和重复应用过程中,松动术可能导致机械运动范围变化。
> ●在机械运动范围干预过程中,松动术与其他实用方法一样有效。
> ●神经松动术包括那些旨在减少或重现受压部位神经性疼痛,或针对神经根本身的拉伸或滑动。
> ●软组织松动术通常被定义为按摩或肌筋膜松解。

推拿术(推力推拿术)

推拿术被用于被动和辅助运动。推拿术是在仔细评定患者之后进行的、精确应用于局部或全局的、单一的、快速的和确切的小振幅(推力)运动[50]。4 种主要病变可以使用推拿术进行治疗[51]:①滑膜皱襞综合征;②肌张力增高;③关节或关节周围粘连;④

关节错位。尽管大多数的研究已经证明,在推拿治疗或与推拿相关的治疗后,会直接发生机械性运动范围的改变,但是大多数研究设计不佳。

Cramer 等[52]证实,对腰椎进行推力推拿术后椎关节间隙会增加。然而,研究中的受试者没有腰痛史,因此将其引申到病理状态是有问题的。其他一些研究探讨了推拿治疗后运动范围的增加。一些研究在患者中检测了推拿治疗后颈椎活动范围的改善情况,其中一些推拿是针对颈椎,另一些是针对胸椎。在几乎所有的研究中,推拿都能对疼痛和运动范围产生即时效应(短期改变)[53-62]。在与实用对照(如肌肉能量技术)的对比研究中,推拿的效果与实用对照相似,但明显优于基线水平(疗程内变化)。此外,虽然推拿术似乎显著改善了运动范围,但这些研究未能测量长期效应。通常推拿术可分为局部推拿术和全身推拿术。

针对性推拿术　局部推拿术或针对性的推拿术涉及向一个特定的功能区域 (如脊柱节段或单个关节)施加被动或辅助运动[63]。这些技术有时被称为短杠杆推拿手法。在局部推拿过程中,需要在关节运动范围的末端施加高速、低振幅的推力。一般情况下,关节应适当前置,以便在中段位置的组合中产生末端范围的感觉[64]。因此,高速、低振幅的推力作用在临床医生确定的、处于运动末端的关节所在的位置上,以特定组合的平面运动,使该节段适当分离[65]。推拿术不同于松动术,推拿术在预定位施以高速、低振幅的推力,而且临床医生应用超出患者控制的力量、方向和大小等方面有别于松动术[66]。

全身推拿术　全身推拿术较少涉及确定的预定位方法,其设计理念是将推力引到特定区域。这些技术经常被描述为长杠杆技术。力量通过与特定区域距离较远的一个长杠杆臂传递[67]。全身推拿术使推力能够穿过整个解剖学区域,力量分配至多节段水平或外周关节。肌肉能量技术就是全身推拿术的一个例子。

> **小结**
> ●测量机械运动范围变化的大多数关于推拿术的研究仅仅证明了设计的合理而已。
> ●测量机械运动范围变化的大多数关于推拿

的研究证实了治疗后直接运动范围的改善。

- 大多数在推拿过程中测量机械运动范围变化的研究表明,推拿治疗后,运动范围和基线相比有显著改善,与实用对照相比具有相似的改善。

- 推拿似乎可以使有症状和无症状患者出现短期的机械运动范围改变。

- 即使在远离异常病变的区域应用,推拿术也可以提供短期益处。

- 推拿涉及临床医生控制的方法,包括准确定位、独特的手法,并且包含快速且小振幅的运动。

- 局部推拿术是向一个特定功能区域施加被动或辅助运动。

- 全身推拿术涉及定义较少的预定位方法,其设计理念是将推力引至特定区域。

联合技术

任何联合使用上述技术的过程都被认为是联合技术。最常见的联合技术形式是手法辅助技术。该方法需要受试者主动收缩变化,抵抗临床医生被动施加的压力。通常,这些方法被描述为本体感觉神经肌肉促进疗法(PNF)。PNF 锻炼旨在"通过刺激本体感受器来加速神经肌肉途径的反应"[68]。虽然 PNF 技术在创造时是理论性的,但该理论的基础已得到充分证实[69]。

肌肉能量技术(MET)是另一种手法辅助的拉伸/松动术方法。当患者主动收缩肌肉、同时保持有针对性的介入、对抗明显实施的反作用力时,可以使用 MET[70]。MET 可以分为等张或等长收缩,两者的期望治疗结果相反。在等长收缩中,整个(主动肌的)肌腹缩短(肌腱伸长),而在等张收缩期间,肌肉可能变长或缩短。Goodridge[71]指出,通过适当的患者定位来确定力的作用区域对于获得 MET 的治疗效果至关重要,甚至比力的强度更重要。

一些研究[69,70,72-75]招募了一组联合技术受试者,一些有症状,另一些没有。此外,少数人没有进行相互排斥的拉伸,研究也没有将这些方法与对照组进行比较。尽管如此,手法辅助运动,特别是 PNF 技术,似乎提供了与静态拉伸相似的结果。此外,预计 PNF 技术可能具有促进整体运动的疼痛调节机制[76]。

手法辅助运动的一种流行形式是"动态松动术",这是由 Brian Mulligan 创造的术语。动态松动术被定义为在患者控制的主动生理运动过程中应用辅助滑动[77-79]。基本原理为建议沿着生物力学关节方向进行辅助运动[8]。这个概念可能包括应用持续的、通过一定范围的手法力量引导关节,使之前产生疼痛的叠加主动运动可以无痛地发生。本质上,这些技术涉及被动辅助松动术和患者主动生理运动的同时组合。动态松动术的基础是 Kaltenborn 原则,即恢复关节主动和被动生理运动时的关节辅助运动。

小结

- PNF 拉伸的方法已被证明和其他实用方法效果类似,且明显优于安慰剂组。

- 与对照组相比,MET 可增加脊柱活动度。

- 有证据表明,手法辅助技术对有症状和无症状患者均可造成运动范围的增加。

- 任何结合主动和(或)被动运动的方法都被认为是一种联合方法。

- 最常见的联合运动方法包括动态松动术、肌肉能量技术和本体感觉神经肌肉促进疗法。

一般技术与定向特定技术

到目前为止,所描述的所有技术都是一般技术的变化,并且所有研究手法治疗益处的文献涉及的都是一般技术。尽管如此,有经验的临床医生通常尝试将治疗过程局限到特定的关节上,这一过程被称为定向特定技术。定向特定技术是一种旨在通过以下方式来改善患者运动范围缺陷(或受限)的技术:①在运动受限的方向上用力;②预先将患者定位在运动受限的位置。虽然没有证据表明这种手法治疗技术比一般技术更加有效,但临床结果似乎支持将这种方法用于难治的患者或进入治疗平台期的患者。

下面是一个关于定向特定技术的病例。假设患者的颈椎在向右侧弯曲时,或在右侧椎间孔闭合时表现出疼痛。临床医生可以将患者预置于右侧弯曲位(运动受限的位置),然后应用向下滑动手法直至右上方小关节面(进一步闭合右侧椎间孔)。这种定向特定技术产生比一般推拿技术大得多的应力关闭右侧(受限的)椎间孔。

在本书中，我们讲述了一些与运动相关的一般技术和定向特定技术的使用限制和技巧。需要特别注意的是，没有证据支持一种方法胜过另一种方法。

微调技术

几乎没有证据表明存在所谓"正确"的方式来进行某一个特定技术。事实上，有更多的证据正好相反：选择技术（各种技术）的非特异性会产生相似的治疗结果[18,19]。基本上，有许多不同的方式来选择使用技术，也有许多方法来改变所选定的技术。Lee等[20]提出的微调机制描述了治疗应用的变化以及其可能对一致性体征的影响。

力的大小

没有"金标准"用于确定在节段性运动过程中施加的理想力量的大小[21-26]。理论上，"理想"的力应该因受试者而异，并且将直接依赖于患者体征和症状的类型和位置。例如，如果患者表现出炎症性疼痛，应用轻微运动改变产生影响的物质组成，可能就能够促进组织化学环境的正常化[27]。与节段性受限相关的症状可能需要延长组织并提供机械变化的治疗技术。与肌肉反射性痉挛相关的机械症状可能需要导致保护性痉挛减少的力，从而允许骨骼运动。

尽管治疗期间存在与理想力相关的理论概念，但在文献中几乎没有在各专业之间测量松动术和推拿术的力量的例子。虽然在应用过程中力的可靠性和一致性有些可疑，但是力可以基于若干研究来概括。测量设备包括主观量表、测力平台、捏握器和机械脊柱松动装置。标准化测量点难以确定可能是文献较少的原因之一。许多研究都将脊柱后前位（PA）的力作为研究中的测量点。

在一项旨在衡量使用测力板的培训效果的研究中，Lee、Moseley 和 Refshauge[81]发现，大多数物理治疗学生应用一致的松解力量，范围是 20~45 牛顿。Latimer、Lee 和 Adams[82]确定了手法治疗师应用力的范围是 30~200 牛顿不等。作者建议大多数临床医生在松解过程中常规施加 30~429 牛顿的力。其他人报道[83]在腰椎患者的实际干预期间，平均松解力的范围是 50.1~194.8 牛顿。较低的数据反映较低的等级，相应地，较高的数据反映较高的等级。

Herzog 等[84]报道，在脊柱科医生中，第四胸椎椎体（T4）推拿术一般使用 500~600 牛顿的力。此外，大多数脊柱治疗技术需要预先加载力量，这些力量通常比许多物理治疗师使用的基于松动术的力量更高。颈椎和骶髂关节的技术应用了较小的扭矩值，分别是 100 牛顿和 300 多牛顿。这些力作用在一些有症状的患者身上并没有发生事故或组织可塑性的破坏。

根据文献，假设松动术和推拿术的正常治疗范围内，使用 30~500 牛顿的力是合理的。这种力必须施加在适当的靶组织。例如，腰背部的结缔组织（包括由椎间盘和周围组织）可吸收的剪切力可能比距腓前韧带的结缔组织承受得更多。

力的增长率

有人认为，施加力量的增长率可以改变对僵硬的感觉[20]。类似的观点来自 Maitland 的假设[2]，必须根据患者对不同松解运动的反应以不同的频率施力。变化包括在治疗"过程中"应用较快的频率，在治疗"趋于结束时"应用较慢的频率，或当患者表现出害怕严重症状出现时应用稳定的速度。

负载持续时间

Maitland[85]还指出，在出现肌肉痉挛时，持续负载可能产生积极反应并减轻肌肉痉挛。尽管如此，几乎没有证据支持持续负载能显著改变治疗结果。负载持续时间的改变基本上纯粹依据患者的反应，并且可能对每个患者产生不同的影响。

施加力的目标组织

有证据表明，在脊柱区域内任何方向上施加力量，与治疗医生对病理区段选择施力一样有助于治疗。这个概念源自大多数原理的范式转变，需要进一步的研究证实。此外，有证据表明，对胸椎的手法治疗有助于颈椎病患者的康复[19]。这表明颈椎和胸椎疼痛的发生在很多方面存在联系。

与目标结构中心相关的手法施力位置

Maitland[85]认为，在目标结构上的不同位置（即棘突间隙、椎板、横突及关节突关节）进行松解治疗会产生不同的结果。因为应用相关技术使患者达到最协调的恢复是治疗的目标，因此有必要在目标结构"中心"之外施加运动手法。再现症状的方式与患者的诊断同等重要[85]。

力的方向

部分作者认为，患者的位置和力的方向（角度）可能导致僵硬感（刚度）检测的差异[33,85]。在后前位松动术过程中，一旦将力施加到棘突上，刚度或阻力就会增加，并且随着脊柱位置的改变而发生变化[33]。Edmondston 及其同事[33]发现，俯卧位患者屈曲或伸展的动作明显增加了腰椎的刚度系数。为了保持评估者之间的连续性，患者被要求在不同评估者面前采用同一体位。评估期间，维持评估标准位置的困难以及预计的微小的整体关节，都会导致所得结果可靠性的降低[86,87]。

松动力的方向可以改变由机器测量或由治疗医生感觉到的刚度值。Caling 和 Lee[85]确定，在从垂直基础方向（正常情况下由有经验的治疗医生施加的力的平均方向）正负 10°处测量的刚度值比在垂直方向上测量的刚度值小 7%~10%。

施加力的接触面积

目前几种常见的治疗方法使用的是临床医生双手的不同接触面。例如，手的拇指、豌豆骨和（或）手的其他接触点可以使与治疗相关的疼痛再现。在治疗过程中产生"假性疼痛"常见，这纯粹是与疼痛的接触和疼痛的运动再现有关。

> **小结**
> ● 从根本上讲，有许多不同的方法来选择应用技术，同样有许多方法来改变曾经选定的技术。
> ● 影响治疗的方法包括改变力量的大小和方向、接触面积、负载持续时间、力的增长率，以及施加力的组织的改变。

复查

检查和治疗的谨慎结合往往会使疼痛减轻或运动范围正常化。这些基于损伤的变化会导致功能障碍的改善或残疾的减少。实际上，患者的病症复杂多变，需要临床医生随机应变。仔细复查的目的就是分析患者的变化。此外，复查可以确定何时以及如何基于新的发现修改治疗方案，进而使患者从中受益。

Sizer 等[88]报道，适应患者反应是骨科手法治疗过程中最重要的方面之一。这些技能包括力量管理、技术修改和速度管理方法。Ladyshewsky 和 Gotjamanos[35]认为，只有在患者和临床医生之间进行有效的语言和非语言交流时才能达到有效的适应效果。其他人将这种沟通方式认定为骨科临床专家的基本特征[89]。

阳性结果代表着患者在疗程内（在同一疗程）或疗程间（患者回归治疗后）的改变。使用疗程内和疗程间的变化来调整治疗剂量、强度和应用，以达到最佳目标结果，主要提倡使用疗程内（即时反应）的变化来实现长期的阳性结果。如果应用手法治疗，却没有发生疗程内和疗程间的改变，则有可能是以下 3 种结果之一。

1. 手法治疗对患者无效。

2. 患者正在做一些事情来"消除"手法治疗疗程中阳性（积极）的结果，这需要进一步审查。

3. 临床医生正在使用的技术在剂量、强度或应用上不合适。

通过了解这些可能的后果，人们可以对治疗技术、剂量和进程进行有针对性的选择[5]。需要强调的是，技术本身不能孤立起来，它始终代表一种针对特定患者或达到某一治疗目的的手段[2]。治疗方法的选择需要基于具体的患者，并且会随着患者的病程发生改变。方法、剂量和进展的确定取决于患者的直接反应，并随着时间的推移而有所不同。

通过在评估期间同时使用这两种方法，可显著提高准确量化患者病情的能力。偏差与不恰当的测量或分析方法有关。最重要的是，由于该模型是基于患者反应的，所以治疗的改变是基于患者的一致性和功能性的改变自动进行的。

> **小结**
> ● 复查涉及与目标干预相关变化的分析。
> ● 在患者复查期间有两项主要考虑：患者一致性体征和基线功能的改变。

本章问题

1. 为什么在选择适当的治疗技术时必须要对患者的反应进行仔细分析？

2. 总结各种被动治疗方法。比较它们的异同。

3. 在复查期间，哪些发现是最重要的？哪些发现决定了所选择的治疗方法是否正确？

4. 患者本身对治疗结果有什么影响？

参考文献

1. Edwards B. *Manual of combined movements*. Oxford; Butterworth-Heinemann: 1999.

2. Maitland GD. *Peripheral manipulation*. 3rd ed. London; Butterworth-Heinemann: 1986.

3. Edmondston SJ, Allison GT, Gregg CD, Purden SM, Svansson GR, Watson AE. Effect of position on the posteroanterior stiffness of the lumbar spine. *Man Ther.* 1998;3(1):21–26.

4. Trott P. Management of selected cervical syndromes. In: Grant R (ed). *Physical therapy of the cervical and thoracic spine*. 3rd ed. New York; Churchill Livingstone: 2002.

5. Christensen N, Jones M, Carr J. Clinical reasoning in orthopedic manual therapy. In: Grant R (ed). *Physical therapy of the cervical and thoracic spine*. 3rd ed. New York; Churchill Livingstone: 2002.

6. Gifford L. Pain, the tissues and the nervous system: A conceptual model. *Physiotherapy.* 1998;84:27.

7. Vicenzino B, Collins D, Wright A. Sudomotor changes induced by neural mobilization techniques in asymptomatic subjects. *J Man Manip Ther.* 1994; 2:66–74.

8. Exelby L. The Mulligan concept: Its application in the management of spinal conditions. *Man Ther.* 2002; 7(2):64–70.

9. Maher C, Latimer J. Pain or resistance: The therapists' dilemma. *Aust J Physiother.* 1993;38:257–260.

10. Maher C, Adams R. Reliability of pain and stiffness assessments in clinical manual lumbar spine examination. *Phys Ther.* 1994;74:10–18.

11. Grieve G. *Common vertebral joint problems*. 2nd ed. Edinburgh; Churchill Livingstone: 1988.

12. Guide to Physical Therapist Practice. 2nd ed. *Phys Ther.* 2001;81:9–744.

13. Bialosky JE, Bishop MD, Price DD, Robinson ME, George SZ. The mechanisms of manual therapy in the treatment of musculoskeletal pain: A comprehensive model. *Man Ther.* 2009;14(5):531–538.

14. Hubbard A. Homokinetics. Muscular function in human movement. In: Johnson W, Buskirk R. *Science and medicine of exercise and sport*. New York; Harper and Row: 1974.

15. Ferber R, Osternig L, Gravelle D. Effect of PNF stretch techniques on knee flexor muscle EMG activity in older adults. *J Electomyography Kinesiology.* 2002;12: 391–397.

16. Wilson E. Central facilitation and remote effects: Treating both ends of the system. *Man Ther.* 1997;2(3):165–168.

17. Prentice W. A comparison of static stretching and PNF stretching for improving hip joint flexibility. *Athletic Training.* 1983;18:56–59.

18. Childs J. Risk associated with the failure to offer manipulation for patients with low back pain. Platform Presentation. *American Academy of Orthopaedic Manual Physical Therapists Conference.* Louisville, KY. 2004.

19. Cleland J, Childs J, McRae M, Palmer J. Immediate effects of thoracic spine manipulation in patients with neck pain: A randomized clinical trial. Platform Presentation. *American Academy of Orthopaedic Manual Physical Therapists Conference.* Louisville, KY. 2004.

20. Lee M, Steven J, Crosbie R, Higgs J. Towards a theory of lumbar mobilization: The relationship between applied manual force and movements of the spine. *Man Ther.* 1996;2:67–75.

21. Anson E, Cook C, Comacho C, Gwillian B, Karakostas K. The use of education in the improvement in finding R1 in the lumbar spine. *J Man Manip Ther.* 2003;11(4): 204–212.

22. Bjornsdottir SV, Kumar S. Posteroanterior spinal mobilization: State of the art review and discussion. *Disabil Rehabil.* 1997;19:39–46.

23. Yahia L, Audet J, Drouin G. Rheological properties of the human lumbar spine ligaments. *J Biomed Eng.* 1991;13:399–406.

24. DiFabio R. Efficacy of manual therapy. *Phys Ther.* 1992;72(12):853–864.

25. Petty N, Messenger N. Can the force platform be used to measure the forces applied during a PA mobilization of the lumbar spine? *J Man Manip Ther.* 1996;4(2): 70–76.

26. Chesworth B, MacDermid J, Roth J, Patterson S. Movement diagram and "end-feel" reliability when measuring passive lateral rotation of the shoulder in patients with shoulder pathology. *Phys Ther.* 1998;78: 593–601.

27. Holm S, Nachemson A. Variations in the nutrition of the canine intervertebral disc induced by motion. *Spine.* 1983;8:866–873.

28. Maitland G, Hickling J. Abnormalities in passive movement: Diagrammative representation. *Physiother.* 1970;56:105–114.

29. Carroll W, Bandura A. The role of visual monitoring in observational learning of action patterns: Making the unobservable observable. *J Motor Behavior.* 1982;14: 153–167.

30. Carroll W, Bandura A. Representational guidance of action production in observational learning: A causal

analysis. *J Motor Behavior*. 1990;22:85–97.

31. Yahia L, Audet J, Drouin G. Rheological properties of the human lumbar spine ligaments. *J Biomed Eng*. 1991;13:399–406.

32. Lee R, Latimer J, Maher C. Manipulation: Investigation of a proposed mechanism. *Clin Biomech*. 1994;8:302–306.

33. Edmondston S, Allison G, Gregg S, Purden G, Svansson G, Watson A. Effect of position on the posteroanterior stiffness of the lumbar spine. *Man Ther*. 1998;3(1):21–26.

34. Hardy GL, Napier JK. Inter and intra-therapist reliability of passive accessory movement technique. *NZ J Physiother*. 1991;22–24.

35. Ladyshewsky R, Gotjamanos E. Communication skill development in health professional education: The use of standardised patients in combination with a peer assessment strategy. *J Allied Health*. 1997;26(4):177–186.

36. Haldeman S. The clinical basis for discussion of mechanisms of manipulative therapy. In: Korr I (ed). *The neurobiologic mechanisms in manipulative therapy*. New York; Plenum Press: 1978.

37. Raftis K, Warfield C. Spinal manipulation for back pain. *Hosp Pract*. 1989;15:89–90.

38. Glover J, Morris J, Khosla T. Back pain: A randomized clinical trial of rotational manipulation of the trunk. *Br J Physiol*. 1947;150:18–22.

39. Denslow JS. Analyzing the osteopathic lesion. *J Am Osteopath Assoc*. 2001;101(2):99–100.

40. Farfan H, The scientific basis of manipulation procedures. In: Buchanan W, Kahn M, Rodnan G, Scott J, Zvailfler N, Grahame R (eds). *Clinics in rheumatic diseases*. London; WB Saunders: 1980.

41. Giles L. *Anatomical basis of low back pain*. Baltimore; Williams and Wilkins: 1989.

42. Terrett AC, Vernon H. Manipulation and pain tolerance. A controlled study of the effect of spinal manipulation on paraspinal cutaneous pain tolerance levels. *Am J Phys Med*.1984;63(5):217–225.

43. Vernon H, Dhami M, Howley T, Annett R. Spinal manipulation and beta-endorphin: A controlled study of the effect of a spinal manipulation on plasma beta-endorphin levels in normal males. *J Manipulative Physiol Ther*. 1986;9:115–123.

44. Petersen N, Vicenzino B, Wright A. The effects of a cervical mobilization technique on sympathetic outflow to the upper limb in normal subjects. *Physiother Theory Pract*. 1993;9:149–156.

45. Norkin C, Levangie P. Joint structure and function: *A comprehensive analysis*. 2nd ed. Philadelphia, PA; F. A. Davis: 1992.

46. Mennell J. *Back pain: Diagnosis and treatment using manipulative techniques*. Boston; Little, Brown: 1960.

47. Cyriax J, Cyriax P. *Cyriax's illustrated manual of orthopaedic medicine*. Oxford; Butterworth-Heineman: 1993.

48. Kaltenborn F. Manual mobilization of the joints. *The Kaltenborn method of joint mobilization and treatment*. 5th ed. Oslo; Olaf Norlis Bokhandel: 1999.

49. Benjamin P, Tappan F. *Tappan's handbook of healing massage techniques*. 4th ed. Upper Saddle River, NJ; Prentice Hall: 2004.

50. Sizer P. Manual therapy skills: Results of the Delphi study. Breakout Presentation. *American Academy of Orthopaedic Manual Physical Therapists Conference*. Reno, NV. 2003.

51. Wood T, Collaca C, Matthews R. A pilot randomized clinical trial on the relative effect of instrumental (MFMA) versus manual (HVLA) manipulation in the treatment of cervical spine dysfunction. *J Manipulative Physiol Ther*. 2001;24:260–271.

52. Cramer G, Tuck N, Knudsen J. et al. Effects of side-posture positioning and side-posture adjusting on the lumbar zygopophyseal joints as evaluated by magnetic resonance imaging: A before and after study with randomization. *J Manipulative Physiol Ther*. 2000;23: 380–394.

53. Angstrom L, Lindstrom B. (abstract). Treatment effects of traction and mobilization of the hip joint in patients with inflammatory rheumatological diseases and hip osteoarthritis. *Nordisk Fysoterapi*. 2003;7:17–27.

54. Collins N, Teys P, Vicenzino B. The initial effects of a Mulligan's mobilization with movement technique on dorsiflexion and pain in subacute ankle sprains. *Man Ther*. 2004;9:77–82.

55. Conroy D, Hayes K. The effect of joint mobilization as a component of comprehensive treatment for primary shoulder impingement syndrome. *J Orthop Phys Ther*. 1998;28:3–14.

56. Gibson H, Ross J, Allen J, Latimer J, Maher C. The effect of mobilization on forward bending range. *J Man Manip Ther*. 1993;1:142–147.

57. Ginn K, Cohen M. Conservative treatment for shoulder pain: Prognostic indicators of outcome. *Arch Phys Med Rehabil*. 2004;85:1231–1235.

58. Green T, Refshauge K, Crosbie J, Adams R. A randomized controlled trial of a passive accessory joint mobilization on acute ankle inversion sprains. *Phys Ther*. 2001;81:984–994.

59. Hjelm R, Draper C, Spencer S. Anterior–inferior capsular length insufficiency in the painful shoulder. *J Orthop Sports Phys Ther*. 1996;23:216–222.

60. Hoeksma H, Dekker J, Ronday K, Heering A, van der Lubbe N, Vel C, Breedveld F, van den Ende C. Comparison of manual therapy and exercise therapy in osteoarthritis of the hip: A randomized clinical trial. *Arthritis Rheum*. 2004;51:722–729.

61. Randall T, Portney L, Harris B. Effects of joint mobilization on joint stiffness and active motion of the metacarpal–phalangeal joint. *J Orthop Sports Phys Ther*. 1992;16:30–36.

62. Shamus J, Shamus E, Gugel R, Brucker B, Skaruppa C. The effect of sesamoid mobilization, flexor hallucis strengthening, and gait training on reducing pain and restoring function in individuals with hallux limitus: A clinical trial. *J Orthop Sports Phys Ther*. 2004;34: 368–376.

63. Herzog W. *Clinical biomechanics of spinal manipulation*. London; Churchill Livingstone: 2000.

64. McCarthy CJ. Spinal manipulative thrust technique using combined movement theory. *Man Ther*. 2001;6: 197–204.

65. Nyberg R. Manipulation: Definition, types, application. In: Basmajian J, Nyberg R (eds). *Rational manual thera-*

pies. Baltimore; Williams and Wilkins: 1993.

66. Sprague R, Cook C. Differential assessment and mobilization of the cervical and upper thoracic spine. In: Donatelli R, Wooden M (eds). *Orthopedic physical therapy*. Philadelphia; Churchill Livingston: 2010.

67. Grice A, Vernon H. Basic principles in the performance of chiropractic adjusting: Historical review, classification and objectives. In: Haldeman S. (ed). *Principles and practice of chiropractic*. 2nd ed. Norwalk; Appleton & Lange: 1992;443–458.

68. Lenehan K, Fryer G, McLaughlin P. The effect of muscle energy technique on gross trunk range of motion. *J Osteopathy Med*. 2003;6:13–18.

69. Schenk R, MacDiarmid A, Rousselle J. The effects of muscle energy technique on lumbar range of motion. *J Man Manip Ther*. 1997;5:179–183.

70. Schenk R, Adelman K, Rousselle J. The effects of muscle energy technique on cervical range of motion. *J Man Manip Ther*. 1994;2:149–155.

71. Goodridge JP. Muscle energy technique: Definition, explanation, methods of procedure. *J Am Osteopath Assoc*. 1981;81(4):249–254.

72. Winters M, Blake C, Trost S, Marcello-Brinker T, Lowe L, Garber M, Wainner R. Passive versus active stretching of hip flexor muscles in subjects with limited hip extension: A randomized trial. *Phys Ther*. 2004;84:800–807.

73. Grieve G. *Common vertebral joint problems*. 2nd ed. Edinburgh; Churchill Livingstone: 1988.

74. Shekelle PG. Spinal manipulation. *Spine*. 1994;19:858–861.

75. Whittingham W, Nilsson N. Active range of motion in the cervical spine increases after spinal manipulation. *J Manipulative Physiol Ther*. 2001;24:552–555.

76. Andersen S, Fryer G, McLaughlin P. The effect of talocrural joint manipulation on range of motion at the ankle joint in subjects with a history of ankle injury. *Australas Chiropract Osteopathy*. 2003;11:57–62.

77. Mulligan B. Mobilisations with movement (MVM's). *J Man Manip Ther*. 1993;1:154–156.

78. Mulligan B. *Manual therapy "NAGS", "SNAGS", "MWM's" etc*. 4th ed. Wellington; Plane View Services Ltd: 1999.

79. Mulligan BR. Spinal mobilisation with leg movement (further mobilisation with movement). *J Man Manip Ther*. 1995;3(1):25–27.

80. Konstantinou K, Foster N, Rushton A, Baxter D. The use and reported effects of mobilization with movement techniques in low back pain management; a cross-sectional descriptive survey of physiotherapists in Britain. *Man Ther*. 2002;7(4):206–214.

81. Lee M, Mosely A, Refshauge K. Effects of feedback on learning a vertebral joint mobilizations skill. *Phys Ther*. 1990;10:97–102.

82. Latimer J, Lee M, Adams RD. The effects of high and low loading forces on measured values of lumbar stiffness. *J Manipulative Physiol Ther*. 1998;21:157–163.

83. Chiradejnant A, Latimer J, Maher CG. Forces applied during manual therapy to patients with low back pain. *J Manipulative Physiol Ther*. 2002;25(6):362–369.

84. Herzog W, Conway PJ, Kawchuk GN, Zhang Y, Hasler EM. Forces exerted during spinal manipulative therapy. *Spine*. 1993;18(9):1206–1212.

85. Caling B, Lee M. Effect of direction of applied mobilization force on the posteroanterior response in the lumbar spine. *J Manipulative Physiol Ther*. 2001;24:71–78.

86. Lee R, Evans J. An *in-vivo* study of the intervertebral movements produced by posteroanterior mobilization. *Clin Biomech*. 1997;12:400–408.

87. Frank C, Akeson WH, Woo SLY, Amiel D, Coutts RD. Physiology and therapeutic value of passive joint of motion. *Clin Ortho*. 1984;185:113–124.

88. Sizer PS, Matthijs O, Phelps V. Influence of age on the development of pathology. *Curr Rev Pain* 2000;4:362–373.

89. Jensen G, Shepard K, Hack L. The novice versus the experienced clinician: Insights into the work of the physical therapist. *Phys Ther*. 1990;70:314–323.

Chad E. Cook, Rogelio Coronado

目标

- 概述与颈椎相关的临床解剖。
- 概述颈椎的三维耦合模式。
- 概括和描述冠状动脉系统的解剖学考虑。
- 进行颈椎的临床检查。
- 概述各种颈椎损伤的有效治疗方案。
- 确定颈椎手法治疗的结果。

临床检查

预试

颈椎不同于其他的肌肉骨骼区，因为对颈椎进行手法治疗的风险远高于其他区域。因此，预先测试韧带完整性和血管损伤的可能性或将有用。颈动脉功能障碍(CAD)可导致致命的后果。CAD 的发生可能与运动过度、韧带稳定性降低或者易患因素(如动脉硬化或颈椎病等)有关。下文将对韧带测试和 CAD 测试进行详细讨论。

韧带测试　在可能患有外伤的情况下，或在特殊人群(如类风湿性关节炎、怀疑韧带组织退化)中进行韧带测试十分必要。测试包括改良的 Sharp Purser 测试(夏普–波瑟测试)(图 5.1)、翼状韧带压力测试(图 5.2)和寰椎横韧带测试(图 5.3)。

颈动脉功能障碍(CAD)测试　颈椎手法治疗最需要注意的问题与颈部周围动脉血管的应力有关[3]。并发症可能发生在颈部的椎基底动脉和颈内动脉。对椎基底动脉的损伤可能导致以下与 CAD 有关的症状和体征：复视、头晕、跌扑发作、构音障碍、吞咽困难、眼球震颤、恶心和麻木[4]。其他表现包括共济失

调、笨拙和烦躁、面部麻木、听力障碍、声音嘶哑、短期记忆丧失、心神不宁、畏光或呕吐[3]。

对颈内动脉(ICA)的损伤可能导致短暂性脑缺血发作、缺血性脑卒中、视网膜梗死等缺血性并发症[3]。ICA 解剖的非缺血性症状和体征可能包括霍纳综合征、搏动性耳鸣、脑神经麻痹、头皮压痛、颈部肿胀、第Ⅵ脑神经麻痹和眼眶骨痛[3]。

虽然手法治疗医生多年来对 CAD 进行"筛查"，但这些方法的有效性仍然存疑。首先，现有的治疗前筛查指南/指导的预测价值很低，在无症状受试者中测试的血流量减少不一定适用于有症状的受试者。此外，测试期间缺少主要症状并不能降低 CAD 的发病率。最新推荐的规范表示，颈动脉扩张可能降低血液流动和循环。最后，大量并发症与 CAD 风险增加有关，并且在临床实践中值得研究[4,5](表 5.1)。为评估这些并发症，Kerry 和 Taylor[5]建议对静息血压、上颈椎不稳定性测试和身体质量指数进行强制性的评估。

Barker 等[6]概述了在选择手法治疗操作之前的几个重要的预处理测试程序。他们的建议基于用主观和客观标准概述与 CAD 评估相关的风险因素。他们建议，在治疗干预之前，应在患者同意的情况下进

改良的 Sharp Purser 测试

该测试用于评估上颈椎的不稳定性，特别是与齿状突横韧带断裂相关的不稳定性。Cattryesse 等[1]发现改良的 Sharp Purser 测试对于"主观感觉"并不可靠，或者在测试过度运动时对症状的诱发是无效的。在他们的研究中，临床医生无法确定上颈椎先天性过度运动的患者。值得注意的是，因为这项测试有受伤的风险，如果临床医生怀疑有骨折，则在对患者进行适当的影像学检查之前不应执行该测试。此外，如果存在横韧带断裂，则轴向向前的被动运动会对脊髓产生相当大的压力。

这项测试用两种方法进行教学，并且有两个潜在的"阳性发现"。第一个"阳性发现"与 C2 固定期间头部被动转动的过程中（医生）感觉到的任何运动有关。另一个是当头部向前屈曲时出现症状，在后仰时症状消失。该试验最初的研究没能很好地定义这个操作方法，手法治疗医生通过后续改良以满足他们的需求。通常，进行测试时取坐位。

1.患者头部应稍微弯曲。

2.医生应在屈曲位询问患者症状。

3.医生站在患者侧面，并用钳状抓握（在拇指和手指指腹间维持住物体）的手法向后稳定 C2 棘突。

4.医生将手掌置于患者前额施以一个向后的推力，开始用力要轻微，在后推过程中评估后移的程度与症状的消失情况。

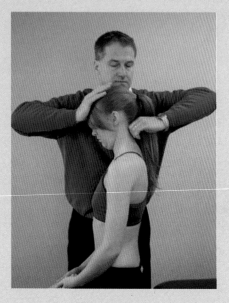

图 5.1　改良的 Sharp Purser 测试。

翼状韧带压力测试

该测试一直被认为是一种评估翼状韧带完整性的手段。该测试有多次迭代，但都具有相同的基本原理。由于翼状韧带控制寰椎的轴向旋转（即右侧轴向旋转受到左侧翼状韧带的限制，反之亦然）以及过度屈曲，所以在测试过程中通常检查这两种移动。在测试期间，如果在 C2 棘突上没有感到旋转或侧屈，则认为翼状韧带已经发生损伤。在正常情况下，C2 在侧屈和旋转过程中会有移动趋势。症状的发生和异常感觉都属于阳性发现。

1.患者取坐位或者仰卧位。

2.头部稍微弯曲以进一步紧张翼状韧带。

3.医生用手捏握（钳状抓握）并固定 C2 棘突（图 5.2），确保对运动进行适当评估。

4.被动侧屈和旋转头部。在被动运动过程中，医生尽力感受 C2 的运动。如果在侧屈和（或）旋转过程中没有感觉到 C2 的运动，则认为测试结果为阳性[2]。

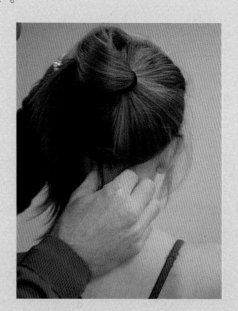

图 5.2　翼状韧带压力测试。

寰椎横韧带测试

该测试也用来评估横向韧带的完整性。从本质上讲，这个测试对于改良的 Sharp Purser 测试是多余的。与改良的 Sharp Purser 测试一样，运动和症状诱发也是本测试的主要目标。因为向前的平移活动主要集中在 C1 横突上，所以这项测试从理论上评估 C1 向椎管的过度运动。另外，由于横韧带的功能是对抗向前的剪切力，并且韧带受伤可能导致诸如眩晕、恶心、嘴唇、面部或肢体感觉异常、眼球震颤或任何形式的脊髓病症状，所以颈椎损伤后，该测试是非常有益的[2]。

1.患者取仰卧位。

2.医生在用手指接触双侧 C1 横突的后侧面之前评估静止时的症状。

3.医生的手掌置于患者枕骨下。

4.医生先在 C1 横突上施加前向力(用手指)，在施力时抬起患者头部(图 5.3)。该位置保持 15~20 秒，如果没有症状发生，医生可以用肩膀的前部向患者前额施加一个向下的力。

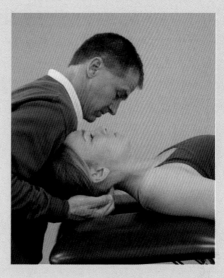

图 5.3　寰椎横韧带测试。

表 5.1　动脉内膜损伤(AID)的风险因素(脑卒中风险)

主要风险因素	次要风险因素
高血压[BP>140/90mmHg(1mmHg=0.133kPa)]	基于雌激素的避孕药
高胆固醇血症	激素替代疗法
高脂血症	(全身性)感染
糖尿病	营养不良
家族心肌梗死、心绞痛、短暂性脑缺血、脑卒中、周围血管疾病病史	类风湿或其他结缔组织疾病
吸烟	凝血障碍
BMI>30	肌纤维发育不良
反复或者近期受伤(包括反复的推拿治疗)	运动过度
上颈椎失稳	勃起功能障碍
	BMI 25~29

BP，血压；BMI，身体质量指数。

行 CAD 预试验等预操作。尽管如此，这一建议仍存在争议，因为没有证据支持对 CAD 进行筛选可以减少手法治疗后的不良后果。

椎基底动脉供血不足(VBI)是 CAD 的一种，指通过椎基底动脉系统的血流的局部或弥散性减少。该系统提供大脑后部(包括脑干、小脑、枕叶、内侧颞叶和丘脑)的血液供应。据报道，在颈椎推拿中，由推拿导致的 VBI 相关问题发生率为 5/10 000 000

至 1/20 000[7]。报道最多的损伤形式是动脉夹层，可导致包括 18% 的死亡病例在内的多种后果[8]。尽管与推拿相关的动脉夹层的原因尚未完全清楚，但很明显的是，C1-C2 区为动脉最容易受伤的部位[9]，很可能是因为动脉在颈部旋转过程中的拉长和扭曲大多发生在该区域。例如，在右旋期间，左侧椎动脉会被拉长。

CAD 测试的应用具有一定程度的争议，并且如前所述，测试后不一定出现一个已知的结果。Johnson 等[10]发现,不可靠的证据表明上颈椎推拿会影响上颈椎动脉血流。然而,该研究的参与者平均年龄为33岁,无 CAD 相关的症状。在其他试验研究中,测试显示了颈椎运动与阻断脑血流相关的互相矛盾的结果。一些研究证实,在刺激性运动过程中存在侧支循环,而其他研究则未能证实这一点[11-14]。如前所述,物理测试过程中血流减少与手法治疗中阴性结果之间的关系最多只是推测。

尽管如此,文献中已经定义了几种物理测试方法。Maitland[15]建议在治疗开始之前将患者置于预处理的位置(图 5.5),以评估其对该位置的容忍度。在所有确定的测试中,颈椎持续的末端旋转一直被认为是评估上颈椎 CAD 最有效的方法(图 5.4)。该测试由 Maitland 在 1968 年首次描述[16,17],目前被颈椎

预操作指南推荐使用[6,18,19]。测试的目的是在颈部安全而渐进的旋转过程中再现 CAD 的潜在体征或症状。如果神经系统体征或症状再现,则需要立即转诊给内科医生进一步检测。

在治疗之前是否进行 CAD 测试由临床医生自行决定,然而,在每次手法治疗疗程开始之前都应该进行 CAD 筛查[6]。Barker 等[6]报道,尽管进行了彻底筛查,仍然存在与自发性事故相关的危险因素。此外,主观检查通常会在测试前提示谁可能有阳性CAD 反应。由于使用测试方法存在一定引起阳性CAD 的风险,因此在患者已经主诉主观症状或过去的测试显示阳性结果的情况下,最好避免进行相关测试或治疗。如果在测试过程中出现 CAD 阳性反应,应立即停止治疗,并请求适当的医疗援助[6]。

颈动脉功能障碍(CAD)测试

这项检查的第一部分需要医生同患者交流,并从患者提供的信息中获取 CAD 相关的症状和体征。如果存在阳性发现,患者需要转诊进行适当的医疗咨询。

1.在进行全面的临床检查之前,医生要对患者进行坐位或仰卧位的末端颈椎旋转测试或旋转和伸展(图 5.4 和图 5.5)。

2.保持该体位 10 秒并观察 CAD 的症状和体征。

3.头部返回中立位并保持至少 10 秒。

4.重复旋转到对侧并保持 10 秒,旋转和伸展的持续时间和视觉评估尽量与前次相同。这种评估方法也可用于平卧位。如果出现轻微的眩晕,医生可以选择进行前庭测试(该测试超出了本书的讨论范畴)。

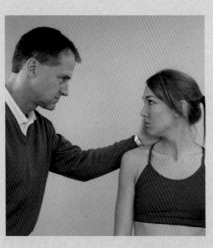

图 5.4　坐位的颈椎旋转测试。

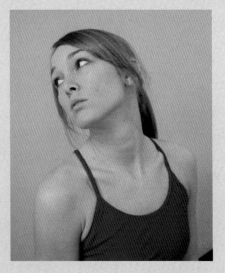

图 5.5　坐位的颈椎旋转和伸展测试。

预操作位置测试

预操作位置测试(图 5.6)是确定患者对中下段颈椎联合运动耐受性的最后一步。该过程在仰卧位进行。检查之前要对患者的症状进行预先评估。

1.患者的颈部侧向滑动至终点。

2.医生用第 1 掌指关节侧面向颈部提供支点力,接触点应由关节柱或横突组成。患者的颈部侧屈至接触点的水平面(图 5.6,左侧)。由于联合运动通常在单平面运动不太敏感的情况下使用,所以疼痛不应该成为重要的考虑因素。

3.患者的颈部旋转并向对侧屈曲(图 5.6,右侧),但不超过之前的活动范围。医生应感受到颈部"锁定"的感觉。

4.重新评估患者的状态,特别是当患者出现

CAD 的体征时。保持该体位 10 秒,如果(评估中或评估后)症状明显,患者应被转诊给适当的医务人员。

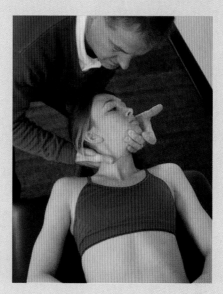

图 5.6 预操作位置。

小结

● 颈椎不同于其他肌肉骨骼区域,因为可能出现与 CAD 相关的结果。因此,出于安全考虑,需要进行预操作测试。

● 长期以来,研究者一直认为颈椎持续的末端旋转是上颈椎 CAD 最有效的评估方法。

● 尽管在开始治疗之前进行了彻底的 CAD 筛选,但仍然存在与自发性事故相关的危险因素。

视诊

在临床检查中经常对颈部姿势进行视觉评估[20,21]。长期以来,人们认为姿势会直接影响颞下颌关节紊乱症(TMD)的发生。针对这一假设的研究发现各不相同。部分作者报道称两者间没有此种关系存在[22-24],而另一部分作者已经确定了其中的关联,最明显的是肌肉失衡[25]。Wright 等[26]报道,在 TMD 自我管理方法中加入姿势训练,比单纯的执行自我管理方法更有效。最终结论仍需进一步研究确定。

部分作者[27,28]报道了头部前倾的姿势和头痛之间的显著关联。Watson 和 Trott[27]发现,慢性头痛的受试者大多数表现出异常的姿势,特别是头部前倾体位(图 5.7),而对照组的受试者并没有出现这一情况。

运动障碍可能与脊柱失稳或上颈椎骨折有关。由于颈椎失稳只能表现出微小的临床检查特征,因此识别与此潜在严重并发症相关的某些特征十分重要。这些属性被描述为异常的颈椎运动[31],涉及肩痛[31,32]、神经根病和(或)脊髓病[33]、椎旁肌痉挛、颈椎生理曲度变小[31]、耳鸣[34]、持续姿势期间疼痛[31],以及运动范围改变[29,35-37]。由于这些症状与其他较复杂的疾病相似,所以必须确定症状出现之前是否有过重症创伤或重复性微创伤病史。

对于颈部失稳性齿状突骨折的患者,其可能存在与脊髓病相关的神经症状。有时,这些神经系统症状仅限于创伤后一过性的弥漫性轻瘫,而在其他患者中,颈椎病是显著且常见的。进行性脊髓病导致虚弱和共济失调,远超过感觉的改变[38]。在严重的病例中,齿状突骨折可能导致神经血管症状和椎动脉压

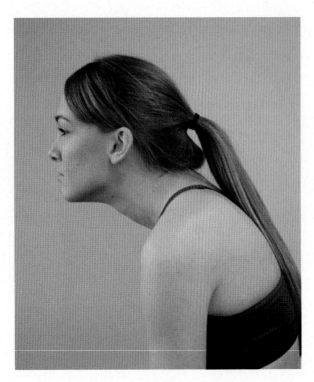

图 5.7 头部前倾体位。

迫。随后,这种压迫可能导致颈部和脑干缺血,并伴有诸如步态共济失调、晕厥、眩晕和视觉障碍等症状和体征。这种严重的情况超出了手法治疗医生的治疗范围,应该在预测试期间发现。

由于只有不到 3% 的创伤影像学检查有阳性发现,所以许多作者认为通用的颈椎 X 线检查效率低且成本高[40,41]。有时,为了获得清晰的颈椎照片,需要重复多次成像,增加了总成本[42]。后来,《加拿大颈椎规则》中排除了那些在急性创伤后可能不需要进行 X 线检查的患者。Bandiera 等[43]报道,该仪器的敏感性高于急诊室医生的临床判断,在大量颈椎创伤患者中表现出 100% 的敏感性。满足以下条件的患者可不进行 X 线检查:①认知完整且无神经症状;②年龄小于 65 岁;③不恐惧根据命令移动头部;④不存在由于注意力分散而引起的损伤;⑤没有中线疼痛[43]。

> **小结**
> ● 部分姿势(如头部前倾体位)通常与颈椎疼痛相关。
> ● 颈椎的姿势对 TMD 发生的贡献说法不一。

> ● 创伤事件发生后,不愿移动可能是与上颈椎失稳相关的危险信号。
> ●《加拿大颈椎规则》有助于确定是否有必要进行 X 线检查。

病史

Gregory Grieve[44]概述了颈椎的 3 个必须解决的问题。

1.有无头晕(眩晕)、黑矇或"跌扑"发作?

2.有无类风湿性关节炎或其他炎性关节炎的病史,是否进行过全身类固醇治疗?

3.手臂和腿部有无相关神经症状?

通常,眩晕、黑矇和跌扑发作与 CAD 病症相关,其特征在于流经颈动脉的血流受限,从而限制大脑后部(包括枕叶、小脑和脑干)的血液供应[8]。关于 CAD 的进一步讨论将在预测试部分进行。

罹患不稳定性疾病的患者常常出现神经症状。类风湿性关节炎(RA)是最常见的可能影响颈椎完整性的炎症性疾病,好发于寰枢关节复合体[45]。RA 与不稳定性相关,应在评估前确定[46]。

与颈部疾病或运动相关的腿部神经症状可能是脊髓病变的征兆。脊髓病变的临床表现为,下肢首先受到影响,随后出现痉挛和轻瘫。患者常常抱怨由于皮质脊髓束和脊髓小脑束的异常导致的步态异常。最后会出现上肢力量减退和手指动作困难的情况[47,48]。如果患者主诉的症状与严重的脊髓病相关,最好将其转诊给接受过神经学评估训练的医生。尽管如此,需要注意的是,如果没有影像学支持,诊断是非常困难的,而且大多数测试和检查缺乏敏感性,可导致部分假阳性结果。

> **小结**
> ● 眩晕、黑矇和跌扑发作与 CAD 相关。
> ● CAD 是一种以颈动脉血流受限为特征的疾病,从而限制大脑后部(包括枕叶、小脑和脑干)的血液供应。
> ● 类风湿性关节炎(RA)是最常见的能够影响颈椎完整性的炎症性疾病。

●脊髓病变是一种下肢首先受到影响，随后出现痉挛和轻瘫的很难诊断的疾病。

体格检查

主动生理运动

主动运动是指专门由患者执行的任何形式的生理运动。在临床检查中，主动运动的目的是识别和检查选定的主动运动对一致性体征的影响。通过在选定的运动期间确定一致性体征的行为，临床医生可以有效地识别潜在的（有效的）主动生理治疗方法。颈椎的主动生理运动评估据称可以检查颈椎的收缩性要素[49]。运动范围测试是一种有效的筛查技术，可用于评估年龄相关的变化和退化。在许多情况下，颈椎退行性改变可导致除旋转之外的所有运动的运动范围损失[49]。

Sandmark 和 Nisell[50]认为，主动评估包括对那些在检测患者一致性主诉中不够敏感的运动模式的视觉观察。作者在检测过程中使用疼痛再现作为其敏感性的衡量工具。Lee 等[51]报道了有症状和无症状患者之间的主动运动范围的差异。他们的研究结果表明，与正常受试者相比，有症状的患者表现出下颈椎伸展和左旋运动的减弱，以及更明显的下巴回缩。Sterling 等[52]的研究显示，主动运动范围值不随时间的推移而发生改变，并不能够反映评估期间与疼痛存在相关的假象或变化。随后，似乎运动范围异常也能再现患者当前的疼痛症状，与单独的疼痛运动相比，其有助于识别受损运动。

上颈椎的主动生理运动　如前所述，在临床检查中，主动运动的目的是识别和检查选定的主动运动对一致性体征的影响。

使用超压可能有助于区分各种损伤，并且旨在"排除"与患者的损伤没有关系的潜在关节[29, 53]。当试图根据末端"感觉"来确定是否存在损伤时，超压效果较差。尽管研究者们就末端感觉的可靠性和临床实用性在几种不同的关节系统里得出的结果差别很大，但末端感觉的评估似乎仍是手法治疗医生的一项良好技能[54, 55]。测试的有效性可能因其他因素而异，包括关节位置、测试者的教育背景[56]，以及疼痛的存在[57]。每个关节的主被动运动末端仍有一部分活动范围。若患者可进行正常运动，则可以在活动末端进行超压（施加压力促进更多的活动范围），但有的超压可引起一定程度的疼痛或不适。

上颈椎屈曲

一个系统的过程有助于检测患者的一致性体征，因为颈椎可以做多个角度的多种运动，因此有许多运动需要评估。评估的第一个动作是上颈椎屈曲。

1.医生将患者的头部定位在指定的中立位。

2.医生指示患者回缩下巴，或"弄成双下巴"（图 5.8）。指示患者回缩下巴直到出现第一个痛点。

3.医生指示患者在出现第一个痛点后继续回缩下巴，如果没有出现疼痛，则一直回缩至活动范围的末端。

4.之后，医生指示患者轻轻点下巴，通过重复运动进一步刺激该区域。

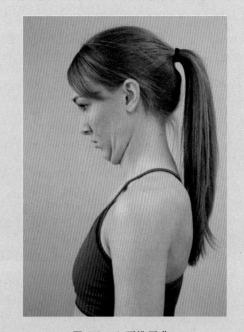

图 5.8　上颈椎屈曲。

上颈椎伸展

上颈椎伸展是一种通常与头部前倾姿势相关的运动。

1.医生将患者头部定位在指定的中立位。

2.医生指示患者伸展下巴,或者"将下巴伸出"(图5.9)。指示患者伸展下巴直至出现第一个痛点。

3.医生指示患者在出现第一个痛点后继续伸展下巴,如果没有出现疼痛,则一直伸展至活动范围的末端。

4.医生指示患者轻轻地点下巴,以便通过反复运动进一步激发测试。重新记录患者的症状或者体征。

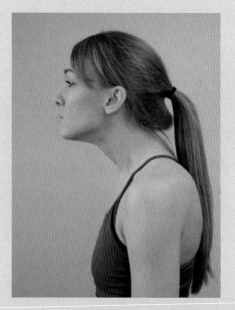

图5.9　上颈椎伸展。

下颈椎屈曲

与上颈椎相比,下颈椎有不同的运动和功能。之后,解除上颈椎的运动是有益的。因为不可能消除运动,所以下面提供了强调基于屈曲的下颈椎运动指南。

1.医生将患者的头部定位在指定的中立位。

2.医生指示患者回缩下巴,或"弄成双下巴"。指示患者向前弯曲颈部,直到出现第一个痛点,同时保持下巴内收。

3.与上颈椎一样,医生指示患者继续移动超过第一个痛点。

4.(如果没有疼痛)医生将超压施加在生理屈曲上(如图5.10),同时稳定下颈后部(图5.10)。医生应用基于屈曲的超压施加牵引力,并重新评估患者的症状和体征。

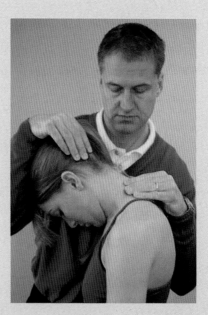

图5.10　下颈椎屈曲和超压下的屈曲。

下颈椎伸展

头部前倾的姿势使下颈椎呈现屈曲位。评估伸展有助于确定姿势问题是结构性还是位置性。

1.医生将患者的头部定位在指定的中立位。

2.医生指示患者回缩下巴,或"弄成双下巴"。

3.医生指示患者向后弯曲颈部直至出现第一个痛点,或者"向后弯曲颈部同时保持下巴内收"。

4.医生指示患者继续移动超过第一个痛点,直到运动范围的末端(如果没有疼痛)。

5.医生温和的将超压施加在生理伸展上,同时用肘部和前臂支撑患者胸椎,手呈杯状置于患者后头部(图 5.11)。完成后,重新评估患者的症状和体征。

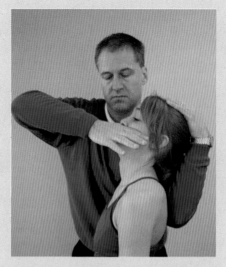

图 5.11 下颈椎伸展和超压下的伸展。

生理性侧屈

生理性侧屈是需要六个角度辅助运动的运动[58]。

1.医生将患者的头部定位在指定的中立位。

2.医生指示患者将颈部侧屈至第一个痛点,或者"将耳朵贴在肩膀上"。

3.医生指示患者继续移动超过第一个痛点,直到运动范围的末端。

4.(如果没有疼痛)医生将超压施加在生理侧屈上。通常,这个动作是用手的尺侧作为颈部的"支点"。医生将手掌放在患者的颧弓上,并用手指稳定头部,以使患者获得最大的舒适度(图 5.12)。重新评估患者的症状和体征,并在另一侧重复上述操作。

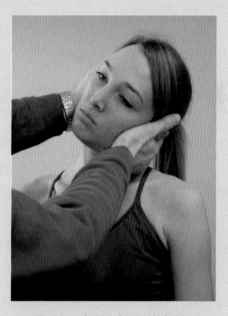

图 5.12 侧屈和超压下的侧屈。

生理性旋转

生理性旋转主要由关节突关节转动引导[59]。

1.在旋转期间，医生将患者的头部定位在指定的中立位。然后指示患者将颈部旋转至第一个痛点，或者"保持视线水平并转向你的右侧（或者左侧）"。

2.医生指示患者继续移动超过第一个痛点，直到运动范围的末端。

3.（如果没有疼痛）医生将超压施加在生理旋转上。如果是右旋（如图），用左前臂固定患者右肩（左旋相反）。医生将手掌放在患者的两侧颧弓，同时稳定头部（图5.13）。前臂提供反作用力防止患者身体转动。

4.然后评估患者的症状和体征，并在另一侧重复上述操作。

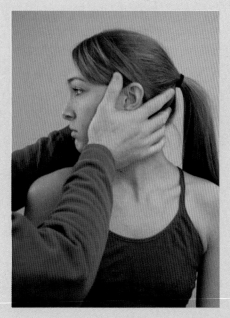

图 5.13 施压旋转。

主动颈椎屈曲和旋转

旨在缩小椎间孔解剖学空间的一个设计良好的联合运动是 Maitland 描述的下象限运动[15]。这个运动类似于椎间孔挤压测试，有时用于检测颈神经根性病变[60]。Maitland[15]报道，象限试验能有效地排除颈椎源性疼痛。测试阳性可能反映出被测试侧脊柱源性功能障碍导致的神经根压迫。

1.患者取坐位。

2.患者头部定位在指定的中立位。

3.医生站在患者的受试侧。

4.医生将手放在患者肩胛骨的顶部，同时用前臂稳定患者的胸部。

5.医生指示患者回看他的手，这包含了同侧的侧屈和旋转。指示患者停在第一个痛点（如果没有疼痛）。

6.医生将手掌放在患者颧弓上并施加非常短暂而快速的力量，将超压施加到侧屈、旋转和伸展的组合范围内（图5.14）。如有需要，在对侧重复上述操作。

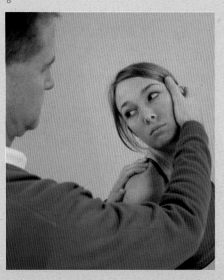

图 5.14 超压下的下颈椎象限。

下颈椎的主动生理运动　如前所述，在临床检查中，主动运动的目的是识别和检查选定的主动运动对一致性体征的影响。

联合运动　联合运动有助于识别单平面运动中未被识别的一致性运动，并可进一步充实运动行为及其对患者颈部问题的影响。

上象限测试包括同时进行上颈部延伸、侧屈和旋转至同一侧。上颈部的完全伸展是必要的，然而，侧屈和旋转的运动幅度应该是最小的。在颅骨的上部加载力（向下压）以将患者移向运动范围的末端是有用的。这项技术很难做到，应该在教育课程中或者从具备该技术的临床医生那里学习。

> **小结**
> ● 对颈椎的主动生理评估据称不仅检查颈椎的收缩性要素，而且也可以评估患者对给定位置的耐受性。
> ● 超压的使用可能有助于区分各种损伤，并旨在"排除"对患者的损伤没有参与的关节。
> ● 选择联合运动可能有助于通过增加关节和周围结构的张力或压缩来区分疼痛的起因。

> ● 再现患者当前疼痛感的运动范围异常有助于识别受损运动。

被动运动

被动生理运动　被动生理检查期间应用的运动平面与主动生理运动期间测试的运动平面相似，并且用于进一步确认患者的一致性体征。在某些情况下，这些运动仅用于确定异常的移动。Fjellner 等[61]报道，在 8 个基于平面的运动测试中，被动生理运动在其中的 6 个运动测试中显示出医生可接受的可靠性。

被动生理运动通常用于确定颈椎推拿术或松动术的合适水平。在一项由 Haas 等[62]进行的研究中，将基于临床生理末端感觉评估的推拿术与指定水平的随机选择进行比较。这些发现基于 1 天的治疗效果，并且在疼痛或僵硬结果方面没有显示出差异。这一发现类似于胸椎和腰椎，几乎没有信息支持需要确定推拿干预的特定水平[63, 64]。尽管如此，被动生理运动一直被认为是手法治疗评估的重要因素，因此直观地认为，分离适当的病变节段对手法治疗至关重要。

被动生理屈曲

检查期间的第一个被动生理评估方法是屈曲。这个操作在检查一致性疼痛方面没有辨别度，但有助于检测颈椎屈曲的不对称性。

1.患者取仰卧位。

2.患者头部至 T2 棘突均置于检查床外。

3.医生用拇指和示指稳定患者头部以支撑后关节柱。医生应用一个自始至终温和的力量使患者脊柱被动屈颈，直到出现第一个痛点停止动作（图 5.15）。医生应该感受到动作的对称性，同时评估自移动超过第一个痛点至运动范围末端的过程中疼痛的再现情况。如果没有疼痛，医生可以通过在颅骨顶部施加力（用腹部来增加压力）来增加测试的敏感性。

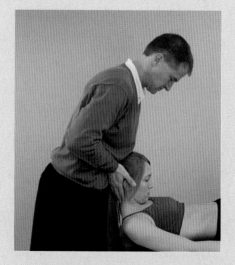

图 5.15　被动生理屈曲。

被动生理伸展

　　检查期间的第二个被动生理评估方法是伸展。基于调整小关节面的角度,这个操作在检查一致性疼痛方面有很好的辨别度,并且有助于检查颈部伸展的不对称性。

　　1.患者取仰卧位,头部至 T2 棘突均置于检查床外。

　　2.医生用拇指和示指稳定患者头部以支撑后关节柱。

　　3.医生应用一个始终温和的力使患者脊柱被动伸展(图 5.16)。头部向 T2 方向伸展,直到出现第一个痛点停止动作。医生将患者颈椎进一步伸展超出第一疼痛点的位置,同时感受动作的对称性,并评估一致性疼痛的再现。

　　4.如果不存在疼痛,医生可以通过使用腹部在颅骨顶部及额面施加力来提高测试的敏感性。

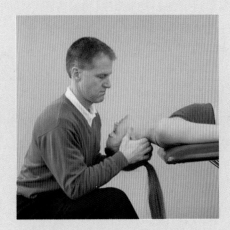

图 5.16　被动生理伸展。

下颌托握法

　　下颌托握法是评估和治疗颈椎的一种有用的处理技巧[15]。下颌托握法令一只手臂执行生理运动活动,另一只手臂可以自由施加力量,局部触摸,或者稳定某一特定区域。

　　1.患者取仰卧位。

　　2.患者头部至 T2 棘突均置于检查床外。

　　3.医生用大部分手指的尺侧“勾住”患者的下巴,并使前臂环绕在患者耳后为头部提供一个稳固的“底座”。向右旋转时,右臂提供稳定。向左旋转(图 5.17),左臂提供稳定。

　　4.医生将肩膀置于患者前额,并轻轻用力将头部“锁定”在手臂支架上。

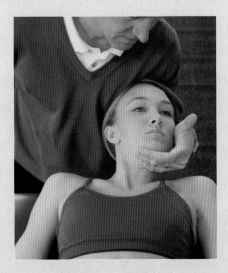

图 5.17　下颌托握法。

被动生理侧屈

　　检查期间的第三个被动生理评估方法是侧屈。这个操作评估所有结构的集体移动性,并有助于评估钩椎关节。

　　1.这个操作在仰卧位进行,患者头部至 T2 棘突均置于检查床外。

　　2 医生用下颌托握法支撑患者的颈椎。

　　3.医生将第 1 掌指关节桡侧缘放在需要检查的颈椎水平的后关节柱上,并在掌指关节处施加类似支点力(图 5.18)。

　　4.医生温和地提供朝向支点力的生理性侧屈。该运动应该在指骨桡侧水平上开始,并应该在患者首次出现疼痛反应时停止。

　　5.朝着运动范围的末端继续移动患者颈椎超过第一个痛点,重新评估患者反应。为了测试不同的水平,医生可以将指间关节的桡侧向上和向下移动到相应的后关节柱以识别目标关节面。

　　6.在对侧重复上述操作。

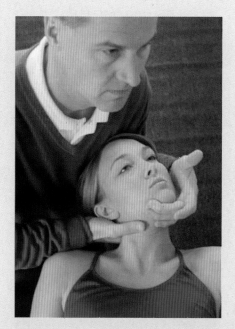

图 5.18　应用下颌托握法进行的侧屈。

被动生理旋转

检查期间的第四个被动生理评估方法是旋转。该操作在仰卧位进行，评估所有结构的集体移动性，并有助于评估关节突关节。

1.患者取仰卧位。

2.患者头部至T2棘突均置于检查床外。

3.医生用下颌托握法支撑患者的颈椎。

4.医生"抓握"患者颈后组织（图5.19），也就是后颈部，在特定水平旋转直至患者出现第一个痛点。

5.朝着运动方位的末端继续移动患者颈椎超过第一个痛点，重新评估患者反应（图5.20）。医生可以将颈后抓握的位置向上和向下移动，以区分不同的颈椎节段，识别目标关节面。

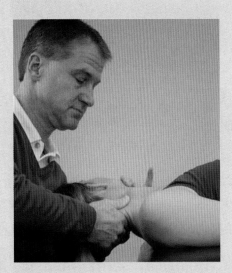

图 5.19　手后位旋转。

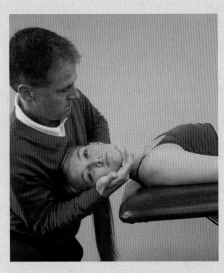

图 5.20　被动生理旋转。

联合生理运动

联合的被动生理运动可用于检测关节或囊状结构。由于存在多种可能的运动，将这些运动分类为仰卧位评估和坐位评估更加便于介绍。以下4种方法属于仰卧位技术。

小结

● 被动生理检查技术有助于识别引起患者疼痛的颈椎运动。

● 被动生理运动已被证明具有医生可接受的可靠性。

● 被动生理运动可以是单平面的或组合的以联合评测关节及周围结构。

伸展和旋转

　　伸展和旋转的联合运动可针对超出中立位评估范围之外的关节区域的关节面进行评估。该操作取仰卧位，患者头部至 T2 棘突均置于检查床外。检查前要求对患者的症状进行预估。

　　1.医生用下颌托握法拉伸患者的颈椎，小心控制上颈椎向后伸展的幅度。

　　2.被动伸展完成后，医生向支撑臂方向提供旋转力(右臂支撑，向右旋转)(图 5.21)。医生应能感觉出患者颈部的紧张感。

　　3.重新评估患者一致性疼痛情况，同时也应考虑 CAD 症状的可能性。

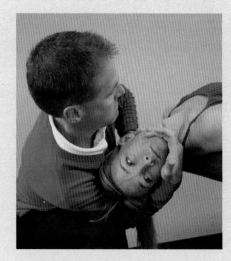

图 5.21　伸展旋转联合运动。

屈曲和旋转

　　屈曲和旋转是继伸展和旋转后的又一个联合运动。这个操作主要是上颈椎的运动，并且有助于检查颈椎源性头痛。该操作取仰卧位，检查前要求对患者的症状进行预估。

　　1.医生将双手置于患者枕骨后方，屈曲颈椎，仔细控制颈椎前伸的幅度。

　　2.在完成被动屈曲后，医生做旋转动作直至运动范围的末端(图 5.22)。医生应能感觉出患者颈部的紧张感。

　　3.重新评估患者一致性疼痛情况，同时也应考虑 CAD 症状的可能性。

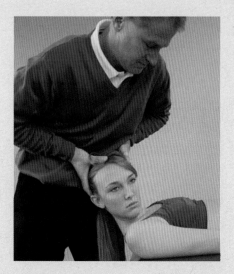

图 5.22　屈曲旋转联合运动。

颈椎牵引

颈椎牵引被认为是一种联合技术,因为它为所有的颈椎节段提供了一个温和的牵引力。颈椎牵引不仅是一种评估方法,也是一种治疗方法。通常,该运动有益于缓解疼痛。

1.患者取仰卧位。检查前要求对患者的症状进行预估。

2.医生用下颌托握法(单手向后牵拉枕骨)进行牵引,同时查询患者症状(图5.23)。

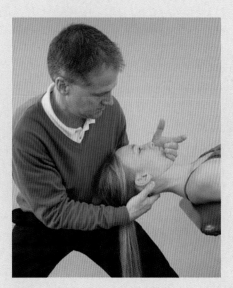

图 5.23　颈椎牵引。

生理性侧向滑动

生理性侧向滑动是一种包括平移力和阻力的联合运动。虽然运动通常仅限于冠状面,但该过程具有强烈的刺激作用[65],并且已被证明可引起中枢神经系统反应[66]。

1.该操作是将患者的头部向单侧滑行的过程(图5.24是向左侧)。

2.医生可以用手的桡侧面对抗检查部位以下的节段来增强这种操作的效果(未图示)。

3.一致性体征的再现是有益的,并且对重复运动的反应决定了该技术的实用性。

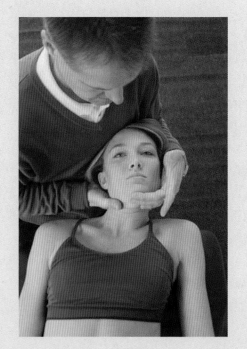

图 5.24　生理性侧向滑动。

被动附属运动　Jull 等[67]证明使用被动附属运动可以完全区分适当的病理水平。他们发现，后前位的被动附属运动对于分离一致性体征十分有效。在检查过程中使用疼痛激发是很多作者支持的观点[67-69]，许多研究表明，不能同时诱发测试者关节运动和可诉性痛苦再现的检查方法，其可靠性很差[61, 68]。

这些研究的可靠性差可能有几个原因[70, 71]。首先，大多数研究测试的对象是学生与经验丰富的临床医生；其次，大部分测试中，研究对象是无症状的受试者；第三，大多数测试包括没有疼痛激发情况下的刚度(僵硬度)检测。有充分的证据支持，这种检查

方法同在"被动颈部滑动时出现微小运动"一样，是不可靠的[71]。

尽管如此，一些人仍然认为，对刚度(僵硬度)的检测是指导临床医生做出适当治疗决定的必要条件。Jull 和同事[67]写道："如果组织刚度限制运动是因为肌肉痉挛而不是关节囊紧张的话，那么对治疗技术的选择也将有所不同。"随后，该书承认了刚度评估的重要性，但也承认了在没有疼痛激发的情况下刚度评估的局限性。正如第 3 章所讨论的那样，被动辅助检查应该集中在一致性运动或节段上，从而使临床医生能够进一步分析患者的反应。

中央后前位(CPA)

中央后前位通常被叫作 CPA。CPA 用于检查从后向前滑动过程中的一致性疼痛。Maitland 认为 CPA 对显示双侧或是中线疼痛的患者是有益的[15]。这个测试通常被用于检查，同时也是一种治疗方法[15]。

1.评估中，患者取俯卧位或侧卧位。颈部处于中立位，评估此时症状。

2.医生用拇指指尖触诊 C2 棘突。

3.医生两手拇指指尖相对，施加温和的向下的力直至患者主诉出现第一个痛点，评估疼痛反应(图 5.25)。

4.医生继续推动，超过第一个痛点直至运动范围的末端，重新评估疼痛和运动质量。此外，应检查肌张力增高或肌肉痉挛，并评估疼痛是否一致。

5.医生在评估疼痛的同时重复进行朝向末端的运动。如果患者主诉无法缓解的剧烈疼痛，应引

起注意。

6.在直到 T4 的每个棘突上重复上述动作，以识别一致的节段。

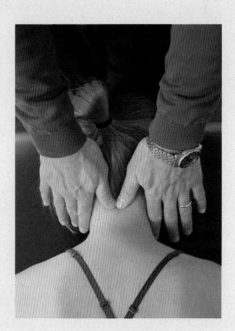

图 5.25　颈椎 CPA。

单侧后前位(UPA)

单侧后前位通常被叫作 UPA。UPA 是一个联合动作，以伸展为基础，合并同侧旋转。Maitland 认为 UPA 对显示单侧疼痛的患者具有实用性。UPA 也常作为检查和治疗技术，可用于识别患者的一致性体征[67]。

1.患者取俯卧位或侧卧位。颈部处于中立位。

2.医生拉动椎旁肌至棘突侧面，暴露关节柱（小关节面）。

3.为了分离关节柱，医生发现 C2 棘突后侧滑约拇指宽度，沿从尾到头的方向移动拇指（图5.26）。拇指下的凸起区域就是关节柱，即松动术的目标区域。

4.医生两手拇指指尖相对，施加温和的向下的力直至患者主诉出现第一个痛点。

5.医生继续推动，超过第一个痛点直至运动范围的末端，重新评估疼痛和运动质量。此外，应检查肌张力增高或肌肉痉挛。

6.医生在评估疼痛的同时重复进行朝向末端的运动。如果患者主诉无法缓解的剧烈疼痛，应引起注意。

7.在直到 T4 的每个棘突上重复上述动作，以识别一致的节段。

8.在对侧重复上述操作。

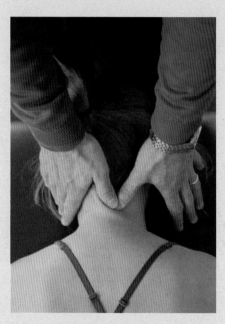

图 5.26　颈椎 UPA。

横向滑动

横向滑动是一种将侧向滑动应用于脊柱棘突侧面的技术。

1.患者取俯卧位或侧卧位，颈部处于中立位。

2.医生用拇指指尖触诊 C2 棘突。之后使用双拇指叠垫，对棘突的侧面施加宽而深的接触，在棘突底部施加比后尖端更大的力。

3.医生调整前臂位置，使其平行于施加在棘突上面的力，推动直到患者主诉出现第一个痛点。

4.医生继续推动，超过第一个痛点直至运动范围的末端，重新评估疼痛和运动质量。此外，应检查肌张力增高或肌肉痉挛(图 5.27)。

5.在运动范围的末端被动重复上述动作，并根据疼痛是否一致的评估确定疼痛程度的变化。

6.在直到 T4 的每个棘突上重复上述动作，以识别一致的节段。

7.在对侧重复上述操作。

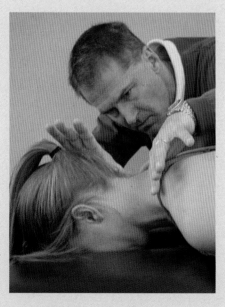

图 5.27　颈椎的横向滑动。

单侧前后位(UAP)

单侧前后位通常被叫作 UAP。UAP 也经常被研究[72]并被认为对脊柱和上肢有很强的神经生理学影响。在患者病史和检查过程中出现上肢牵涉痛时,UAP 通常被认为具有实用性。

1.患者取仰卧位或侧卧位,颈部处于中立位。

2.患者被告知该技术的操作细节,包括医生的手将在他(她)的颈前方。

3.医生用拇指勾住患者的颈前肌肉(特别是 SCM)并将组织拉向内侧,暴露横突的前面。

4.然后医生对横突前部施加一个宽而厚的拇指接触,同时使用另一个拇指在第一个拇指上施加向下的力(图 5.28)。

5.医生施加推力直到患者出现第一个痛点。

6.医生继续推动超出第一个痛点,重新评估症状,并评估疼痛是否一致。

7.医生重复进行朝向末端的运动,并重新评估患者的疼痛。

8.在对侧重复上述操作。在评估期间,患者肩部出现不一致的症状并不罕见。

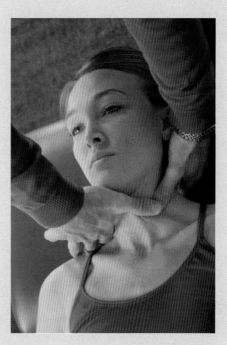

图 5.28　颈椎 UAP。

小结

 • 当与（诱发的）患者的一致性体征相结合时,被动附属运动是可靠和有效的评估工具。

 • 在没有诱发一致性体征的情况下。被动附属运动的用处不大。

 • 横向滑动和 UAP 比 UPA 和 CPA 更可能引起强烈的神经生理反应。

特殊临床测试

触诊　触发点被定义为位于肌肉紧绷带内的高应激性的点,这些点在按压时疼痛,并且通常将疼痛转移至远端部位或远离原点的部位[73]。触发点还可以表现为紧张性头痛、耳鸣或颞下颌关节疼痛[74]。触发点通常(但不总是)处于神经肌肉接头部位,触发点相关的肌肉收缩时常常疼痛。主动触发点可引起肌肉痛觉感受器的外周敏感化,这可增强患者经历的疼痛过程。最后,触发点与邻近的关节功能障碍有关,尽管这一关联大多是理论上的[75]。

触发点需要通过触诊来识别。触诊包括直接施加在触发点上的稳定压力,通常垂直于肌肉(图 5.29 和图 5.30)。在某些情况下,当施加压力时,触发点的紧张肌纤维(紧绷带)会收缩,肌肉和皮肤会出现短暂的可见或可触知的收缩或凹陷[74]。通常情况下,保持压力可以减少痉挛和缓解疼痛。

徒手肌力测试(手法肌力测试)　徒手肌力测试以力量或耐力作为患者症状的助推器。特定的徒手肌力测试,例如颈前屈肌耐力测试和颈后伸肌测试具有非常高的实用性。

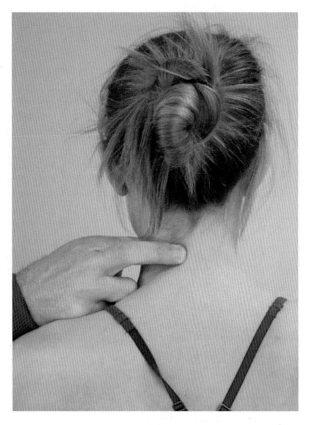

图 5.29 肩胛提肌触发点触诊。

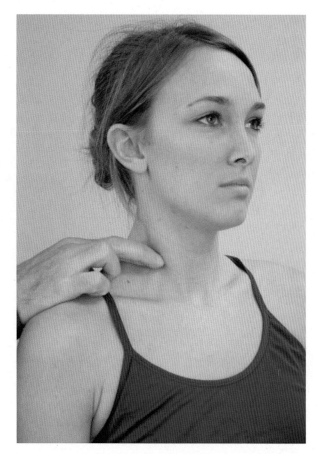

图 5.30 斜角肌触发点触诊。

颈前屈肌耐力测试

颈前屈肌耐力测试通常被用于检查并确定患者颈部前屈无力。颈前部的无力和耐力减弱在颈源性头痛患者[76]和其他诸如体位异常患者中十分常见。

1.患者取仰卧位,收缩下巴使下颌骨下的皮肤皱襞,医生用手指支撑患者的头部。

2.指示患者保持这个姿势,同时医生移开手指(图 5.31)。

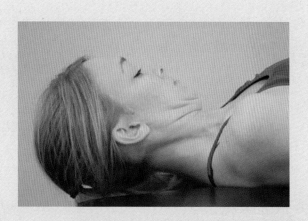

图 5.31 颈屈肌耐力测试。

3.指示患者在保持下颌骨下的皮肤褶皱的同时继续保持这个姿势。在近期的报道中患者的平均停留时间为 46.9 秒[标准差(SD)=22.7][77]。

颈后伸肌耐力测试

颈后伸肌耐力测试（Biering-Sorensen 肌肉耐力测试的一个变形）在俯卧位进行，和颈前屈肌耐力测试的概念类似。

1.用束带在 T2–T4 处固定患者。

2.指示患者收缩下巴使下颌骨下的皮肤皱褶，并保持颈部中立位(图 5.32)。在近期的报道中患者的平均停留时间为 151 秒(SD=71.4)[78]。该测试旨在评估颈部伸肌的耐力。

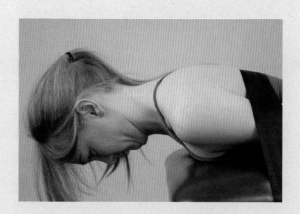

图 5.32　颈部伸肌耐力测试。

治疗技术

基于患者反应的方法通过分析一致性运动和患者的疼痛对施加或重复运动的反应来确定造成患者的疼痛和(或)损伤的行为。在施加或重复的运动中，能够主动或被动地改变患者体征和症状的运动应该是治疗的最佳选择[79, 80]，并且在结构上应该与一致性检查运动类似。不能引起患者反应的检查方法可能仅仅提供名义上的或不准确的价值，因为它只关注基于单一诊断标签的治疗方法[81]。

除了推拿术(这不是检查程序)之外，大多数主动和被动治疗技术与检查程序相同。在手法治疗的所有病例中，检查和选择的治疗技术之间应该有直接的关系。

在检查未能确定适当治疗选择的情况下，分类系统可能具有实用性。分类可以将大量数据分解为常见组分，并可能通过同质性来改善治疗结果。本书提倡一种基于治疗分类(TBC)的颈椎分类工具，其中概述了颈椎的五个分类组：①移动性；②集中化；③调节和提高运动耐力；④疼痛控制；⑤头痛减轻[82]。移动性技术包括推力和非推力过程、肌肉能量技术和拉伸。主动生理运动和牵引对集中化来说是有用的。一般强化练习(本书范围之外)对于调节是有用的，而疼痛控制可以包括姑息性治疗技术，例如形态学、非侵入性手法治疗和按摩。基于头痛的技术包括若干手法治疗。

主动生理运动

主动生理运动包括姿势练习或强化运动，是治疗的合理补充，适合作为居家康复的辅助护理手段。研究显示，积极锻炼计划的实施取得了一定程度上的成功[83]，特别是那些侧重于姿势锻炼[84, 85]或强化运动锻炼[86]。在与正常对照相比较时，坐位(图 5.33)的反复缩颈（一项常见的干预）显示可以减少霍夫曼(H)反射的幅度，减轻颈椎神经元的压力以及缓解颈部的疼痛。

仰卧位的下巴回缩(图 5.34)允许重力在主动运动过程中提供辅助，并可能有助于运动。另一种常见的姿势运动是俯卧位颈椎回缩技术(未图示)，其设计用于在主动加强运动期间加入被动拉伸。

被动生理运动

被动生理拉伸技术已被证明与颈部功能障碍患者的运动范围增加密切相关[84, 88]。随着时间的推移，当与主动方法分离进行比较时，被动生理拉伸训练效果不佳。因此，被动生理锻炼的同时应该进行主动强化运动，包括主动的姿势练习。

之前使用的所有检查方法都是潜在的治疗技术。例如，如果患者在侧向屈曲时表现出与左侧受限的一致性疼痛，并且该疼痛来源于检查期间的重复运动，那么对侧屈的被动生理治疗就是一个治疗选择。这个概念适用于所有平面运动。

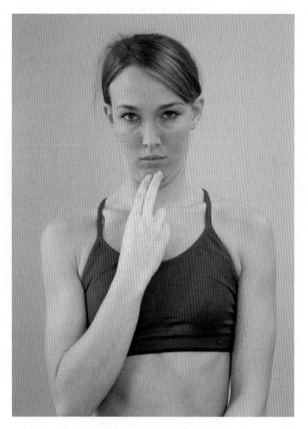

图 5.33 下巴回缩(坐位)。

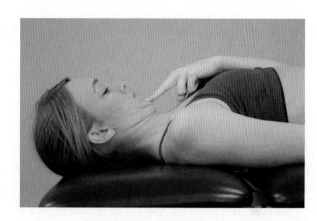

图 5.34 下巴回缩(仰卧位)。

枕下牵引

　　在患者抱怨疼痛或应激性头痛的时候通常使用放松技术。放松技术通常有助于减轻治疗疼痛或者以疼痛为主的其他情况。枕下牵引技术就是一种放松技术。

　　1.患者取仰卧位,头部置于垫子上。评估患者静止时的症状。

　　2.医生用双手的第 2~5 指指尖罩住患者的枕下区域并支撑后颅骨。

　　3.医生向后颅骨施加轻微的牵引力(图 5.35)。

　　4.患者可以进行基于伸展的等长运动以保持放松舒展或者接受被动特异性治疗。

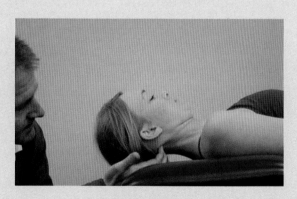

图 5.35 枕下牵引。

被动下巴回缩

　　被动下巴回缩技术是对主动下巴回缩技术的补充。由于被动生理技术旨在进行超出主动运动范围的运动，该技术可以为患者提供更有力地伸展。

　　1.患者取仰卧位。

　　2.医生应用下颌托握法向患者头部施加回缩力(图5.36)。医生还可以进行伸展和缩回联合来强化这个动作。

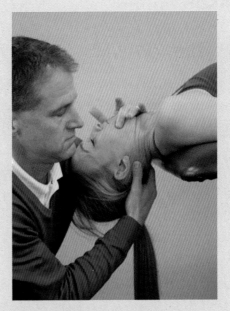

图 5.36　超压下的下巴回缩。

生理性侧滑

　　1.生理性侧滑需要患者采取仰卧位，并用下颌托握法固定。

　　2.患者的头部在医生示指侧面的协助下侧滑向特定的方向(图5.37)。如果侧屈在检查过程中出现疼痛且一致,则该技术可能有用。

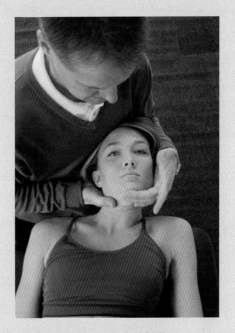

图 5.37　生理性侧滑。

常用技术

被动附属运动(PAIVMS)

有足够的证据支持被动辅助技术能为交感神经系统提供兴奋刺激[89-91]。松动术使皮肤温度发生变化,增加皮肤传导性[92]。刺激颈椎可导致上肢对疼痛反应(压痛)的变化和可测量的交感兴奋效应[91,93]。动物试验中发现[94],交感神经系统的兴奋作用与痛觉减退同时发生,并可能与刺激中脑背侧中脑导水管周围灰质区域的效果平行。由于松动术使用了与检查期间相同的程序减轻疼痛,因此使用特定技术是有道理的。

还有证据表明,颈椎后前位(PA)松动术可以有效地缓解疼痛[92]。在一个为期两周的疗程中,与对照组相比,这种技术有助于增加疼痛阈值,并且显著降低了视觉模拟量表上的评分[92]。

过去的一项对推拿物理治疗医生的调查显示,最常使用的治疗技术是被动辅助椎间滑动[95]。虽然单独检测脊柱辅助刚度并未显示出始终如一的可靠

性,但一些作者认为,对于伴随僵硬的疼痛,触诊是可靠和有效的[50,67,91]。Jull 等[96]证实,临床医生在分辨慢性颈源性头痛患者的疼痛颈段方面有着很高的一致性。应用主观反应,同时通过 PA 松动术来判别刚度的方法,在临床上应用十分广泛,并且比单独的刚度检测更具说服力。

Lee 等[51]报道,PA 的运动会引起三点轴向运动。虽然这些运动据称会产生孤立的线性滑动,但在进行运动期间出现显著的轴向或矢状旋转是常见的。这导致在施加 PA 负荷的情况下出现显著的脊柱弯曲以及弯曲方向的改变。对 C5 段的松动力会导致 C2-C3 和 C3-C4 节段的伸展以及 C7-T1 节段的弯曲。在中段颈椎节段表现出变异性,表现为屈曲和伸展行为。

虽然由松动术产生的椎间运动通常较小,但在一个棘突处施加的力不仅产生了目标椎骨的运动,而且还产生了整个颈椎的运动。这些发现与腰部研究的结果相一致[97,98]。基于这些发现,我们必须认识到 PA 是一个整体运动,而不仅仅是一个椎体在另一个椎体上的简单滑动。

头痛的被动松动术(C0-C1)

头痛的常用松动方法主要是针对 C0-C1、C1-C2、C2-C3 等上颈椎结构。由 Maitland[15]首次描述的这种方法在一项关于颈源性头痛治疗的随机试验中取得了成功[86]。

C0-C1 颈源性治疗

1.患者取俯卧位,评估患者静止时的症状。

2.医生触诊者后颅骨枕下部,将拇指置于该区凹陷内,此处即 C0-C1 关节。用一拇指叠在另一拇指上轻压此处 (图 5.38)。因为这个手法非常有力,因此最初的时候医生只需按压到出现第一个痛点。

3.医生继续施加推力直至超过第一个痛点,重新评估者症状。

4.如果患者耐受良好,医生重复上述操作并定期重新评估患者状态。

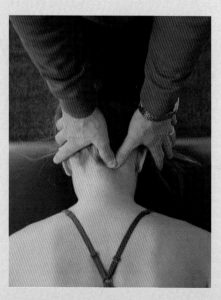

图 5.38　被动附属运动治疗(C0-C1)。

(待续)

（续）

C2-C3 颈源性治疗

1.患者取俯卧位，评估患者静止时的症状。

2.医生用拇指触诊患者的 C2 棘突，然后移动拇指到棘突外侧，拉动肌肉和软组织以暴露关节柱（图 5.39）。C2-C3 段恰好位于 C2 棘突侧面。医生用一拇指叠在另一拇指上轻压此处。最初的时候医生只需按压到出现第一个痛点。

3.医生继续施加推力直至超过第一个痛点，重新评估患者症状。

4.如果患者可耐受，则重复上述操作。

C1-C2 颈源性治疗

C1-C2 松动术的步骤和 C2-C3 非常相似。

1.患者取俯卧位，评估患者静止时的症状。

2.医生用拇指触诊患者的 C2 棘突，然后移动拇指到棘突外侧，拉动肌肉和软组织以暴露关节柱。

3.将手指保持在 C2-C3 面上，同时将患者头部向同侧旋转（约 30°）。旋转动作增强了 C1-C2 的运动，但很可能不会消除 C2-C3 的所有运动。医生用一拇指叠在另一拇指上朝着患者嘴的方向施加轻微的压力（图 5.40）。

4.医生继续施加推力直至超过第一个痛点，重新评估患者症状。如果患者可耐受，则重复上述操作。

如果疼痛在任何评估的水平面都一致，则治疗应该在那些水平面上分别进行。有证据表明，强化训练联合松动术治疗对缓解部分头痛患者的疼痛十分有效[7]。

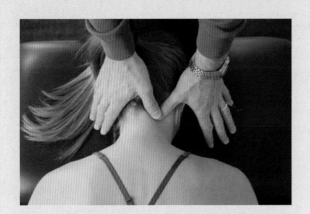

图 5.39　被动附属运动治疗（C2-C3）。

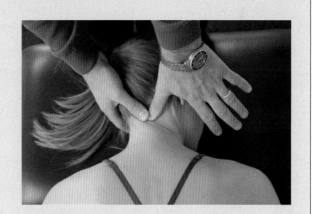

图 5.40　被动附属运动治疗（C1-C2）。

动态松动术

动态松动术（mobilization with movement）是一项将患者的主动运动和医生的被动运动相结合的技术。该技术有多种不同形式。

坐位附属滑动使上颈椎屈曲或下颈椎伸展

这种旨在增强上颈椎屈曲和(或)下颈椎伸展的动态松动技术可用于治疗颈源性头痛以及颈源性眩晕[99]。

1.患者取坐位,医生在患者进行下巴回缩的主动运动(或者医生进行的被动运动)期间,向后方滑动患者头部。

2.医生通常阻挡目标区域以下的部位,以增强期望区域的运动。虽然被称作"无痛"松动,但这项技术可以用于一致性体征的发现,也可以作为通向主动运动的桥梁(图5.41)。

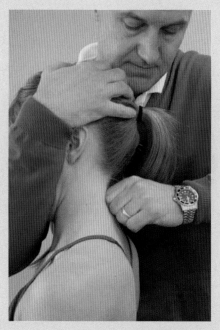

图 5.41　坐位附属滑动使上颈椎屈曲或下颈椎伸展。

坐位附属滑动使上颈椎伸展或下颈椎屈曲

这种旨在增强上颈椎伸展和(或)下颈椎屈曲的动态松动技术,是另一种治疗选择。

1.患者取坐位,医生在患者进行下巴前伸的主动运动(或者医生进行的被动运动)期间,将患者头部向前方滑动(图5.42)。

2.医生通常在目标区域水平滑动,以增强期望区域的运动。虽然被称作"无痛"松动,但这项技术可以用于一致性体征的发现,也可以作为通向主动运动的桥梁。

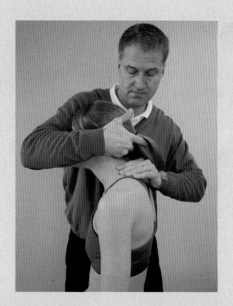

图 5.42　坐位附属滑动使上颈椎伸展或下颈椎屈曲。

使上颈椎(C1–C2)旋转的坐位附属滑动

这种旨在促进 C1–C2 上颈椎旋转的动态松动术,可作为家庭康复训练和松动术的后续治疗,特别是治疗颈源性眩晕的患者[99, 100]。

1.用一条束带(或毛巾)自左侧环绕 C1 椎弓,并包裹在下颌骨上。

2.当患者主动将头部转向右侧时,自行沿束带施加温和的压力(图 5.43)。

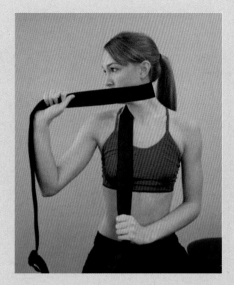

图 5.43　使上颈椎(C1–C2)旋转的坐位附属滑动。

应用束带的坐位伸展

应用束带的伸展技术是一项用以改善颈部伸展功能的动态松动术,该技术可作为家庭康复训练。

1.将一条束带(或者毛巾)放在想要伸展的部位。

2.指示患者回缩下巴,之后伸展下颈椎区域,同时用束带(或毛巾)向颈后部施加向前的压力(如有必要,可施加向上的力)(图 5.44)。

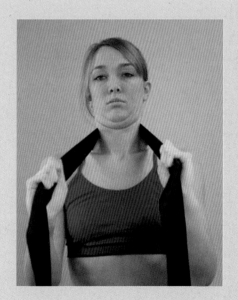

图 5.44　应用束带的坐位伸展。

使张开增强的坐位旋转

使用动态松动技术可作为家庭康复训练,来增强在被动治疗中产生的移动,对提供留存效应具有实用性。对于在旋转的对侧出现疼痛的患者而言,椎间孔张开受限可能是主要原因。

1.患者通常取坐位。

2.患者通过用手拉动受限区域使旋转增强,从而改善了椎间孔张开的运动。

3.用于拉动颈部旋转的手指应该置于颈部的运动限制区域,并在拉动的同时进行颈部主动运动(图5.45)。

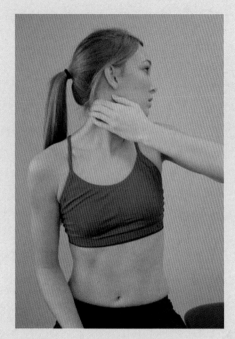

图5.45　使张开增强的坐位旋转。

使闭合增强的坐位旋转

这种动态松动技术能够增强目标侧的椎间孔闭合,可作为家庭康复训练使用。对于在旋转的同侧出现疼痛的患者而言,椎间孔闭合受限可能是主要原因。

1.患者通常取坐位。

2.患者在向某侧旋转的同时用手拉动限制区域(图中限制区在右侧),从而改善了椎间孔闭合的运动。

3.用于拉动颈部旋转的手指应该置于颈部的运动限制区域(图5.46)。

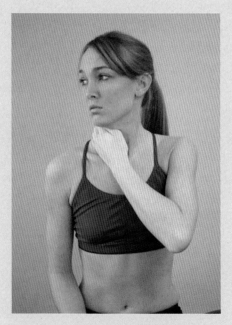

图5.46　使闭合增强的坐位旋转。

颈椎

牵引

　　牵引适用于在选定的检查运动中出现中枢型或者周围型症状的患者。牵引通常在仰卧位进行。可用前后等力的下颌托握法(图 5.47)。如果患者有颞下颌关节疾病或牙齿不能受力，最好用毛巾提供后部的力量。

　　1.医生施加 5~10 磅(1 磅 ≈ 4.45 牛顿)的轻微牵引力，并评估患者的症状是否发生变化。

　　2.力量持续约 1 分钟,重新评估患者。力量和时间可根据患者的反应进行调整。在大多数情况下,不需要施加强力,因为较轻的力量就可以达到成功的治疗效果。

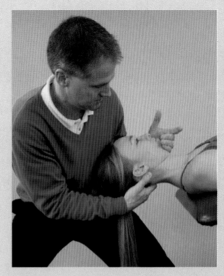

图 5.47　应用下颌托握法的颈椎分离牵引。

手法附属运动

　　手法附属运动包括辅助患者拉伸的肌肉能量技术。肌肉能量技术(MET)是一种手法治疗技术,在该技术中,患者主动地使用其肌肉,同时对施加的反作用力保持有针对性的前倾[101]。MET 利用自身感受刺激来强化所选择和针对的肌肉群。两者都是手法辅助的方法,并且在手法治疗期间都有确定的益处。手法附属运动有很多不同的治疗技术,本书只展示了其中的一部分。

上斜方肌拉伸

　　长期头部前倾姿势可能导致前侧及选择性后侧肌肉（比如斜方肌）的改变。一种旨在缓解脊柱软组织疼痛和僵硬的方法就是横向拉伸。

　　1.患者取仰卧位。

　　2.评估患者静止时的症状后，医生通过在锁骨远端后方施加向下的压力来稳定斜方肌下部纤维（图5.48）。

　　3.患者颈椎侧屈和前屈以拉伸斜方肌纤维。

　　4.患者可以通过等距侧屈和伸展收缩来对抗医生的拉伸力。

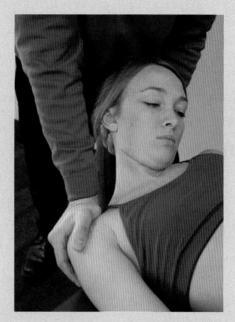

图 5.48　上斜方肌拉伸。

侧向屈曲拉伸

　　侧向屈曲拉伸被用于斜方肌以外的结构。在被动生理检查中，如果疼痛发生在侧屈的对侧，则侧向屈曲拉伸是有帮助的。它同时也能松动横向关节结构。

　　1.操作时，患者取仰卧位，并评估患者静止时的症状。

　　2.医生通过向颈后中线方向施加向下的压力来稳定斜方肌下部纤维和斜角肌起点及侧方肌群（图5.49）。

　　3.医生在远离稳定区域的侧屈方向上施加轻微的静态拉伸力。

　　4.患者可以通过等长收缩来对抗医生的拉伸力。

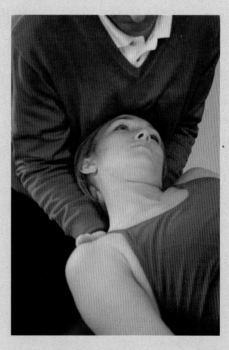

图 5.49　侧向屈曲拉伸。

超压下巴回缩

前额超压下巴回缩是一种减少头部前倾的技术。

1.患者取仰卧位,评估患者静止时的症状。

2.医生用下颌托握法固定患者头部。

3.医生可以采用下述两个接触点中的一个,在伸展的基础上施加向下的拉伸力。一个是医生用肩膀的前面作用于患者的前额施加向下的力,使头部向下滑动;另一个是医生用另一只手自上颌骨施加向下的力(图 5.50)。

4.患者可以通过进一步向下的力或者一个轻微的向上的力对抗医生的阻力。

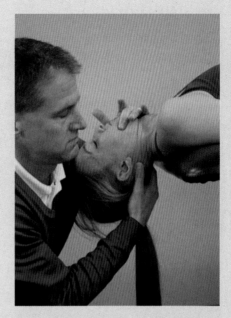

图 5.50　前额超压下的下巴回缩。

推拿技术

推拿术是一种常用的治疗技术,在过去的调查中,84.5%的受访者使用推拿术[95]。虽然与中部和下部区域相比,上颈椎中推拿术较少使用(分别为83.4%、84.7%和 98.3%),但整体而言该技术在颈椎的使用频率依然很高。

常用的推拿治疗包括多种不同形式。具体的高速推力技术通常包括侧屈、纵向、后前位(PA)推力,以及横向和旋转技术[95]。高速推力技术需要经验丰富者的指导,以及高水平的技能[102]。虽然使用教科书和教学有助于理解推拿技术,但是无法替代在组织良好的环境中进行安全实践和技能学习[102]。本书并非是为了替代传统的基于实验室的学习。

在进行上脊柱推拿之前,进行 CAD 和不稳定性的评估是有必要的。此外,人们应该感到非常舒服,因为技术有一定风险,而他们知道干预的结果将会是成功的。非推力松动术是一种更安全的选择,涉及的风险较小,并且具有潜在类似的疗效。

纵向分离牵引

对上颈椎的操作，本书提倡应用 C0–C1 分离牵引策略。该技术可用于上颈椎源性头痛或单侧疼痛及上颈椎起点僵硬。下面描述这种手法的操作步骤。

1.患者取仰卧位，头部至 T2 置于治疗床外。

2.医生将患者头部预先定位在旋转的位置(如图 5.51,治疗侧为左侧,预定位置为右旋),并将第 1 掌骨外侧缘置于患者乳突处。

3.医生用下颌托握法向患者乳突施加一个轻微的分离牵引力，同时患者头部朝中线旋转 15°~20°。整个过程中,患者头部需要用下颌托握法紧紧固定,并紧贴医生的身体。

4.经过几个小幅度振动后,医生使用轻推力提供一个纵向(牵引)力(图 5.52)。

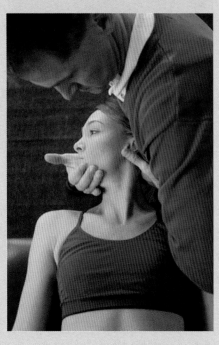

图 5.51　上颈椎 C0–C1 分离牵引;预定位置:右旋。

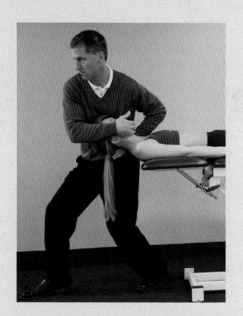

图 5.52　靶向左侧 C0–C1 区域的上颈椎推拿术。

中下段颈椎推拿术

在颈椎上段，使用对抗力锁定关节是非常困难的。最有可能的是,这与关节面的角度有关。在某些情况下，需要将颈部稍微伸展以完全咬合关节,从而将颈椎上中段"锁住"。与上颈椎一样,全面的 CAD 评估在治疗之前至关重要。最好根据患者的主诉症状选择适当的推拿部位，并在被动生理和被动辅助测试中确定。

1.患者取仰卧位,评估基线症状。

2.医生用下颌托握法固定患者头部。

3.如果对右侧中下段颈椎进行推拿,医生应用左手支撑患者头部(图 5.53)。对侧支撑用以推拿左侧颈椎。对下颈椎施加一个平移力(如图 5.53,左侧)(接触点是分离的下颈椎横突或关节柱)。同时,施加一个侧屈力(平移的对侧方向;如图 5.53,右侧)。

4.医生向侧屈的对侧施加一个 10°~20°的旋转力(如图 5.53,左侧)以锁定节段。旋转不应该超出侧向滑动的接触点(推力关节)。

5.调整患者的矢状面屈曲和伸展以进一步"收紧"位置。伸展趋向于靶向前囊膜,而屈曲以囊膜后面为目标,并且通常是颈椎中段的最好选择。该技术确实为整个区域提供了一个广泛的作用力。轻推力适用于前面描述的同样的预定位平移。

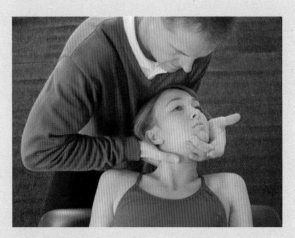

图 5.53　中下段颈椎的下颌托握法推拿。

颈-胸结合部的推拿术

因为颈椎和胸椎之间的过渡区有大量软组织结构覆盖,所以很难评估。因此,使用新的方法对松解这个特定区域是必要的。下面描述坐位的下颈椎推拿操作步骤。

1.患者取坐位,背对医生。

2.医生直接站立或跪在患者身后,患者背靠医生。

3.将患者非治疗侧的手臂置于医生的膝盖上。图 5.54 中,患者的左臂放在医生的膝盖上,医生正在治疗患者的右侧颈-胸结合部。

4.医生使用无推力手臂控制患者的头部,并将其手臂置于患者非治疗侧的肩部(如图 5.54,左侧)。

5.医生用拇指向患者棘突施加侧向力(如图 5.54,右侧)。患者同时向右侧屈,并借助医生的身体向左倾斜(如图 5.54,患者身体)以增加颈-胸交界处的运动。

6.在侧屈的运动范围末端施加一个轻微的推力。

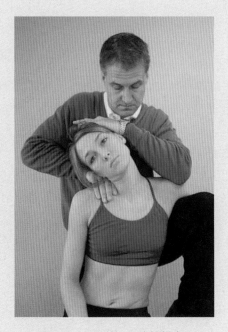

图 5.54　下颈椎、上胸椎推拿。

俯卧位颈-胸结合部的推拿术

俯卧位进行颈-胸结合部的推拿术是一种与坐位颈-胸结合部推拿术类似的技术。下面描述这种手法的操作步骤。

1.患者取俯卧位。

2.患者头部旋转向非治疗侧（如图5.55中，治疗侧为左侧）。

3.将一块毛巾置于患者面部下方，以便其在检查床上滑动，评估患者基线症状。在（左侧）棘突上施加侧向限制以固定治疗区域。

4.医生的拇指应该与棘突的最深面接合，以使椎板与棘突连接。

5.医生用手掌，将患者头部预先定位在伸展、侧屈、旋转的对侧。大多情况下，仅仅是将患者移动至预定位置（如图5.55中的伸展、侧屈、右旋）就会导致锁定或发声。

6.在预定位的"终点"上，医生施加一个朝左屈方向的轻微推力。

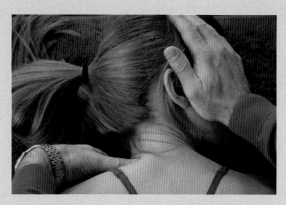

图5.55　俯卧位下颈椎、上胸椎推拿术。

胸椎推拿术

胸椎推拿术有助于改善特定形式的机械性颈椎疼痛。胸椎推拿的风险低于颈椎推拿，是一种挑战性不大的操作手法。胸椎推拿包含两种潜在的技术：一种是坐位操作，另一种是仰卧位操作。

坐位

1.患者取坐位，治疗医生将其上胸部置于受试者中段胸椎水平。在某些情况下，在医生的胸部和患者胸椎间放置一块卷起的毛巾会进一步加强目标区域的力量。

2.医生靠近患者并握住其对侧肘部（例如，医生的右手握住患者左肘，医生的左手握住患者右肘）。

3.将患者预定位至胸椎前屈位，医生将患者手臂拉紧以减少患者脊柱的松弛。

4.医生抱住患者并施加一个向上的高速牵引力。施加牵引力期间，医生用其胸骨作为患者中段胸椎的支点（图5.56）。

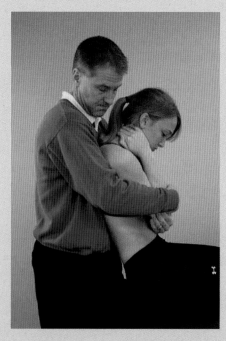

图5.56　坐位胸椎分离牵引技术。

（待续）

（续）

仰卧位

仰卧位技术通常被称作"手枪式"。

1.这项技术要求患者将手臂上下交叉放置(不交叉手臂)，同时用双手紧紧抓住自己的胸椎区域。

2.医生站在患者的非治疗侧(如图 5.57,治疗左侧,医生站在右侧)。

3.医生使用距离治疗侧较远的手臂轻轻将患者拉至侧卧位。

4.医生俯身接近患者,将手放在患者背部,目标区域的下端。"手枪式"利用医生鱼际和屈曲手指发力,形成关节面的横向移动。

5.医生抱起患者(用医生的手臂作为杠杆)并使患者屈曲,将患者温和地置于"手枪式"上(尽量使患者保持胸椎屈曲)(图 5.57)。医生可通过旋腕或前臂尺侧进一步增强与患者横突的接触。医生的推力应该通过肱骨干传递,并尽量保持患者的胸椎屈曲。医生应该依靠胸部发力,以保持推力的力度。

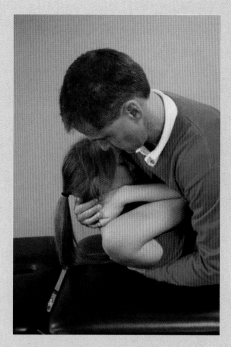

图 5.57 仰卧位推拿术。

小结

● 检查和治疗之间的密切关联能改善专门治疗计划的结果。

● 主动的生理运动有利于创建家庭锻炼计划、处理异常姿势或加强选定的颈部肌肉组织。

● 虽然比主动生理方法效果稍差,但被动生理拉伸技术已被证明与颈部功能障碍患者运动范围的增加有很强的相关性。

靶向特异性技术

被动附属运动(PAIVMS)

如果在检查过程中,相同的评估程序是一致性的,则被动附属运动通常是针对性的。

生理性伸展的中央后前位(CPA)运动

生理性伸展中的 CPA 是一种联合运动，同时也是一种有针对性的特殊技术。该技术可用于有机械性颈部疼痛并表现出伸展困难的患者。

1.患者取俯卧位，颈部伸展。

2.医生用拇指指尖触诊目标棘突。

3.医生双手拇指指尖相对温和地施加向下的力直到患者主诉出现第一个痛点，评估疼痛是否一致(图5.58)。

4.医生继续施加推力超出第一个痛点直至运动范围的末端，重新评估疼痛和运动质量，并检查肌张力增高或肌肉痉挛。

5.医生向运动范围的末端进行重复运动并重新评估疼痛。

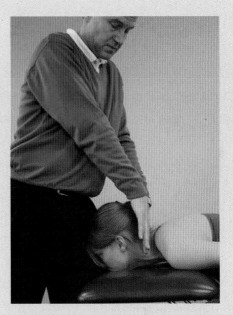

图5.58　伸展中的 CPA。

生理性旋转的单侧后前位(UPA)运动

生理性旋转中的 UPA 可以轻度的、独立的增强其运动。特别是，该过程可能增强施加在退行过程中增厚和改变的小关节后囊上的张力。旋转增加了施加在关节囊上的张力[58]。

1.患者取俯卧位，颈部旋转(图5.59，左侧)。

2.医生拉动椎旁肌至棘突侧面，暴露关节柱。

3.医生找到 C2 棘突后侧滑约拇指宽度，沿从尾侧到头侧的方向移动拇指并感觉关节柱。拇指下的凸起区域即是关节柱。

4.医生两手拇指指尖相对，施加温和的向下的力直至患者主诉出现第一个痛点，评估疼痛是否一致。图5.59中医生正在治疗左侧。

5.医生继续推动，超过第一个痛点直至运动范围的末端，重新评估疼痛和运动质量。同时检查肌张力增高或肌肉痉挛。

6.医生向运动范围的末端进行重复运动，重新评估疼痛并确定疼痛是否一致。

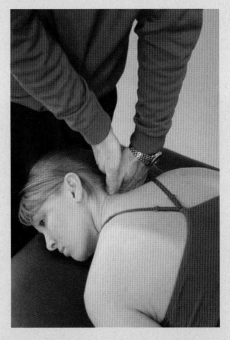

图5.59　生理性旋转中的 UPA。

生理性侧屈的单侧后前位(UPA)运动

生理性侧屈中的 UPA 可增加分布在小关节前后关节囊的张力，理论上可能对罹患钩突关节相关退行性病变的患者有益。

1. 患者取俯卧位，颈部向被检测的关节方向侧屈（图 5.60，左侧）。

2. 医生拉动椎旁肌至棘突侧面，暴露关节柱。

3. 医生找到 C2 棘突后侧滑约拇指宽度，沿从尾侧到头侧的方向移动拇指并感觉关节柱。拇指下的凸起区域即是关节柱。

4. 医生两手拇指指尖相对，施加温和的向下的力直至患者主诉出现第一个痛点（图 5.60，医生正在治疗左侧），评估疼痛是否一致。

5. 医生继续推动，超过第一个痛点直至运动范围的末端，重新评估疼痛和运动质量。同时检查肌张力增高或肌肉痉挛。

6. 医生向运动范围的末端进行重复运动，进一步评估疼痛。

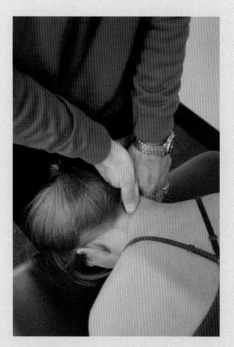

图 5.60　生理性侧屈中的 UPA。

旋转中的后前位(UPA)、前后位(UAP)联合运动

生理性旋转、UAP、UPA 联合运动或许是最难操作的联合运动方法。这个过程增强了生理性旋转的力度，并将检查的力量集中在关节段的两侧。

1. 患者取仰卧位，颈部处于中立位。

2. 医生采用下颌托握法固定患者头部（图 5.61，左侧下颌托握法）。

3. 医生用示指、中指指尖勾住患者旋转方向同侧的横突前面（图 5.61，左侧）。

4. 医生使用同一只手（图 5.61，右手）的拇指在关节柱上（图 5.61，右侧关节柱）施加一个直接的 UPA 力，并在同一平面上用示指和中指施加 UAP 力（图 5.61，患者颈部的左侧）。

5. 在联合操作过程中，医生在 UAP 和 UPA 运动的同时提供一个生理性旋转。

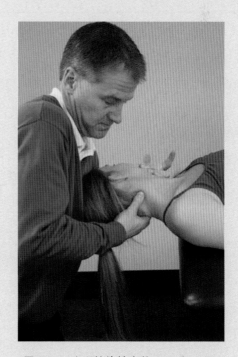

图 5.61　生理性旋转中的 UPA 和 UAP。

（待续）

（续）

6.操作过程进行至患者出现第一个痛点，同时评估和确定疼痛是否一致。医生继续联合运动操作超出第一个痛点，重新评估患者的疼痛，特别是一致性体征。

7.医生将联合运动进行至运动范围的末端，重复旋转并重新评估患者。

颈椎椎间孔开放技术

当患者主诉的疼痛位于其侧屈或旋转的对侧（例如，在向右侧屈和旋转时，左侧疼痛），意味着出现了椎间孔开放功能障碍。这种情况下，治疗椎间孔开放受限是有效的。

1.为了开放颈椎椎间孔，医生需要用手接触目标关节面下方的水平面，以便应用推力技术。

2.医生抬高颈部使下颈椎屈曲。

3.医生横向滑动（图5.62，左侧）以使局部松弛（与一般技术操作中使用的手法类似）。

4.向受累侧（图5.62，右侧）轻轻侧屈对抗关节，接着轻轻旋转（图5.62，左侧）远离受累侧（侧屈在旋转的对侧）。推力包括旋转（向左）和头部运动以打开右侧关节面。在图5.62中，医生正在治疗右侧的椎间孔开放受限。

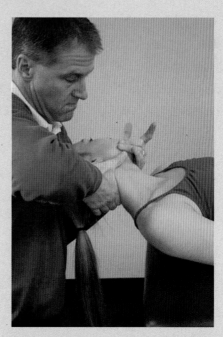

图5.62　颈椎椎间孔开放技术（右侧椎间孔开放）。

颈椎椎间孔闭合技术

当患者主诉疼痛发生在侧屈和旋转的同侧时，通常考虑发生了椎间孔闭合功能障碍。

1.为了闭合颈椎椎间孔，医生需要靶向目标关节面上方的水平面（图5.63中，医生在治疗右侧的闭合受限）。颈部保持中立位或轻微伸展以增强闭合。

2.医生横向滑动（图5.63，左侧）以使局部松弛。向受累侧（图5.63，右侧）轻轻侧屈对抗关节，接着轻轻旋转远离受累侧（侧屈在旋转的对侧）。

3.推力包括侧屈和向下滑动运动以关闭右侧椎间孔。

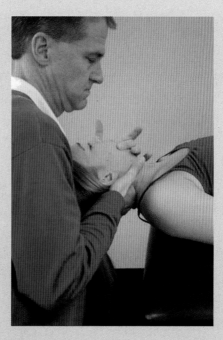

图5.63　有针对性的特殊椎间孔闭合技术（右侧）。

颈椎的手法辅助椎间孔开放技术

1.医生需要靶向目标关节面下方的水平面,然后抬高颈部使下颈椎屈曲。

2.医生横向滑动以使局部松弛。

3.向受累侧轻轻侧屈对抗关节,接着轻轻旋转远离受累侧(侧屈在旋转的对侧)(图 5.64)。

4.医生指示患者向自己拇指的方向做主动旋转,同时保持头部稳定。

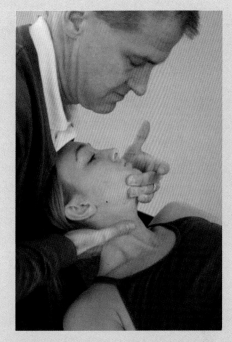

图 5.64　颈椎的手法辅助椎间孔开放技术。

颈椎的手法辅助椎间孔闭合技术

1.医生需要靶向目标关节面上方的水平面。颈部保持中立位或轻微伸展以增强闭合。

2.医生横向滑动以使局部松弛。

3.向受累侧轻轻侧屈对抗关节,接着轻轻旋转远离受累侧(侧屈在旋转的对侧)(图 5.65)。

4.医生指示患者向当前侧屈的对侧做主动侧屈,同时保持头部稳定。

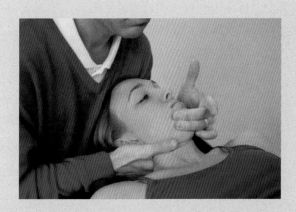

图 5.65　颈椎的手法辅助椎间孔闭合技术。

治疗结果

证据

总的来说，有 A 级证据表明，由骨科手法治疗的某些要素组成的治疗方法与阳性治疗结果相关[103,104]。治疗的组成部分(如非推力和推力操作)在单独进行时具有类似功能[105]，但当与运动或某种其他形式的干预组合在一起时会表现出更好的治疗结果[106,107]。

颈椎推拿术和松动术的证据

有 A 级证据表明，颈椎推力推拿术和非推力松动术治疗可以使亚急性或慢性机械性颈部疼痛患者受益[104,108,109]。一些作者报道，推力推拿术与非推力松动术的治疗效果类似[104,105]。在 2004 年 Cochrane 进行的对推拿术和松动术治疗机械性颈部疾病的回顾性研究中，Gross 等[104]认为松动术和推拿术表现出类似的治疗效果，但异质患者组中单独应用时无效。1996 年，Hurwitz 等[110]在系统文献综述中得出结论：①松动术为急性颈部疼痛患者提供短期益处；②对患有亚急性或慢性颈部问题的患者而言，推拿术可能比松动术更有效；③两者都比传统医疗护理更有效；④推拿术和松动术对缓解颈源性头痛有效。

也有 A 级证据表明，当与锻炼相结合时，这两种方法在患有或没有颈源性头痛的患者中对缓解疼痛和改善功能有效。尽管 Gross 等[104]报道没有足够的证据可以得出有关神经根性病变患者的结论，但最近的两篇文章证明使用间接颈椎松动的方法[106]或神经组织的选择性松动[110]有益于治疗。

还有 A 级证据支持使用松动术和推拿术与颈部局部肌肉强化计划相结合[29]。一项经证实的技术是由 Jull 等提出的颈椎强化计划[86]。该计划以一系列有针对性的步骤对颈前深部屈肌进行治疗。Harris 和其同事[112]最近使用颈部屈肌耐力测试，证明了有颈部疼痛和无颈部疼痛的受试者颈部屈肌耐力的差异。该测试据称隔离了颈深屈肌的稳定性和耐力。

颈椎松动结合运动的证据

有 B 级证据特别支持在患有颈部功能障碍的患者中使用松动结合运动技术。两项研究调查了上颈部松动联合运动对颈源性头痛和头晕患者的影响[99,100]。结果显示，4~6 次的上颈椎松动联合运动治疗能够在治疗后即刻，以及 6 周、12 周的随访中表现出对颈部疼痛、眩晕和功能障碍的改善[99]。同样，Hall 等[100]报道了对自身的 C1-C2 进行松动联合运动(也被称为 SNAG)治疗可以显著改善运动范围和缓解头痛。

胸椎推拿术与松动术的证据

几项最近的研究调查了对原发性颈部疼痛患者进行胸椎推力推拿和非推力松动的益处[113-117]。目前，有 B 级证据支持其在该人群中的使用。这些研究中的大多数都使用了胸椎推力推拿术，因为这在改善疼痛和残疾方面显示出比非推力松动术更大的短期益处[114]。胸椎推力推拿术一直被认为是机械性颈痛患者多模式管理的一个组成部分[114,118]。

颈椎牵引的证据

C 级证据涉及使用颈部牵引治疗伴或不伴有根性症状的机械性颈部疾病患者[113,118-120]。几乎没有研究发现牵引力可以在治疗神经根性颈椎病患者中有效。Joghataei 等[121]报道，当牵引结合电疗和运动时，上肢握力有所提高。Shakoor 等[83]发现，与仅接受非甾体抗炎药治疗的对照组相比，牵引与颈部强化锻炼结合使用疗效更加显著。其他研究显示，将颈椎牵引与多模式治疗方案相结合的可获益[113,122]。然而，Young 等[118]进行的一项研究显示，对接受多模式护理的颈部神经根病患者而言，是否同时接受间歇性的颈椎机械牵引，对短期内疼痛、功能障碍和功能的改善没有显著差异。

小结

● 总之，大量证据表明，由某些骨科手法治疗要素组成的治疗方法与阳性结果相关。

● 基于松动术和推拿术治疗的患者治疗结果同样好。

● 当单独执行时，松动术和推拿术都能提供一些益处；然而，当与运动相结合时，这两种治疗方法都能使有或无颈源性头痛的患者疼痛减轻和功能改善。

本章问题

1.描述在颈椎稳定和运动过程中颈椎椎间盘、钩椎关节、关节突关节的功能。

2.描述颈椎的定向耦合模式和初始运动的重要性。

3.指出哪些脊柱关节最常与颈源性头痛相关，并概述治疗方案。

4.描述与颈椎失稳、CAD 和急性颈部损伤有关的主观症状及患者检查结果。

5.描述颈椎的联合运动如何在某节段的弹性和（或）非弹性面施加更大的力。

病例分析

病例 5.1：Mary Johnson（26 岁女性）

诊断：急性颈部损伤。

视诊：在主动评估过程中，患者表现出头部前倾姿势和明显的运动恐惧，以及运动范围受限。

病因：2 天前发生机动车交通事故。

一致性体征：伸颈时头痛。

目前状态：患者因疼痛而无法工作（她是一名会计师）。其专注力和久坐的能力受到影响。简单的运动会引发症状并显著增加疼痛。需要使用止痛药来减轻症状。

症状表现：疼痛源自枕骨底部，并向双侧上斜方肌辐射。

相关病史：4 年前诊断为 Ehlers-Danlos 综合征。

患者目标：想缓解疼痛并重新开始工作。

基线：NAS 疼痛分级（共 10 级），休息时 4 级，最严重时 7 级。

检查结果：所有主动运动均受限并引起疼痛，伸展是一致的和受限的。被动生理发现是相似的。患者

在被动运动期间出现自我保护。大部分疼痛在上颈椎，UPA 的一致性体征出现在 C2-C3 和 C1-C2 水平。

1.根据这些结果，您还想检查什么？

2.这名患者是否适合手法治疗？

3.该患者的预期预后如何？

4.您认为本书中介绍的哪些治疗方法可能对这个患者有益？

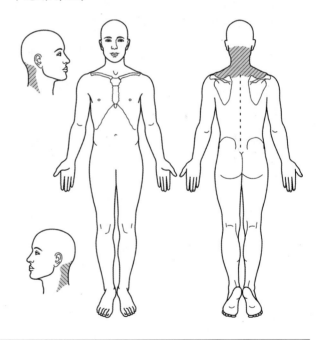

病例 5.2：John Smith（58 岁男性）

诊断：颈椎椎间关节强直。

视诊：患者表现出头部前倾的姿势，并向左侧轻微侧屈。颈后变平。上胸椎可见明显的 Dowager 驼背。

病因：起病隐匿。症状明显超过 8 个月。

一致性体征：向右侧屈曲引起右臂疼痛。伸展引起颈部疼痛。

目前状态：患者认为这些症状令人沮丧。他能够工作一整天（他为电话公司装电缆）而不太疼。他能够开车并做想做的任何事。他吃布洛芬只是为了控制症状。

症状表现：在清晨以及向右侧屈时手臂疼痛加重。主动提颈或者睡姿不良时颈部疼痛加重。

相关病史：10 年前诊断为骨性关节炎。

患者目标：他关注手臂疼痛，并想解决这个问题。他认为颈部疼痛是与年龄有关的，没什么办法可以解决。

基线：NAS 疼痛分级（共 10 级），手臂痛 4 级，颈痛 2 级；严重时手臂痛 5 级，颈痛 3 级。

检查结果：伸展引起轻微手臂痛，颈痛明显。向右侧屈曲引起右臂疼痛。用 PA 评估上胸椎活动性提示不显著。右臂的条件反射、手法肌力测试、感觉功能测定均正常。

1.根据这些结果，您还想检查什么？

2.这名患者是否适合手法治疗？

3.该患者的预期预后如何？

4.您认为本书中介绍的哪些治疗方法可能对这个患者有益？

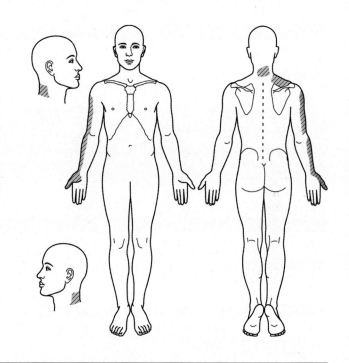

病例 5.3：Carla Robertson（79 岁女性）

诊断：颈椎劳损。

视诊：患者表现出头部僵硬和很差的姿势（头部前倾），以及胸椎后凸。

病因：起病隐匿。患者反映疼痛症状和健康不佳超过 20 年。

一致性体征：患者表示头部的快速运动时感觉不稳定。

目前状态：病情稳定，没有易于发作的迹象。她表示，因为身体欠佳，已经停止开车、购物和社交活动。

症状表现：在一天结束时或疲劳时，健康欠佳和不稳定感加重。她表示，当颈部问题困扰她时，双腿和双手会感到笨拙。

相关病史：与当前症状无关的多种健康问题。长期甲状腺功能亢进症病史。

患者目标：她对解决健康欠佳和不稳定的问题很关注。

基线：NAS 疼痛分级（共 10 级），1 级。

检查结果：活动范围自始至终受限，但与症状不一致。颈部伸展与步态笨拙的感觉一致。主动或被动运动都没有再现疼痛。

1.根据这些结果，您还想检查什么？

2.这名患者是否适合手法治疗？

3.该患者的预期预后如何？

4.您认为本书中介绍的哪些治疗方法可能对这个患者有益？

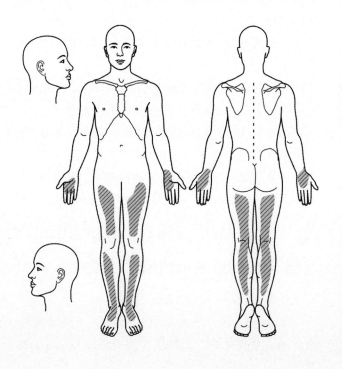

参考文献

1. Cattrysse E, Swinkels RA, Oostendorp RA, Duquet W. Upper cervical instability: are clinical tests reliable? *Man Ther*. 1997;2(2):91–97.

2. Cook C, Hegedus E. *Orthopedic physical examination tests: An evidence-based approach*. Upper Saddle River, NJ; Prentice Hall: 2008.

3. Kerry R, Taylor AJ, Mitchell J, McCarthy C, Brew J. Manual therapy and cervical arterial dysfunction, directions for the future: a clinical perspective. *J Man Manip Ther*. 2008;16(1):39–48.

4. Kerry R, Taylor A, Mitchell J, Brew J, Kiely R, McCarthy C. Cervical artery dysfunction assessment framework. Manipulation Association of Chartered Physiotherapists. 2005.

5. Kerry R, Taylor AJ. Cervical arterial dysfunction: knowledge and reasoning for manual physical therapists. *J Orthop Sports Phys Ther*. 2009;39(5):378–387.

6. Barker WH, Howard VJ, Howard G, Toole JF. Effect of contralateral occlusion on long-term efficacy of endarterectomy in the asymptomatic carotid atherosclerosis study (ACAS). ACAS Investigators. *Stroke*. 2000;10:2330–2334.

7. Gross AR, Kay T, Hondras M, et al. Manual therapy for mechanical neck disorders: A systematic review. *Man Ther*. 2002;7(3):131–149.

8. Di Fabio RP. Manipulation of the cervical spine: Risks and benefits. *Phys Ther*. 1999;79(1):50–65.

9. Mann T, Refshauge KM. Causes of complications from cervical spine manipulation. *Aust J Physiother*. 2001;47(4):255–266.

10. Johnson C, Grant R, Dansie B, Taylor J, Spyropolous P. Measurement of blood flow in the vertebral artery using colour duplex Doppler ultrasound: establishment of the reliability of selected parameters. *Man Ther*. 2000;5(1):21–29.

11. Schneider PA, Rossman ME, Bernstein EF, Ringelstein EB, Torem S, Otis SM. Noninvasive evaluation of vertebrobasilar insufficiency. *J Ultrasound Med*. 1991;10(7):373–379.

12. Licht PB, Christensen HW, Hojgaard P, Marving J. Vertebral artery flow and spinal manipulation: A randomized, controlled and observer-blinded study. *J Manipulative Physiol Ther*. 1998; 21(3):141–144.

13. Refshauge KM. Rotation: A valid premanipulative dizziness test? Does it predict safe manipulation? *J Manipulative Physiol Ther*. 1994;17(1):15–19.

14. Rivett DA, Sharples KJ, Milburn PD. Effect of premanipulative tests on vertebral artery and internal carotid artery blood flow: A pilot study. *J Manipulative Physiol Ther*. 1999;22(6):368–375.

15. Maitland GD. *Maitland's vertebral manipulation*. 6th ed. London; Butterworth-Heinemann: 2001.

16. Grant R. Vertebral artery testing: The Australian Physiotherapy Association Protocol after 6 years. *Man Ther*. 1996;1(3):149–153.

17. Zaina C, Grant R, Johnson C, Dansie B, Taylor J, Spyropolous P. The effect of cervical rotation on blood flow in the contralateral vertebral artery. *Man Ther*. 2003;8(2):103–109.

18. Grant R. *Physical therapy of the cervical and thoracic spine*. 3rd ed. New York; Churchill Livingstone: 2002.

19. Magarey ME, Rebbeck T, Coughlan B, Grimmer K, Rivett DA, Refshauge K. Pre-manipulative testing of the cervical spine review, revision and new clinical guidelines. *Man Ther*. 2004;9(2):95–108.

20. Dvorak J, Antinnes JA, Panjabi M, Loustalot D, Bonomo M. Age and gender related normal motion of the cervical spine. *Spine*. 1992;17(10 Suppl):S393–298.

21. Fischer RP. Cervical radiographic evaluation of alert patients following blunt trauma. *Ann Emerg Med*. 1984;13:905–907.

22. Makofsky H. The influence of forward head posture on dental occlusion. *Cranio*. 2000;18:30–39.

23. Visscher C, De Boer W, Lobbezoo F, Habets L, Naeije M. Is there a relationship between head posture and craniomandibular pain? *J Oral Rehabilitation*. 2002;29:1030–1036.

24. Nicolakis P, Nicolakis M, Piehslinger E, et al. Relationship between craniomandibular disorders and poor posture. *Cranio*. 2000;18:106–112.

25. Santander H, Miralles R, Perez J, et al. Effects of head and neck inclination on bilateral sternocleidomastiod EMG activity in healthy subjects and in patients with myogenic cranio-cervical mandibular dysfunction. *Cranio*. 2000;18:181–191.

26. Wright E, Domenech M, Fischer J. Usefulness of posture training for patients with temporomandibular disorders. *J Am Dent Assoc*. 2000;131:202–210.

27. Watson DH, Trott PH. Cervical headache: An investigation of natural head posture and upper cervical flexor muscle performance. *Cephalalgia*. 1993;13(4):272–284.

28. Marcus D, Scharff L, Mercer S, Turk D. Musculoskeletal abnormalities in chronic headache: A controlled comparison of headache diagnostic groups. *Headache*. 1998;39:21–27.

29. Niere KR, Torney SK. Clinicians' perceptions of minor cervical instability. *Man Ther*. 2004;9(3):144–150.

30. Paley D, Gillespie R. Chronic repetitive unrecognized flexion injury of the cervical spine (high jumper's neck). *Am J Sports Med*. 1986;14:92–95.

31. Olsen K, Joder D. Diagnosis and treatment of cervical spine clinical instability. *J Orthop Sports Phys Ther*. 2001;31(4):194–206.

32. Jull G, Barrett C, Magee R, Ho P. Further clinical clarification of the muscle dysfunction in cervical headache. *Cephalalgia*. 1999;19(3):179–185.

33. Lestini W, Wiesel S. The pathogenesis of cervical spondylosis. *Clin Orthop*. 1989;239:69–93.

34. Montazem A. Secondary tinnitus as a symptom of instability of the upper cervical spine: Operative management. *Int Tinnitus J*. 2000;6(2):130–133.

35. Niere K, Selvaratnam P. The cervical region. In Zuluaga et al. (eds.) *Sports physiotherapy: Applied science and*

practice. Melbourne; Churchill Livingstone: 1995.

36. O'Sullivan P, Burnett A, Alexander F, Gadsdon K, Logiudice J, Miller D. Quirke H. Lumbar repositioning deficit in specific a low back pain population. *Spine*. 2003;28:1074–1079.

37. Klein G, Mannion A, Panjabi M, Dvorak J. Trapped in the neutral zone: another symptom of whiplash-associated disorder? *Eur Spine J*. 2001;10(2):141–148.

38. Emery SE. Cervical spondylotic myelopathy: Diagnosis and treatment. *J Am Acad Orthop Surg*. 2001;9(6):376–388.

39. McNamara RM, Heine E, Esposito B. Cervical spine injury and radiography in alert, high-risk patients. *J Emerg Med*. 1990;8:177–182.

40. McKee TR, Tinkoff G, Rhodes M. Asymptomatic occult cervical spine fracture: Case report and review of the literature. *J Trauma*. 1990;30:623–626.

41. Bayless P, Ray VG. Incidence of cervical spine injuries in association with blunt head trauma. *Am J Emerg Med*. 1989;7:139–142.

42. Vandemark RM. Radiology of the cervical spine in trauma patients: Practice pitfalls and recommendations for improving efficiency and communication. *AJR*. 1990;155:465–472.

43. Bandiera G, Stiell C, Wells G, et al. Canadian C-Spine and CT Head Study Group, The Canadian C-Spine rule performs better than unstructured physician judgment, *Ann Emerg Med*. 2003;42:395–402.

44. Grieve G. *Common vertebral joint problems*. 2nd ed. Edinburgh; Churchill Livingstone: 1988.

45. Reiter MF, Boden SD. Inflammatory disorders of the cervical spine. *Spine*. 1998;23:2755–2766.

46. Cook C, Brismee JM, Sizer P. Suggested factors associated with clinical cervical spine instability: A Delphi study of physical therapists. *Phys Ther*. 2005;85:895–906.

47. Cook C, Roman M, Stewart KM, Leithe LG, Isaacs R. Reliability and diagnostic accuracy of clinical special tests for myelopathy in patients seen for cervical dysfunction. *J Orthop Sports Phys Ther*. 2009;39(3):172–178.

48. Coronado R, Hudson B, Sheets C, et al. Correlation of magnetic resonance imaging findings and reported symptoms in patients with chronic cervical dysfunction. *J Man Manip Ther*. 2009;17:148–153.

49. Dvorak J. Epidemiology, physical examination, and neurodiagnostics. *Spine*. 1998;23:2663–2672.

50. Sandmark H, Nisell R. Validity of five common manual neck pain provoking tests. *Scand J Rehabil Med*. 1995;27(3):131–136.

51. Lee RY, McGregor AH, Bull AM, Wragg P. Dynamic response of the cervical spine to posteroanterior mobilisation. *Clin Biomech*. 2005;20(2):228–231.

52. Sterling M, Jull G, Carlsson Y, Crommert L. Are cervical physical outcome measures influenced by the presence of symptomatology? *Physiother Res Int*. 2002;7(3):113–121.

53. Yelland M. Back, chest and abdominal pain: How good are spinal signs at identifying musculoskeletal causes of back, chest or abdominal pain? *Aust Fam Physician*. 2001;30:980–912.

54. Patla C, Paris S. Reliability of interpretation of the Paris classification of normal end feel for elbow flexion and extension. *J Man Manip Ther*. 1993;1:60–66.

55. Chesworth B, MacDermid J, Roth J, Patterson SD. Movement diagram and "end-feel" reliability when measuring passive lateral rotation of the shoulder in patients with shoulder pathology. *Phys Ther*. 1998;78:593–601.

56. Cooperman J, Riddle D, Rothstein J. Reliability and validity of judgments of the integrity of the anterior cruciate ligament of the knee using the Lachman's test. *Phys Ther*. 1990;70:225–233.

57. Petersen C, Hayes K. Construct validity of Cyriax's selective tension examination: Association of end-feels with pain at the knee and shoulder. *J Orthop Sports Phys Ther*. 2000;30:512–527.

58. White A, Panjabi M. *Clinical biomechanics of the spine*. Philadelphia; J.B. Lippincott: 1990.

59. Penning L, Tondury G (Abstract). Entstehung, Bau and Funktion der meniskoiden Strukturen in den Halswirbelgelenken. *Z Orthop*. 1964;1:14.

60. Tong HC, Haig AJ, Yamakawa K. The Spurling test and cervical radiculopathy. *Spine*. 2002;27(2):156–159.

61. Fjellner A, Bexander C, Faleij R, Strender LE. Interexaminer reliability in physical examination of the cervical spine. *J Manipulative Physiol Ther*. 1999;22(8):511–516.

62. Haas M, Groupp E, Panzer D, Partna L, Lumsden S, Aickin M. Efficacy of cervical endplay assessment as an indicator for spinal manipulation. *Spine*. 2003;28(11):1091–1096.

63. Aquino RL, Caires PS, Furtado FC, Loureiro AV, Ferreira PH, Ferreira M. Applying joint mobilization at different cervical vertebral levels does not influence immediate pain reduction in patients with chronic neck pain: A randomized clinical trial. *J Man Manipulative Ther*. 2009;17:95–100.

64. Schomacher J. The effect of an analgesic mobilization technique when applied at symptomatic or asymptomatic levels of the cervical spine in subjects with neck pain: A randomized controlled trial. *J Man Manipulative Ther*. 2009;17:101–108.

65. McLean S, Naish R, Reed L, Urry S, Vicenzino B. A pilot study of the manual force levels required to produce manipulation induced hypoalgesia. *Clin Biomech* (Bristol, Avon). 2002;17(4):304–308.

66. Schmid A, Brunner F, Wright A, Bachmann LM. Paradigm shift in manual therapy?: Evidence for a central nervous system component in the response to passive cervical joint mobilisation. *Man Ther*. 2008;13(5):387–396.

67. Jull G, Bogduk N, Marsland A. The accuracy of manual diagnosis for cervical zygopophyseal joint pain syndromes. *Med J Aust*. 1988;148(5):233–236.

68. Jull G, Treleaven J, Versace G. Manual examination: Is pain provocation a major cue for spinal dysfunction? *Aust J Physiotherapy*. 1994;40(3):159–165.

69. Matyas T, Bach T. The reliability of selected techniques in clinical arthrometrics. *Aust J Physiotherapy*. 1985;31:175–199.

70. Cook C, Wright A. Motion palpation of the spine: Doomed to failure? *Orthopedic Division Review*. Nov/Dec, 2007.

71. Maher C, Latimer J. Pain or resistance: The manual therapists' dilemma. *Aust J Physiotherapy*. 1992;38:257–260.

72. Wright A, Vicenzino B. Cervical mobilization techniques, sympathetic nervous system effects, and their relationship to analgesia. In: Shacklock M (ed). *Moving in on pain*. Melbourne; Butterworth Heinemann: 1995.

73. Travell J, Simons D. Myofascial pain and dysfunction. In: *The trigger point manual*; Vol. 2., The lower extremities. Baltimore; Williams & Wilkins: 1992.

74. Alvarez DJ, Rockwell PG. Trigger points: Diagnosis and management. *Am Fam Physician*. 2002;65(4):653–660.

75. Fernandez-de-las-Penas C. Interaction between trigger points and joint hypomobility: A clinical perspective. *J Man Manipulative Ther*. 2009;17:74–77.

76. Uthaikhup S, Sterling M, Jull G. Cervical musculoskeletal impairment is common in elders with headache. *Man Ther*. 2009;14(6):636–641.

77. O'Leary S, Jull G, Kim M, Vicenzino B. Specificity in retraining craniocervical flexor muscle performance. *J Orthop Sports Phys Ther*. 2007;37(1):3–9.

78. Lee H, Nicholson LL, Adams RD. Cervical range of motion associations with subclinical neck pain. *Spine*. 2003; 29:33–40.

79. Maitland GD. *Peripheral manipulation*. 3rd ed. London; Butterworth-Heinemann: 1986.

80. Edmondston SJ, Allison GT, Gregg CD, Purden SM, Svansson GR, Watson AE. Effect of position on the posteroanterior stiffness of the lumbar spine. *Man Ther*. 1998;3(1):21–26.

81. Trott P. Management of selected cervical syndromes. In: Grant R (ed). *Physical therapy of the cervical and thoracic spine*. 3rd ed. New York; Churchill Livingstone: 2002.

82. Childs J, Fritz J, Piva S, Whitman J. Proposal of a classification system for patients with neck pain. *J Orthop Sports Phys Ther*. 2004;34:686–700.

83. Shakoor M, Ahmed M, Kibria G, et al. (abstract). Effects of cervical traction and exercise therapy in cervical spondylosis. *Bangladesh Med Res Counc Bull*. 2002;28:61–69.

84. Harrison D, Cailliet R, Betz J, et al. Conservative methods of reducing lateral translation postures of the head: A nonrandomized clinical control trial. *J Rehabil Res Dev*. 2004;41:631–639.

85. Grant R, Jull G, Spencer T. Active stabilizing training for screen based keyboard operators: A single case study. *Aust J Physiotherapy*. 1997;43:235–242.

86. Jull G, Trott P, Potter H, et al. A randomized controlled trial of exercise and manipulative therapy for cervicogenic headache. *Spine*. 2002;27:1835–1843.

87. Abdulwahab S, Sabbahi M. Neck retractions, cervical root decompression, and radicular pain. *J Orthop Sports Phys Ther*. 2000;30:4–12.

88. Swank A, Funk D, Durham M, Roberts S. Adding weights to stretching exercise increases passive range of motion for healthy elderly. *J Strength Cond Res*. 2003;17:374–378.

89. Vicenzino B, Collins D, Wright A. An investigation of the interrelationship between manipulative therapy-induced hypoalgesia and sympathoexcitation. *J Manipulative Physiol Ther*. 1998;21:448–453.

90. Vicenzino B, Collins D, Wright A. Sudomotor changes induced by neural mobilization techniques in asymptomatic subjects. *J Man Manipulative Ther*. 1994;2:66–74.

91. Simon R, Vicenzino B, Wright A. The influence of an anteroposterior accessory glide of the glenohumeral joint on measures of peripheral sympathetic nervous system function in the upper limb. *Man Ther*. 1997;2(1):18–23.

92. Solly S. Cervical postero–anterior mobilization: A brief review of evidence of physiological and pain relieving effects. *Phys Ther Rev*. 2004;9:182–187.

93. Vicenzino B, Paungmali A, Buratowski S, Wright A. Specific manipulative therapy treatment for chronic lateral epicondylalgia produces uniquely characteristic hypoalgesia. *Man Ther*. 2001;6:205–212.

94. Lovick T. Interactions between descending pathways from the dorsal and ventrolateral periaqueductal gray matter in the rat. In: Depaulis A, Bandler R (eds). *The midbrain periaqueductal gray matter*. New York; Plenum Press: 1991.

95. Magarey ME, Rebbeck T, Coughlan B, Grimmer K, Rivett DA, Refshauge K. Pre-manipulative testing of the cervical spine review, revision and new clinical guidelines. *Man Ther*. 2004;9(2):95–108.

96. Jull G, Zito G, Trott P, Potter H, Shirley D. Inter-examiner reliability to detect painful cervical joint dysfunction. *Aust J Physiotherapy*. 1997;43:125–129.

97. Lee R, Evans J. An in-vivo study of the intervertebral movements produced by posteroanterior mobilisation. *Clin Biomech*. 1997;12:400–408.

98. McGregor A, Wragg P, Gedroyc W, Can interventional MRI provide an insight into the mechanics of a posterior–anterior mobilisation? *Clin Biomech*. 2001;16, 926–929.

99. Reid SA, Rivett DA, Katekar MG, Callister R. Sustained natural apophysial glides (SNAGS) are an effective treatment for cervicogenic dizziness. *Man Ther*. 2008;13:357–366.

100. Hall T, Chan HT, Christensen L, Odenthal B, Wells C, Robinson K. Efficacy of a C1–C2 self-sustained natural apophyseal glide (SNAGs) in the management of cervicogenic headache. *J Orthop Sports Phys Ther* 2007;37(3):100–107.

101. Ferber R, Osternig L, Gravelle D. Effect of PNF stretch techniques on knee flexor muscle EMG activity in older adults. *J Electromyography Kinesi*. 2002;12:391–397.

102. Triano JJ, Rogers CM, Combs S, Potts D, Sorrels K. Quantitative feedback versus standard training for cervical and thoracic manipulation. *J Manipulative Physiol Ther*. 2003;26(3):131–138.

103. Sarigiovannis P, Hollins B. Effectiveness of manual therapy in the treatment of non-specific neck pain: A review. *Phys Ther Rev*. 2005;10:35–50.

104. Gross AR, Hoving JL, Haines TA, Goldsmith CH, Kay T, Aker P, Bronfort G. A Cochrane review of manipulation and mobilization for mechanical neck disorders. *Spine*. 2004;29(14):1541–1548.

105. Hurwitz EL, Morgenstern H, Harber P, Kominski GF, Belin TR, Yu F, Adams AH. A randomized trial of medical care with and without physical therapy and chiropractic care with and without physical modalities for patients with low back pain: 6-month follow-up outcomes from the UCLA low back pain study. *Spine*. 2002;27(20):2193–2204.

106. Cleland JA, Whitman JM, Fritz JM. Effectiveness of manual physical therapy to the cervical spine in the management of lateral epicondylalgia: a retrospective analysis. *J Orthop Sports Phys Ther*. 2004;34(11):713–722.

107. Giles LG, Muller R. Chronic spinal pain: A randomized

clinical trial comparing medication, acupuncture, and spinal manipulation. *Spine.* 2003;28(14):1490–1502.

108. Hurwitz EL, Morgenstern H, Vassilaki M, Chiang LM. Frequency and clinical predictors of adverse reactions to chiropractic care in the UCLA neck pain study. *Spine* (Phila, Pa. 1976). 2005;30(13):1477–1484.

109. Gross AR, Hoving JL, Haines TA, et al. Cervical Overview Group. A Cochrane review of manipulation and mobilization for mechanical neck disorders. *Spine* (Phila, Pa. 1976). 2004;29(14):1541–1548.

110. Hurwitz EL, Aker PD, Adams AH, Meeker WC, Shekelle PG. Manipulation and mobilization of the cervical spine. A systematic review of the literature. *Spine.* 1996;21(15):1746–1759.

111. Allison GT, Nagy BM, Hall T. A randomized clinical trial of manual therapy for cervico-brachial pain syndrome: A pilot study. *Man Ther.* 2002;7(2):95–102.

112. Harris K, Heer D, Roy T, Santos D, Whitman J, Wainner R. Reliability of a measurement of neck flexor muscle endurance. *Phys Ther.* 2005;85:1349–1355.

113. Cleland JA, Fritz JD, Whitman JM, Heath R. Predictors of short-term outcomes in people with a clinical diagnosis of cervical radiculopathy. *Phys Ther.* 2007;87:1619–1632.

114. Cleland JA, Glynn P, Whitman JM, Eberhart Sl, MacDonald C, Childs JD. Short-term effects of thrust versus nonthrust mobilization/manipulation directed at the thoracic spine in patients with neck pain: A randomized controlled trial. *Phys Ther.* 2007;87(4):431–440.

115. Cleland JA, Childs JD, Fritz, JM, Whitman JM, Eberhart SL. Development of a clinical prediction rule for guiding treatment of a subgroup of patients with neck pain: Use of thoracic spine manipulation, exercise, and patient education. *Phys Ther.* 2007;87(1):9–23.

116. Gonzalez-Iglesias J, Fernandez-de-las-Penas C, Cleland JA, Alburqueque-Sendin, F, Palomeque-del-Cerro L, Mendez-Sanchez R. Inclusion of thoracic spine manipulation into an electro-therapy/thermal program for the management of patients with acute mechanical neck pain: a randomized clinical trial. *Man Ther.* 2009;14(3):306–313.

117. Gonzalez-Iglesias J, Fernandez-de-las-Penas C, Cleland JA, Gutierrez-Vega MR. Thoracic spine manipulation for the management of patients with neck pain: A randomized clinical trial. *J Orthop Sports Phys Ther.* 2009;39(1):20–27.

118. Young IA, Michener LA, Cleland JA, Aguilera AJ, Snyder AR. Manual therapy, exercise, and traction for patients with cervical radiculopathy: A randomized clinical trial. *Phys Ther.* 2009;89(7):632–642.

119. Graham N, Gross AR, Goldsmith C. Mechanical traction for mechanical neck disorders: A systematic review. *J Rehabil Med.* 2006;38:145–152.

120. Graham N, Gross A, Goldsmith CH, et al. Mechanical traction for neck pain with or without radiculopathy. *Cochrane Database of Systematic Reviews* 2008;3. Art. No: CD006408. DOI:10.1002/14651858.CD006408.pub2.

121. Joghataei MT, Arab AM, Khaksar H. The effect of cervical traction combined with conventional therapy on grip strength on patients with cervical radiculopathy. *Clin Rehabil.* 2004;18(8):879–887.

122. Cleland JA, Whitman JM, Fritz JM, Palmer JA. Manual physical therapy, cervical traction, and strengthening exercises in patients with cervical radiculopathy: A case series. *J Orthop Sports Phys Ther.* 2005;35:802–811.

第 6 章

颞下颌关节的手法治疗

Chad E.Cook

目标

- 了解颞下颌关节相关的正常和病理运动关系。
- 认识与颞下颌关节紊乱相关的患者主观特征。
- 了解颈椎和颞下颌关节相关的临床检查特征。
- 认识在文献中取得最大成功的治疗技术。

临床检查

视诊

姿势 一些研究表明,姿势与颞下颌关节紊乱(TMD)之间存在因果关系[1-4],其他研究提示姿势与TMD之间无关联或仅有极微小的关联[5,6]。大多数姿势功能障碍与同时发生的头部前倾和斜方肌张力升高有关[7,8]。头部前倾和相应的肌肉活动对咀嚼功能有负面影响[1],因此可能使受试者处于肌肉劳损和咀嚼系统紧张的风险中。Friction 及其同事[9]发现85%的 TMD 受试者具有头部前倾姿势,从而增加了咀嚼功能障碍的风险。

牙齿的休息位 在观察期间,对牙齿休息位的评估可以帮助医生确定患者是否易患 TMD,比如说过度咬合、反颌(咬合不足)和其他牙齿异常的情况可能会改变颞下颌关节(TMJ)的咬合和功能。当舌头靠近口腔顶部时,牙齿的正常休息位轻微打开(图 6.1)。

运动的对称性 观察下颌运动、咬合和面部肌肉组成的对称性也可以提供有用的信息。大多数TMD患者的咀嚼肌过于活跃,并可能表现出咬肌肥大。不对称的咬合可能提示下颌运动过程中的内部紊乱。

小结

- 在检查 TMD 时,观察如牙齿是否对称、下颌运动、肌肉肥大和姿势都可能获得有用的信息。
- 当舌头靠近口腔顶部时,牙齿的正常休息位轻微打开。

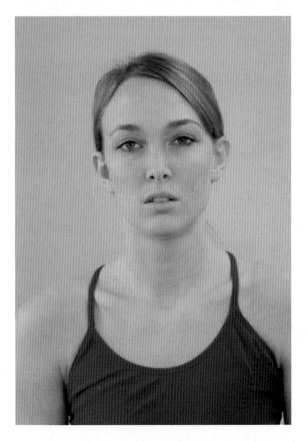

图 6.1 牙齿的正常休息位。

病史

TMD 患者的主观症状包括以下一种或多种：关节弹响、颌骨运动受限、肌肉压痛或耳周区域疼痛[10]。其他报道中的症状包括磨牙症(磨牙)、牙齿敏感、口腔上火也与 TMD 相关[11]。这些发现中的任何一个都应在询问患者病史中给予评估。

由于颈椎源性疼痛的并发症状可能与 TMD 同时存在，因此进一步的询问应反映颈椎相关的疼痛原因[12]。神经根病和脊髓病是颈椎疾病引起的，因为它们都与神经根或脊髓压迫有关。此外，在一天结束时、睡眠期间或颈椎运动期间发生的疼痛可能与颈椎相关，应仔细评估鉴别。

社会心理因素

由于社会心理因素被认为是 TMD 发病和进展的共同协变量，因此建议仔细检查选定的社会心理因素。Wright 等[13]报道了 TMD 高风险患者更可能患有焦虑症，并且罹患人格障碍(如回避、依赖或强迫症状)的可能性比普通人高出 4 倍。高风险 TMD 患者的抑郁程度和疼痛程度也显著高于对照组。Rantala 等[14]认为 TMD 患者受躯体化(精神经验及状态变为躯体症状)的影响，注意到 TMD 症状和肌筋膜疼痛症状的同时发生。Ahlberg 等[15]报道，吸烟和高应激水平与同期较高的疼痛报告相关，因此需要戒烟和应激康复。

> **小结**
> - TMD 患者的常见病史包括关节弹响、颌骨运动受限、肌肉压痛、耳周区域疼痛、磨牙症、牙齿敏感和口腔上火。
> - 促进 TMD 发生和发展的几种社会心理因素包括焦虑、抑郁、人格障碍和应激。

体格检查

主动生理运动

排除颈椎疾病　TMD 相关的疼痛和颈源性疼痛之间存在着显著的重叠[3,16]，因此，进行颈椎筛查，以排除颈源性疼痛是很有必要的。颈源性疼痛可由多种原因引起，包括创伤[1]、姿势[7]和退行性改变。由于颈椎的姿势和相关的肌肉痉挛可能增加肌肉劳损和咀嚼肌紧张的风险，因此在评估颞下颌关节之前必须排除颈椎病。

建议读者参考第 5 章，特别是颈椎的主动生理检查。在颈椎生理运动中，颈椎的旋转运动在检查期间最有影响。Braun 和 Schiffman[17]报道，颈椎的旋转、屈曲和伸展运动的范围是确定咀嚼肌压痛的预测因素。除了旋转之外，还需要其他主动生理运动(如伸展、屈曲和超压下的侧屈)来确定颈椎因素对患者症状的影响。

> **小结**
> - 必须对颈椎进行适当检查以"排除"颈椎的影响，并确定疼痛是否为颈源性。
> - 主动生理旋转的运动以及较小程度的屈曲和伸展运动与咀嚼肌疼痛的增加相关。

颞下颌关节检查　临床检查是 TMJ 疼痛评估中最重要的诊断方法[18]。临床检查旨在评估运动周期中运动的对称性和重复出现的疼痛。主动和被动运动的疼痛可以识别来自后盘结构的症状，因为这些结构在运动过程中被拉伸或挤压。选择合适的治疗方法(即拉伸、强化或物理治疗)有助于保证临床评估结果的正确性。

非游离关节盘的主动运动　沮丧表情(闭口)、前突，以及内外侧平移，这 4 个主动运动都可能压迫后上韧带结构。这些运动可用来评估疼痛的产生和运动的不对称性。

游离关节盘的主动运动　运动过程中，前移位关节盘的上-后结构和蝶下颌韧带被髁状突压缩或拉伸[21]。因此，主动和被动运动可能会产生不同的结果。前伸将拉伸后盘组织，并可能产生类似于末端疼痛的疼痛。在最大开口(打开口腔)期间，随着髁状突向关节盘后部滑动，通常可闻及重新定位的声音[21]。降低颅压减少了重新定位的可能性，这一点也可以通过在开口之前在患者臼齿之间放置诸如量规的装置来实现[21]。这么做主要是为了减少开口期间的颅压。

> **小结**
> - 若干 TMJ 特定的运动需要检查，以确定哪些运动可能促使 TMD 的发生。
> - 当完全开口时，测量下颌的前突和后移是

确定功能障碍和衡量进展的有用方法。

●游离关节盘的存在可能会导致不同的阳性

检查结果,并需要特别注意。通常,关节盘移位与最大开口期间的疼痛和"咔嗒"声相关。

沮丧表情(闭口)的偏差测量

沮丧表情包括闭口(闭合口腔),患者上下牙齿(如果存在)之间的咬合。

1.为了测试沮丧表情,医生指示患者用力咬合(图6.2)。

2.如有必要,医生用戴手套的手检查咬合部位的对称性。

3.询问患者是否产生了一致性症状。

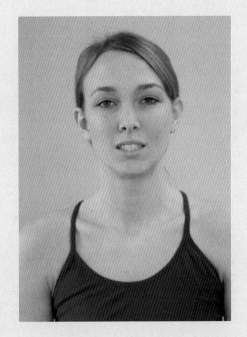

图 6.2　TMJ 沮丧表情。

前突

前突包括下颌的向前移位和后盘组织的后移。

1.医生指示患者尽可能将其下颌向外伸出(图6.3)。医生可能需要为患者做演示。

2.医生观察咬合形态的对称性。

3.询问患者是否产生了一致性症状。

4.医生用戴手套的手和卷尺测量患者的前突位移。

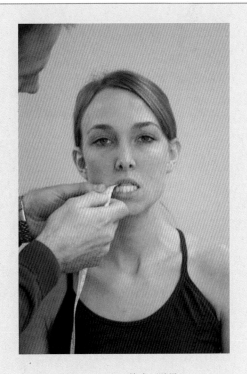

图 6.3　TMJ 前突:测量。

内侧和外侧平移

内侧和外侧平移涉及下颌相对于上颌骨的内侧和外侧运动。

1.评估休息症状。

2.医生指示患者尽可能将其下颌向左平移(图6.4)。

3.医生观察咬合形态的对称性。

4.询问患者是否产生了一致性症状。

5.医生用戴手套的手和卷尺,以上下切牙为界标测量平移。

6.在相反的方向上重复该过程(图6.5)。

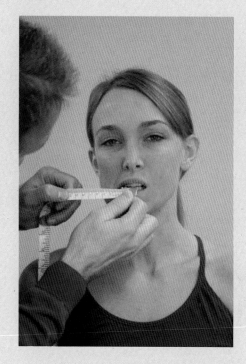

图6.5　TMJ内侧和外侧平移:测量。

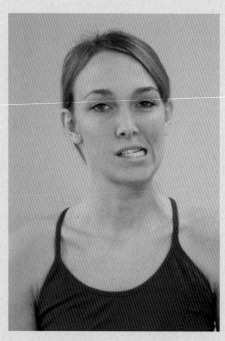

图6.4　TMJ内侧和外侧平移。

开口(测量)

Masumi 等[19]报道,开口程度的差异不足以识别特定类型的 TMD,这表明所有类型的 TMD 都表现出对最大开口的限制。颞下颌韧带为颌骨的稳定性提供了必要的条件,并且可能会在最大程度开口时(无关节盘受累)或在强制性下颌后移时出现疼痛[20]。

1.评估休息症状。

2.医生指示患者尽可能充分地张大嘴巴。

3.医生用戴手套的手,通过将唇从牙齿上移开来观察咬合形态的对称性(图 6.6)。

4.询问患者是否产生了一致性症状。

5.评估患者开口期间的对称性。

6.医生用戴手套的手和卷尺,以上牙底部和下牙顶部为界标测量开口的距离(图 6.7)。

7.如果运动过程再现了患者的症状,听诊颞下颌关节有助于确定是否存在"咔嗒"声(图 6.8)。

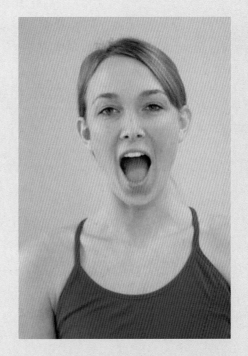

图 6.6　TMJ 最大开口。

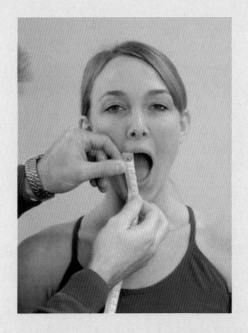

图 6.7　TMJ 最大开口;测量。

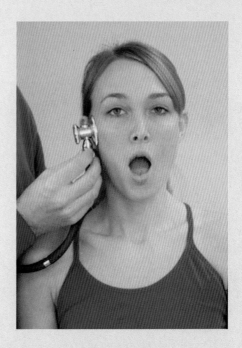

图 6.8　TMJ 听诊。

下颌后移

　　下颌后移指相对于静止的上颌骨，下颌从前到后的运动，此运动可以挤压后盘组织。

　　1.评估休息症状。

　　2.医生指示患者尽可能向后回缩下颌(图6.9)。

　　3.医生观察咬合形态的对称性，并询问患者是否出现一致性症状。

　　4.医生用戴手套的手，以上牙底部和下牙顶部为界标测量下颌后移的距离(图6.10)。

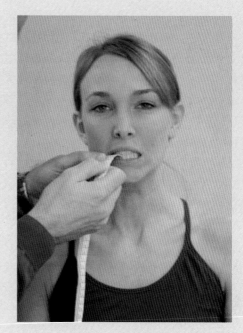

图6.10　后移的测量。

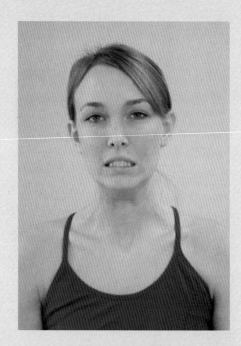

图6.9　TMJ后移。

被动运动

　　沮丧表情(闭口)、前突，以及内外侧平移，这4个被动运动都可能压迫后上韧带结构。在大多数情况下，被动运动范围相关的发现与主动检查的结果相一致[21]。与主动运动相比，被动运动期间，肌筋膜疼痛相关的病症出现疼痛症状较少并表现出较少的关节功能障碍。Truelove等[22]认为主动和被动运动之间5mm的差异提示肌肉功能障碍，并且可能意味着肌筋膜病的发生。

　　被动附属运动测试　虽然TMJ的运动不是纯线性的，但是被动附属运动可能有助于确定TMJ是否为疼痛的起源[23]。

尾部滑动

尾部滑动可以对收缩性和非收缩性组织施加张力，并且是一种用于放松肌肉和控制疼痛的治疗方法。

1.在症状评估之后，医生用戴手套的手，将其拇指放入患者口腔。拇指平行于牙齿顶部，并与患者的后下臼齿齐平（图 6.11）。如果患者有义齿或无臼齿，则不应执行此项技术。

2.医生施加尾部分离牵引并多次重复该运动以检查运动是否一致。

3.询问患者一致性体征和症状的再现情况。

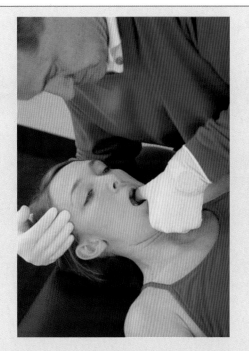

图 6.11　尾部滑动。

向前滑动

与尾部滑动一样，向前滑动可有助于确定由重复前向运动组成的治疗是否有助于减轻收缩张力和肌筋膜疼痛。

1.医生用戴手套的手，将其拇指放入患者口腔，钩住下切牙和四颗前牙，同时用示指外侧缘钩住下颌尾端（图 6.12）。

2.医生施加向前的分离牵引并多次重复该运动以检查运动是否一致。

3.询问患者一致性体征和症状的再现情况。

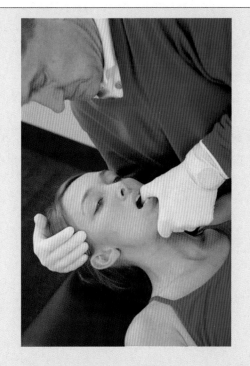

图 6.12　向前滑动。

联合运动　Hesse 和 Naeije[24]报道，关节自身活动有助于确定是否存在 TMJ 功能障碍。以下技术允许在口腔外的耳道附近进行关节自身活动评估和触诊。并且需要进行双向检查以比较移动性。

后－前位松动术

1.患者取侧卧位。

2.医生双手拇指指尖接触,触诊下颌骨髁的后下方(图6.13)。

3.医生逐渐增大力量,在髁状突进行从后向前的运动。运动过程中,患者可以主动张开下颌以增强评估效果。

4.询问患者一致性体征和症状的再现情况。

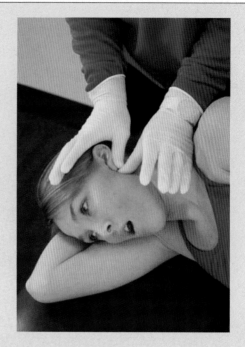

图6.13 颞骨髁的后前位(侧卧)。

前－后位松动术

1.患者取侧卧位。

2.医生双手拇指指尖接触,触诊下颌骨髁的前部(图6.14)。

3.医生逐渐增大力量,在髁状突进行从前向后的运动。运动过程中,患者可以主动张开下颌以增强评估效果。

4.询问患者一致性体征和症状的再现情况。

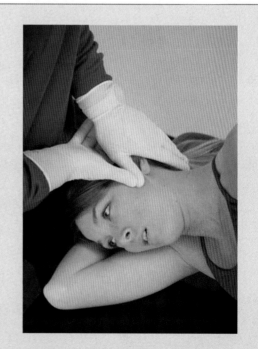

图6.14 颞骨髁的前后位(侧卧)。

在功能障碍的颌骨张开时,髁状突经常向上移位,将张力和挤压力施加在韧带结构和后盘区域上。通过将尽可能接近TMJ施加较小的力联合尾部滑动,降低了这些结构异常紧张和被挤压的风险。这需要联合的被动运动测试来充分检查下颌的被动的生理性运动和附属运动。

腹尾平移

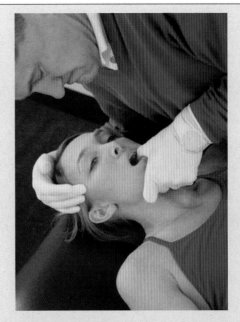

　　腹尾平移更准确地模拟 TMJ 的实际运动，并且可以减少在被动附属运动期间对特定组织的挤压，而且在重复运动期间不被减轻。在腹尾平移期间，后-上结构承受压力。

　　1.患者取仰卧位。

　　2.医生使用戴手套的手，将拇指放入患者口中。拇指与牙齿平行，并且置于牙齿顶部，与患者的后下臼齿齐平。在图 6.15 中，医生正在评估左侧 TMJ。如果患者有义齿或无臼齿，则不应执行此项技术。

　　3.腹尾平移是一个联合运动，需要尾部滑动同时联合腹侧或向前滑动。该运动可缓解颞骨髁的压力。

　　4.询问患者一致性体征和症状的再现情况。

图 6.15　腹尾平移。

尾部-后移滑动

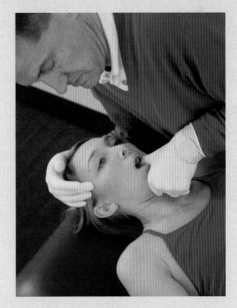

　　如果在主动下颌后移期间轻微症状再次出现，则需要同时进行尾部和后移滑动（AP）。如果尾部滑动和下颌后移是疼痛的，则证明上后结构和蝶下颌韧带受到了挤压[21]。

　　1.患者取仰卧位。

　　2.医生用戴手套的手，将拇指放入患者口中。拇指与牙齿平行，并且置于牙齿顶部，与患者的后下臼齿齐平。在图 6.16 中，左侧 TMJ 是治疗侧。如果患者有义齿或无臼齿，则不应执行此项技术。

　　3.尾部后移滑动是一项联合运动，需要尾部滑动与向后滑动或下颌后移运动同时进行。该运动可缓解后盘区域上-前结构的压力。

　　4.询问患者一致性体征和症状的再现情况。

图 6.16　尾部滑动和后移。

小结

　　●选定的被动运动会对目标结构施加张力，并且可能有助于确定运动功能障碍的起因。

　　●联合被动运动可在生物力学的正常位置有效地刺激组织。

　　●其他一些被动运动可能会引起疼痛，因为他们可能会移动到下颌偏移期间通常不会出现的平面中来，进而对组织产生张力或挤压。

特殊临床测试

　　触诊　TMD 肌肉的触诊应包括颞肌、咬肌、外侧和内侧翼状肌，以及颈阔肌、二腹肌、下颌舌骨肌和颏舌骨肌的评估（参见图 6.17~图 6.20）。

　　触诊一直被认为是肌筋膜炎、内部结构紊乱和（或）骨关节炎的有用诊断工具[23,25]（表 6.1）。然而，触诊不具有差异识别不同状况的能力[26]。

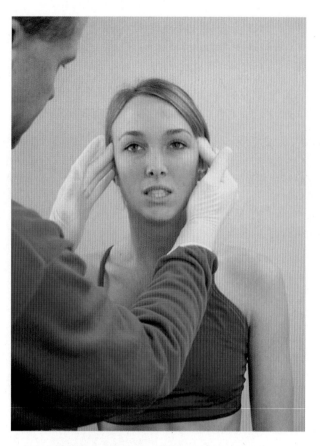

图 6.17   颞肌触诊。

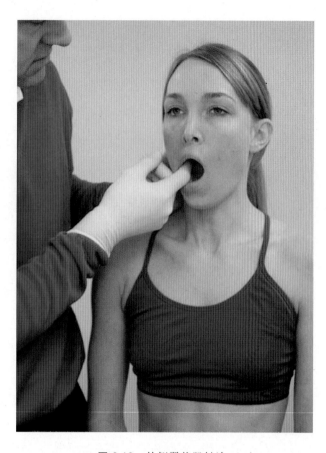

图 6.19   外侧翼状肌触诊。

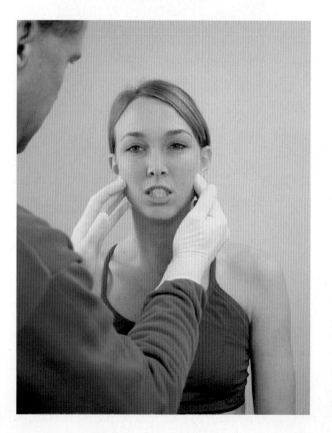

图 6.18   咬肌(咀嚼肌)触诊。

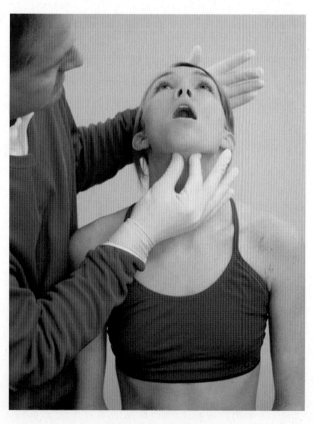

图 6.20   颌下肌触诊。

表 6.1　TMD 触诊的诊断精度值

作者	可信度	灵敏度	特异性	LR+	LR−
de Wijer 等[27]（肌肉）	0.51（kappa）	NT	NT	NT	NT
de Wijer 等[27]（关节）	0.33（kappa）	NT	NT	NT	NT
Manfredini 等[28]（侧方关节）	NT	83	69	2.7	0.2
Manfredini 等[28]（后方关节）	NT	85	62	2.2	0.2
Visscher 等[29]（全部区域）	NT	75	67	2.3	0.4
Lobbezoo-Scholte 等[30]（全部区域）	NT	86	64	2.4	0.2

徒手肌力测试　在与肌筋膜疼痛相关的病症中，收缩性运动通常会引起疼痛[22]。通过测试选定的肌肉活动，检查者能够识别激发期间的疼痛运动或一致性问题。

开口对抗

1.患者取坐位。

2.患者头部被仔细定位在适当的位置。将口腔预定位在闭合或大部分闭合状态，下颌处于自然的前突或回缩。

3.医生为患者的下颌骨提供一个舒适但坚固的支撑。

4.指示患者张口对抗医生的阻力（图 6.21）。

5.重新评估症状。

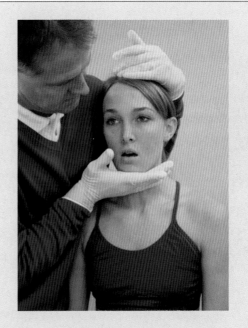

图 6.21　开口对抗。

闭口对抗

1.患者取坐位。

2.患者头部被仔细定位在适当的位置,将口腔预定位在开口位。

3.医生为患者的下颌骨提供一个舒适但坚固的支撑。

4.指示患者向下咬合以对抗医生的阻力(图6.22)。

5.重新评估症状。

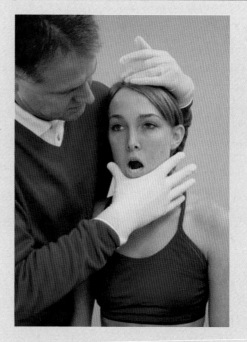

图 6.22　闭口对抗。

内外侧平移对抗

1.患者取坐位。

2.患者头部被仔细定位在适当的位置,并且评估休息症状。

3.医生为患者的下颌骨提供一个舒适但坚固的支撑。

4.指示患者向对侧(图 6.23,左侧)做横向移动(图 6.23)。

5.为了测试内侧平移,在目标侧的对侧施加阻力。

6.在另一侧重复上述过程。

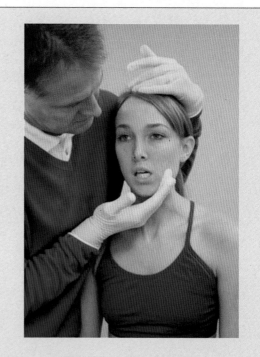

图 6.23　内外侧平移对抗。

治疗技术

治疗理念

目前还没有诊断 TMD 的绝对"金标准"[31]。磁共振成像(MRI)据说是鉴别椎间盘损伤[32]和骨关节炎的最准确方法，但在检测肌筋膜来源的疼痛中几乎没有价值。

选择的临床测试对于鉴别患者的 TMD 相关症状具有显著优点。被动最大开口，TMJ 和咀嚼肌触诊，TMJ 关节内活动和 TMJ 挤压，这 4 项测试与患者的 TMD 疼痛显著相关[21]。也有人主张使用触诊，但提示主动最大开口与被动运动具有相当的诊断价值[31]。将先前提出的类别，包括关节杂音检测在内的方法联合应用，可以提高识别关节内障碍的能力[33]。无论是对于物理治疗师，还是牙医或外科医生，所有的临床标准都需要具有 "公正、适度"的可靠性[34]。TMD 既可以是关节外的，也可以是关节内的，并且没有一个测试能脱颖而出，成为 TMD 的强预测指标。

Roberts 等[35]认为临床发现不足以鉴别出与多种功能障碍相关的 TMD 患者。其他人同意并表明临床医生不善于区分如骨关节炎、内部紊乱等疾病，以及之前是否存在软骨盘损伤[36,37]。文献中的趋势表明，临床医生能有效识别 TMD 的存在，但缺乏辨别功能障碍的起源和类型的能力。

TMD 的治疗理念与本书中倡导的理念并无不同。基于患者反应的模型需要对疼痛激发运动进行仔细评估，并对重复性运动、姿势或稳定性锻炼的因果关系进行认真了解。与肩关节一样，TMD 可表现出单向高活动性。在适当的方向上进行松动可以减少开口期间下颌的位移，并且可以进一步促进标准化的运动。在评估 TMD 时，临床医生必须认清其正在治疗的功能障碍的"形式"，以便更有效地针对一致性体征进行处理。仔细检查是必要的，因为 TMD 患者不随时间自愈，在无其他干预的情况下，多种形式的治疗已经证明对患者的症状有所改善[38]。

如对颈椎病的讨论一样，也可以对 TMD 疾病进行分类。Truelove 等[22]提出一个由三大类组成的分类系统：①内部紊乱；②退行性和(或)炎性病变；③肌筋膜病变。见表 6.2。

颞下颌关节内部紊乱　术语"内部关节盘紊乱"通常用于描述 TMJ 的生物力学改变。习惯上认为，当被动和主动评估期间，经常闻及"咔哒"声，"咔哒"声间歇性发作，并且在开口时显著减少，即可诊断为内部关节盘紊乱[22]。内部关节盘紊乱的早期症状包括关节盘的移位和复位。关节盘移位发生在正常上位关节盘位移时(通常为前方)，使得软骨盘的凹面位于前方，不再与髁状突的凸面一致。

关节盘移位伴复位是指关节盘在闭口时移位，但在下颌打开时相对于髁状突呈正常位置。关节盘移位不伴复位是指关节盘在所有的下颌位均发生位移，并且在下颌打开或关闭期间均不复位。有人认为，关节盘位移不伴复位是长期关节盘移位伴复位的一个必然结果[39]。Sener 和 Akganlu[40]提供了与之矛

表 6.2　TMD 分类的特征

分类	包括的诊断	临床症状
肌筋膜痛	肌肉疼痛 I 型	颌面疼痛
	肌肉疼痛 II 型	肌肉触痛
	肌筋膜疼痛功能障碍	主动开口/闭口比被动开口/闭口时更痛
颞下颌关节内部紊乱	关节盘位移伴复位	TMJ 运动范围内有"咔哒"声
	关节盘位移不伴复位	TMJ 横向移动过程中有"咔哒"声
	后纵韧带或关节盘穿孔	开口<35mm
		主动和被动开口之间没有显著差异
退行性和(或)炎性病变	关节囊炎	触诊时关节疼痛
	滑膜炎	功能活动时关节疼痛
	扭伤/拉伤	辅助开口期间关节疼痛
	关节炎	可能的创伤史(扭伤/拉伤)
	关节痛	左右活动时疼痛

TMJ，颞下颌关节改变。Adapted from Truelove et al.[22]

盾的证据,他们发现在伴和不伴复位的关节盘前移位之间,MRI 特征以及两种疾病的退行性倾向没有差异。

穿孔的关节盘移位是指发生移位的关节盘同时是损坏的。关节盘穿孔可能由异常应力和运动过程中的不良关节活动引起,随着时间的推移,可能导致关节盘的退化和破碎。目前没有与关节盘穿孔相关的特殊标准[22]。

退行性和(或)炎性病变 退行性病变包括如触诊期间、功能活动期间以及被动开口期间的关节疼痛[22]。几种不同的类别可归属于退变范围,包括关节囊炎/滑膜炎、扭伤/拉伤、退行性关节疾病和关节炎[22]。

肌筋膜病变 肌筋膜病变与颌面疼痛相关,通常在肌肉部位(两个或多个部位)的触诊中被量化,并且在被动运动期间比主动运动时活动范围更大。

与颈源性疼痛的鉴别

在正常情况下,颌骨的静止位置只需最小的肌肉收缩,并且对关节内结构几乎不产生压力[19]。该种放松的姿势与头部、颈部和下颌的正常位置有关。Krause[19]指出,在这个姿势上花费的时间对患者是具有治疗作用的,应该作为一种干预措施。由于头部前倾和异常的颈椎姿势会影响 TMJ 休息活动,所以姿势训练在 TMD 的治疗中十分必要,特别是对于张口受限的患者[41]。

在颈椎章节中,介绍了几项姿势练习。这些练习既可以是主动的,也可以是被动的,涉及强化正常姿势的技巧。研究表明,实施积极锻炼计划取得了一定程度的成果[42],特别是那些侧重于姿势训练的锻炼计划[43,44]或强化训练[42]。一种常见的姿势锻炼

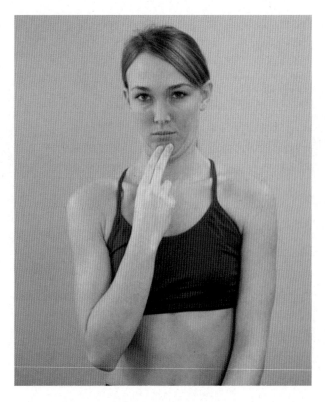

图 6.24 坐位下巴回缩。

是俯卧缩颈术(图 6.25),其目的是在主动强化训练中加入被动拉伸。

重复的坐位下巴回缩(图 6.24)已经证实可以使无症状受试者的休息姿势有所改善[44]。此外,如第 7 章中讨论的姿势练习可能同样有助于姿势改善。以下练习(图 6.25~图 6.27)与 Wright 等[1]提出的练习类似,都对 TMD 患者有着积极的治疗作用。

内部紊乱的治疗 内部紊乱通常指与不正确的 TMJ 运动相关的一系列症状。治疗内部紊乱,尤其是使用松动术,已经成功地减少了关节盘的前移位[43,44],并且比无干预产生更好的效果[45]。

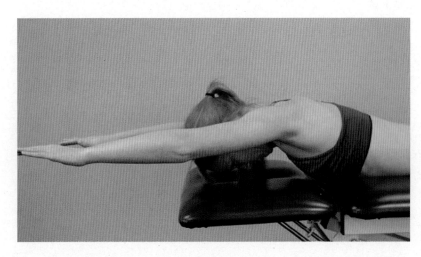

图 6.25 俯卧下巴回缩同时举臂。

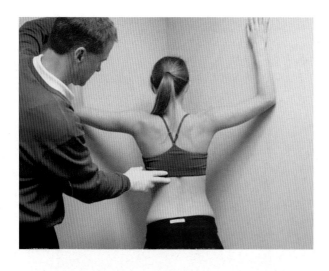

图 6.26　胸部直角拉伸。

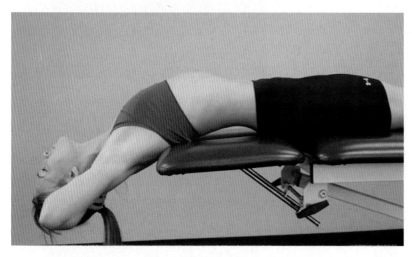

图 6.27　仰卧上背部拉伸。

尾部滑动

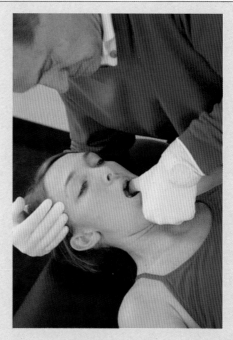

1.医生用戴手套的手,将拇指放入患者口中。拇指平行于牙齿顶部,并与患者的后下臼齿齐平。如果患者有义齿或无臼齿,则不应执行此项技术。在图 6.28 中,左侧 TMJ 为治疗侧。

2.医生施加尾部分离牵引并多次重复该运动以检查运动是否一致。

3.询问患者一致性体征和症状的再现情况。

图 6.28　尾部滑动。

向前滑动

1.患者取仰卧位。

2.医生用戴手套的手,将拇指放入患者口中,钩住下切牙和四颗前牙,同时用示指外侧缘钩住下颌尾端。在图 6.29 中,左侧 TMJ 为治疗侧。

3.医生施加向前的分离牵引并多次重复该运动以检查运动趋势是否一致。

4.询问患者一致性体征和症状的再现情况。

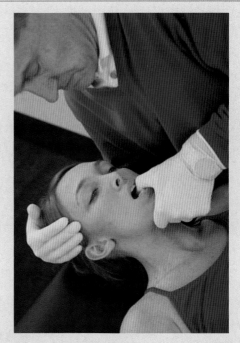

图 6.29　向前滑动。

尾部-前移滑动

1.患者取仰卧位。

2.医生用戴手套的手,将拇指放入患者口中。拇指与牙齿平行,并且置于牙齿顶部,与患者的后下臼齿齐平(图 6.30)。如果患者有义齿或无臼齿,则不应执行此项技术。

3.尾部-前移滑动是一个联合运动,需要尾部滑动同时联合腹侧或向前滑动。该运动可缓解颞骨髁的压力。

4.询问患者一致性体征和症状的再现情况。

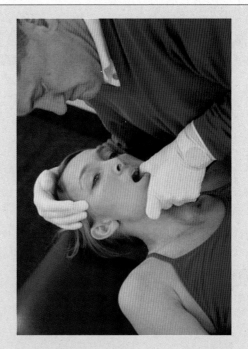

图 6.30　尾部-前移滑动。

治疗性运动已经显示出对前关节盘移位伴复位的患者群体的益处[46]。Yoda 等[46]证实,锻炼、选择性松动术和拉伸相结合,足以成功降低手术风险和夹板治疗的要求。对于通过松动术、姿势训练和术后锻炼治疗颞下颌关节的内部紊乱,也有类似的发现[47]。进行无痛锻炼和协调练习时应特别注意防止杂声和移位。等长和等张运动都有助于在运动过程中建立协调性。

肌筋膜疼痛的治疗 治疗肌筋膜疼痛通常采用夜间夹板,姿势改善,休息和模态[48]。但是,遇到这种功能障碍时,旨在减轻疼痛的松动术可能是有效的[49],特别是旨在辅助无痛静息位置的治疗时效果更好[50]。肌筋膜疾病的物理治疗包括按摩、超声和肌肉拉伸,与辅助治疗一样有效[51]。在另一项研究中,与未治疗的对照组相比,一些(治疗组)患者报告疼痛完全消失或有明显改善[52]。

炎症的治疗 当被动和主动完全开口,或下颌回缩过程中重现症状时,炎症可能存在。松动术和重复拉伸期间的被动运动与减少疼痛和改善适当胶原重塑的化学变化有关[53]。长期结果表明,即使在退出治疗后 3 年,阳性结果仍可保持[54]。

侧滑伴松动:动态松动术

动态松动术也可以用于治疗这类人群。动态松动术包括在医生实施松动术期间,患者下颌的主动运动。

1.患者取坐位。

2.指示患者主动朝受限的方向(图 6.31 中的左侧)滑动下颌,同时医生使用逐渐增大的力使髁状突向前滑动。

3.为了增强向左侧的偏移,医生应当在右侧髁状突上施加向前的力。接触力在髁状突的后外侧。

4.询问患者一致性体征和症状的再现情况。

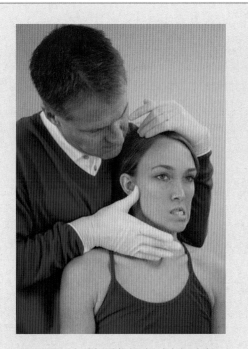

图 6.31 主动侧滑伴松动:动态松动术。

前突伴松动:动态松动术

1.患者取坐位。

2.指示患者主动前突下颌,同时医生使用逐渐增大的力使髁状突向前滑动。除了患者的主动运动外,该过程与图 6.31 相似。

3.接触力在髁状突的后外侧。

4.询问患者一致性体征和症状的再现情况。

求[46,47]。在大多数情况下，手法治疗与其他干预措施（如运动）相结合，效果可能只是短期的[56]。

在手法治疗为对象的研究中，有一些较弱的随机对照试验，其中手法治疗是一种嵌入式干预。也有些病例系列研究和几个前瞻性、回顾性研究。研究结果表明，手法治疗联合主动运动，或单纯手法治疗干预有助于改善 TMD 最大开口度[57-64]。几乎没有证据支持单纯手法治疗可减少疼痛。由于研究质量有限，研究结果最多为 B 级

B 级证据证明了手法对上半身不良姿势治疗的益处。Wright 等[7]对 60 名 TMD 患者进行了针对胸椎和颈椎的一般姿势性伸展运动。4 周后，重新检查患者症状的变化，与对照组相比，干预组患者临床症状显著改善，具有统计学差异。

> **小结**
> ● TMD 的治疗遵循基于患者反应的方法，但可能受益于进一步的子类别分类模型。
> ● 当与其他康复方法联合进行时，手法治疗方法可能会有更好的效果。
> ● 动态松动术包括患者的主动运动和医生的被动运动。

治疗结果

证据

仅有少量精心设计的临床试验报道了 TMD 手法治疗干预对康复的益处。大多数试验报告了药理作用或夹板固定治疗的结果。虽然物理治疗通常与实用干预相比具有更显著的疗效，但物理治疗干预在不同研究中差异很大。

通常情况下，干预措施包括使用超声、运动、电磁疗法、热疗法、家庭教育和拉伸[55]。在这些干预措施中，有最充分的证据证明增加选定的松动术和拉伸方法的锻炼，可降低手术风险和对夹板治疗的需

> **小结**
> ● 许多研究主张在各种分型的 TMD 的治疗中使用手法治疗、姿势锻炼、拉伸和物理疗法。这些研究大多数是病例报告。
> ● 运动结合松动术和拉伸对 TMD 有积极治疗效果。针对上半身的姿势训练也显示出临床实用性。

本章问题

1.描述盘后组织对颞下颌关节的病理作用。

2.描述颈椎姿势、颈椎损伤和 TMD 存在之间的关系。

3.描述 TMD 的三个主要分类，并概述各分类之间治疗方法的不同。

4.概述基于患者反应的方法应用于适用 TMD 患者的评估和治疗的机制。

病例分析

病例 6.1：Gretchan Leon（19 岁女性）

诊断：TMD。

视诊：她呈现头部前倾姿势，咀嚼肌显著肥大，在评估过程中显得焦虑不安。

病因：7 年前出现下颌隐痛发作。

一致性体征：她最痛苦的动作是（最大）开口。

目前状态：她表示最近从大学辍学，因为疼痛令她感到虚弱。在学校期间她的焦虑和紧张程度更严重，她把磨牙作为一种缓解压力的方法。她表示一旦疼痛发作，症状消退需要几个小时。

症状表现：疼痛局限在下颌的前面。

相关病史：大约 4 年前被诊断患有社交焦虑症，她目前服用治疗这种疾病的药物。

患者目标：她担心下颌疼痛会需要手术干预。

基线：NAS 疼痛分级（共 10 级），休息时，4 级；

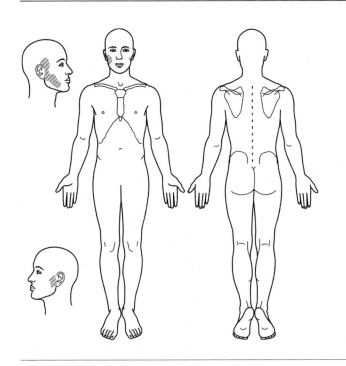

最坏的时候,6 级。

　　检查结果:所有主动活动都受限,最大开口度为 32mm,向左侧横移时右侧疼痛。颞肌触痛,并且在打开和随后闭合下颌时伴有"咔嗒"声。

　　1.根据这些结果,您还想检查什么?

　　2.这名患者是否适合手法治疗?

　　3.该患者的预期预后如何?

　　4.您认为本书中介绍的哪些治疗方法可能对这个患者有益?

病例 6.2 :Chris Halliwell (25 岁男性)

诊断:TMD。

　　视诊:他呈现头部前倾姿势,颈后变平。上胸椎可见明显的 Dowager 驼背。

　　病因:自述 6 个月前,在非常拥挤的空间内的水槽下放置新水龙头后出现了症状。

　　一致性体征: 他指出在颈椎伸展期间出现一致性疼痛。

　　目前状态:他认为这些症状令人讨厌。他是一名水管工,虽然疼痛也能工作,但确实影响了他的工作效率。

　　症状表现:症状局限在他的单侧颈部和双侧/下颌。

　　相关病史:无特殊。

　　患者目标:他担心症状会恶化。他在诊断之前从未听说过 TMD,并且关注他在互联网上阅读过的内容。

　　基线:NAS 疼痛分级(共 10 级),目前症状 3 级,最坏的时候 6 级。

　　检查结果:除了下颌的抗阻力测试外,他在下颌运动期间没有任何疼痛。最大开口度为 46mm。他在任何运动期间均无"咔嗒"声或磨牙声。

　　1.根据这些结果,您还想检查什么?

　　2.这名患者是否适合手法治疗?

　　3.该患者的预期预后如何?

　　4.您认为本书中介绍的哪些治疗方法可能对这个患者有益?

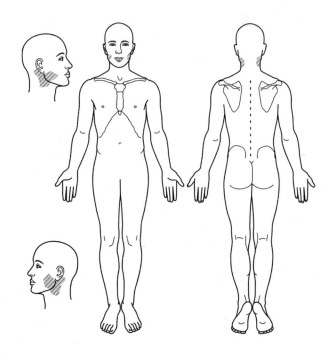

参考文献

1. Wright E, Domenech M, Fischer J. Usefulness of posture training for patients with temporomandibular disorders. *JADA*. 2000;131:202–210.
2. Gonzalez H, Manns A. Forward head posture: Its structural and functional influence on the stomatognathic system, a conceptual study. *Cranio*. 1996;14:71–80.
3. Austin D. Special considerations in orofacial pain and headache. *Dent Clin North Am*. 1997;41:325–339.
4. Braun B. Postural differences between asymptomatic men and women and craniofacial pain patients. *Arch Phys Med Rehabil*. 1991;72:653–656.
5. Hackney J, Bade D, Clawson A. Relationship between forward head posture and diagnosed internal derangement of the temporomandibular joint. *J Orofac Pain*. 1993;7:386–390.
6. Darlow L, Pesco J, Greenberg M. The relationship of posture to myofascial pain dysfunction syndrome. *J Am Dent Assoc*. 1987;114:73–75.
7. Enwemeka C, Bonet I, Ingle J, Prudhithumrong S, Ogbahon F, Gbenedio N. Postural correction in persons with neck pain. Part II. Integrated electromyography of the upper trapezius in three simulated neck positions. *J Orthop Sports Phys Ther*. 1986;8:240–242.
8. Schuldt K, Ekholm J, Harms-Ringdahl K, Nemeth G, Arborelius U. Effects of changes in sitting work posture on static neck and shoulder muscle activity. *Ergonomics*. 1986;29:1525–1537.
9. Friction JR, Hathaway KM, Bromaghim C. Interdisciplinary management of patients with TMJ and craniofacial pain: Characteristics and outcome. *J Craniomandib Disord*. 1987;1(2):115–122.
10. Benoit P. History and physical examination for TMD. In: Krause S. (ed). *Clinics in physical therapy: Temporomandibular disorders*. New York; Churchill Livingstone: 1994.
11. Johansson A, Unell L, Carlsson GE, Söderfeldt B, Halling A. Differences in four reported symptoms related to temporomandular disorders in a cohort of 50-year-old subjects followed up after 10 years. *Acta Odontol Scand*. 2008;66(1):50–57.
12. Visscher CM, Lobbezoo F, de Boer W, van der Zaag J, Naeije M. Prevalence of cervical spinal pain in craniomandibular pain patients. *Eur J Oral Sci*. 2001;109: 76–80.
13. Wright AR, Gatchel RJ, Wildenstein L, Riggs R, Buschang P, Ellis E III. Biopsychosocial differences between high-risk and low-risk patients with acute TMD-related pain. *J Am Dent Assoc*. 2004;135(4):474–483.
14. Rantala M, Ahlberg J, Suvinen T, Savolainen A, Kononen M. Chronic myofascial pain, disk displacement with reduction and psychosocial factors in Finnish non-patients. *Acta Odontol Scand*. 2004;62: 293–297.
15. Ahlberg J, Savolainen A, Rantala M, Lindholm H, Kononen M. Reported bruxism and biopsychosocial symptoms: A longitudinal study. *Community Dent Oral Epidemiol*. 2004;32:307–311.
16. Evcik D, Aksoy O. Correlation of temporomandibular joint pathologies, neck pain, and postural differences. *J Phys Ther Sci*. 2000;12:97–100.
17. Braun B, Schiffman E. The validity and predictive value of four assessment instruments for evaluation of the cervical and stomatognathic systems. *J Craniomandib Disord*. 1991;5:239–244.
18. Katzburg R, Westesson PL. *Diagnosis of the temporomandibular joint*. Philadelphia; WB Saunders: 1993.
19. Masumi S, Kim Y, Clark G. The value of maximum jaw motion measurements for distinguishing between common temporomandibular disorder subgroups. *Oral Surg Med Oral Pathol Oral Radiol Endod*. 2002;93:552–559.
20. Langendoen J, Muller J, Jull G. Retrodiscal tissue of the temporomandibular joint: clinical anatomy and its role in diagnosis and treatment of arthropathies. *Man Ther*. 1997;2:191–198.
21. Krause S. Physical therapy management of TMD. In: Krause S. (ed). *Clinics in physical therapy: Temporomandibular disorders*. New York; Churchill Livingstone: 1994.
22. Truelove E, Sommers E, LeReshce L, Dworkin S, von Korff M. Clinical diagnostic criteria for TMD. New classification permits multiple diagnoses. *J Am Dent Assoc*. 1992;123:47–54.
23. Hesse J, van Loon L, Maeije M. Subjective pain report and the outcome of several orthopaedic tests in craniomandibular disorder patients with recent pain complaints. *J Oral Rehabil*. 1997;24:483–489.
24. Hesse J, Naeije M. Biomechanics of the TMJ. In: Krause S. (ed). *Clinics in physical therapy: Temporomandibular disorders*. New York; Churchill Livingstone: 1994.
25. Kirveskari P. Prediction for demand for treatment of temporomandibular disorders. *J Oral Rehabil*. 2001;28: 572–575.
26. van der Weele L, Dibbets J. Helkimo's index: A scale or just a set of symptoms? *J Oral Rehabil*. 1987;14:229–237.
27. de Wijer A, Lobbezoo-Scholte AM, Steenks MH, Bosman F. Reliability of clinical findings in temporomandibular disorders. *J Orofac Pain*. 1995;9(2):181–191.
28. Manfredini D, Segù M, Bertacci A, Binotti G, Bosco M. Diagnosis of temporomandibular disorders according to RDC/TMD axis I findings: A multicenter Italian study. *Minerva Stomatol*. 2004;53(7–8):429–438.
29. Visscher CM, Naeije M, De Laat A, et al. Diagnostic accuracy of temporomandibular disorder pain tests: A multicenter study. *J Orofac Pain*. 2009;23(2):108–114.
30. Lobbezoo-Scholte AM, Steenks MH, Faber JA, Bosman F. Diagnostic value of orthopedic tests in patients with temporomandibular disorders. *J Dent Res*. 1993;72(10): 1443–1453.
31. Emshoff R, Brandlmaier I, Bosch R, Gerhard S, Rudisch A, Bertram S. Validation of the clinical diagnostic criteria for temporomandibular disorders for the diag-

nostic subgroup: Disc derangement with reduction. *J Oral Rehabil.* 2002;29(12):1139–1145.

32. Tasaki MM, Westesson PL. Temporomandibular joint: diagnostic accuracy with sagittal and coronal MR imaging. *Radiology.* 1993;186(3):723–729.

33. Lobbezoo-Scholte AM, de Wijer A, Steenks MH, Bosman F. Inter-examiner reliability of six orthopaedic tests in diagnostic subgroups of craniomandibular disorders. *J Oral Rehabil.* 1994;21(3):273–285.

34. de Wijer A, Lobbezoo-Scholte AM, Steenks MH, Bosman F. Reliability of clinical findings in temporomandibular disorders. *J Orofac Pain.* 1995;9(2): 181–191.

35. Roberts C, Katzberg RW, Tallents RH, Espeland MA, Handelman SL. The clinical predictability of internal derangements of the temporomandibular joint. *Oral Surg Oral Med Oral Pathol.* 1991;71(4):412–414.

36. Emshoff R, Innerhofer K, Rudisch A, Bertram S. Relationship between temporomandibular joint pain and magnetic resonance imaging findings of internal derangement. *Int J Oral Maxillofac Surg.* 2001;30(2): 118–122.

37. Yatani H, Minakuchi H, Matsuka Y, Fujisawa T, Yamashita A. The long-term effect of occlusal therapy on self-administered treatment outcomes of TMD. *J Orofac Pain.* 1998;12(1):75–88.

38. Brown D, Gaudet E. Temporomandibular disorder treatment outcomes: Second report of a large-scale prospective clinical study. *Cranio.* 2002;20:244–253.

39. Nitzan DW, Dolwick MF. An alternative explanation for the genesis of closed-lock symptoms in the internal derangement process. *J Oral Maxillofac Surg.* 1991;49(8): 810–815.

40. Sener S, Akganlu F. MRI characteristics of anterior disc displacement with and without reduction. *Dentomaxillofac Radiol.* 2004;33(4):245–252.

41. Komiyama O, Kawara M, Arai M, Asano T, Kobayashi K. Posture correction as part of behavioral therapy in treatment of myofascial pain with limited opening. *J Oral Rehabil.* 1999;26(5):428–435.

42. Shakoor M, Ahmed M, Kibria G, et al. (abstract). Effects of cervical traction and exercise therapy in cervical spondylosis. *Bangladesh Med Res Counc Bull.* 2002; 28:61–69.

43. Harrison D, Cailliet R, Betz J, et al. Conservative methods of reducing lateral translation postures of the head: A nonrandomized clinical control trial. *J Rehabil Res Dev.* 2004;41:631–639.

44. Grant R, Jull G, Spencer T. Active stabilizing training for screen based keyboard operators: A single case study. *Aust J Physiotherapy.* 1997;43:235–242.

45. Nicolakis P, Erdogmus B, Kopf A, et al. Effectiveness of exercise therapy in patients with internal derangement of the temporomandibular joint. *J Oral Rehabil.* 2001;28:1158–1164.

46. Yoda T, Sakamoto I, Imai H, et al. A randomized controlled trial of therapeutic exercise for clicking due to disk anterior displacement with reduction in the temporomandibular joint. *Cranio.* 2003;21:10–16.

47. Oh D, Kim K, Lee G. The effect of physiotherapy on post-temporomandibular joint surgery patients. *J Oral Rehabil.* 2002;29:441–446.

48. Nicolakis P, Erdogmus B, Kropf A, Nicolakis M, Piehslinger E, Fialka-Moser V. Effectiveness of exercise therapy in patients with myofascial pain dysfunction syndrome. *J Oral Rehabil.* 2002;29:362–368.

49. Friedman MH. The hypomobile temporomandibular joint. *Gen Dent.* 1997;45(3):282–285.

50. Deodata F, Cristiano S, Trusendi R, Giorgetti R. A functional approach to the TMJ disorders. *Prog Orthod.* 2003;4:20–37.

51. De Laat A, Stappaerts K, Papy S. Counseling and physical therapy as treatment for myofascial pain of the masticatory system. *J Orofac Pain.* 2003;17:42–49.

52. Nicolakis P, Burak E, Kollmitzer J, et al. An investigation of the effectiveness of exercise and manual therapy in treating symptoms of TMJ osteoarthritis. *Cranio.* 2001;19:26–32.

53. Sambajon V, Cillo J, Gassner R, Buckley M. The effects of mechanical strain on synovial fibroblasts. *J Oral Maxillofac Surg.* 2003;61:707–712.

54. Nicolakis P, Erdogmus CB, Kollmitzer J, et al. Long-term outcome after treatment of temporomandibular joint osteoarthritis with exercise and manual therapy. *Cranio.* 2002;20(1):23–27.

55. Gray R, Quayle AA, Hall CA, Schofield MA. Physiotherapy in the treatment of temporomandibular joint disorders: A comparative study of four treatment methods. *Br Dent J.* 1994;176:257–261.

56. Medlicott M, Harris S. A systematic review of the effectiveness of exercise, manual therapy, electrotherapy, relaxation training, and biofeedback in the management of temporomandibular disorder. *Phys Ther.* 2006;86: 955–973.

57. De Laat A, Stappaerts K, Papy S. Counseling and physical therapy as treatment for myofascial pain of the masticatory system. *J Orofac Pain.*2003;17(1):42–49.

58. Jagger RG. Mandibular manipulation of anterior disc displacement without reduction. *J Oral Rehabil.* 1991; 18:497–500.

59. Magnusson T, Syren M. Therapeutic jaw exercises and interocclusal appliance therapy. *Swed Dent.* 1999;23: 27–37.

60. Michelotti A, Steenks MH, Farella M, et al. The additional value of a home physical therapy regimen versus patient education only for the short-term treatment of myofascial pain of the jaw muscles: Short-term results of a randomized clinical trial. *J Orofac Pain.* 2004;18(2):114–125.

61. Minagi S, Nozaki S, Sato T, Tsuru H. A manipulation technique for treatment of anterior disk displacement with reduction. *J Prosthet Dent.*1991;65:686–691.

62. Nicolakis P, Erdogmus CB, Koff A, et al. Effectiveness of exercise therapy in patients with myofascial pain dysfunction syndrome. *J Oral Rehabil.* 2002;29:362–368.

63. Monaco A, Cozzolino V, Cattaneo R, Cutilli T, Spadaro A. Osteopathic manipulative treatment (OMT) effects on mandibular kinestics: Kinesiographic studies. *Eur J Paediatr Dent.* 2008;9:37–42.

64. Ismail F, Demling A, Hessling K, Fink M, Stiesch-Scholz M. Short-term efficacy of physical therapy compared to splint therapy in treatment of arthrogenous TMD. *J Oral Rehabil.* 2007;34:807–813.

第 **7** 章
胸椎的手法治疗

Chad E. Cook

目标

- 明确胸椎的相关结构和生物力学构造。
- 演示合适有效的胸椎检查顺序。
- 明确可行的胸椎和胸廓的松动手法治疗技术。
- 探讨在随机试验中松动与手法治疗技术对胸椎损伤患者的康复作用。

临床检查

鉴别诊断

必须先将肌肉骨骼疼痛与内脏疼痛鉴别开来，才能选择合适的治疗方法[1]。胸椎内有多个潜在的疼痛感受器，这些部位包括椎间盘、胸椎、硬脊膜、纵韧带、胸背部肌肉、肋横突关节和关节突[2]。研究已发现睾丸疼痛与下胸部功能障碍相关[3]，头痛与T4胸椎的功能障碍相关[4]，而肋软骨畸形导致的疼痛则与胃黏膜下肿瘤疼痛相似[5]。此外，下胸段的疼痛通常会被认为与腰椎病变相关的症状类似[6]。

胸廓内包含许多内脏器官，其相关的疼痛与来源于肌肉骨骼的疼痛很相似[1]。胸痛可以来自心脏、腹部器官、肌肉骨骼组织、心源性疼痛感受器或特定的疾病发生过程[7-9]。此外，肌肉骨骼疼痛也可以模拟内脏源性疼痛。把高渗盐水注射到正常志愿者的胸椎棘突间肌肉和韧带中，以此产生的胸前部疼痛可以模拟心脏疼痛[2]（表7.1）。

在初步筛查期间必须鉴别疼痛的来源，以避免误诊。许多非心源性胸痛患者表现出前胸触痛，而没有胸痛症状的对照组则见不到[10]；然而，只有一部分患者在单独触诊中表现出疼痛。因为胸部疼痛感受器与身体多个部位疼痛相关，因此疼痛表现的位置无法用来确定其来源部位[2]。Adler建议使用触诊方法来鉴别肌肉骨骼性症状和心因性症状要基于以下两个原则：①重现或减轻疼痛的能力；②受试者运动行为的特定变化。

> **小结**
>
> - 胸椎疼痛感受器包括肌肉骨骼源性和内脏源性。
> - 有必要进行疼痛鉴别。由于存在内脏源性疼痛的可能性，在治疗之前必须再现疼痛。

表 7.1　内源性疼痛参考区域

影响的内脏器官	部位
心脏	C8–T4（T4–T7是假性心绞痛的常见来源）
支气管、肺	T2–T4
食管	T5–T6
胃	T6–T10
肝、胆囊	T7–T9
脾	T6–T10
胰腺	T6–T10
肾脏	T10–T11
输尿管	T11–T12
阑尾	T11–T12

视诊

姿势　站立姿势下，人体重力线前移并穿过胸椎，从而产生一个力促进胸椎后凸[12]。这时需要用被动和主动的力防止胸椎过度后凸；脊柱旁的深层肌肉通常提供主动作用力，从而起到稳定姿势的作用[13]。然而，胸椎的形态与个体的静息姿势高度相关，并且很可能对姿势参数的影响比其他任何结构都大[14]。

胸椎过度后凸在人群中比较常见，可能导致肌肉疾病、关节疼痛和僵硬，以及机械感受器的改变[14,15]。Janda 描述了一种称为"上交叉综合征"的姿势现象，是一种与头部姿势前倾、胸椎后凸，胸大肌和胸小肌、上斜方肌、肩胛提肌及胸锁乳突肌肌肉系统变短，同时中下斜方肌、前锯肌、菱形肌、颈深部肌肉变长相关的一系列适应性变化[16]。头部前倾与胸椎后凸直接相关，并导致肌筋膜疼痛综合征和疼痛阈值降低[17]。讽刺的是，尽管姿势异常通常被认为是胸痛的原因，但还没有足够的证据表明胸椎疼痛与姿势异常直接相关。

骨质疏松患者姿势变化很普遍，通常造成椎体压缩性骨折，表现为椎骨压缩楔入[19]。压缩性骨折可导致姿势病理性变化，最常见的是脊柱后凸和脊柱侧凸[19]。姿势后凸增加胸腔前–后直径，并改变了胸腔的形状和功能，从而影响个体的呼吸能力[19]。两项既往研究表明，50°或更大的胸椎后凸可能与姿势平衡紊乱有关[20,21]。

脊柱侧凸可能是功能性的，也可能是结构性的，并且在年轻个体或经历过创伤的个体中比较常见[22]。结构性脊柱侧凸认为是由于脊柱胸段中的柔性丧失，无法被动或主动地矫正[23]。功能性脊柱侧凸还保持在功能上的正常范围内，但表现出适应或"功能性获得"外部指令性的侧向弯曲[23]。无论是年轻个体还是年龄较大的患者，特别是发生退行性变化后，都可能表现出结构性脊柱侧凸[24]。肩部功能障碍可能与姿势或肩胛肌无力有关[25]。

> **小结**
> - 姿势问题，通常与脊柱后凸相关，是脊柱常见的功能障碍。
> - 姿势不良与胸椎疼痛没有直接相关性。
> - 脊柱侧凸通常与年轻个体相关，但也可能存在于年龄较大的患者中。

病史

社会心理因素　类似于与腰椎疼痛相关的社会心理因素，相应的因素也可有助于胸椎的恢复。这些社会心理因素包括疼痛感知异常、从事工作复杂、心理功能障碍、社会支持受限和残疾感知异常[26]。必须注意的是，增加受伤风险的因素可能不会增加患者预后不良风险。康复医生面临的挑战是，许多胸腰椎损伤本质上相同而病理学上相关，相同的治疗干预方法却常常产生不同的结果[26]。

陈述疼痛的位置也在胸椎中不一致，因为交感神经反应可影响内脏或肌肉骨骼，导致疼痛位置的变化。因此，来自心脏、胆囊、肾脏和其他器官的疼痛也可能称为胸痛，应该排除有这方面疾病的患者[27]。

> **小结**
> - 胸椎疼痛患者可能会受到与腰椎源性疼痛患者类似的社会心理因素的影响。
> - 来自心脏、胆囊、肾脏和其他器官的疼痛也可能称为胸痛，应排除有这方面疾病的患者。

体格检查

主动生理运动

将主动的生理运动单独放到胸椎部分是具有挑战性的。在所有的运动形式中，需要排除颈椎和腰椎的适应运动。在以下描述中，对于运动部位的细致描述可以更好地强调此动作，从而提升对胸椎的关注。

主动屈曲

　　因为许多老年患者认为胸椎稍微弯曲的姿势比较舒适，那么可以利用主动活动度来评估。如果患者具有潜在压迫性骨折的相关测试迹象，则禁止进行主动屈曲，特别是超压屈曲的操作。详细地病史问询及对风险因素的评估可能有助于评估此操作的风险。

　　1.患者两腿分开坐立，稳定骨盆。

　　2.将患者自己的肘部向腹股沟处拉伸，指导患者向前屈曲。

　　3.指导患者仅移动到第一疼痛点。评估疼痛是否一致。

　　4.指导患者越过第一疼痛点朝向活动度末端移动。在持续保持这个动作或重复动作之后，再次评估疼痛的一致性。

　　5.如果运动过程中患者没有表现出疼痛感，则通过将肘弯曲并将腰部弯曲来施加超压(图 7.1)。

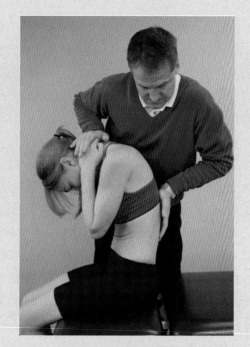

图 7.1　胸椎屈曲超压。

主动伸展

个体不能伸展的原因有很多，其中包括关节退行性变。因此，先要明确在伸展的活动度末端附近反复活动或者持续保持拉伸姿势的后果，然后在家庭或诊所的项目中施用该方法。

1.患者两腿分开坐立，稳定骨盆。

2.患者的手放在自己的头后面。

3.指导患者将肘部向上抬起，促进胸椎的伸展（图 7.2），但仅到达第一疼痛点。评估疼痛以确定是否一致。

4.指导患者越过第一疼痛点向活动度末端移动。

5.在持续保持此动作或重复动作之后，再次评估疼痛的一致性。

6.如果患者活动过程中没有表现出疼痛感，向上拉伸肘部施加超压，同时用另一只手稳住胸椎、保持伸展（图 7.3）。

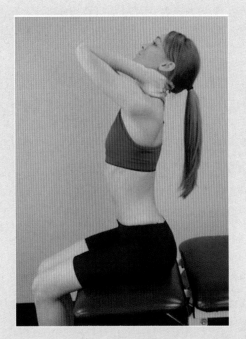

图 7.2　胸椎主动伸展。

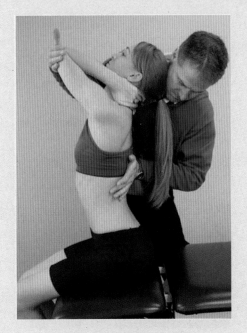

图 7.3　胸椎伸展施加超压。

主动侧向屈曲

在上胸段和下胸段的主动侧向屈曲通常是联合进行的(意味着其涉及多个不同的平面活动)。这个动作有助于从前面和后面观察患者并测定侧面弯曲的曲率,特别是胸中段部位。

1.患者坐位,将肘部弯曲到自身的两侧(手指相扣并放置在脑后)。

2.指导患者侧向屈曲移动,通过移动肘部向骨盆方向做曲线活动(图 7.4)。

3.指导患者仅移动到第一个的疼痛点,如果感受到疼痛,则进行评估以确定是否一致。

4.然后指导患者越过第一疼痛点向活动度末端移动。持续保持这个动作或重复动作之后,再次评估疼痛的一致性。

5.如果患者没有感觉到疼痛,则通过握住患者靠近腋窝或上臂的部位将患者侧向继续拉伸、施加超压(图 7.5)。

6.在对侧重复该过程。

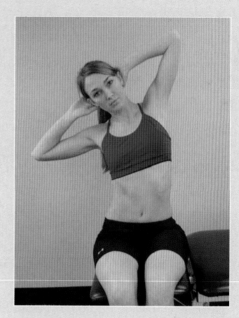

图 7.4　胸椎主动侧向屈曲。

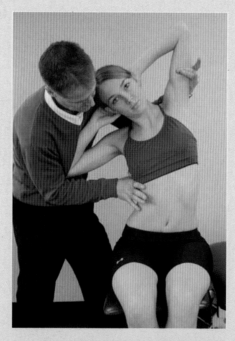

图 7.5　胸椎侧向屈曲施加超压。

主动旋转

除了胸中段部位，上胸段和下胸段的旋转也是联合的。为了促进上胸椎的完全旋转，有时需要颈部也向活动度末端旋转。如果此动作产生疼痛，则需要每个部位单独旋转测试来区分是颈椎还是胸椎部位的疼痛。

1.患者坐位，双臂交叉在自身的胸部前方。胸椎应保持轻微屈曲以减轻腰椎的影响。

2.指导患者在水平面上旋转，根据不同的目标部位，加入或不加入颈椎旋转。在图 7.6 中，患者没有加入颈部旋转。

3.指导患者仅移动到第一个疼痛点。评估疼痛以确定是否一致。

4.指导患者越过第一疼痛点向活动度末端移动。持续保持此动作或重复动作，再次评估疼痛的一致性。

5.如果患者没有出现疼痛感，则牵拉肩部来施加压力进一步旋转并阻挡膝盖避免代偿(图 7.7)。

6.在对侧重复该过程。

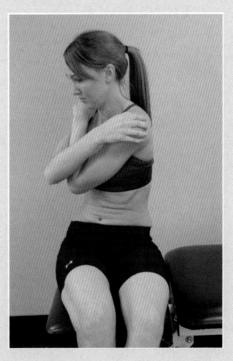

图 7.6　胸椎主动旋转。

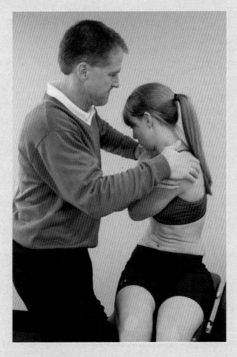

图 7.7　胸椎旋转施加超压。

联合运动 在一些情况下，需要非平面的动作来鉴别患者的一致性主动运动。特别是与拉伸和旋转相关的动作是最敏感的。所有的动作应该在坐立位进行，以尽量减少骨盆的活动，并偏转胸椎部位，如果主动运动没有产生疼痛则可以通过施加超压来进一步评估此动作(图7.8)。

小结

- 区别一致性胸部主动生理运动可能需要排除颈部或者腰部脊柱的运动。
- 对于有骨质疏松史的老年患者，禁忌反复屈曲或施加超压。
- 有必要在一致性检查过程中评估持续动作或重复动作的影响，以确定此动作在治疗中的潜在作用。

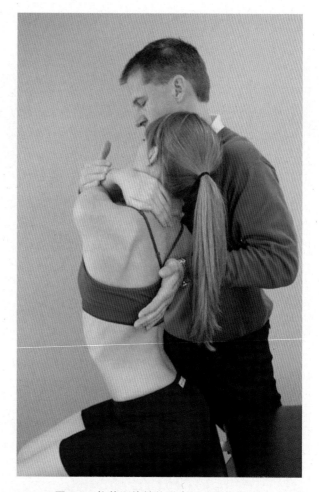

图 7.8 拉伸和旋转的联合运动施加超压。

单侧肩部屈曲

活动度末端肩部功能障碍可能与上胸椎活动受限相关。肩部向活动度末端单侧弯曲需要上胸段单侧弯曲并旋转到与手臂抬高相同的一侧。此过程显然包含两种限制方式：①手臂完全屈曲受限；②为代偿手臂屈曲，胸椎出现侧弯。

1. 患者处于坐位。
2. 指导患者将一只手尽可能高地抬起到屈曲(图7.9)。
3. 医生在患者身后观察胸部活动。

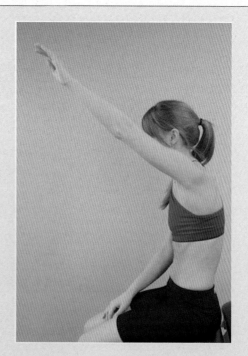

图 7.9 上胸椎活动受限限制单侧肩部屈曲的例子。

被动运动

被动生理运动测试　对于许多临床医生而言,患者在进行主动生理运动期间可以同时执行被动生理运动。被动运动在主动运动达到活动度末端之后进行,此时医生可以辅助患者继续活动到未达到的全部活动度末端。一些医生选择单独进行被动生理运动来调整力度,并重复进行被动运动来确定可能的治疗方法。

被动屈曲

　　1.医生将患者肘部弯曲,并将胸椎部位屈曲。
　　2.可以用手掌顺着肋骨活动的方向或逆着肋骨活动的方向来推动目标部位,以加强屈曲（图7.10）。

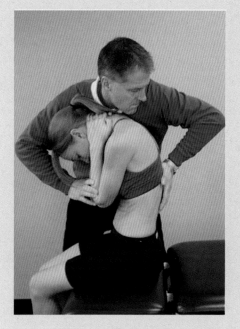

图 7.10　胸椎被动屈曲。

被动拉伸

　　1.医生一只手向上拉伸患者肘部,另一只手稳定胸椎使之拉伸。
　　2.可以用手掌顺着肋骨活动的方向或逆着肋骨活动的方向来推动目标部位,以加强拉伸（图7.11）。

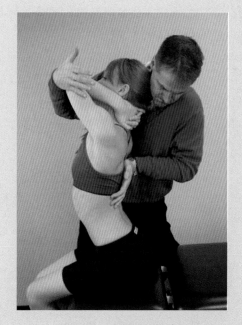

图 7.11　胸椎被动拉伸。

被动生理旋转

　　1.医生拉动患者肩膀和躯干旋转，并通过患者背侧施压加强此动作（图 7.12）。

　　2.为了加大肋骨的活动，医生应当对肋骨在与旋转相反的方向上施加更大的力，而在顺着旋转方向上施加较小的力[29]。

　　3.在对侧重复该过程。

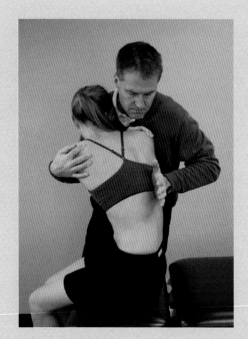

图 7.12　胸椎被动生理旋转。

　　被动生理性椎间活动评估（PPIVMS）　PPIVMS有时用于检测进行被动生理性运动时脊椎节段之间的僵硬或过度活动。有一项研究[30]检查了 PPIVMS在评估定向耦合运动中的可靠性，发现其可靠性中等至良好（kappa=0.27~0.65）。这是在无症状的受试者进行的评估，因此在将这类结果扩展至有症状的受试者时应当特别谨慎。

　　被动附属运动检查　被动附属运动可以细分为两种形式：激发性动作和平面动作。激发性动作是为了识别导致僵硬或过度活动的脊椎节段并针对此病因进行后续治疗。平面动作理论上沿着横截面的轴向平面活动脊椎节段，而在操作时通常不那么疼痛。在胸椎中，如果不将组合的运动（附属运动和生理性运动）加进来，那么平面的运动难以进行。实际操作中，胸椎上的平面运动需要根据胸椎部位的改变调整角度。

被动生理性侧屈

1.操作被动生理性侧屈时,医生用手握住患者腋窝附近和上臂将患者拉向侧方屈曲(图 7.13)。

2.与旋转一样,可以用手掌推动目标部位来加强此动作(图 7.14)。

3.在侧方屈曲时为促进肋骨的活动,医生应当在侧方屈曲的方向上对肋骨施加较小的力,并理解此动作在胸椎中段是可以进行调整的。

4.在对侧重复该过程。

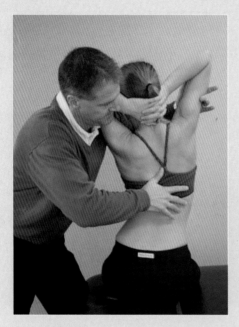

图 7.13　胸椎侧方屈曲施加超压。

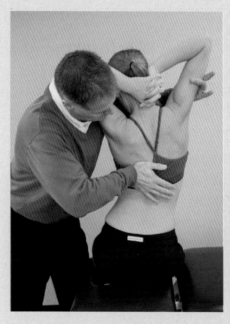

图 7.14　加强侧方屈曲。

胸椎中线后前位(CPA)运动

CPA 的评估是胸部检查的常见组成部分,并且 CPA 检查是激发性动作。CPA 的僵硬程度受许多因素的影响,包括所评估的椎骨的位置(上部脊椎节段具有比下部脊椎节段更大的僵硬程度)和胸廓的僵硬程度。由于胸椎的棘突向下倾斜,因此胸椎的由后往前活动可促进特定脊椎节段的拉伸。

1.患者取俯卧位,并评估静息症状。

2.医生触诊目标脊椎节段,触摸到第一胸椎棘突。首先通过找到 C6 并向脊椎尾端触摸、定位该脊椎节段。C6 在活动伸展时(由后向前活动时)消失,而 C7 依然明显。

3.医生用豌豆骨触压到患者所诉的第一疼痛点,并施加一个由后向前(PA)的力(图 7.15)。评估疼痛以确定是否一致。这个过程在所有胸椎节段接连操作一遍,或者如果患者有详细的病历则可以将检查集中于特定的节段上。按压动作和力的施加需要越过第一疼痛点到活动度末端。

4.为确定可能的治疗方案,可以持续保持或者重复影响一致性体征的动作。

按压角度的变化可能导致患者改变症状的报告。通过集中的在脊椎尾部、头部、中间、侧面施加动作,医生可以更有效地再现患者的症状。

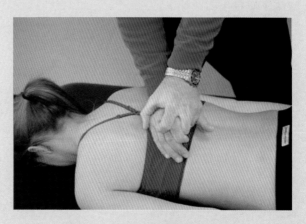

图 7.15　中线后前位按压小关节。

　　单侧脊椎后前位(UPA)　UPA 的评估是正常胸部检查的一部分[12]。UPA 检查是一种激发性动作,并垂直于小关节进行操作。小关节就位于棘突的侧面(尽管处于不同的水平)。小关节面可以在瘦弱的个体中触摸到,就像是骨架结构上的凹陷。

　　联合被动运动　由于胸椎的大小和该部位运动的复杂性,通常需要使用联合的被动运动来完全区分实际的一致性体征。潜在的联合运动可以包括任何一种主动生理运动分解动作的组合,以及在被动附属、激发性或平面动作同时进行被动生理运动。

单侧后前位按压小关节

　　1.患者采取俯卧位。

　　2.医生触诊目标椎骨,感觉棘突侧面的凹陷。医生可以拇指相对来接触这个位点, 因为小关节没有棘突那么明显。

　　3.医生对第一痛点施加由后向前的力,并且评估疼痛以确定是否一致(图 7.16)。这个过程在所有胸椎节段都要操作一遍,或者如果有详细的病历说明则可以集中于特定的节段上。按压动作和力的施加需要越过第一疼痛点到活动度末端。

　　4.为确定可能的治疗方案,可以持续保持或者重复影响一致性体征的动作。

　　5.按压角度的变化可能导致患者改变症状的报告。通过集中的在脊椎尾部、头部、中间、侧面施加动作,医生可以更有效地再现患者的症状。

　　6.在对侧重复该过程。

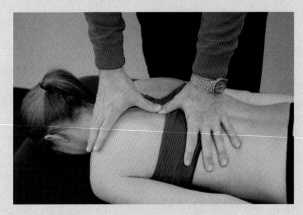

图 7.16　单侧后前位按压小关节。

单侧后前位按压横突关节

　　单侧后前位按压横突关节前需要识别胸椎中线侧面的关节连接。该关节连接同时位于肋骨连接的下方和上方。凸起部分旁边是横突的远端。

　　1.患者采取俯卧位。

　　2.医生触摸的目标节段,感觉距离棘突侧向大约两个拇指宽度的凸起部位。

　　3.医生对患者的第一痛点施加由后向前的力,并且评估疼痛以确定是否一致(图 7.17)。这个过程在所有胸椎节段都要操作一遍,或者如果有详细的病历说明则可以集中于特定的节段上。按压动作和力的施加需要越过第一疼痛点到活动度末端。

　　4.为确定可能的治疗方案,可以持续保持或者重复影响一致性体征的动作。

　　按压角度的变化可能导致患者改变症状的报告。通过集中的在脊柱尾部、头部、中间、侧面施加动作,医生可以更有效地再现患者的症状。

　　5.在对侧重复该过程。

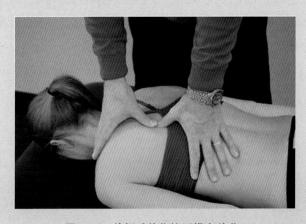

图 7.17　单侧后前位按压横突关节。

横向滑动

横向滑动是评估方法中的一种方式，其应用于侧向滑动脊柱的棘突。该技术也是一种激发性过程，并且其神经生理学影响已进行了充分研究。

1.患者俯卧或侧卧，并且颈部放置正中位。

2.医生使用拇指的指尖触诊目标棘突。

3.医生用拇指指腹对棘突的侧面施加宽且深的接触，对棘突的基部施加比棘突更大的力（图7.18）。

4.然后医生将前臂放平，在棘突上施加相同的力，并推到患者所述的第一个疼痛点。

5.然后，医生越过第一疼痛点推向活动度末端，重新评估疼痛和动作质量，并检查肌肉急性过

度紧张或肌肉痉挛。在活动度末端被动重复此动作，并评估疼痛等级的变化和确定的疼痛是否一致。

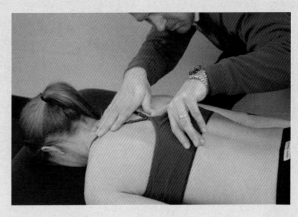

图 7.18　胸椎棘突横向滑动检查。

前后位关节松动

前后位松动术是一种激发性检查方法。胸骨上的前-后位附属运动的评估通常比后前位（PA）评估具有更大灵活性。单独肋骨的活动与后方脊椎的活动相反，拉伸会产生头侧旋转，而屈曲会产生尾侧旋转。

肋软骨炎的病症在双侧肋骨-胸骨关节处可导致疼痛。这是导致胸壁疼痛的常见原因，这种疼痛与心脏病发作类似。疼痛发生于最上方肋软骨关节时这种情况也称 Tietze 综合征，最常发生在第4~第6肋骨。

1.患者取仰卧位。

2.医生按压患者患处找到疼痛区域。

3.评估胸骨与软骨的连接时，医生应当触摸第3~第8肋骨相连胸骨侧面上的接合部位。

4.评估肋骨与软骨的连接时，医生需要侧向触诊由胸骨朝向肋骨角连接约2英寸处（1英寸=2.54cm）。

5.医生对患者所述的第一疼痛点施加前后方（AP）的力，确定疼痛是否一致。越过第一疼痛点施加按压到活动度末端。保持此动作或重复该动作能影响一致性体征，那么该方法则可用于治疗。与后前位动作一样，按压角度的变化能够改变患者对症状的报告。

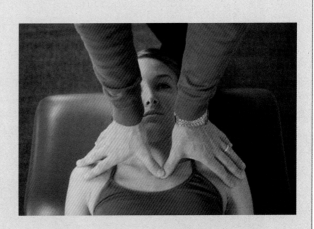

图 7.19　单侧前后位按压胸骨与软骨连接处。

（待续）

（续）

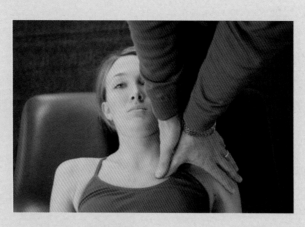

图7.20 单侧前后位按压肋骨与软骨连接处。

横向滑动并旋转

1.患者坐在治疗床的边缘后对其静息症状进行评估。

2.医生将患者旋转。注意排除活动度末端旋转。

3.在所需的旋转姿势下(一致性位置),医生对患者所述的第一疼痛点位置在旋转姿势上施加横向滑动力(图7.21)。评估疼痛是否一致。医生也可施加中间或者单侧后前位压力(图7.22)。

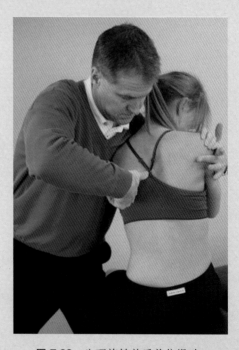

图7.22 生理旋转并后前位滑动。

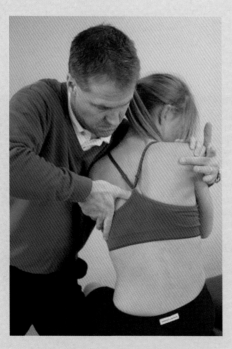

图7.21 横向滑动并旋转。

旋转和侧向屈曲

旋转和侧屈可以联合起来进行综合评估。

1.患者坐在治疗床的边缘,医生缓慢将患者旋转。注意排除活动度末端旋转。

2.在所需的旋转姿势下(一致性姿势),医生在患者所述的第一痛点位置施加一个与旋转方向相反的侧向屈曲的力(图7.23)。

3.此动作和力度需要越过第一痛点直到关节活动度末端。

4.为了确定合适的治疗方法,需要保持或者重复影响一致性体征的动作。

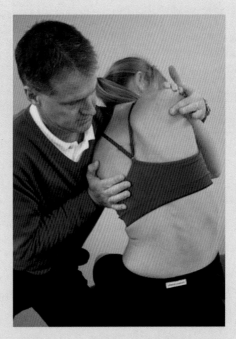

图 7.23　生理旋转与侧向屈曲结合。

伸展位后前位关节松动

伸展位后前位施力可用于识别哪些患者可从姿势疗法中受益。

1.患者坐在治疗床的边缘。

2.医生将患者被动伸展到合适位置。

3.在所需的伸展姿势下(一致性姿势),医生可以将向上或向下的力施加到肋骨和脊椎小关节上(图7.24)。

4.医生必须根据患者所述的第一痛点调整力度。实施动作及力度需要越过第一痛点直至活动度末端。

5.为了确定合适的治疗方法,应该保持或者重复影响一致性体征的动作。

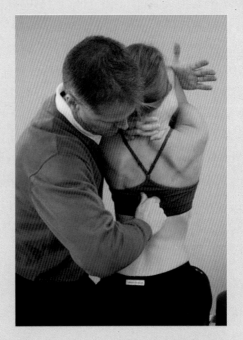

图 7.24　后前位(PA)力施加于被动生理伸展位置。

小结

● 被动生理运动通常与胸椎的主动生理运动相结合。

● 被动附属运动需要分别仔细检查关节突小关节面和横突关节，两者都可能是胸椎发生疼痛的原因。

● 联合运动可用于进一步辨别运动功能障碍。

特殊临床检查

触诊 Christensen[36]等报道了坐位和俯卧位运动触诊以及脊椎旁触诊的可靠性。通过扩展的和更宽泛的定义共识，群体 kappa 值为 0.59~0.77，其被认为是合适可靠的。Love 和 Brodeur[37]发现脊椎按摩学员在检测胸椎可移动性时组间可靠性较差而组内可靠性良好。将触诊的范围扩大至包含脊柱节段上端和下端时，显著提高了胸部触诊的可靠性，但是由于此研究是在无症状受试者中进行的，必须注意对这些结果的解释[38]。

Haas[39]等提倡使用活动度末端触诊检测旋转僵硬度作为推拿疗法的决策手段。他们的研究概述了辨别触诊和随后手法治疗时受限动作的临床有效性。Lewis[40]等报道了对于肩胛骨位置的表面触诊的好处以及使用肩胛骨的位置来确定胸部位置标记，例如肩胛骨的下界(T12)。

手法肌力检查 Frese 等在测量中、下斜方肌强度时报道了组间可靠性较低[41]。椎旁肌力量测试的定量结果并不理想，在之前的文献中已经提出过许多方法。经验上讲，椎旁肌肉的力量评估应产生有用的信息，因为需要被动和主动稳定力以防止过度脊柱后段。在胸椎段，脊柱旁深层肌肉系统能够主动稳定人体姿势，此方面不同于腰椎[13]。

小结

● 脊柱僵硬程度触诊范围扩大时，要比在单个脊柱节段上更有用。

● 虽然手法肌肉检查的组间评估可靠性较低，但该过程可能有助于确定稳定人体姿势的动作。

治疗技术

姿势

Renno[19]等已经证明包括拉伸、力量和呼吸训练的组合治疗项目可改善胸部姿势。然而，大多数情况下，与上述类似的治疗训练的保守姿势治疗项目还包括具有胸廓出口综合征或其他特征性病症的患者群体。虽然研究证据不足，但似乎拉伸和力量训练对于胸部脊柱具有同等的益处。这些技术可以是主动性的也可以由医生辅助进行。

主动拉伸 图 7.25~图 7.27 中的主动方式采取了与减轻疼痛和改善姿势有关的拉伸训练方法。拉伸程度取决于患者耐受性，拉伸动作保持 15~20 秒。

医生辅助被动拉伸 如果患者不能忍受松动术或者推拿，那么可以用医生辅助方法(图 7.28 和图 7.29)，此方法是一种对于力量训练有效的辅助方式。

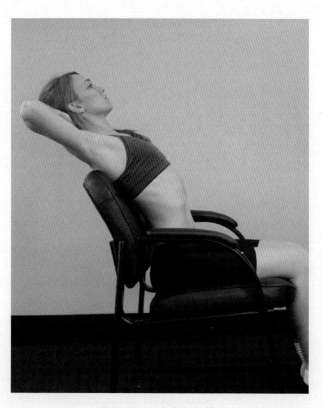

图 7.25 坐姿胸部拉伸。

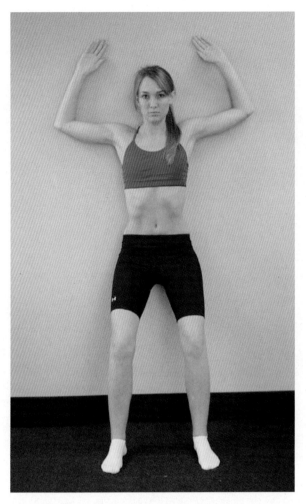

图 7.26　墙天使拉伸。

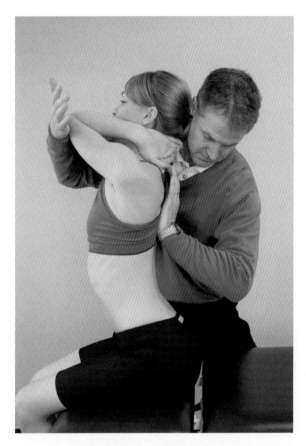

图 7.28　坐姿中胸部拉伸。

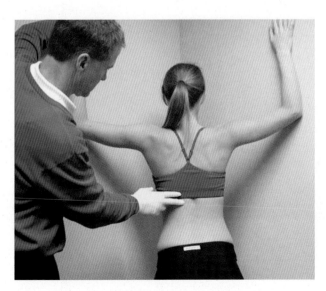

图 7.27　上胸部松动术的墙壁直角拉伸。

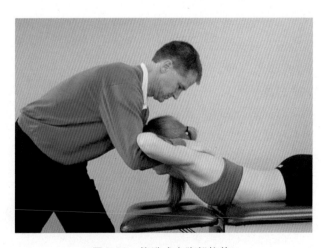

图 7.29　俯卧式中胸部拉伸。

坐位牵引

当神经根症状或者姿势已得到改善而需要进一步提高胸椎活动能力时，那么胸廓部位的牵引就很有必要。

1.患者坐在治疗床的后边,挨着医生进行坐位牵引。治疗床的高度应置于医生必须蹲下才能够到患者的位置。

2.用固定带将患者的骨盆固定在治疗床上。

3.患者手臂交叉环抱,上身屈曲。

4.医生右手绕到患者前边抱住患者左臂,左手则抱着患者右臂。

5.患者双臂环抱由医生进行向上牵引,将双膝伸展,上身保持屈曲(图 7.30)。此牵引动作尽可能保持足够长时间。

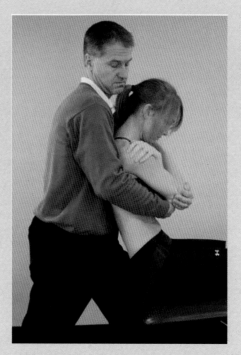

图 7.30   坐位牵引术。

仰卧位牵引

如果患者体型较大或者医生体型较小时,仰卧位牵引相对较容易实施。

1.患者仰卧进行牵引之前,先将固定带放置在牵引水平面上,利于医生进行操作。

2.患者仰卧位躺好后,将双手放在头后部,医生将固定带拉紧并置于患者背部上。

3.医生向后拉紧,从而在患者身上产生牵引力(固定带提供大部分拉力),减少手臂上的负荷(图7.31)。

4.此动作尽可能保持足够长时间。

这两种技术中仰卧位牵引更适合姿势矫正,而坐位牵引更适合治疗神经根症状明显病例。

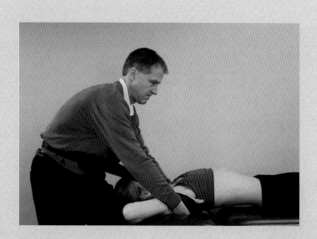

图 7.31   仰卧位牵引术。

松动术

施行后前位松动术时，胸廓的活动可以显著影响对胸部关节真实僵硬度的测定[31]。并且也要考虑到在松动过程中会对患者肺内空气起到压缩作用，这就需要准确评估疼痛反应和僵硬程度。

如第 1 章所讨论的，也有客观证据支持手法治疗对交感神经系统活动具有兴奋效应[32,33,42,43]，这些发现在胸椎段是成立的。与交感神经系统的兴奋性作用同时发生的还有痛觉的减退，这与刺激中脑背侧中央灰质的作用类似，在动物研究中已发现该过程[44,45]。文献证据支持疼痛调节的有益效果，并具有非局部效应。Wright[46]概述了痛觉减退和交感神经兴奋是相关的，表明疼痛感受变化最明显的个体，其交感神经系统功能变化也最显著。

与颈椎松动一样，如果在持续或重复动作中发现阳性结果，在检查期间使用和发现一致性的那些技术可确定潜在的治疗选择。PA、AP（胸骨关节）、横向滑动和 UPA 的技术可以有效地缓解疼痛和僵硬。

第 1 胸椎的松动

虽然存在争议，第 1 肋骨可能是导致胸廓出口综合征的罪魁祸首。胸廓出口综合征是由于压迫或牵引而发生颈-臂神经相关疼痛的症状组合。理论上，第一肋骨升高可导致神经的压迫或损伤。

1.患者取仰卧位，评估其静息症状。

2.向后触诊第 1 肋骨（图 7.32），找准右侧第 1 肋骨。

3.医生将患者的头部侧屈曲到同一侧并反向旋转，以减少第 1 肋骨上的前斜角肌的应力，并且允许肋骨在松动期间"下降"。松动的力量朝前，正对对侧髂前上棘（ASIS）。

此技术也可以采用坐位实施。

1.患者取坐位并背对着医生。

2.医生将患者的第 1 肋骨对侧手臂放在自己腿部以做固定。

3.医生向后触摸第 1 肋骨（图 7.33），找准右侧第 1 肋骨，同时将患者的头部向同一侧屈曲并反向旋转。

4.医生的手的用力方向与对侧髋关节髂前上棘呈直线。

5.同时，医生可以将患者躯干的侧屈，以增加该技术的活动范围。

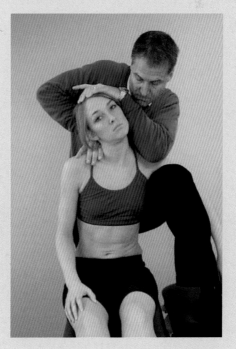

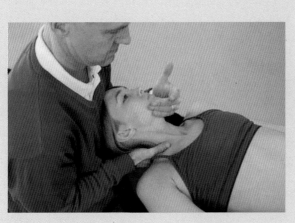

图 7.32　仰卧位松动第 1 肋骨。

图 7.33　坐位松动第 1 肋骨。

联合运动

在小关节的平面上活动时需要利用联合运动。由于胸椎节段的小关节是朝向下和向前的,因此小关节的活动是呈曲线的,并且在关节打开和关闭时发生滑动。相反,当关节打开时用垂直方向的力可以在小关节上产生间隙。

小关节间隙分离、松动

沿着小关节的中轴和所在平面,采用姿势松动术将锁住的胸椎小关节进行松动,可以将小关节打开,进而减少对小关节凹凸面的冲击。

1.患者取坐位。

2.患者双臂身前环抱,医生以此作为支撑点进而屈曲或者旋转胸椎。

3.医生手拉患者双臂,朝着功能障碍小关节的相对侧屈曲或者旋转胸椎,并鼓励患者主动配合移动。此动作目的是在目标侧打开胸椎的小关节(图7.34是右侧)。

4.然后,医生沿着小关节所在的平面施加由上向前的力。这个动作理论上对小关节产生一个牵引力,促进小关节打开。

5.医生可以在该位置施加静态按压力、肌肉能量技术或进行振动。

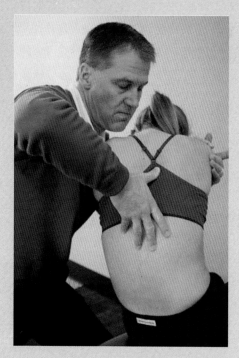

图7.34　松动胸椎小关节。

旋转和侧向屈曲松动术

旋转和侧向屈曲包含两种被动生理运动。

1.患者坐在治疗床的边上。

2.患者主动地向疼痛方向旋转。

3.在旋转的同时医生在患者所述的第一痛点位置施加一个被动生理侧向屈曲的力(图 7.35)。

4.此动作和施加的力要越过第一痛点直到活动度末端。

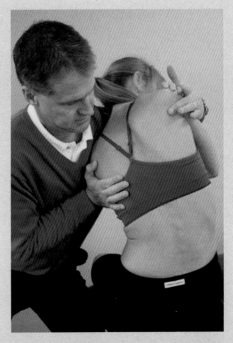

图 7.35 生理旋转和侧向屈曲联合运动:动态松动。

后前位拉伸松动,动态松动 拉伸和后前位力可用于鉴别姿势治疗中受益的患者。拉伸时,脊柱小关节关闭,肋骨向尾侧旋转。医生可以逆着肋骨活动的方向或者顺着其活动的方向操作来促进拉伸活动。执行操作时,患者坐在治疗床的边缘。医生将患者拉伸到预期的预拉伸位置。在所需的拉伸位置上(一致性位置),医生可以对肋骨或者关节平面上施加向上或向下的力。医生根据患者所述的第一痛点来调整手法的轻重。医生也可以指示患者主动伸展。此动作和力需要越过第一疼痛点,直到活动度末端。影响一致性体征的保持或重复性动作用于确定潜在的治疗选择。

肋骨的松动动作

肋骨的松动动作包括患处对侧侧向屈曲、肋骨向上滑动,或者患处同侧侧向屈曲、肋骨向下滑动。将第 1 掌骨的外侧面贴在肋骨下方或上方促进目标部位活动。当需要旋转时,肋骨移动应当以头侧为靶向旋转(图 7.36)并且尾侧朝向目标肋(图 7.37)。

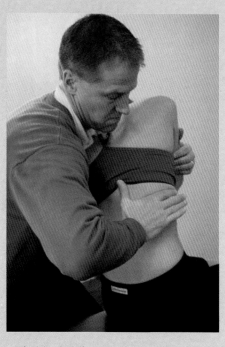

图 7.36　肋骨松动动作,目标肋骨对侧侧向屈曲:肋骨向上滑动。

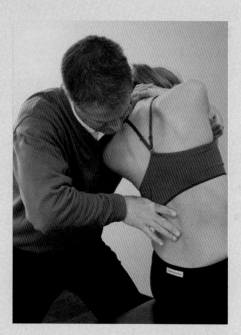

图 7.37　肋骨松动动作,目标肋骨同侧侧向屈曲:肋骨向下滑动。

推拿

一般性技术　Ross 和同事[47]报道,胸部推拿的准确性不如以前认为的那么精确。超过 50% 的胸部关节推拿会导致在目标部位的空化现象。有记录发现脊柱节段推拿中的操作部位与目标部位有将近 3.5cm 的误差。Bereznick[48]等在使用"拧法"推拿时发现了类似的问题,他认为皮肤摩擦张力使医生无法在一个特定的部位进行推拿。

选择推力推拿而不是非推力推拿应基于良好的临床诊断。推力推拿可能对那些不太敏感、禁忌证相对较少或完全没有的患者有效,同时对那些在之前已经证明有益的患者是有效的。由于推力推拿没有那些检查性的结果(例如,利用重复的或持续按压动作来获知潜在的反应),因此相比于非推力推拿结果具有不可预知性。

靶向特异性技术

靶向特异性技术用于在特定区域推拿而对其相邻关节活动影响最小。

上胸段的分离推拿

颈-胸连接是肋骨与颈部及上胸段连接的相对稳定部位。上胸部小关节面向前倾斜,可以降低前后位(AP)推拿操作时间隙张开的可能性。因此,如果在整个坐位操作过程中上胸部保持屈曲,则可使关节面产生滑动。

1.患者坐于治疗床边缘,双臂在脑后交叉抱头。

2.医生站在患者背后,前臂插到患者上臂和前臂之间(上臂前面、前臂后面)。

3.医生双手握住患者的拇指。

4.鼓励患者尽量放松并使其进一步屈曲。

5.医生通过向外增加肩部外旋来增加稳定性(图 7.38)。轻轻地将患者向两侧晃动也可以帮助放松患者。

6.推拿用力的方向是向前和向上。需要小心进行以避免拉伸患者胸椎。

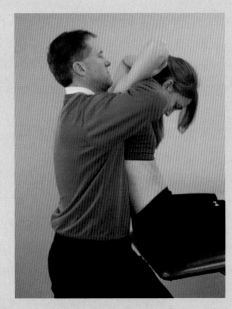

图 7.38　上胸段的分离推拿。

俯卧位颈-胸(CT)连接部推拿

俯卧位 CT 连接推拿比较适用于 C7-T2 脊柱。此推拿手法只需较小的力,适合体型较小的医生,同时掌握起来也相对容易。

1.患者取俯卧位,头部旋转面向推拿部位对侧。

2.在头部旋转的一侧,肩膀外展、肘屈曲。

3.医生身体倾斜靠在患者上方。

4.医生使用拇指按压目标节段棘突下方位置(图 7.39)。

5.然后医生将手掌放在患者颧骨上,向斜上方用力,使颈部侧向屈曲和拉伸。

6.到了活动度末端,医生在颈椎伸展的侧向屈曲位置上施加一个推力(图 7.40)。

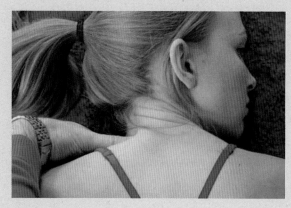

图 7.39　棘突按压手法。

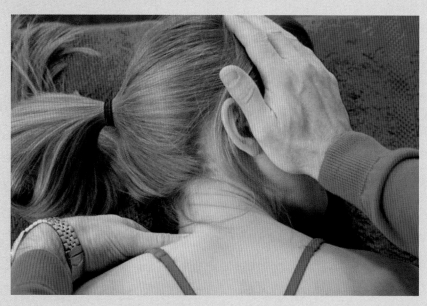

图 7.40　俯卧位颈-胸连接部推拿。

"枪式"推拿

Cleland[49]等发现,相比于对照组手法胸部推拿可增强下斜方肌力量。"枪式"技术能够改善胸部伸展与肩关节屈曲功能。此仰卧位手法也被称为"枪式"。

1."枪式"推拿需要患者抱臂并顶紧胸部。

2.医生站到目标部位的对侧(站在右侧治疗左侧,图7.41)。

3.医生握住患者离目标侧最远的手臂缓慢地将患者拉到侧躺的位置。

4.然后医生面向患者俯身将手放在患者背后紧挨着目标脊柱节段的下方。手枪式握拳使医生的手掌大鱼际和折叠手指关节明显感受到患者的脊柱横突(图7.41)。

5.患者缓慢屈曲上胸段脊柱(使用患者手臂作为杠杆),并且轻轻地置于医生的"枪式"手上(注意保持患者的胸部屈曲)(图7.42)。

6.医生可通过旋转手腕或通过调整前臂位置

来进一步触摸患者的脊柱横突。医生的推力应该以肱骨为杠杆,同时注意保持患者的胸部屈曲。通过医生的胸部发力,以确保施加足够的力量。

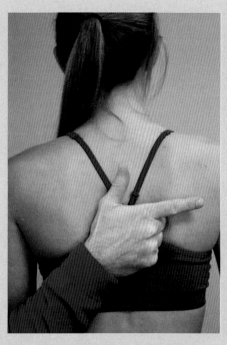

图 7.41 "枪式"握举。

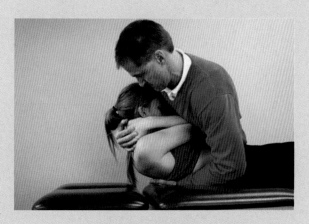

图 7.42 "枪式"推拿。

"拧法"推拿

　　"拧法"推拿是一种相当积极的推拿手法,在其操作横截面成前后方向发力。医生在进行胸背部"拧法"推拿时,需在约 120ms 内产生 462~482 牛顿力。其他人报道在进行胸背部"拧法"推拿时,虽然峰值输出时间较短,但是峰值推力值也超过 1100 牛顿。

　　1.患者取俯卧位。

　　2.医生通过应用 UPA 检查确定发生疼痛的关节。

　　3.医生通过对相邻的棘突施加侧面的应力(横向力)来确定疼痛和僵硬脊柱节段(图 7.43),进而确定推拿的方向。例如,如果 UPA 检测到右侧的 T5 小关节产生疼痛一致性体征,并且 T5 的棘突横向滑动到右侧,而 T6 的棘突横向滑动到左侧导致类似的疼痛,那么医生手的放置位置应该是一只手的豌豆骨放在 T5 的右侧小关节,另一只手的豌豆骨放在 T6 的左侧小关节上。

　　4.医生试着按压背部将背部绷直(图 7.44)。患者做深呼吸,待患者呼气将尽时,直接对患者施加推力。

　　5.医生可通过施加横向的力来推拿肋横突关节(图 7.45)。

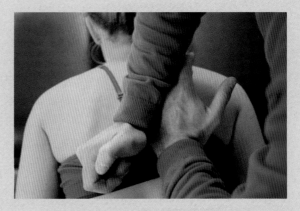

图 7.43　"拧法"推拿手的放置。

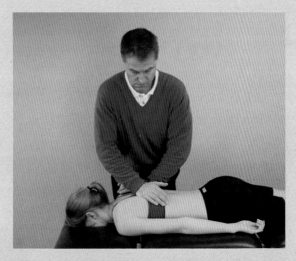

图 7.44　"拧法"推拿。

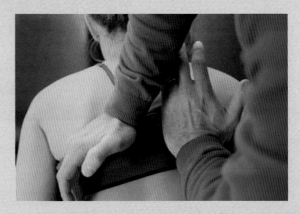

图 7.45　"拧法"推拿肋横突关节。

肋横突推拿

肋横突推拿是一种对下胸段肋横突关节非常有效的常用推拿手法。

1.患者取俯卧位,医生用一只手的手掌稳定肋横突关节, 同时另一只手的手掌放在同侧的髂前上棘位置向上提拉。

2.医生向上旋转提拉髂前上棘直到在稳定的横突处感觉到活动。

3.进一步向上提拉髂前上棘(对侧旋转),直到医生在横突关节处感觉到向后方向的力。在这一节点上,对肋横突施加向下的推力。

"枪式"手法矫正

"枪式"推拿被认为是一种关节开放技术,因此理论上该方法可改善屈曲功能。针对特定的目标部位,医生可以通过执行以下 3 种方法中的 1 种来进一步打开所需处理的脊柱节段 (小关节或肋骨)。

可以用"枪式"推拿手法矫正上胸椎和下胸椎。对于上胸椎,将胸椎纵向拉伸(将横突向尾部拉伸)可以水平地调整关节平面,并提高推拿成功的可能性(图 7.46)。

对于下胸椎,将胸椎推成屈曲(将横突向颅骨方向推动) 可以水平地调整关节平面并提高推拿成功的可能性(图 7.47)。

医生还可以用"枪式"推拿集中矫正特定部位。用于进一步打开脊柱节段的一种方法包括远离目标侧的被动侧屈曲。医生可通过转动手腕和(或)调整前臂位置进一步触摸目标横突。该推拿手法是在该特定位置中使用的常用手法。

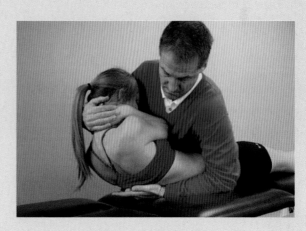

图 7.47　矫正下胸椎。

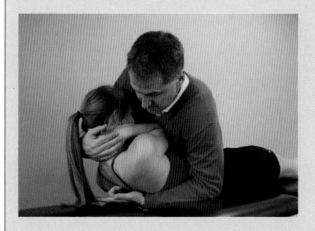

图 7.46　矫正上胸椎。

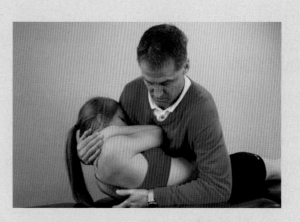

图 7.48　对目标一侧"枪式"推拿矫正。

"拧法"推拿矫正

"拧法"推拿是一种关节封闭技术,并且可能有益于增加胸椎的伸展性。矫正时,医生可以将患者置于侧向屈曲,并朝向活动受限制的一侧(图7.49 中为右侧)。换句话说,在检查期间,患者在移动到伸展或侧屈时出现疼痛部位,在此姿势中以相似的方式执行该手法。

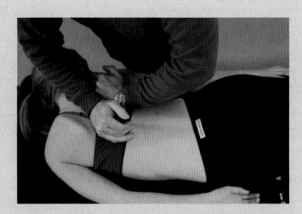

图 7.49　预先侧屈曲后进行"拧法"推拿矫正。

小结

- 被动拉伸可能有利于姿势矫正或作为疼痛调节手法的辅助治疗。
- 根据患者反应选择被动松动技术。
- 第 1 肋骨的松动是为减少与胸廓出口综合征相关的疼痛。
- 推拿可有效减轻疼痛和僵硬。
- 根据临床诊断选择推拿手法。目前,还没有临床预测准则来确定何时选择对胸椎进行推拿还是松动。
- 对于沿着小关节的松动,需要组合手法。

治疗结果

临床证据

总的来看,很少有研究调查手法治疗对胸椎的益处。有研究概述了病例研究(D 级临床证据)中松动手法对治疗胸部疾病的有效性[1,53-55],并且报道了阳性结果。其他研究也报道,与对照组(C 级临床证据)相比,松动手法和推拿可以提升下胸段的强度[14,49]。目前,没有研究是在设计良好的随机临床试验中评估胸椎松动手法的有效性。

与松动手法一样,几乎没有研究调查推拿对治疗胸部脊柱的作用。Schiller[56]进行了一项小型随机对照试验,包括 30 名受试者,发现其优于低剂量超声治疗。然而,该试验样本量小,并且使用较年轻的受试者,且仅跟踪一段较短的时间(C 级临床证据)。此外,受试者分组不相同。

越来越多的证据表明,胸部脊柱推拿(推动手法)(B 级临床证据)可短期减轻颈部或肩部疾病患者的疼痛[50,57-60]。在几乎所有病例中,研究都表明不太严重或与神经根综合征相关的颈部或肩部机械性疼痛,患者可能获得短期改善疼痛、痛觉减退和压力痛阈值的效果。

小结

- 在单个病例研究中,倡导胸部脊柱松动和推拿。
- 胸部脊柱推拿对颈椎和(或)肩部可能有优点和用处。
- 只有一项研究将胸椎脊髓损伤患者随机分入比较的组别中。需要更多的研究来确定手法治疗胸部脊柱的作用。

本章问题

1.描述胸椎的小关节方位。小关节的方向和胸腔结构如何影响胸椎的稳定性?

2.描述胸椎的耦合模式。这种耦合模式是否改变整个胸椎?

3.鉴别胸椎特征的特异性检查方法。按照规则选择的脊柱活动手法在治疗时如何改善数据收集?描述这个过程的方法。

4.比较和对比胸椎松动术和推拿的生物力学结构。

5.查找关于手法治疗胸椎结果的相关文献。

病例分析

病例 7.1:Larry Goldman(53 岁男性)

诊断:胸椎小关节紊乱。

视诊:患者胸中段部位显著后凸,肥胖、健康状况不佳。

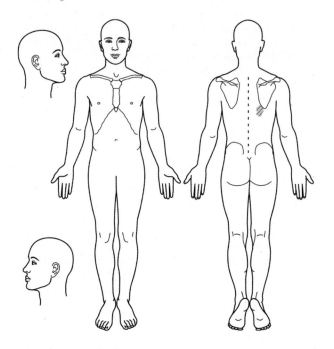

病因:上周,飞往澳大利亚时他坐了长达 30 个小时,他开始注意到他的胸中段部位剧痛。

一致性体征:胸部延伸。

目前状态:他表示问题比较麻烦,深呼吸时比较痛苦,他担心他可能已经"肌肉撕裂"。活动时疼痛只是短暂而不持续。

症状表现:疼痛定位在右侧,在 T7 附近的胸中段区域。

相关病史:他有心脏杂音,服用高胆固醇药物。

患者目标:他希望在深呼吸或主动伸展期间不再疼痛。

基线:静息时,1/10 NAS 疼痛;最坏的时候,6/10 的疼痛。

检查结果:主动伸展是最痛苦的动作。后前位(PA)按压 T7 再现了一致性疼痛,但是单侧后前位(UPA)按压右侧横突节段甚至更敏感。

1.根据这些结果,你还想检查什么?

2.这名患者是否适合手法治疗?

3.该患者的预期预后如何?

4.你认为本书中介绍的哪些治疗方法可能对这个患者有益处?

病例 7.2:Mabel Knowles(62 岁成年女性)

诊断:胸椎小关节紊乱。

视诊:患者胸中段部位明显后凸,并且看起来虚弱。上胸椎可见驼背。

病因:起病隐匿。症状已存在超过 12 个月。

一致性体征:长期屈曲会在胸中段区域引起瘀伤感,而在同一部位,拉伸则导致剧痛。

目前状态:疼痛影响她的生活方式。她习惯于步行锻炼,但由于疼痛最近停止。当疼痛被触发后通常需要大概 30 分钟才会消退。她服用萘普生来减轻症状。

症状表现:手臂疼痛不断恶化。她睡在躺椅上,因为仰卧时的疼痛难以忍受。

相关病史：17年前被诊断为骨性关节炎，有腹股沟疝气。

患者目标：她担心她的背部已经严重受损。

基线：胸椎的疼痛在休息时是4/10，并且当激发时可以增加到8/10。

检查结果：主动伸展再现胸部剧痛，而屈曲、拿着物品、驾驶和步行都导致胸部疼痛。她称之为"瘀伤"。所有的后前位（PA）按压，特别是CPA，都在T6和T7中产生类似的症状。

1.根据这些结果，你还想检查什么？

2.这名患者是否适合手法治疗？

3.该患者的预期预后如何？

4.你认为本书中介绍的哪些治疗方法可能对这个患者有益处？

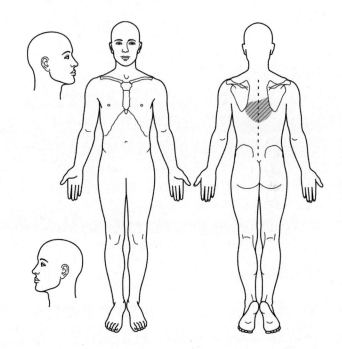

参考文献

1. McRae M, Cleland J. Differential diagnosis and treatment of upper thoracic pain: A case study. *J Man Manip Ther.* 2003;11:43–48.

2. Bogduk N. Innervation and pain patterns of the cervical spine. In: Grant R (ed). *Physical therapy of the cervical and thoracic spine.* 3rd edition. New York; Churchill Livingstone: 2002.

3. Doubleday KL, Kulig K, Landel R. Treatment of testicular pain using conservative management of the thoracolumbar spine: A case report. *Arch Phys Med Rehabil.* 2003;84(12):1903–1905.

4. DeFranca GG, Levine LJ. The T4 syndrome. *J Manipulative Physiol Ther.* 1995;18(1):34–37.

5. Mergener K, Brandabur JJ. Costochondral deformity masquerading as a submucosal gastric tumor. *Endoscopy.* 2003;35(3):255.

6. Feinstein B, Langton JBK, Jameson RM, Schiller F. Experiments on referred pain from deep somatic tissues. *J Bone Jnt Surg.* 1954;36:981–987.

7. Jinno T, Tago M, Yoshida H, Yamane M. (abstract). Case of thoracoabdominal aortic aneurysm complicated with Buerger's disease. *Kyobu Geka.* 2001;54:1121–1124.

8. Hubbard J. The differential diagnosis of chest pain. *Nurs Times.* 2002;98(50):30–31.

9. Hamberg J, Lindahl O. Angina pectoris symptoms caused by thoracic spine disorders: Clinical examination and treatment. *Acta Med Scand Suppl.* 1981;644:84–86.

10. Wise CM, Semble EL, Dalton CB. Musculoskeletal chest wall syndromes in patients with noncardiac chest pain: A study of 100 patients. *Arch Phys Med Rehabil.* 1992;73(2):147–149.

11. Adler R. The differentiation of organic and psychogenic pain. *Pain.* 1981;10(2):249–252.

12. Edmondston SJ, Singer KP. Thoracic spine: Anatomical and biomechanical considerations for manual therapy. *Man Ther.* 1997;2(3):132–143.

13. Moore KL. Muscles and ligaments of the back. In Singer KP, Giles LF (eds). *Clinical anatomy and management of low back pain.* Oxford; Butterworth-Heinemann: 1997.

14. Liebler E, Tufano-Coors L, Douris P, et al. The effect of thoracic spine mobilization on lower trapezius strength testing. *J Man Manip Ther.* 2001;9:207–212.

15. Claus AP, Hides JA, Moseley GL, Hodges PW. Different ways to balance the spine: Subtle changes in sagittal spinal curves affect regional muscle activity. *Spine.* 2009;34(6):E208–14.

16. Janda V. Muscles and motor control in cerviogenic disorders: assessment and management. In: Grant R (ed). *Physical therapy of the cervical and thoracic spine.* 3rd ed. New York; Churchill Livingstone: 2002.

17. Christie HJ, Kumar S, Warren SA. Postural aberrations in low back pain. *Arch Phys Med Rehabil.* 1995;76:218–224.

18. Refshauge KM, Goodsell M, Lee M. The relationship between surface contour and vertebral body measures of upper spine curvature. *Spine.* 1994;19(19):2180–2185.

19. Renno A, Granito R, Driusso P, Costa D, Oishi J. Effects of an exercise program on respiratory function, posture, and on quality of life in osteoporotic women: A pilot study. *Physiother.* 2005;91:113–118.

20. Cook C. The relationship between posture and balance disturbances in women with osteoporosis. *Phys Occupation Ther Geriatrics.* 2003;20(3):37–50.

21. Woodhull-McNeal AP. Changes in posture and balance with age. *Aging* (Milano). 1992;4(3):219–225.

22. White AA III, Panjabi MM. The clinical biomechanics of

scoliosis. *Clin Orthop Relat Res.* 1976;(118):100–112.

23. Hawes M. The use of exercises in the treatment of scoliosis: An evidence-based critical review of the literature. *Ped Rehabilitation.* 2003;6:171–182.

24. Schwab F, Dubey A, Gamez L, et al. Adult scoliosis: Prevalence, SF-36, and nutritional parameters in an elderly volunteer population. *Spine.* 2005;30(9): 1082–1085.

25. Voight ML, Thomson BC. The role of the scapula in the rehabilitation of shoulder injuries. *J Athl Train.* 2000;35(3):364–372.

26. Crook J, Milner R, Schultz IZ, Stringer B. Determinants of occupational disability following a low back injury: A critical review of the literature. *J Occup Rehabil.* 2002;12(4):277–295.

27. Janing W. Systemic and specific authonomic reactions in pain: Efferent, afferent, and endocrine components. *Eur J Anaesthesiol.* 1985;2:319–346.

28. Theodoridis D, Ruston S. The effect of shoulder movements on thoracic spine 3D motion. *Clin Biomech* (Bristol, Avon). 2002;17(5):418–421.

29. Lee D. Rotational instability of the mid thoracic spine: assessment and management. *Man Ther.* 1996;1: 234–241.

30. Brismee JM, Gipson D, Ivie D, et al. Interrater reliability of a passive physiological intervertebral motion test in the mid-thoracic spine. *J Manipulative Physiol Ther.* 2006;29:368–373.

31. Chansirinukor W, Lee M, Latimer J. Contribution of ribcage movement to thoracolumbar posteroanterior stiffness. *J Manipulative Physiol Ther.* 2003;26(3):176–183.

32. Vicenzino B, Paungmali A, Buratowski S, Wright A. Specific manipulative therapy treatment for chronic lateral epicondylalgia produces uniquely characteristic hypoalgesia. *Man Ther.* 2001;6:205–212.

33. Simon R, Vicenzino B, Wright A. The influence of an anteroposterior accessory glide of the glenohumeral joint on measures of peripheral sympathetic nervous system function in the upper limb. *Man Ther.* 1997;2(1):18–23.

34. Lee D. Biomechanics of the thorax. In: Grant R (ed). *Physical therapy of the cervical and thoracic spine.* 3rd ed. New York; Churchill Livingstone: 2002.

35. Freeston J, Karim Z, Lindsay K, Gough A. Can early diagnosis and management of costochondritis reduce acute chest pain admissions? *J Rheumatol.* 2004;31(11): 2269–2271.

36. Christensen HW, Vach W, Vach K, Manniche C, Haghfelt T, Hartvigsen L, Hoilund-Carlsen PF. Palpation of the upper thoracic spine: An observer reliability study. *J Manipulative Physiol Ther.* 2002;25(5):285–292.

37. Love RM, Brodeur RR. Inter- and intra-examiner reliability of motion palpation for the thoracolumbar spine. *J Manipulative Physiol Ther.* 1987;10(1):1–4.

38. Heiderscheit B, Boissonnault W. Reliability of joint mobility and pain assessment of the thoracic spine and rib cage in asymptomatic individuals. *J Man Manip Ther.* 2008;16:210–216.

39. Haas M, Panzer D, Peterson D, Raphael R. Short-term responsiveness of manual thoracic end-play assessment to spinal manipulation: A randomized controlled trial of construct validity. *J Manip Physiol Ther.* 1995;18:582–589.

40. Lewis J, Green A, Reichard Z, Wright C. Scapular position: The validity of skin surface palpation. *Man Ther.* 2002;7(1):26–30.

41. Frese E, Brown M, Norton BJ. Clinical reliability of manual muscle testing: Middle trapezius and gluteus medius muscles. *Phys Ther.* 1987;67(7):1072–1076.

42. Vicenzino B, Collins D, Wright A. Sudomotor changes induced by neural mobilization techniques in asymptomatic subjects. *J Manual Manip Ther.* 1994;2:66–74.

43. Vicenzino B, Collins D, Wright A. An investigation of the interrelationship between manipulative therapy–induced hypoalgesia and sympathoexcitation. *J Manipulative Physiol Ther.* 1998;21:448–453.

44. Wright A. Pain-relieving effects of cervical manual therapy. In: Grant R (ed). *Physical therapy of the cervical and thoracic spine.* 3rd ed. New York; Churchill Livingston: 2002.

45. Lovick T. Interactions between descending pathways from the dorsal and ventrolateral periaqueductal gray matter in the rat. In: Depaulis A, Bandler R (eds). *The midbrain periaqueductal gray matter.* New York; Plenum Press: 1991.

46. Wright A. Recent concepts in the neurophysiology of pain. *Man Ther.* 1999;4:196–202.

47. Ross JK, Bereznick D, McGill S. Determining cavitation location during lumbar and thoracic spinal manipulation. *Spine.* 2004;29:1452–1457.

48. Bereznick DE, Ross JK, McGill SM. The frictional properties at the thoracic skin–fascia interface: implications in spine manipulation. *Clin Biomech* (Bristol, Avon). 2002;17(4):297–303.

49. Cleland J, Selleck B, Stowell T, et al. Short-term effect of thoracic manipulation on lower trapezius muscle strength. *J Man Manip Ther.* 2004;12(2):82–90.

50. Crawford HJ, Jull GA. The influence of thoracic posture and movement of range of arm elevation. *Physiother Theory Pract.* 1993;9:143–149.

51. Forand D, Drover J, Suleman Z, Symons B, Herzog W. The forces applied by female and male chiropractors during thoracic spinal manipulation. *J Manipulative Physiol Ther.* 2004;27(1):49–56.

52. Kirstukas SJ, Backman JA. Physician-applied contact pressure and table force response during unilateral thoracic manipulation. *J Manipulative Physiol Ther.* 1999; 22(5):269–279.

53. Horton SJ. Acute locked thoracic spine: treatment with a modified SNAG. *Man Ther.* 2002;7:103–107.

54. Fruth SJ. Differential diagnosis and treatment in a patient with posterior upper thoracic pain. *Phys Ther.* 2006;86:254–268.

55. Kelley JL, Whitney SL. The use of nonthrust manipulation in an adolescent for the treatment of thoracic pain and rib dysfunction: A case report. *J Orthop Sports Phys Ther.* 2006;36:887–892.

56. Schiller L. Effectiveness of spinal manipulative therapy in the treatment of mechanical thoracic spine pain: A pilot randomized clinical trial. *J Manipulative Physiol Ther.* 2001;24(6):394–401.

57. González-Iglesias J, Fernández-de-las-Peñas C, Cleland JA, Gutiérrez-Vega Mdel R. Thoracic spine manipulation for the management of patients with neck pain: A

randomized clinical trial. *J Orthop Sports Phys Ther.* 2009;39(1):20–27.

58. González-Iglesias J, Fernández-de-las-Peñas C, Cleland JA, Alburquerque-Sendín F, Palomeque-del-Cerro L, Méndez-Sánchez R. Inclusion of thoracic spine thrust manipulation into an electro-therapy/thermal program for the management of patients with acute mechanical neck pain: A randomized clinical trial. *Man Ther.* 2009; 14(3):306–313.

59. Fernández-de-Las-Peñas C, Alonso-Blanco C, Cleland JA, Rodríguez-Blanco C, Alburquerque-Sendín F. Changes in pressure pain thresholds over C5–C6 zygapophyseal joint after a cervicothoracic junction manipulation in healthy subjects. *J Manipulative Physiol Ther.* 2008;31(5):332–337.

60. Cleland JA, Glynn P, Whitman JM, Eberhart SL, Mac-Donald C, Childs JD. Short-term effects of thrust versus nonthrust mobilization/manipulation directed at the thoracic spine in patients with neck pain: A randomized clinical trial. *Phys Ther.* 2007;87(4):431–440.

目标

- 识别肩关节的相关结构和生物力学。
- 阐释正确和有效的肩部检查程序。
- 确定肩关节的合理动作和手法治疗技术。
- 讨论手法治疗对肩关节功能障碍恢复的影响。

临床检查

鉴别诊断

患者的详细病史将提高对肩关节功能障碍的危险因素的鉴定(表 8.1),危险因素的存在需要进一步调查和区别评估。

遍布整个身体上部的多个结构和腹腔病变都可以将疼痛转移到肩部[1-3]。最常见的,颈椎损伤可导致肩部疼痛或者将疼痛转移到肩部[4]。此外,常见的误诊就是将颈肩部疼痛病变误诊为单纯颈椎的问题[5]。

排除颈椎引起的肩部疼痛很关键,可以通过施加压力或者简单的主动激发性颈部检查来确定。

一系列的肩部病理变化初期均表现为非特异性的肩部疼痛(表 8.2)。肺、胰腺、主动脉、和(或)肝疾病或者损伤都可以引起肩部疼痛。这些器官或组织相关的疼痛在机械性动作中不能再现,在适当休息后不会缓解[6],并可能起病隐匿。

在某些情况下,肩部损伤导致的功能丧失与肩部疼痛相比有一致性。因此,鉴别活动相关的功能障碍有助于鉴定特定的肩部疾病[7]。如果抬高手臂时肩胛翼状突起,可以判断为前锯肌或斜方肌功能障碍。新鲜性创伤或病毒性疾病可能导致胸长神经功能障

表 8.1 肩部损伤危险因素

危险因素	关联
年龄>50 岁	肩袖撕裂和其他严重疾病的风险增加
夜间疼痛	严重的病变,如肿瘤的风险增加
体重减轻	增加患癌症的风险或自体免疫系统功能障碍
发热	全身感染的风险增加
静息痛	从内部器官损伤牵涉性痛的风险增加
休息后疼痛没有缓解	从内部器官损伤牵涉性痛的风险增加
吸烟史	肺癌的风险增加而且疼痛与癌症有关
既往癌症史	引起疼痛或转移的风险增加
心血管危险因素	心肌梗死可以引起左肩疼痛
胸膜痛	肺上沟瘤的风险增加

表8.2　肩部疼痛的外在原因

种类	来源
神经性	颈椎神经根病变
	上臂丛神经病变
	神经性肌萎缩
	单一神经病变
	肌肉萎缩
心血管	心肌缺血
	胸廓出口综合征
	主动脉疾病
	腋窝血栓形成
肺源性	上叶肺炎
	肺栓塞
	气胸
	气腹
恶性肿瘤	肺上沟瘤
	转移癌
腹腔脏器	胆道疾病
	肝脏疾病
	胰腺炎
	脾脏损伤

碍。如果患者的运动过程很快中断或者无法外旋手臂,那么极有可能是肩袖撕裂或肩胛上神经卡压。尽管肩袖损伤出现疼痛是正常的,但如果疼痛放射到肘部以下,医生应该排除颈椎的问题。如果疼痛出现在投掷动作中或者手臂在运动后产生麻木,那么原因不好确定。如果疼痛在撞击时出现,那可能是关节盂唇的问题。最后,如果在睡眠时肩部受压后疼痛加重,那可能是肩峰撞击症。

小结

● 颈椎疼痛可以引起肩关节疼痛,内部脏器如肺、胰腺、主动脉和肝脏的疾病都可以引起肩关节的疼痛。

● 肩关节运动中出现的功能障碍可以帮助鉴别排除某些结构损伤(如肩袖损伤)或疾病(如肩峰撞击症)。

视诊

肩膀高度(例如右侧比左侧更高)、大小和肌肉

构建的不对称性经常被错误地认为是造成肩部疾病的病因。肩关节上某种程度的不对称性是正常的,并不表示一定存在疾病[6]。Priest 和 Nage[18]发现优势手经常导致同侧的肩关节过度的肥厚。虽然肩部微小的变化通常认为是无关紧要的,然而肩部肌肉组织整体萎缩则可能是副神经或胸长神经卡压的标志,需要进行检查研究。

肱骨头位置的改变,特别是前移,可以诱发一个人的肩部疼痛和功能障碍[9,10]。这就是我们通常观察到的在休息位时,优势侧肱骨头比较靠前。肱骨头的前位移是一个常见的问题,通常与后关节囊的紧张相关[11]。

姿势

慢性圆肩的姿势可以导致肱骨头的前翻。Weiser 等[12]以实例阐述了肱骨头前翻导致模拟肩胛前伸中盂肱韧带过度劳损。作者认为由于肩胛骨逐渐前伸而前关节囊的过度伸长导致前盂肱关节的不稳定。

关节肌内效贴不会增加肩胛肌的肌肉活动,但可有效地减轻对前关节囊的撞击[13]。然而,肌内效贴可引起皮肤损伤,在老年人中应谨慎使用。肌内效贴增加了肩关节前、后的稳定性,因此可以改善肩胛骨的静止位置,无形中改善肩胛骨的盂肱关节和姿势[14]。

颈-胸姿态可显著影响肩胛骨的位置和活动。头部前倾的姿势可以减少肩关节前屈运动的可用范围[15],而上胸椎前屈可能会限制单侧肩关节的外展和屈曲[16]。因此,胸椎后凸与肩关节前屈受限以及盂肱关节力量减少有关[17]。

小结

● 双肩不对称性经常被错误地用来确定肩关节的疾病病因, 特别是一定程度的不对称是正常的。

● 肱骨头向前翻转是常见的肩关节病理结构的改变。

● 尽管姿势异常的矫正与肩关节修复不直接相关, 但进行姿势矫正时通常也改善肩部活动范围和肩胛骨位置。

病史

损伤机制

仔细地检查损伤机制可能有助于识别肩关节功能障碍的类型。例如,摔倒导致的疼痛可能与肩锁关节(AC)有关,特别是患者在手臂活动后或者背负较重背包后反馈的一致性疼痛体征。肩关节盂唇撕裂产生的疼痛则与创伤有关。患者上举过程中的疼痛可能涉及肩袖损伤,而患者做指定手臂姿势的动作时,因关节撞击产生的疼痛,可用于评估关节的灵活性和力量。最后,患者在做投掷动作时的加速阶段出现"无力"的症状,则可能为肩关节稳定性不足[6]。创伤所致综合征中可能存在多种病理变化。

患者的年龄因素值得注意。老年患者更有可能存在肩袖损伤[19],而同样年轻的患者更有可能存在关节不稳[4]。肩关节滑膜炎导致的活动受限常好发于中年女性,年轻人不太常见[4]。非肩关节引发的肩部疼痛(如颈部疼痛)在年龄 45 岁以上的患者中更常见,在年轻患者中较少[4]。

社会心理学方面

在一些研究中已经提出特定的心理社会因素和肩部疼痛之间的关系[20-22]。肩部疼痛的常见社会心理因素包括倦怠[20]、轻度和重度抑郁症[20]、无法清楚表达症状[20]、工作需求压力大[21-23]、低痛阈[21]。其他研究者则认为社会心理因素(如重复性的工作)的影响并不像生理因素那样的普遍[24,25]。

> **小结**
> - 损伤机制有助于找出肩部损伤的病理类型。
> - 外伤通常与肩袖损伤撕裂、肩锁关节损伤

> 或者上关节盂唇撕裂有关。而退行性病变通常与肩峰撞击症、肩袖无力和肩关节滑膜炎有关。
> - 虽然心理因素不像生理性的因素对肩关节影响那么显著,但心理因素可能影响肩关节损伤患者的恢复速度。

体格检查

主动生理运动

与病理改变相关的肩关节活动障碍可以在关节活动的各个平面发生[26]。Cyriax[27]根据患者关节韧带功能不全而首先提出损失(按比例)模式的概念,这个概念被称为"关节囊模式"。Cyriax[27]提出关节外旋的肩关节模式丧失(最常见),其次是关节外展的丧失,然后是肩关节内旋丧失(最少出现),这些丧失是可预测的,促使医生针对相关的关节囊及韧带进行治疗。

Rundquist 和 Ludewig[28]报道在关节活动度特发性下降的患者中,其"关节囊模式"出现很大变化,尤其是当合并肩关节外展时这种情况尤为明显。有研究者[29,30]指出在诊断为肩关节粘连性关节炎的患者中,"关节囊模式"有较大差异。这提出"关节囊模式"理论缺乏支持证据。

最可能的解释是,"关节囊模式"的差异性是由于肩关节运动时关节囊和韧带作用不同导致的。正如在生物力学部分讨论的,类似于肩关节外展的动作可以改变肩部韧带在稳定肩关节时的作用,并且可以在关节囊的不同方向施加特定的张力。因为肩关节发生的损害对应于关节囊的某个特定方向,因此不同的损伤可能会导致不同的活动度丧失程度。在进行屈曲和外展的主动运动中,关节囊内的限制因素可能会转移到肩胛骨水平[31]。

双侧肩关节屈曲

检查双侧肩关节前屈有助于评估肩关节运动和肩胛骨的对称性。此动作的对称性需要主动肌肉的平衡性控制和静态结构的配合[11]。对称运动动作中主要的参与者包括盂肱关节处肩袖肌群的力耦运动，前锯肌的力耦控制，以及肩胛胸壁关节处斜方肌的关节稳定作用[32,33]。

主动运动时要重视对疼痛强度的了解，因为已有研究证明疼痛能够抑制前锯肌和斜方肌下部肌纤维的作用。如果这两个重要的肌肉被抑制，那么90°或以上的抬高动作会明显改变。肩胛骨应该与胸壁同步移动，伴随轻微的内旋和内聚[34]。疼痛可引起不正常的肩胛骨抬高、向外移动，和肩锁关节分离。

1.患者应该站在特定姿势（特定站立位）。

2.要求患者同时抬高双臂。

3.医生应该仔细评估运动的对称性和运动顺序。

4.要求患者将双臂同时放下，医生仔细评估运动的对称性和运动顺序。

单侧肩关节屈曲

在关节的活动范围内，先评估健侧肩关节。

1.患者站立，抬起手臂到第一疼痛点（如果存在）（图8.1）。评估动作高度和质量。

2.要求患者把手臂举过第一疼痛点（如果存在）朝向活动度末端活动。再次评估和比较与第一疼痛点的差异。

3.然后要求患者在疼痛范围内重复运动，以确定疼痛的范围。

4.如果运动过程中没有疼痛再现，则对患者施加超压。

5.在对侧重复该过程。

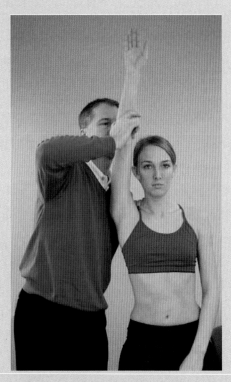

图8.1　超压下单侧主动肩关节前屈。

双侧肩关节外展

双侧肩关节外展,有利于分析。正如肩屈曲,此动作的对称性和稳定需要肩部肌群力耦收缩。疼痛和(或)肩袖功能不全时,常见的症状是肩关节外展至 70°~110°时手臂快速下落。在这个位置上,肩部下落的控制需要肌肉紧绷,如果在这个位置上肌肉无力或疼痛,那么手臂会快速下落。

1.患者站立,呈特定姿势。

2.要求患者同时举起双臂。

3.医生应仔细评估运动的对称性和适当的顺序。

4.要求患者将双臂同时放下。

5.医生应仔细评估运动的对称性和适当的顺序。

单侧肩关节外展

1.患者站立,呈特定姿势。

2.要求患者抬起一侧手臂,到第一疼痛点(如果存在);评估动作的高度和质量(图 8.2)。

3.要求患者抬起一侧手臂越过第一疼痛点(如果存在)向活动度末端范围运动。再次评估疼痛并与第一疼痛点的疼痛进行比较。

4.要求患者在活动度末端附近重复此动作以确定疼痛范围。

5.如果在运动过程中没有出现疼痛,则进行被动运动,使上臂进一步外展,有时甚至需要往患者颈部后侧活动(图 8.3)。

6.在对侧重复该过程。

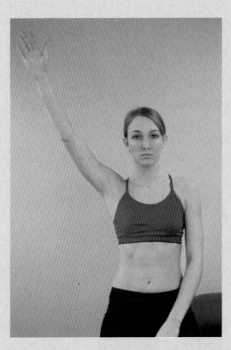

图 8.2　肩关节主动外展。

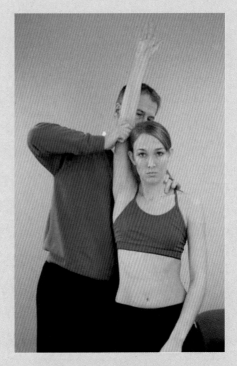

图 8.3　肩关节超压下外展。

伸展

单独的伸展动作是了解肱二头肌肌腱被动运动的一种有效方法，也可以用来确定肱骨头是否前移（活动范围受限并且在肩关节前方出现疼痛）。

1.患者呈特定姿势站立，对基本症状进行评估。

2.要求患者将手臂向后移到第一疼痛点(如果存在)。评估运动的范围和质量。

3.要求患者越过第一疼痛点,在活动度末端附近重复此动作。

4.如果没有疼痛,则施加超压以排除此关节问题。在对侧手臂重复此动作。

水平内收

单独的水平内收是测试关节囊后部灵活性的有效运动。为了进一步评估关节囊后部,内旋可以作为联合运动加入。

1.患者呈特定姿势站立,对基本症状进行评估。

2.患者手臂与身体交叉移动,做搭在对侧肩膀状(图8.4)。

3.指导患者确定第一疼痛点(如果存在)并评估运动范围和质量。

4.要求患者越过第一疼痛点,在活动度末端附近重复此动作。

5.如果没有疼痛,则施加超压来排除关节问题。

6.在对侧手臂重复此动作。

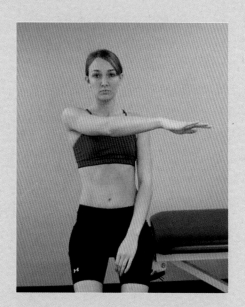

图8.4　主动生理肩关节水平内收。

功能性主动肩关节运动　功能性主动肩关节运动不同于平面运动。此动作包括很多不同平面的运动。

双侧肩关节外旋

　　双侧肩关节外展到 90°时的外旋运动比手臂放置在侧面的外旋运动对关节囊下部结构带来更大的压力。这有助于评估在这两个位置(90°和 0°)外旋运动，而且可能比被动的生理运动评估提供更多有关此部位损伤的具体信息。

　　1.患者呈特定姿势站立。

　　2.对基本症状进行评估。

　　3.患者双手上举并交叉于头后面(图 8.5)。

　　4.如果在运动过程中没有疼痛，患者可能需要超压测试，这时需要在患者后面轻轻地向后拉肘部。同时对一个或两个手臂进行超压动作。

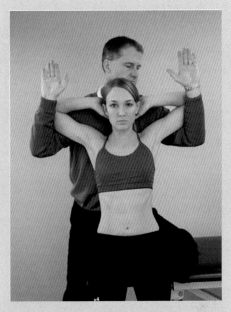

图 8.5　超压或者无超压时功能性外展和外旋。

双侧肩关节内旋/伸展和内收

　　结合内旋、伸展、内收的动作检查肩关节周围结构的灵活性。活动受限可能与关节囊后部紧张、肱二头肌肌腱炎、关节囊炎和关节囊前部压痛、或其他一些原因有关。在主动运动时要进一步利用被动运动检查的阳性结果，以更好地排除肩关节紧张或稳定性缺乏。

　　1.患者呈特定姿势站立,对基本症状进行评估。

　　2.从健侧开始,指导患者在背后向上举起手臂到达其可以达到的最高点(图 8.6)。医生确定患者手指到达的最高点。

　　3.指导患者在患侧进行此动作。

　　4.对比健侧和患侧之间的差异。

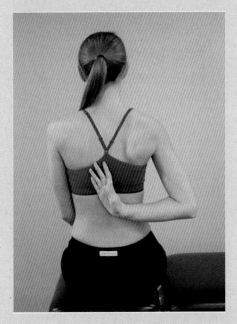

图 8.6　肩关节内旋、伸展和内收。

Apley 摸背测试

Apley 摸背测试在评估肩关节活动度时是非常有用的,综合了外展、外旋、外展和内旋运动[36]。因为这些测试运动都是在日常活动中经常出现的,如穿脱衬衫和内衣、梳头,以及健身活动。

1.患者呈特定姿势站立,以评估这组动作。

2.从健侧开始,让患者的手指触摸到其脊柱上尽可能低的部位(图 8.7)。

3.然后,要求患者触摸到其背部与患侧手臂同侧的肩胛骨。

4.患者一只手臂做外展和外旋的组合动作而另一只手做外展和内旋动作,并尝试触碰双手手指(图 8.8)。

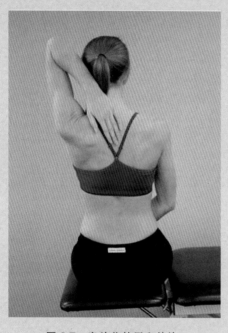

图 8.7　肩关节外展和外旋。

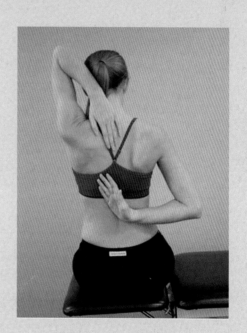

图 8.8　Apley 摸背测试。

小结

● 主动生理运动模式不适用于肩关节。肩关节损伤常表现为多样的运动受限。

● 功能性运动有助于确定肩关节主动活动范围。

被动运动

被动的生理运动　被动生理运动检查有助于确定平面运动的运动范围和基于盂肱关节的关节活动。被动运动模式可能会提供有用的测试结果。特定的动作,如内旋的活动范围降低,揭示了某种疾病的病理变化(典型的如肩峰撞击),但是明确这些疾病具体的病因病理还不理想[37]。

在肩关节中联合运动用处很大,此关节有各种各样的活动范围以及数百个可能的动作组合。

此外,肩关节的特定体位标准,如放松的和紧张的姿势会经常变化[38]。建议应用下列程序评估肩关节的被动生理运动。如果调整动作有助于发现患者的一致性运动,可以对这些动作进行调整。

肩关节被动疼痛度　Cyriax 提出一种称为"末端感觉"的描述性分类方案,描述了关节活动度末端被动运动时存在的阻力情况[27]。患者对末端感觉的表述是阻力和疼痛。评估过肩部末端感觉的物理治疗师对阻抗力持谨慎态度,而对患者反馈的疼痛总体上表示认同[39]。Hayes 和 Peterson 报道了关于肩外展、内收、内外旋可靠的组内信度和组间信度[40,41]。异常的末端感觉比正常的末端感觉更可能与疼痛反应相关[41]。由于关节囊模式具有变异性并且医生需要

对基于活动或者伸展的末端感觉进行评估，因此对末端感觉达成共识是治疗决策的关键。

肩关节屈曲

　　肩峰撞击症、关节囊炎或肩袖损伤相关的肩关节受限的患者在进行被动肩关节屈曲运动时可能会产生疼痛。肩关节屈曲的范围受到内侧盂肱韧带的限制。

　　1.患者肩关节 0°屈曲并处于旋转中立位。

　　2.医生首先检查患者健侧肢体，指导患者在被动运动时报告第一疼痛点。

　　3.医生缓慢的上抬屈曲患者上肢(图 8.9)。在第一疼痛点时记录运动范围(ROM)，并评估疼痛，以确定一致性体征。

　　4.医生被动地移动肩部并越过第一疼痛点(如

果存在)，向活动度末端移动。对肩关节活动度末端的末端感觉进行评估，并在相对的患侧重复该过程。

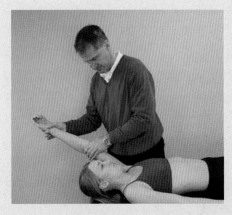

图 8.9　被动肩关节屈曲。

肩关节外展

　　被动肩关节外展运动可评估关节囊受限情况或肩峰下空间缩小。此外，在肩关节外展的第一个 30°时，如果肩胛骨与盂肱关节同时活动，则表示明显的肩关节活动受限。

　　1.患者肩关节 0°外展位，并且进行内/外旋转，评估静息状态时症状。

　　2.医生首先检查健侧肢体。医生缓慢抬高上肢到外展位置(图 8.10)。

　　3.指导患者报告在被动运动时第一疼痛点的位置并记录 ROM。评估疼痛，以确定一致性体征。

　　4.医生被动地移动肩关节并越过第一疼痛点(如果存在)，向活动度末端移动。对肩关节活动度末端的末端感觉进行评估，并在相对的患侧重复该过程。

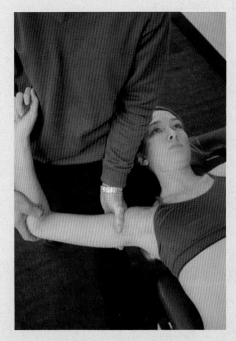

图 8.10　被动肩关节外展。

肩关节外旋

外旋(ER)的被动运动评估需要在肩关节外展不同程度时进行，以充分分析肩部关节囊韧带复合体。肩关节外展至 0°而外旋时盂肱上韧带紧张，盂肱中韧带随着肩关节由 0°~90°外展逐渐紧张，而盂肱下韧带则是肩关节外展至 90°或以上进行外旋时紧张。文献结论支持肩关节被动外旋带动肩关节肱骨头平移滑动，而反过来肩关节肱骨头平移滑动也带动关节外旋。Mihata[42]发现肩关节外旋拉伸可促进关节向前、向下，以及前-后方向平移滑动范围。过度拉伸导致盂肱下韧带前束延伸拉长。对肩关节外旋进行评估时，需要在肩关节分别外展 0°、45°、90°时进行检查，并且始终先检查健侧上肢再检查患侧上肢。

通常情况下，肩关节进行内旋(IR)和 ER 的运动时需要稳定肩部前部，以减少代偿性运动和虚假的运动范围。这需要医生使用其前臂阻挡肩关节的前部。同一侧手掌扣在患者肘部，作为肩关节旋转的枢轴点(图 8.11)。如果患者身形较小或者医生手臂太长，那么医生可以替换手臂来稳定肩关节以及作为旋转枢纽。

1.患者取仰卧位。

2.当检查患侧肢体时，先将肩关节外展 0°放置。医生的手可以稳定患者的肩关节前部以减少运动代偿(图 8.12)。

3.医生慢慢地被动向外旋转上肢。

4.指导患者报告在被动运动时第一疼痛点的位置并记录 ROM，评估疼痛是否一致。

5.医生继续移动患侧肩关节并越过第一疼痛点(如果存在)向活动度末端移动，并对肩关节末端感觉进行评估。

6.肩关节外展到约 45°，进一步检查肩关节外旋。

7.医生用前臂，按压患者肩关节前方，防止代偿运动。

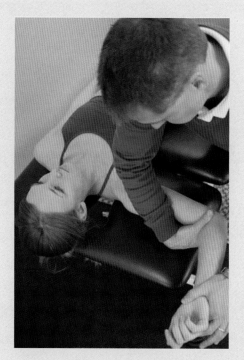

图 8.11 肩关节外旋时稳定关节。

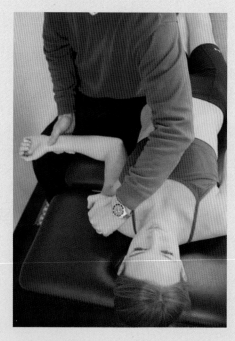

图 8.12 肩关节 0°外展时外旋。

(待续)

（续）

8.同侧手臂的手扣住患者肘部,提供旋转支点。

9.评估患者基本症状。

10.医生慢慢地被动外旋上肢(图 8.13),并指导患者报告在被动运动时第一疼痛点的位置并记录 ROM,评估疼痛是否一致。

11.医生继续移动患侧肩关节并越过第一疼痛点(如果存在)向活动度末端移动,并对肩关节末端感觉进行评估。

12.最后,肩关节置于外展 90°的位置。

13.医生用前臂按压患者肩前方,防止代偿运动。

14.同侧手臂的手扣住患者肘部,提供旋转支点。

15.评估患者基本症状。

16.医生缓慢地旋转上肢到外旋位置。

17.指导患者报告在被动运动时第一疼痛点的位置并记录 ROM,评估疼痛是否一致。

18.医生继续移动患侧肩关节并越过第一疼痛点(如果存在)向活动度末端移动(图 8.14),并对肩关节末端感觉进行评估。

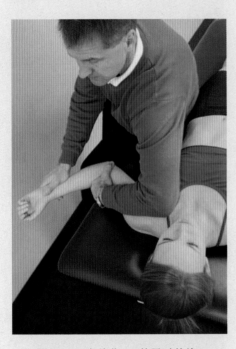

图 8.13　肩关节 45°外展时外旋。

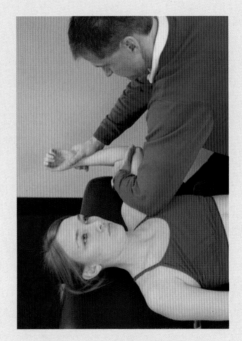

图 8.14　肩关节 90°外展时外旋。

肩关节被动生理内旋

评估肩关节被动内旋运动时，手臂需在外展0°或70°~90°位置进行内旋测试。通常情况下，肩关节囊后部起着限制运动的作用，但是如果在某个动作中检查出疼痛体征一致性，那么表明某个结构是目标部位而不是其他部位。肩关节屈曲时的内旋应力作用于肩关节前部结构，并可能在无症状肩关节诱发疼痛。在70°~90°，盂肱下韧带和关节囊下后方紧张，如果这两处结构受限，则可能会限制运动。仔细评估，始终先检查健侧上肢再检查患侧上肢。

肩关节 0°外展时内旋

1.患者取仰卧位，手肘90°弯曲。

2.医生用前臂按压患者肩前方，以防止代偿运动。

3.医生慢慢地被动内旋上肢(图 8.15)。

4.指导患者报告在被动运动时第一疼痛点发生的位置并记录 ROM，评估疼痛是否一致。

5.医生继续移动患侧肩关节并越过第一疼痛点(如果存在)向活动度末端移动，并对肩关节末端感觉进行评估。

肩关节 70°~90°外展时内旋

1.患者取仰卧位且屈肘90°。

2.医生用前臂按压患者肩前方，以防止代偿运动。

3. 同侧手臂的手扣住患者肘部，提供旋转支点。评估基本症状。

4.医生慢慢地被动内旋上肢(图 8.16)。

5.指导患者报告在被动运动时第一疼痛点发生的位置并记录 ROM，评估疼痛是否一致。

6.医生继续移动患侧肩关节并越过第一疼痛点(如果存在)向活动度末端移动，并对肩关节末端感觉进行评估。

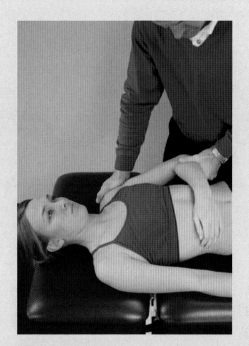

图 8.15　肩关节 0°外展时内旋。

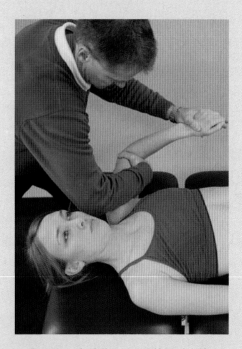

图 8.16　肩关节 70°~90°外展时内旋。

肩关节水平内收

如果关节囊后方紧张、盂肱关节前方结构疼痛（肩峰下撞击综合征），或者肩锁关节内存在继发性疼痛，被动性地做水平内收动作可能受限。被动水平内收时，盂肱关节内旋应力会涉及关节囊后方，必须对所有的限制因素进行确认（如果存在）。对患者进行询问很关键（包括疼痛的位置、疼痛是否一致），同时需要确定该动作导致疼痛的原因。

肩关节无旋转水平内收

1.患者取仰卧位。

2.健侧上肢先接受检查。

3.医生站到需检查的肢体一侧。

4.医生用靠近头部的手（图 8.17 中为左手）稳定肩胛骨外侧缘。另一只手握住患者肘部来移动肢体。

5.指导患者报告在被动运动时第一疼痛点发生的位置并记录 ROM，评估疼痛是否一致。

6.医生继续移动患侧肩关节并越过第一疼痛点（如果存在）向活动度末端移动。

肩关节内旋时水平内收

1.患者取仰卧位。

2.医生站到需检查的肢体一侧。

3.医生用靠近头部的手，稳定肩胛骨外侧缘。另一只手握住患者肘部来移动肢体。

4.医生用肘作为杠杆被动地向内旋转肢体（图 8.18）。

5.指示患者报告被动运动时第一疼痛点的位置并记录 ROM，评估疼痛是否一致。

6.医生继续移动患侧肩关节并越过第一疼痛点（如果存在）向活动度末端移动。

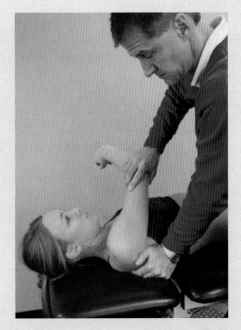

图 8.17　肩关节无旋转水平内收。

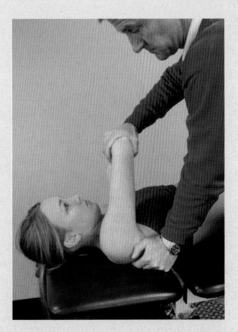

图 8.18　肩关节内旋时水平内收。

肩关节被动后伸

被动后伸肩关节可能受到盂肱关节囊前部结构的限制。

1.患者取仰卧位,先检查健侧肢体。

2.将患者置于治疗床的边缘,便于肩关节后伸,指导患者被动运动期间报告第一疼痛点的位置。

3.医生被动地将肩部后伸(图 8.19)到第一疼痛点发生的位置并记录 ROM,评估疼痛是否一致。

4.然后,医生继续移动患侧肩关节并越过第一疼痛点(如果存在)向活动度末端移动。

5.在另一患侧重复该过程。

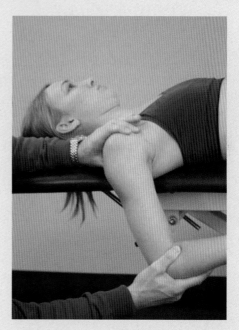

图 8.19 被动生理伸展。

小结

● 肩关节运动末端感觉和第一阻力点的存在具有明显相关性。

● 由于不同的关节囊韧带结构在不同的活动度中起阻力作用,因此必须在屈曲和外展不同程度时检查内旋和外旋等动作。

● 有必要用能增加关节囊韧带紧张的联合动作来分析出一致性体征。

被动附属运动 在肩关节病变时,肱骨头出现移位,无论是在关节囊中前移还是后移,都是比较常见的。Harryman[43]等认为,此现象与关节囊不对称性紧张有关,导致肱骨头向关节囊受限相反的方向平移。因此,关节囊后方紧张会导致盂肱关节处肱骨头向前移动,反之,关节囊前方紧张则导致肱骨头向后移动。

关节松动术对于肩关节受限的患者有益,因为松动动作可以准确拉伸关节囊受限的部位(当移位发生于受限位置),因此比生理性伸展运动效果更好。与此同时,这种准确性可以减轻疼痛、需要施加的力更小、对疼痛部位压迫也更少[44-46]。Conroy 和 Hayes 强调关节松动术可以通过选择性伸展受限关节而有效地减轻疼痛和水肿[46]。选择性拉伸需使用适度力量,针对受限关节的结构,选择适当的方向施行[47]。

长期以来,许多作者都提出在活动度末端进行松动术改善活动度[48,49]。然而,活动度末端确实对肱骨头可平移的范围产生限制[50,51]。最值得注意的是,肩关节外旋时肱骨头后前(PA)平移范围降低。相比之下,肩关节内旋时肱骨头前后(AP)平移范围则不变化[50]。Hsu[51]和其同事们报道,肩关节外展时肱骨头 PA 滑动比 AP 滑动位移更大。活动度末端松动术的确能改善粘连性滑囊炎患者[52]肩关节多个方向上的活动度,同时也适合关节僵硬患者。

盂肱关节的后前(PA)滑动

PA 滑动在放松体位上对受限的外展和（或）外旋的活动度没有明显的帮助和改善。如果将肱骨放到活动度末端的位置，那么在改善肩关节外展方面，PA 滑动与 AP 滑动同样有效。PA 滑动确实可导致神经电生理变化，促进整个上肢的神经传导。

PA 控制疼痛的作用

1.患者取仰卧位，双手交叉放在腹部(未在图 8.20 中示出)。

2.医生用双手的拇指放在患者的肱骨头后侧，其余手指则轻放于患者肩部前方。

3.医生用治疗床的一侧为杠杆的支点轻轻地施加力量，先由后向前，然后向下拉，使肱骨头滑动(图 8.20)。根据患者的耐受性重复数次这种手法，可以有效地减轻疼痛。

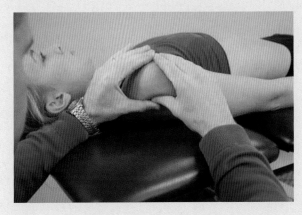

图 8.20　PA 手法减轻疼痛。

PA 增加活动度的作用

1.患者取俯卧位，评估其静息症状。

2.医生用手掌接触肩关节后方(图 8.21)。为增加松动的力度，可以将患者肩膀抬高（屈曲或外展）到相应的活动度末端。

3.然后，医生在患者活动度末端进行 PA 松动术。预先将肩关节外旋或内旋可增加活动度末端松动手法的效果。

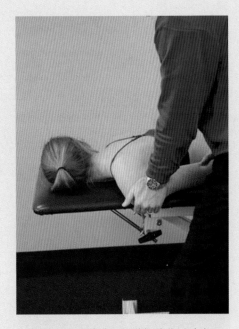

图 8.21　俯卧位 PA 增加关节活动度。

盂肱关节前后(AP)滑动

肩关节放松体位上的 AP 滑动对于改善肩关节外展和(或)内旋的活动度没有作用,特别是内旋的正常活动度受限时[51]。在无旋转体位上,关节囊的中后方结构限制 AP 平移,而肩关节外展时,关节囊的中部和下后方结构限制这种活动[54,55]。

旨在改善肩关节屈曲、外展的松动手法最适合在活动度末端进行操作,由于大多数肩关节病变导致肱骨头向前移,因此前后滑动可能是最好的方法。Conroy 和 Hayes 进行松动手法时是在肩关节活动度中间施行的,松动术起到的作用不大,推断可能是由于肩关节处于放松的体位。

1.患者取仰卧位,对静息症状进行评估。

2.医生推动患者肩部到第一疼痛点的位置(图 8.22)。

3.如果疼痛发生在关节僵硬触发之前,那么应该用较轻的力在该范围内进行关节松动。

如果关节僵硬与疼痛同时产生或在之前发生,那么应该用较重的力在该活动度内进行关节松动,或者预先将肩关节进行屈曲(图 8.23)或者外展。

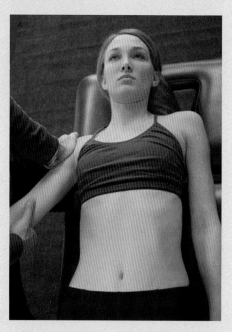

图 8.22   活动度起始端 AP 关节松动。

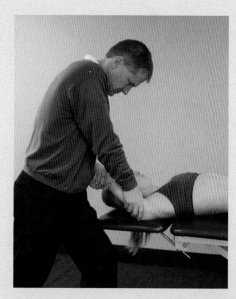

图 8.23   肩关节预先屈曲,活动度末端 AP 关节松动。

盂肱关节牵引

　　手臂放在体侧处于放松或者紧张的体位时，没有证据显示盂肱关节牵引手法会导致关节脱位[38]。因此牵引松动手法将展示其神经生理学的优势，特别是对疼痛为主要障碍的患者有益。

　　1.患者取仰卧位并对静息症状进行评估。

　　2.医生可以用前臂稳定患者肩前方。让患者前臂旋前，这样有助于集中牵引力在肩上(图 8.24)。

　　3.医生使用长轴牵引力将患者的肩部移动到第一疼痛点。牵引松动的合理反应是疼痛减轻。

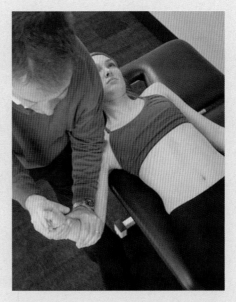

图 8.24 牵引松动术减轻疼痛。

盂肱关节向下(尾侧)滑动

　　Hsu 和同事[56]报道对尸体组织肩关节处于肩外展活动度末端进行向下滑动操作时，可明显改善肩关节外展活动范围。在尸体研究中这种手法治疗可有效增加肩关节外展的活动性，同时比肩外展 40°(非活动度末端)时更有效。

　　1.患者取仰卧位，医生将患者肩关节预先置于自然状态或者略微外展。

　　2.然后医生滑动肱骨头下方到第一疼痛点的位置(图 8.25)。如果疼痛发生在关节僵硬开始之前，那么应该用较轻的力在该范围内进行关节松动。

　　3.如果关节僵硬同时或者在疼痛产生之前发生，或者疼痛只在肩外展活动度中间或末端出现，那么医生可以加重力度进行操作(图 8.26)。

　　4.完成后，医生应重新评估患者的运动范围。

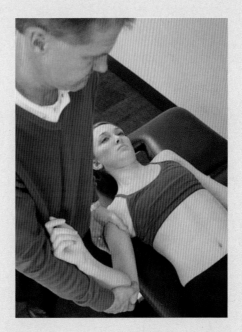

图 8.25 外展活动度起始端肩关节下方滑动。

(待续)

(续)

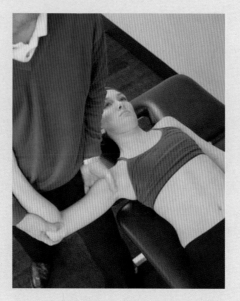

图 8.26　外展活动度末端肩关节下方滑动。

肩锁关节的 PA 滑动

肩胛骨回缩时肩锁关节从后向前平移。

1.在进行类似由后至前的运动时,患者应取仰卧位。

2.医生将拇指放在肩后方"V"形凹陷处(位于肩锁关节内侧面后方)。拇指的接触点在锁骨后方。

3.医生对肩锁关节进行 PA 滑动操作(图 8.27)并重现症状。如果体征一致,医生可以使用该手法进行治疗,可以调整肩胛骨的位置来增加治疗有效性。

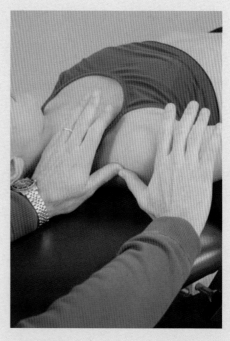

图 8.27　肩锁关节 PA 松动术。

肩锁关节向下滑动

在手臂抬高的过程中，锁骨在肩胛骨连接处（肩峰）向下移动。

1.评估类似活动时，患者取仰卧位。

2.向下滑动时，医生将拇指放在患者肩锁关节内侧上方（锁骨连接处）。

3.医生对肩锁关节进行向下滑动（图8.28），并

重现症状。

4.如果疼痛体征一致，医生可以使用该手法进行治疗，可以通过活动手臂屈曲或外展来调整肩胛骨的位置，从而增加治疗有效性（图8.29）。如果患者只有当手臂与身体交叉或者高过头顶达到活动度末端才感觉到疼痛，那么这种患者对这种评估/治疗反应最好。

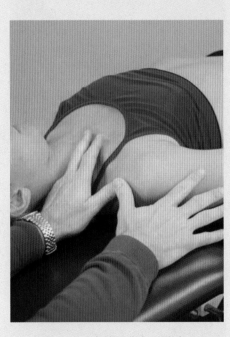

图 8.28 肩锁关节向下滑动。

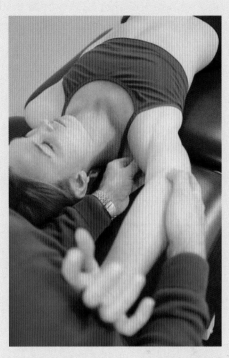

图 8.29 肩关节预置于屈曲体位促进肩锁关节向下滑动。

肩锁关节前后(AP)滑动

肩胛骨前伸和外展时，锁骨相对于肩峰向后移动。

1.测试这个动作时,患者取仰卧位。

2.医生将拇指放在肩后方"V"形凹陷前方(肩锁关节与锁骨连接处内侧前方)。

3.医生对肩锁关节进行 AP 滑动(图 8.30),并重现症状。如果疼痛体征一致,医生可以使用该手法进行治疗，可以通过调整肩胛骨的位置（如前屈、外展、或水平内收)来提高治疗的有效性。

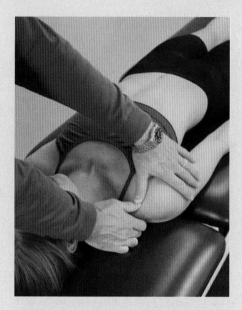

图 8.30　肩锁关节前后松动。

胸锁关节(SC)向下滑动

手臂抬高时,锁骨相对于胸骨向下移动。这个动作包括锁骨内侧向下平移以及锁骨外侧向上旋转。

1.测试这个动作时,患者取仰卧位。

2.医生将拇指放在患者胸锁关节上,挨着关节间隙外侧(锁骨连接处)。

3.医生对锁骨内侧端施加向下的滑动力(图8.31),并重现症状。如果疼痛体征一致,医生可以使用该手法进行治疗并通过调节手臂位置（手臂抬高或放低)来提高治疗有效性。

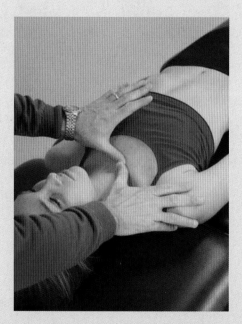

图 8.31　胸锁关节向下滑动。

小结

- 被动附属运动的评估最适合于手臂活动度起始端、中间点和末端进行。
- 因为大多数病变会引起的肱骨头向前移，在进行一致性体征评估时，AP 方向施力可能敏感度最高。然而，这并不意味着这种定向力在治疗过程中一直有用。在使关节活动正常化运动中，PA 方向施力是最有用的。
- 在活动度末端进行的附属运动更有利于改善肩关节活动度。

特殊临床检查

特殊而有用的临床检查可帮助医生区分相似的疾病症状。当医生经过病史采集并进行了主动生理运动、被动生理运动、被动辅助运动等操作之后依然无法诊断，这种特殊的检查则可提供更多的线索。触诊、肌力评估和体格检查试验（特殊检查）对明确诊断有帮助。从本质上讲，特殊的临床检查应该是验证性的。

触诊　许多作者报道肩关节触诊在鉴别诊断时的作用。Wolf 和 Agrawa[157]、Lyons 和 Tomlinson[58]描述了三角肌触诊检查全层肩袖撕裂的准确性。肩锁关节（AC）触诊具有高度敏感性，但是在确诊 AC 关节病变中不具有特异性[59]。如果肩痛的原因是神经根型颈椎病，那么颈椎触诊可以诱发肩部的症状[4]。肩峰下撞击经常损伤肩关节、C4–C5 支配区域[4]。骨关节炎通常直接造成患者关节面的疼痛，可能在关节前方也可能在后方。肩峰前方撞击通常诱发比较痛苦，但在检查时必须注意，因为任何导致肱骨头向前平移的状况（多数情况都会导致这种状况的发生）将会压迫肩峰前方的软组织结构并导致疼痛。肩袖撕裂的患者往往会报告上斜方肌部位疼痛而不是颈椎后方[4]。

肌力测试　Kelly 等[60]用肌电图确定在进行抬高、内旋、外旋等动作时对于每块肩袖肌肉的理想测试方法。他们提出理想测试方法，这种方法可以最大程度地激活目标肌肉组织，而减少协同肌的作用以及疼痛。最佳的冈上肌测试是"满罐"测试，手臂在肩胛骨平面上举至 90°，拇指朝上。冈上肌测试"空罐"试验，即手臂在肩胛骨平面上举 90°同时肩关节完全

内旋，这是一种特异性好但敏感性不高的测试，只有肩峰撞击症出现时有用。

少量研究发现，特定的姿势也可能提高冈下肌收缩功能测试效果。根据 Kelly 等的研究[60]，患者的肘关节在侧屈至 90°而肩关节内旋 45°时有助于进行冈下肌测试。

由于无力或者疼痛导致的"失控感（引申义）"着重于测试特异性而不是敏感性，在肩峰下撞击症有用[60,61]。患者的手臂放在自己腰后然后上提，进行肩胛下肌的理想化测试。目前对小圆肌的理想化测试姿势没有做严格的研究，但小圆肌测试建议的姿势是患者取仰卧位并阻抗内旋动作[62]。评估肩袖肌群共同收缩的最佳姿势是在相关的肌肉纤维与肩胛骨平面上肱骨头对齐时[63]。

治疗技术

此前，Winters[64]和同事将不同形式的"肩痛"分为：①关节滑膜起源的（盂肱关节）；②肩胛带型（可能包括颈椎、胸椎、或其他非滑膜起源的）；③混合型（关节滑膜型和非关节滑膜型）。治疗效果取决于疼痛分类。例如，没有关节滑膜型疼痛的患者比那些有关节滑膜问题的患者进行推拿时更有效。因此，仔细而全面检查，包括对一致性体征的分析对于区分疼痛发生的来源非常关键。

与颈椎、胸椎以及身体其他部位相关的干预措施类似，治疗方法的选择是基于检查结果的。然而，由于肩关节处生物力学变化的复杂性，需要医生全面了解肩部的结构，并在治疗过程中针对这些结构进行相应的治疗。最后，不论采取何种干预措施，医生都应始终记住肩袖和上部躯干功能强化的潜在价值。

主动生理运动　大多数主动的生理干预措施将采取主动强化的形式。强化方法取决于患者表现出的损伤形式和恢复程度。例如，对于手术后的患者，主动的生理运动应包括轻柔的无痛活动或者疼痛阈下的静力锻炼，而对于具有肩峰撞击症的非手术患者则可以进行更为激烈的锻炼活动。

在没有主动强化锻炼的情况下，主动的生理运动治疗肩关节的作用可能不大。肩部检查中发现的一致性疼痛体征，如果进行重复的或持续的动作并不

会减轻症状，特别是如果患者表现有肩峰撞击症时。建议查阅侧重于加强肩关节的有效方法的相关资料。

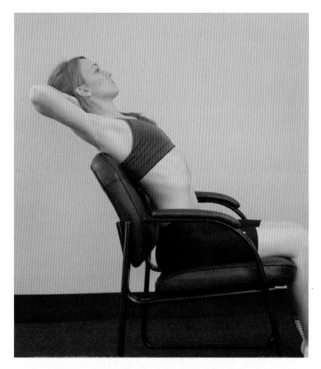

图 8.32　坐姿胸椎伸展改善肩关节活动度。

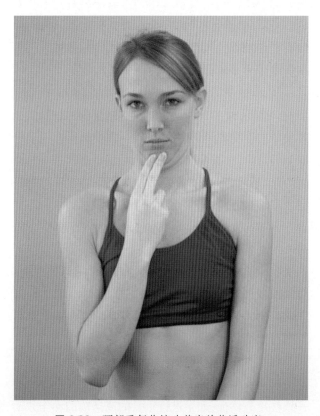

图 8.33　颈部重复收缩改善肩关节活动度。

姿势干预法是一种不限于肩关节活动的治疗方法。这种治疗可能包括主动运动（图 8.32 和图 8.33），针对颈胸部位的姿势纠正，从而间接提高肩关节的活动度。虽然姿势干预的方法可能不会减轻肩膀疼痛，但确实可以改善整体的肩部的活动度，或者改善关节受疼痛限制的有效活动度。

被动生理运动　被动生理拉伸的几种方法有助于治疗肩部僵硬。由于检查的结果决定治疗方法的选择，朝向受限的或者产生疼痛的活动度末端的反复或持续被动运动将是正确的拉伸方法。手法辅助的运动如收缩-放松或保持-放松手法（图 8.34~图 8.38）在治疗时作用很大并且也能被患者接受。因为肩关节功能障碍时关节囊后方紧张比较常见，同时与内旋受限相关，因此内旋时保持-放松拉伸对患者是有效的。

被动附属运动/松动术　肩部关节囊的生物力学使关节能在活动度起始端承受大幅度的关节运动。因此，在活动度末端进行关节松动操作更能增加活动度(关节活动度受限)[51]，而活动度起始端的操作更适合于疼痛明显而无法忍受激烈的施行松动操作的患者。

与主被动的生理操作相似，被动附属运动手法来自关节检查。这些操作可以再现一致性体征并在

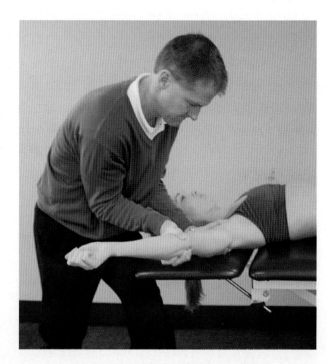

图 8.34　肩关节外展时保持-放松拉伸。

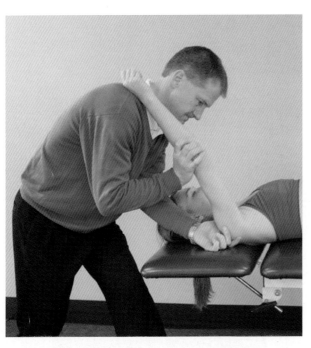

图 8.35 肩关节屈曲时保持–放松拉伸。

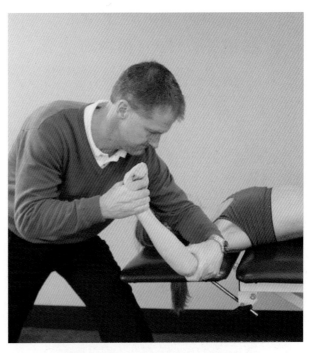

图 8.37 肩关节外旋时保持–放松拉伸。

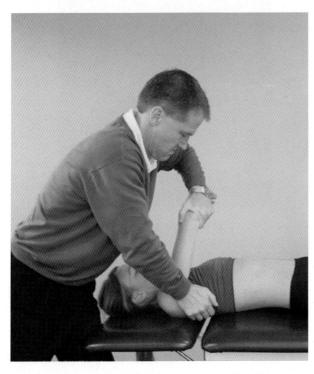

图 8.36 肩关节水平内收时保持–放松拉伸。

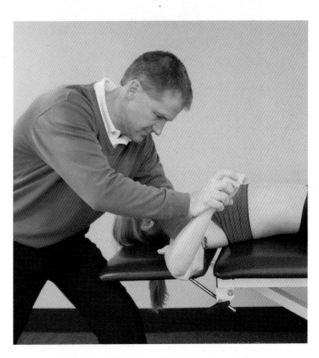

图 8.38 肩关节内旋时保持–放松拉伸。

重复或者保持该操作之后减轻疼痛、增加活动度,因此适于确定治疗方法。因此,被动的附属运动检查方法是盂肱关节、肩锁关节、胸锁关节潜在的治疗选择。

有两种情况需要对被动辅助检查程序进行微调:①进一步牵拉动作对关节囊有好处;②牵引手法有助于控制关节疼痛。由于这些不是平常检查的组成部分(有时是在检查过程中使用牵引力),所以操作时需要仔细考虑。

肩锁关节(AC)和胸锁关节(SC)牵引

AC 和 SC 牵引对于治疗主要问题是疼痛或不良姿势的患者有效。只需要医生在手法上做轻微调整,这两个关节可以在同一流程中进行治疗。

1.医生将毛巾卷纵向地放置在治疗床上,与患者脊柱平行。

2.医生站在与治疗部位相对的一侧。

3.医生将前臂(稳定手)放在患者的胸骨上并用尺侧缘向下按压患者锁骨,将患者靠近医生一侧稳定。

4.SC 牵引时,医生将非稳定手放在对侧锁骨上(图 8.39 中左侧 SC 正在被治疗)并对锁骨施加一个平行的牵引力。

5.治疗 AC 和 SC 关节时,治疗师将非稳定手(图 8.40 左手)在肱骨头施加一个远离肩膀的牵引力。

6.治疗手法采取持续性或者重复动作。

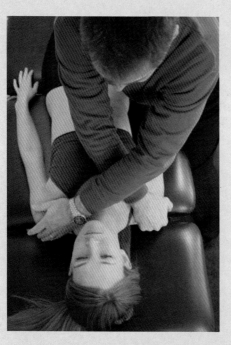

图 8.39 SC 关节牵引。

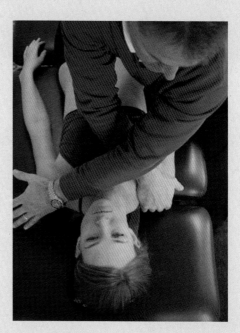

图 8.40 AC 关节牵引。

预置体位进行肩锁关节松动术

　　盂肱关节屈曲或者外展到活动度末端附近时需要肩锁关节的活动。因此,对肩锁关节进行松动时需要将盂肱关节预置于活动度末端附近。

　　1.患者取仰卧位,医生把患者的手臂上举到屈曲或外展(要求患者协助保持此姿势)。

　　2.医生在此预置体位下进行一个向下或者向前的滑动。在图 8.41 中,演示了由后向前的滑动,医生通过示指外侧缘发力进行操作。

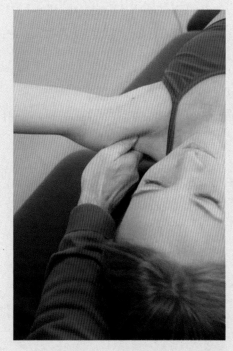

图 8.41　预置体位 AC 关节松动术。

盂肱关节内旋和内收预置进行关节囊后方松动术

关节囊后方受限常导致肩关节活动度损失和功能障碍[43,66]。因为在单平面松动动作很难将关节囊区分出来,将盂肱关节预置于某种体位则可将关节囊特定部位区分出来。

1.在患者取仰卧位进行操作。

2.医生站在患者患侧肢体的一侧,用其靠近患者头部的手臂(图 8.42 中为右手)稳定患者的肩胛骨。

3.然后医生将目标肩关节内旋(到活动度末端)、内收(刚过中线),以及弯曲(约 90°),"收紧"关节囊后方。用靠近患者头部的手臂稳定患者的肩胛骨,防止其肩胛骨向头部移动。

4.医生在保持患者稳定和前置体位的状态下,沿着肱骨轴向下施加压力(图 8.43)。患者报告的感觉是关节囊后方被牵扯的感觉,而不是肱骨内侧。如果疼痛的是肱骨内侧结构,则可能是对其产生了撞击,医生应该重新调整位置。

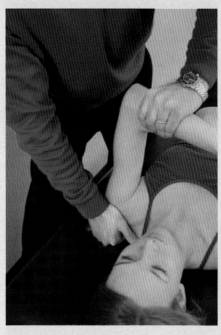

图 8.42　肩部的前置体位和稳定姿势。

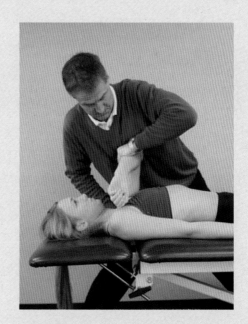

图 8.43　关节囊后方松动术。

根据凸凹定律,向后滑动要比由后向前滑动更能改善关节外旋[67]。此外,在活动度末端进行松动(活动极限或者感觉到疼痛时进行松动术)[51]和高等级(高强度)松动术都会有很好的效果[52]。

在肩上象限的加压和牵引

　　Maitland[68]倡导对目标关节和关节囊结构的象限位置进行按压和牵引操作。象限位置包括几组动作的组合：①内旋、外展和后伸；②外旋、前屈和外展。从理论上讲，运动方向与关节囊的张力因素在盂肱关节和可用的运动组合范围可以明显加重患者的症状。

　　1.患者取仰卧位操作此手法。

　　2.首先，医生移动患者的肩膀，并内旋、外展和后伸（图 8.44）。

　　3.在治疗过程中，医生可以施加牵引或按压，观察其引起的症状。更详细的描述象限推拿手法和所有与关节面相关的操作信息可在 Maitland 关于推拿的书中获得。

　　4.医生逐渐移动患者肩关节，直到关节外展到活动度末端，此时可以将预先内旋的关节变为外旋（图 8.45）。

　　5.将肩膀向患者头部移动，找到符合一致性体征的体位。

　　6.一旦找到符合一致性体征的位置，医生就可以施加按压或者牵引力。所有的这些手法操作，只有当重复或者保持该动作可以减轻症状时，才认为是有用和合适的。

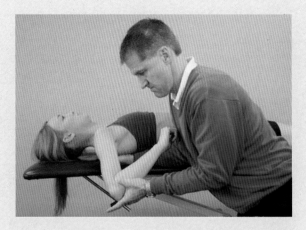

图 8.44　内旋、外展和拉伸的组合动作。

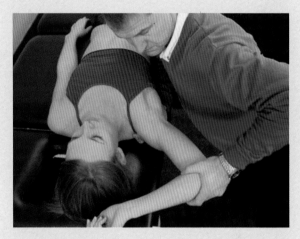

图 8.45　肩关节预先外旋、外展和屈曲后施加按压或牵引力。

　　动态松动术　　该松动手法既包含医生的被动操作又包含患者的主动运动。

主动前屈至活动度末端与向下滑动结合

　　活动度末端进行的操作手法能够增加关节前屈的程度,通常在治疗的最后阶段纳入。

　　1.患者取仰卧位来操作增加活动度的手法。

　　2.医生将手放在患者肩关节后方并向尾侧滑动(也向关节前方),同时患者主动运动,将肩关节前屈。医生可以用另一只手来提高主动前屈的程度(图8.46)。

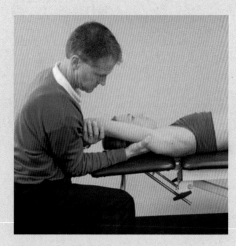

图8.46　主动前屈至活动度末端与向下滑动结合。

主动外展至活动度末端与向下滑动结合

　　包含运动的松动手法可增加外展的程度,患者仰卧位进行操作。

　　1.患者取仰卧位。

　　2.医生将手放在患者肩关节上方并向尾侧滑动,同时患者主动运动将肩关节前屈。医生可以用另一只手来增加主动外展的程度(图8.47)。

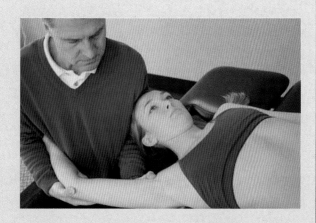

图8.47　主动外展至活动度末端与向下滑动结合。

主动内旋与前后(AP)滑动结合

　　通常，肩关节内旋受限的患者的关节囊后方会紧张。AP 滑动和主动内旋运动都是拉伸关节囊后方的。操作该手法时，患者取仰卧位，医生将手放在患者肩关节前并做 AP 滑动，同时患者主动运动肩关节实现内旋(图 8.48)。医生可以用另一只手来加强患者主动内旋的程度。

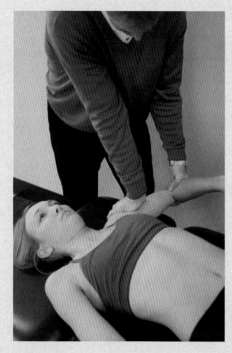

图 8.48　主动内旋与前后滑动的结合。

主动肩关节前屈或外展与肩锁 关节(AC)向前滑动结合

　　这种包含肩关节活动度末端前屈和(或)外展运动的松动术，也包括了 AC 关节上向前和向尾侧滑动的操作。主动前屈或外展是提高治疗效果的关键(图 8.49)。

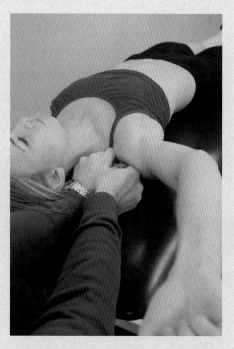

图 8.49　主动肩关节屈曲/外展与 AC 关节向前滑动结合。

肩部推拿

对于主要表现为肩关节僵硬但没有不稳定症状的患者，进行推拿操作有助于改善关节活动度[64]。通常情况下，推拿的过程会将肩胛骨固定并对肱骨施加向后的压力，并且因为这个操作过程是非常激烈的，因此只考虑用在特定的患者群中。如果患者表现出肩关节不稳定、虚弱、或害怕，那么就不适用该手法。

1.操作该手法时，患者取仰卧位。

2.类似前面所述松动关节囊后方的流程和预设位置，医生将肩关节内旋、内收和前屈。

3.医生将手放在患者肩胛骨下方并将肩胛骨从治疗床上抬起而不是稳住肩关节防止其向上移动(图8.50)。通过肩胛骨上方的阻力，医生可稳住肩胛骨防止肩部向上移动。

4.医生通过肱骨施加压力，使关节囊紧张。一旦关节囊已经紧张，医生可以对肱骨采用一系列推动手法。推动过程中偶尔会听到关节弹响。

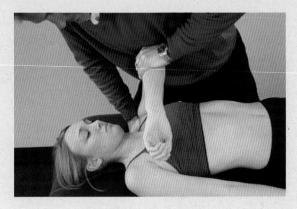

图 8.50　盂肱关节推拿。

关节囊后方拉伸

有许多拉伸关节囊后方的方法，可作为家庭项目的组成部分。其中最常见的一种方法，简称"侧卧拉伸"。

1.医生将患者置于侧卧位，患者肩外展90°。

2.肩内旋并将关节囊拉紧，保持这个姿势(图8.51)。张力持续15~30秒。

Izumi 等[69]建议修正该手法来拉伸关节囊上部和下部。作者建议肩关节先伸展30°，然后进行内旋。在该姿势上紧张并保持15~30秒(图8.52)。

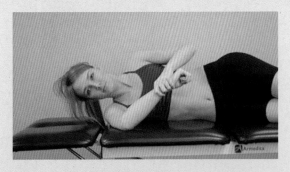

图 8.51　侧卧拉伸。

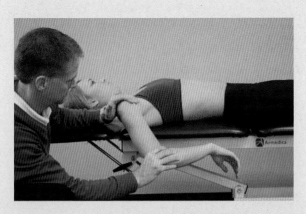

图 8.52　关节囊后方(关节囊上部和下部)拉伸。

肩胛胸壁关节的松动/拉伸

在某些情况下，肩胛胸壁关节的松动或拉伸有助于提高关节上象限的活动度。该操作流程可改善患者姿势，而对于疼痛较重的患者，则可以减轻疼痛。

1.患者取侧卧位，面向医生。

2.医生将患者远离治疗床的手的拇指放到医生腰部或者将患者的手放松并放到医生的髋关节上。

3.医生用靠近患者尾侧的手掌固定肩胛骨下缘，用靠近头侧的手掌固定肩胛骨(图 8.53)。

4.医生可以对肩胛骨做向下、内侧、外侧或向上的松动，如果有需要，可以组合这些动作。

在进行手法的选择时，需要根据患者耐受度、鉴别的受限部位和患者一致性体征来判断。

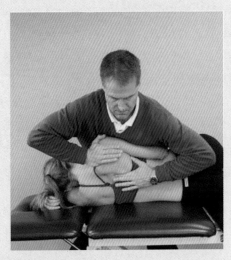

图 8.53　肩胛胸壁关节的多向松动。

小结

- 与关节强化有关的主动生理运动是大多数手法治疗肩关节相关干预的一部分。
- 姿势练习有助于改善肩关节活动度，但不会减轻肩关节损伤相关的疼痛。
- 最有效和最敏感的被动生理运动通常与联合运动有关。
- 保持–放松拉伸有助于患者针对受限结构进行拉伸时控制力度。
- 被动附属运动松动方法的选择是根据检查结果或经仔细评估比较疼痛与僵硬的程度。
- 按压和牵引手法能在治疗时进一步改善或分离出目标结构。

治疗结果

临床证据

动态松动术　似乎有 B 级的证据表明，动态松动术可以减轻患有机械性肩关节疼痛患者的疼痛并改善肩胛平面上的主动抬高能力[70]，同时包含运动的松动术可增加肩关节的关节活动度[71]。

松动术　有 B 级证据表明，对肩峰下撞击综合征患者进行推拿、手法治疗(松动术)，比单独进行锻炼更有效[72]。除了这些应用外，主要是 C 级的证据表明，治疗疼痛或者活动度丧失时，手法治疗没有比其他干预措施更好的疗效，而关于手法治疗对关节功能恢复的效果则有相互矛盾的证据[73]。

几乎没有证据证明，手法治疗对肩周炎患者有效。松动术已证明其效果并没有类固醇药物注射那么好，其作用主要在肩关节预后阶段[74]。有一项研究声称比较了肩周炎患者关节松动术的效果，该研究提供了非常宽松的纳入标准，很有可能将关节僵硬患者纳入了比较，而不是真正的肩周炎患者[75]。作者报道了在接受各种向下、向前、向后滑动关节松动手法治疗的患者中，被动肩外展得到显著改善，但疼痛没有减轻[75]。一般来说，在对肩周炎患者进行功能改善方面，高等级松动术比低等级的效果好[73]。

肩峰下撞击综合征患者接受手法治疗和强化后功能可能在短期内得到改善[71,76]。在一项高质量的研究中，Conroy 和 Hayes[77]发现，软组织松动术在肩峰撞击症患者中的效果不如关节松动术。Senbursa[78]和其同事发现,使用多模式手法治疗技术(关节松动术和软组织松动术) 治疗效果比单一使用关节强化训练手法要好。

在一般诊断肩痛或功能障碍的患者中 (一组由多种类型的患者组成),有 C 级证据(从强有力的随机对照研究中得出的矛盾性证据)表明,与其他常规物理疗法相比,手法治疗在短期内是有效的[73]。而从长期来看,有 C 级的证据表明,相比于常规疗法,手法治疗在减轻疼痛或改善功能方面并没有更好的疗效,但手法治疗确实提高了肩关节活动度[73]。在许多情况下,手法治疗的无效可能是由于手法治疗的定义差别较大以及所研究的患者人群性质的差异。

推拿　松动术和推拿被认为在肩胛带疾病患者治疗中是优于物理疗法和类固醇药物注射治疗的[64]。作者根据患者疾病分为:①单纯的肩部疼痛;②从其他结构转移而来,如颈椎或胸椎;③两部位的混合。虽然这一发现并不意味着对肩关节进行推拿,不过该发现确实支持在类似于肩关节的疼痛结构中使用推拿手法。表现出与肩关节相关的"滑膜疼痛"的患者在进行药物注射治疗后要比手法治疗和物理治疗改善得更快。

拉伸　关节囊后方拉伸已被证明能有效改善肩关节运动能力[79]。在许多已有的拉伸方法中,交叉拉伸在治疗关节囊后方紧绷中具有最好的改善效果[80]。不过,还没有研究调查其长期效果(D 级)。

肩关节以外的推拿治疗　Boyles[81]和其同事们应用胸椎手法治疗肩关节撞击综合征患者, 证明具有即时和短期(48 小时)的作用。这项研究表明,疼痛和失能评分在治疗后都发生了变化。Mcclatchie[82]等对 21 例肩关节疼痛患者的无症状颈椎进行松动术操作, 发现其具有疼痛缓解和改善肩关节活动度的直接作用。其他研究者建议,除了对肩关节进行松动外,对头颈部和上肢进行松动也有作用[64,72]。在这一点上,B 级的证据表明,推拿与松动术结合可能会有短期效果。

小结

- 有不少证据表明, 动态松动术与按摩对非特异性肩痛/功能障碍患者是有效的。
- 证据表明,松动术、锻炼和推拿对撞击综合征患者是有效的,而 B 级证据表明对于肩周炎患者松动术并不比常规物理疗法更有效。
- 与松动术或推拿相比, 滑膜疼痛的患者可能更受益于可的松注射。
- 手法治疗的定义差别较大以及患者人群的异质性会影响这方面的研究。

本章问题

1. 描述特定理论构造的临床实用性和有效性(如关节囊模式和凸凹规则), 并描述这些理论对治疗干预的作用。

2. 描述肩部运动期间锁骨、肩胛骨和肱骨之间的生物力学关系。

3. 描述姿势如何影响肩关节活动度。

4. 概述脊柱的何种伴随动作是肩关节抬高所必须的。

5. 明确为何联合运动对于治疗肩关节囊韧带组织是有用的和必要的。

6. 概述与肩部手法治疗相关的证据。

病例分析

病例 8.1:Kyle Sistrunk(43 岁男性)

诊断:肩峰撞击综合征。

视诊:患者表现出明显的驼背、圆肩和颈部扁平。肩部没有观察到萎缩。

病因:起病隐袭。

一致性体征:工作时疼痛最严重。

目前状态:他表示还可以忍受,不妨碍工作。

一旦他的肩膀和手臂的症状出现，需要几个小时缓解。

症状表现：当症状最糟糕时，肩部疼痛向拇指延伸。

相关病史：他自述有慢性腰痛的病史。

患者目标：他担心右臂无力，想解决肩部问题以及正在经历的力量的丧失。

基线：休息时，3/10 NAS 疼痛；最严重时，4/10 疼痛。

检查结果：主动和被动运动期间肩部外展和外旋时，手臂和肩部疼痛都较严重。被动辅助动作不能重现其肩部或手臂疼痛。

1.根据这些结果，你还想检查什么？

2.这名患者是否适合手法治疗？

3.该患者的预期预后如何？

4.你认为本书中介绍的哪些治疗方法可能对这个患者有益？

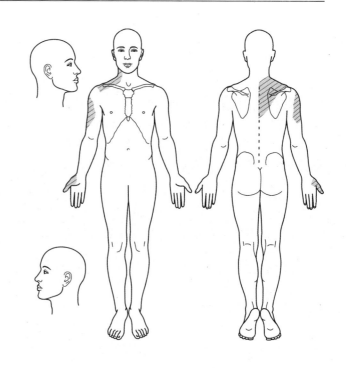

病例 8.2：Mindy Sims（14 岁女性）

诊断：肩峰撞击综合征。

视诊：患者表现出头部前倾姿势、圆肩。她的姿势是专业游泳运动员的特征。

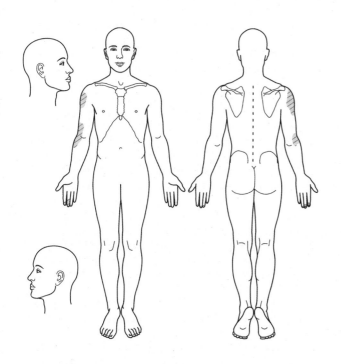

病因：患者表示肩关节疼痛出现超过 12 个月。

一致性体征：作为一名蝶泳游泳者，患者表示在游泳摆臂主动外展和外旋期间，她的疼痛更严重。

目前状态：她的症状是可控的，但在过去 6 个月内有所加重。她每天游泳超过 5000 米，尽管如此也忍受了痛苦。她服用萘普生以减轻症状。

症状表现：大部分时间疼痛局限于肩部，但是当疼痛发作时，将会转入肘部并牵连中指。

相关病史：无相关病史。

患者目标：她关心慢性疼痛的关节，以及是否影响她的游泳生涯。

基线：休息时的肩膀疼痛是 2/10；当发作时，6/10。

检查结果：在主动屈曲和外展期间，她表现出疼痛，在 AP 期间表现出疼痛，并且肩胛肌和外旋肌无力。内旋、屈曲和内收时明显僵硬。

1.根据这些结果，你还想检查什么？

2.这名患者是否适合手法治疗？

3.该患者的预期预后如何？

4.你认为本书中介绍的哪些治疗方法可能对这个患者有益？

病例 8.3：Lilly Ardent（45 岁女性）

诊断：肩周炎。

视诊：中胸椎和上胸椎明显后凸。

病因：起病隐袭。症状已出现超过 12 个月。

一致性体征：患者尝试解开胸罩或者够到衣服后兜。

目前状态：6 个月前症状更为严重，以至于严重影响其日常生活。之后情况得到改善，可以忍受无长时间疼痛的拉伸和关节强化。服用布洛芬来缓解症状。

症状表现：疼痛局限于肩部。用力拉伸时，患者反馈肩胛骨部位也有疼痛。

相关病史：4 年前诊断有肺癌，目前已得到控制。

患者目标：她对增加手臂活动度和功能比较关注。

基线：休息时基线疼痛是 3/10；严重发作时疼痛是 6/10。

检查结果：所有主动和被动生理运动检查结果表明肩关节各个平面上都有 1/3 活动度丧失。被动辅助运动全都受限并符合一致性体征。

1.根据这些结果，你还想检查什么？

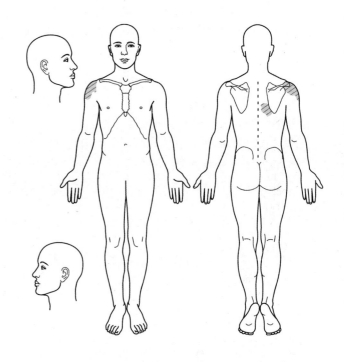

2.这名患者是否适合手法治疗？

3.该患者的预期预后如何？

4.你认为本书中介绍的哪些治疗方法可能对这个患者有益？

参考文献

1. Walsh RM, Sadowski GE. Systemic disease mimicking musculoskeletal dysfunction: A case report involving referred shoulder pain. *J Orthop Sports Phys Ther.* 2001;31(12):696–701.

2. Petchkrua W, Harris SA. Shoulder pain as an unusual presentation of pneumonia in a stroke patient: A case report. *Arch Phys Med Rehabil.* 2000;81(6):827–829.

3. Khaw PY, Ball DL. Relief of non-metastatic shoulder pain with mediastinal radiotherapy in patients with lung cancer. *Lung Cancer.* 2000;28(1):51–54.

4. Manifold SG, McCann PD. Cervical radiculitis and shoulder disorders. *Clin Orthop Relat Res.* 1999;368:105–113.

5. Gorski JM, Schwartz LH. Shoulder impingement presenting as neck pain. *J Bone Joint Surg Am.* 2003; 85-A(4):635–638.

6. Baquie P. Sports medicine. Dead arm. *Aust Fam Physician.* 1997;26(11):1336–1337.

7. Woodward T, Best T. The painful shoulder: Part I. Clinical evaluation. *Am Fam Physician.* 2000;61:3079–3088.

8. Priest J, Nagel D. Tennis shoulder. *Am J Sports Med.* 1976;4(1):28–42.

9. Bak K, Fauno P. Clinical findings in competitive swimmers with shoulder pain. *Am J Sports Med.* 1997;25(2):254–260.

10. Ludewig P, Cook T. Translations of the humerus in persons with shoulder impingement syndrome. *J Orthop Sports Phys Ther.* 2002;32(6):248–259.

11. Hess S. Functional stability of the glenohumeral joint. *Man Ther.* 2000;5(2):63–71.

12. Weiser WM, Lee TQ, McMaster WC, McMahon PJ. Effects of simulated scapular protraction on anterior glenohumeral stability. *Am J Sports Med.* 1999;27(6):801–805.

13. Cools AM, Witvrouw EE, Danneels LA, Cambier DC. Does taping influence electromyographic muscle activity in the scapular rotators in healthy shoulders? *Man Ther.* 2002;7(3):154–162.

14. Michener L, McClure P, Karduna A. Anatomical and biomechanical mechanisms of subacromial impingement syndrome. *Clin Biomech.* 2003;18:369–379.

15. Crawford H, Jull G. The influence of thoracic posture and movement on the range of arm elevation. *Physiother Theory Pract.* 1993;9:143–148.

16. Solem-Bertoft E, Thuomas KA, Westerberg CE. The influence of scapular retraction and protraction on the width of the subacromial space. An MRI study. *Clin Orthop Relat Res.* 1993;(296):99–103.

17. Bullock MP, Foster NE, Wright CC. Shoulder impingement: The effect of sitting posture on shoulder pain and range of motion. *Man Ther.* 2005;10(1):28–37.

18. Culham E, Peat M. Functional anatomy of the shoulder complex. *J Orthop Sports Phys Ther.* 1993;18(1):342–350.

19. Litaker D, Pioro M, El Bilbeisi H, Brems J. Returning to the bedside: Using the history and physical examination to identify rotator cuff tears. *J Am Geriatr Soc.* 2000;48:1633–1637.

20. Miranda H, Viikari-Juntura E, Heistaro S, Heliovaara M, Riihimaki H. A population study on differences in the determinants of a specific shoulder disorder versus nonspecific shoulder pain without clinical findings. *Am J Epidemiol.* 2005;161:847–855.

21. Ostergren PO, Hanson BS, Balogh I, et al. Incidence of shoulder and neck pain in a working population: Effect modification between mechanical and psychosocial exposures at work? Results from a one year follow up of the Malmo shoulder and neck study cohort. *J Epidemiol Comm Health.* 2005;59(9):721–728.

22. Nahit ES, Pritchard CM, Cherry NM, Silman AJ, Macfarlane GJ. The influence of work related psychosocial factors and psychological distress on regional musculoskeletal pain: A study of newly employed workers. *J Rheumatol.* 2001;28:1378–1384.

23. Vasseljen O, Holte KA, Westgaard RH. Shoulder and neck complaints in customer relations: individual risk factors and perceived exposures at work. *Ergonomics.* 2001;44(4):355–372.

24. Jull-Kristensen B, Sogaard K, Stroyer J, Jensen C. Computer users' risk factors for developing shoulder, elbow and back symptoms. *Scand J Work Environ Health.* 2004;30:390–398.

25. van der Windt DA, Thomas E, Pope DP, et al. Occupational risk factors for shoulder pain: a systematic review. *Occup Environ Med.* 2000;57:433–442.

26. Reeves B. The natural history of the frozen shoulder syndrome. *Scand J Rheumatol.* 1975;4(4):193–196.

27. Cyriax J. *Textbook of orthopedic medicine. Vol 1: Diagnosis of soft tissue lesions.* 7th ed. New York; Macmillan: 1978.

28. Rundquist P, Ludewig P. Patterns of motion loss in subjects with idiopathic loss of shoulder range of motion. *Clin Biomech.* 2004;19:810–818.

29. Rundquist PJ, Anderson DD, Guanche CA, Ludewig PM. Shoulder kinematics in subjects with frozen shoulder. *Arch Phys Med Rehabil.* 2003;84:1473–1479.

30. Mitsch J, Casey J, McKinnis R, Kegerreis S, Stikeleather J. Investigation of a consistent pattern of motion restriction in patients with adhesive capsulitis. *J Man Manip Ther.* 2004;12:153–159.

31. Magrarey M, Jones M. Clinical evaluation, diagnosis and passive management of the shoulder complex. *New Zealand J Physiother.* 2004;32:55–66.

32. Poppen HK, Walker PS. Normal and abnormal motion of the shoulder. *J Bone Joint Surg.* 1976;58A:195–201.

33. Magarey ME, Jones MA. Specific evaluation of the function of force couples relevant for stabilization of the glenohumeral joint. *Man Ther.* 2003;8(4):247–253.

34. Mulligan BR. The painful dysfunctional shoulder: A new treatment approach using 'Mobilisation with Movement'. *New Zealand J Physiother.* 2003;31:140–142.

35. Terry GC, Hammon D, France P, Norwood LA. The stabilizing function of passive shoulder restraints. *Am J Sports Med.* 1991;19:26–34.

36. Woodward T, Best T. The painful shoulder: Part II. Acute and chronic disorders. *Am Fam Physician.* 2000;61(11):3291–3300.

37. de Winter A, Jans M, Scholten R, Deville W, van Schaardenburg D, Bouter L. Diagnostic classification of shoulder disorders: Interobserver agreement and determinants of disagreement. *Ann Rheum Dis.* 199;58:272–277.

38. Gokeler A, Paridon-Edauw GH, DeClercq S, Matthijs O, Dijkstra PU. Quantitative analysis of traction in the glenohumeral joint: In vivo radiographic measurements. *Man Ther.* 2003;8:97–102.

39. Chesworth B, MacDermid J, Roth J, Patterson S. Movement diagram and "end feel" reliability when measuring passive lateral rotation of the shoulder in patients with shoulder pathology. *Phys Ther.* 1998;78:593–601.

40. Hayes K, Peterson C. Reliability of assessing end-feel and pain and resistance sequence in subjects with painful shoulders and knees. *J Orthop Sports Phys Ther.* 2001;31:432–445.

41. Peterson CM, Hayes W. Construct validity of Cyriax's selective tension examination: Association of end-feels with pain at the knee and shoulder. *J Orthop Sports Phys Ther.* 2000;30:512–527.

42. Mihata T, Lee Y, McGarry MH, Abe M, Lee TQ. Excessive humeral external rotation results in increased shoulder laxity. *Am J Sports Med.* 2004;32(5):1278–1285.

43. Harryman DT, Sidles JA, Harris SL, et al. Translation of the humeral head on the glenoid with passive glenohumeral motion. *J Bone Jnt Surg.* 1990;79A(9):1334–1343.

44. Johns R, Wright V. Relative importance of various tissues in joint stiffness. *J Appl Physiol.* 1962;17:824–830.

45. Lundberg J. The frozen shoulder. Clinical and radiographical observations. The effect of manipulation under general anesthesia. Structure and glycosaminoglycan content of the joint capsule. Local bone metabolism. *Acta Orthop Scand.* 1969;Suppl 119:1–59.

46. Conroy D, Hayes K. The effect of joint mobilization as a component of comprehensive treatment for primary shoulder impingement syndrome. *J Orthop Sports Phys Ther.* 1998;28(1):3–14.

47. Warren J, Micheli L, Arslanian L, Kennedy J, Kennedy R. Scapulothoracic motion in normal shoulders and shoulders with glenohumeral instability and impingement syndrome. *Clin Orthop.* 1971;285:191–199.

48. Edmond SL. *Manipulation and mobilization: Extremities and spinal techniques.* St Louis, Mo; Mosby: 1993.

49. Wadsworth CT. Frozen shoulder. *Phys Ther.* 1986;66(12):1878–1883.

50. Moore SM, Musahl V, McMahon PJ, Debski RE. Multi-directional kinematics of the glenohumeral joint during simulated simple translation tests: Impact on clinical diagnoses. *J Orthop Res.* 2004;22(4):889–894.

51. Hsu AT, Hedman T, Chang JH, Vo C, Ho L, Ho S, Chang GL. Changes in abduction and rotation range of motion in response to simulated dorsal and ventral translational mobilization of the glenohumeral joint. *Phys Ther.* 2002;82(6):544–556.

52. Vermeulen HM, Obermann WR, Burger BJ, Kok GJ, Rozing PM, van den Ende CH. End range mobilization techniques in adhesive capsulitis of the should joint: A multiple subject case report. *Phys Ther.* 2000;80:1204–1213.

53. Simon R, Vicenzino B, Wright A. The influence of an anteroposterior accessory glide of the glenohumeral

joint on measures of peripheral sympathetic nervous system function in the upper limb. *Man Ther.* 1997; 2(1):18–23.

54. O'Brien SJ, Schwartz RS, Warren RF, Torzilli PA. Capsular restraints to anterior–posterior motion of the abducted shoulder: A biomechanical study. *J Shoulder Elbow Surg.* 1995;4:298–308.

55. Brenneke SL, Reid J, Ching RP, Wheeler DL. Glenohumeral kinematics and capsulo-ligamentous strain resulting from laxity exams. *Clin Biomech.* 2000;15: 735–742.

56. Hsu A, Ho L, Hedman T. Joint position during anterior–posterior glide mobilization: Its effect on glenohumeral abduction range of motion. *Arch Phys Med Rehabil.* 2000;81:210–214.

57. Wolf EM, Agrawal V. Transdeltoid palpation (the rent test) in the diagnosis of rotator cuff tears. *J Shld Elb Surg.* 2001;10(5)470–473.

58. Lyons AR, Tomlinson JE. Clinical diagnosis of tears of the rotator cuff. *J Bone Joint Surg.* 1992;74-B (3):414–415.

59. Walton J, Mahajan S, Paxinos A, et al. Diagnostic values of tests for acromioclavicular joint pain. *J Bone Joint Surg.* 2004;86-A(4):807–812.

60. Kelly BT, Kadrmas WR, Speer KP. The manual muscle examination for rotator cuff strength. *Am J Sports Med.* 1996;24(5):581–588.

61. Park HB, Yokota A, Gill HS, El Rassi G, McFarland EG. Diagnostic accuracy of clinical tests for the different degrees of subacromial impingement syndrome. *J Bone Joint Surg.* 2005;87-A (7):1446–1455.

62. Kendall F, McCreary EK, Provance PG. *Muscles testing and function.* Baltimore; Williams and Wilkins: 1993.

63. Wilk KE, Andrews JR, Arrigo CA, Keirns MA, Erber DJ. The strength characteristics of internal and external rotator muscles in professional baseball pitchers. *Am J Sports Med.* 1993;21(1):61–66.

64. Winters JC, Groenier KH, Sobel JS, Arendzen HH, Meyboom-de Jongh B. Classification of shoulder complaints in general practice by means of cluster analysis. *Arch Phys Med Rehabil.* 1997;78:1369–1374.

65. Lewis JS, Wright C, Green A. Subacromial impingement syndrome: The effect of changing posture on shoulder range of movement. *J Orthop Sports Phys Ther.* 2005;35(2):72–87.

66. Brossmann J, Preidler KW, Pedowitz RA, White LM, Trudell D, Resnick D. Shoulder impingement syndrome: Influence of shoulder position on rotator cuff impingement: An anatomic study. *AJR Am J Roentgenol.* 1996;167(6):1511–1515.

67. Johnson AJ, Godges JJ, Zimmerman GJ, Ounanian LL. The effect of anterior versus posterior glide joint mobilization on external rotation range of motion in patients with shoulder adhesive capsulitis. *J Orthop Sports Phys Ther.* 2007;37(3):88–99.

68. Maitland GD. *Peripheral manipulation.* London; Butterworth Heinemann: 1986.

69. Izumi T, Aoki M, Muraki T, Hidaka E, Miyamoto S.

Stretching positions for the posterior capsule of the glenohumeral joint: Strain measurement using cadaver specimens. *Am J Sports Med.* 2008;36:2014–22.

70. Teys P, Bisset L, Vicenzino B. The initial effects of a Mulligan's mobilization with movement technique on range of movement and pressure pain threshold in pain-limited shoulders. *Man Ther.* 2008;13:37–42.

71. Kachingwe A, Phillips B, Sletten E, Plunkett S. Comparison of manual therapy techniques with therapeutic exercise in the treatment of shoulder impingement: A randomized controlled trial. *J Man Manip Ther.* 2008;16:238–247.

72. Bang M, Deyle G. Comparison of supervised exercise with and without manual physical therapy for patients with shoulder impingement syndrome. *J Orthop Sports Phys Ther.* 2000;30(3):126–137.

73. Ho CY, Sole G, Munn J. The effectiveness of manual therapy in the management of musculoskeletal disorders of the shoulder: A systematic review. *Man Ther.* 2009;14(5):463–474.

74. Dacre JE, Beeney N, Scott DL. Injections and physiotherapy for the painful stiff shoulder. *Ann Rheum Dis.* 1989;48(4):322–325.

75. Nicholson G. The effects of passive joint mobilization on pain and hypomobility associated with adhesive capsulitis of the shoulder. *J Orthop Sports Phys Ther.* 1985;6:238–246.

76. Jonsson P, Wahlström P, Ohberg L, Alfredson H. Eccentric training in chronic painful impingement syndrome of the shoulder: Results of a pilot study. *Knee Surg Sports Traumatol Arthrosc.* 2006;14:76–81.

77. Conroy D, Hayes K. The effect of joint mobilization as a component of comprehensive treatment for primary shoulder impingement syndrome. *J Orthop Sports Phys Ther.* 1998;28(1):3–14.

78. Senbursa G, Baltaci G, Atay A. Comparison of conservative treatment with and without manual physical therapy for patients with shoulder impingement syndrome: A prospective, randomized clinical trial. *Knee Surg Sports Traumatol Arthrosc.* 2007;15(7): 915–921.

79. Laudner KG, Sipes RC, Wilson JT. The acute effects of sleeper stretches on shoulder range of motion. *J Athl Train.* 2008;43(4):359–363.

80. McClure P, Balaicuis J, Heiland D, Broersma ME, Thorndike CK, Wood A. A randomized controlled comparison of stretching procedures for posterior shoulder tightness. *J Orthop Sports Phys Ther.* 2007;37(3): 108–114.

81. Boyles RE, Flynn TW, Whitman JM. Manipulation following regional interscalene anesthetic block for shoulder adhesive capsulitis: A case series. *Man Ther.* 2005;10:164–171.

82. McClatchie L, Laprade J, Martin S, Jaglal SB, Richardson D, Agur A. Mobilizations of the asymptomatic cervical spine can reduce signs of shoulder dysfunction in adults. *Man Ther.* 2009;14(4):369–374.

肘-腕-手的手法治疗

Chad E. Cook, Amy Cook

目标

- 了解每个肘部、腕部、手部活动相关的正常和病理运动学。
- 识别患者肘部、腕部、手部损伤相关的病史特征。
- 明确文献中报道的已取得成功的治疗技术。
- 明确手法治疗肘部、腕部、手部领域内的证据等级。

临床检查

视诊

通过疼痛的部位来鉴别诊断，确实显示出一些优点。一些疾病(如肱骨外上髁炎)使用疼痛的位置建立两个或三个诊断标准：外侧上髁疼痛、外侧上髁压痛，手腕背伸展时疼痛加剧[1,2]。内上髁炎的研究较少，但其诊断仍需观察手肘内侧存在疼痛(可能向远端或近端辐射)、局限性压痛，肘关节伸展伴腕关节屈曲疼痛加重[3]。

腕部影像学检查经常用于腕管综合征(CTS)的诊断。通常，这种评估方法表现出较高的敏感性和良好的特异性[4-7]。术前从腕部影像识别的症状模式可有效预测腕管松解术结果，独立于社会心理协变量而影响临床结果[8,9]。拇指背侧腱鞘炎的特征是腕骨桡侧疼痛、拇指功能受损，以及覆盖腕部背侧肌腱腱鞘及韧带结构的增厚。

肘部有明显积液的患者，经常将其手臂保持在70°~80°屈曲的位置[10]。此外，肿胀通常增加肱骨外上髁远侧关节饱满度。由于多数肘关节脱位是向后侧或后外侧，因此，肘关节脱位时尺骨和桡骨顶端的鹰嘴部明显的突出[10]。鹰嘴滑囊炎可看到极度肿胀，应该予以注意。

视诊可以有效鉴别静息位置上手部功能障碍[11]。

观察手的静息状态可能揭示潜在的病理机制[12]。在静息状态下，手腕背伸 20°~30°并且向尺侧偏移 10°~15°[13]。手指略微屈曲，手掌呈弓状并且从桡侧到尺侧屈曲程度加重，也就是说，越靠近尺侧，手指越发屈曲严重。尺神经损伤有时被称为"主教手"，由于缺少内在肌肉神经支配，示指和中指保持一个更为伸展的姿势而无名指和小指明显弯曲[14]。一般情况下，屈指和伸指肌腱断裂会分别导致静息位置手部伸直或弯曲[11]。桡神经损伤导致手腕无法主动伸展并导致静息位置时手腕轻微的屈曲[14]。正中神经损伤会导致拇指屈肌和指深屈肌的无力。挤捏测试时患者挤压指垫时无法弯曲远侧指间关节。

手的表面纹理包括颜色、饱满程度、水肿和萎缩，需要对其仔细评估。远端手指营养不良可能表明指神经损伤[11]。此外，皮肤颜色差异(苍白或充血)或局部皮肤无法正常排汗也可能与指端神经功能障碍有关[11]。水肿可能与软组织损伤或骨折有关，明显萎缩可能与上部运动神经元病变有关。

反思

直觉上可以推定，肘部、手腕和手的多数疼痛与某种形式的创伤或过度使用有关。因此，为了充分明确患者可能的结果，需要仔细评估患者的生活方式、职业和活动。骨科手法治疗效果如何，则需要关节强化、活动矫正和关节支架，同时也需要对相邻的潜在因素(如肩关节、颈椎、胸椎等部位)积极评估。

病史

肘部症状

许多测试可以鉴别特定的肘部损伤。为提高鉴别肘部疾病的能力，最好是按肘部损伤部位进行分类。外侧肘部疼痛通常与外上髁痛有关，但是需要与桡管综合征或者后外侧旋转不稳定等不常见疾病区别开来[17]。此外，有创伤史的患者需要诊断检查，以确定是否有桡骨头骨折，此损伤通常发生在跌倒时前臂伸出。肘内侧损伤包括高尔夫球肘、少年棒球肘和肘管综合征。肘前部的问题可能包括肱二头肌滑囊炎或肿瘤。最后，肘后部疼痛可能包括鹰嘴滑囊炎、鹰嘴骨折或肱三头肌肌腱炎。

重要的是，通过一份完整的病史可以揭示潜在导致肘部疼痛的因素[18]。颈神经根病可能表现为肘部损伤症状。特定的肘部疼痛可以转移到前臂和手腕/手部。肱骨外上髁炎可以辐射到邻近的前臂伸肌的肌肉群[19]。此外，在某些骨折（如肱骨骨折等），经常看到桡神经和正中神经损伤，并且成年人较儿童多见。

手/腕症状

患者手和手腕的症状为检查者提供了有用的信息，特别是可区别特定的腕/手功能障碍。手腕骨折相对常见，通常与创伤有关。最常见的腕部骨折是腕舟状骨骨折，包括跌倒时手部伸开或者手掌遭受的直接暴力。月骨骨折相对少见，一般表现为腕部无力，通常包括腕部过度伸展或跌倒中掌根部遭受超压。三角骨骨折的发生是由于尺侧偏移和桡侧偏移（舟状骨）而导致腕部受压过度伸展。头状骨骨折可能发生在跌倒时手腕伸展、过度背屈和一定程度的腕部桡侧偏移或直接撞击，或者腕背部的挤压伤[21]。因为识别一系列可能的腕部相关骨折存在难度，患者有创伤史且症状在一段时间内没有得到改善或者

减轻，那么复查 X 线片至关重要。

炎症过程在骨关节炎或类风湿性关节炎患者都很常见。这类患者经常表现出晨僵、失用性疼痛、超负荷使用后的疼痛[20]。一般来说，患者可能会有特定关节的红斑热。在许多功能障碍包括腱鞘炎、腕关节紊乱、风湿等情况下，可能会有被动运动带来的疼痛。运动无力通常与肌肉萎缩有关（慢性），也可能源于上部运动神经元功能障碍或者腕管综合征（CTS）[12]。

与 CTS 和其他局灶性周围神经病变有关的症状，包括疼痛、麻木和分布于拇指、示指或中指至少两个手指和手掌或手背正中神经区域的刺痛[23,24]。这些症状一般伴或不伴疼痛，并且可能辐射前臂、肘部和肩部[24]。CTS 症状通常在晚上加重，能够影响睡眠。

不稳定性与手腕新性损伤期间或之后不久的疼痛有关。当抓取较宽的物体、握手、持握工具和其他需要用力抓握的活动时，疼痛就会出现[12]。通常，手腕运动期会发出声音。

社会心理因素

社会心理因素比如工作压力、控制缺失、社会支持缺失、工作相关压力的认知与患者上肢不适增加有关[27]。Henderson 等[28]认为，高疼痛强度得分、抑郁、无助等协变量与 CTS 患病率相关。有研究发现，职业相关的肘部、腕部、手部损伤存在共同的协变量特征，同时发现，社会支持缺失和亲朋联系较少的个体更易发生肘部、腕部、手部疼痛[29-32]；明显感觉到工作要求普遍较高的工作环境，也会出现腕部或手部症状[30-32]；最后，有文献显示，尤其是在工作相关要求方面，与手部、腕部、肘部不适症状发生风险增加有关[31]。

体格检查

主动生理运动

肘部主动活动可能受限于一些病理结构出现。伸时活动经常受限于骨折后鹰嘴骨质增生畸形、创伤或退变产生的游离体、水肿、损伤、肘前韧带的损伤或代偿性改变。屈时活动受限源于肘冠状突损伤、水肿、前臂和肱二头肌部位的软组织增生，尤其是肘关节前后韧带的特异性损伤。

腕部和手部的主动活动极其复杂，很少只涉及单个的平面运动。有必要注意运动期间的偏移、代偿形式和主动运动受限时肘关节的参与。同样重要的是要解决肘关节疼痛患者的腕关节运动，因为这两个关节所覆盖的肌肉系统能够影响症状再现。

一些非机械性病变会导致腕部和手部疼痛，在临床检查过程中必须区分开来。疼痛可能与影响骨骼、软骨、滑膜、神经、血管、肌肉或者结缔组织的疾病进展有关[12]。手部肿瘤可能起病隐袭，进而导致局部肿胀、疼痛、功能障碍。一种罕见病，莱特尔综合征，可能导致与急性关节炎有关的症状，还可发展为发热、体重减轻和食欲不振[12]。红斑狼疮较莱特尔综合征更常见，可导致鹅颈畸形和类似类风湿性关节炎的尺侧偏移。硬皮病，一种结缔组织紊乱疾病，可能表现出皮肤增厚或类关节炎症状。血管炎、多软骨病、败血型感染等疾病需要根据详细的病历和临床检查来区分。

包括关节活动度在内的各种数据对于评估肘部和腕部/手部是重要而可靠的[33-35]。这些测量通常包括单一平面运动，这些运动不一定是肘部、腕部、手部的全部功能范围；但是，这些运动的丧失与认知功能下降有关[36]。

因为许多结构共同影响肘部和腕部/手部疼痛，同时进行的肘部–腕部–手部检查不无裨益。尽管经常出现只检查肘或腕/手的情况，但在这一章，肘部–腕部–手部检查是同时进行的。

主动的肘关节和腕关节屈曲

肘关节主动屈曲的正常活动范围为 0°~140°[37-39]。当患者肘部明显肿胀时，外翻角的评估也受到明显影响[40]。

腕关节主动屈曲时可以评估近排和远排腕骨在内的腕关节，尽管桡腕关节的活动度被认为是最大的[41]。因疼痛而受限的主动运动可能与关节囊受限、掌屈不稳或前臂伸肌结构内疼痛有关。

1. 在评估肘部和腕部时，患者应取坐位或站位。双侧手关节同时活动有助于进行观察评估。

2. 指导患者双肩外展约 90°。

3. 指导患者屈肘屈腕到首次出现疼痛的位置。评估疼痛的一致性体征。指导患者越过第一疼痛点移动至活动度末端。评估疼痛，确定对一致性体征的影响。

主动的肘关节和腕关节伸展

正常情况下主动伸展可达到全活动度的伸展或者功能性过伸[37]。关节水肿、异位骨化、骨刺或肘部内侧紧张可能限制全活动度伸展的能力。由于手肘内侧结构增生，近 50% 棒球运动员在进行全活动度伸展时受限[37]。

主动腕部伸展还包括腕关节的近排和远排腕骨在内的评估，而且桡腕关节活动度被认为远比其他关节大[41]。运动的重点最有可能与腕骨间关节和相对稳定的腕掌部复合体的生物力学的可变性和复杂性有关。

1. 评估肘或腕主动伸展时，患者应取坐位或站位。双侧关节同时活动有助于进行观察评估。

2. 指导患者双侧肩关节屈曲约 90°。

3. 指导患者伸展肘部和腕部到首次出现疼痛的位置。评估疼痛的一致性体征。

4. 指导患者越过第一疼痛点移动至活动度末端。评估疼痛，确定对一致性体征的影响。

肘关节与腕关节主动旋后和旋前

肘关节保持 90°屈曲时,旋后和旋前正常情况为 80°~90°[37-39]。由于关节囊空间限制,肘部明显肿胀时活动的角度会发生变化。另外,肘关节不能屈曲到 90°时,则不能将桡骨相对于尺骨平移,则进一步影响肘部活动。

尺-桡旋后的角度是由于上下尺桡关节运动导致的。当出现腕骨骨折或与腕部韧带群有关的功能障碍时,旋后运动明显受限。McGee[42]认为多达 20°的旋后活动范围与腕关节运动有关。

由于旋前运动需要桡骨相对于尺骨的平移,同时需要在关节囊内和桡骨头上进行一定程度的运动。与旋后运动类似,某种程度的桡尺旋前是腕关节运动的产物。McGee[42]认为多达 15°的旋前活动范围与腕关节运动有关。

1.评估时患者取坐位或站立位,双侧关节同时活动有助于进行观察评估。

2.指导患者首先屈肘 90°或者能够达到的最接近 90°的活动度。

3.然后指导患者将肘关节旋后到首次出现疼痛的位置。评估疼痛的一致性体征。

4.指导患者越过第一疼痛点移动至活动度末端。评估疼痛,确定对一致性体征的影响。

5.然后指导患者将肘关节旋前至首次出现疼痛的位置。评估疼痛的一致性体征。

6.指导患者越过第一疼痛点移动至活动度末端。评估疼痛,确定对一致性体征的影响。

腕关节主动桡侧和尺侧偏移

腕关节桡侧和尺侧偏移是腕部以某种特殊方式同时进行屈曲和伸展运动的产物。桡侧偏移往往伴随腕关节伸展,同时末端活动通常被腕骨韧带结构所限。尺侧偏移往往伴随腕关节屈曲。与桡侧偏移一样,与尺侧偏移有关的末端活动也通常因腕骨韧带结构所限。

1.评估腕部桡侧和尺侧的主动偏移时,患者取坐位或站立位。

2.指导患者预先屈肘。

3.指导患者向桡侧偏移方向运动,至首次出现疼痛的位置。评估疼痛的一致性体征。

4.指导患者越过第一疼痛点移动至活动度末端。评估疼痛,确定对一致性体征的影响。

5.然后,指导患者向尺侧偏移方向运动,至首次出现疼痛的位置。评估疼痛的一致性体征。

6.指导患者越过第一疼痛点移动至活动度末端。评估疼痛,确定对一致性体征的影响。双侧关节同时活动有助于进行观察评估。

用 6 个简单快速的动作可以完成全部的肘部、腕部、手部依次的主动活动。图 9.1 演示了这一整套的运动。

(待续)

（续）

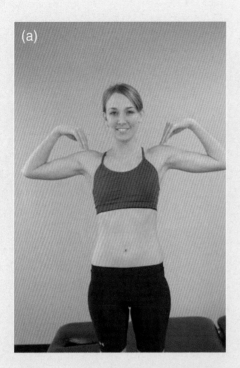

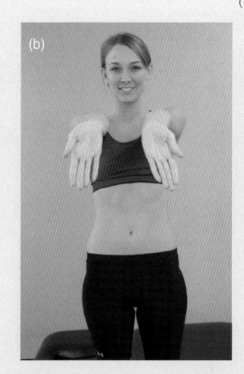

图 9.1 肘关节和腕关节依次主动生理活动。

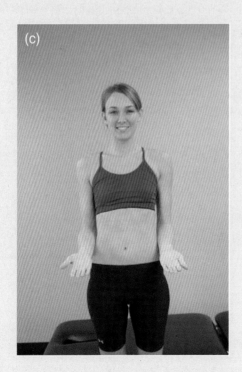

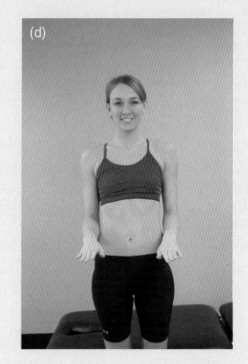

（待续）

（续）

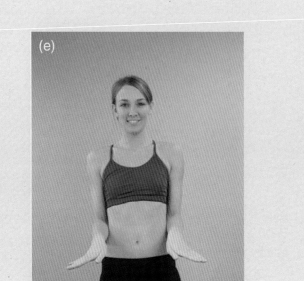

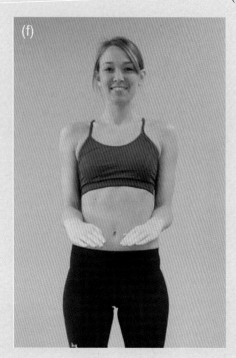

手指主动屈曲和伸展

　　手指屈曲需要指伸肌的被动参与和指屈肌的主动参与(主要是浅肌腱和深肌腱)。在健手,手指屈曲应当是对称的和无痛的。

　　手指伸直机制是个复杂的交错的纤维系统,由指总伸肌、示指伸肌、蚓状肌、第一骨间掌侧肌构成。这些肌肉纤维协同发挥作用,形成一个覆盖指背的腱帽,并延伸到中端和远端的指间关节[43]。伸指功能障碍的机制可能是由于韧带过紧、伸指肌腱断裂,或者其他情况。

　　1.评估手指主动屈曲和伸展时,患者应取坐位或者站立位。

　　2.指导患者预先伸展肘腕关节到中立位。

　　3.指导患者同时将手指屈曲,至首次出现疼痛的位置。评估疼痛的一致性体征。

　　4.然后,指导患者越过第一疼痛点移动至活动度末端。评估疼痛,确定对一致性体征的影响。

　　5.指导患者同时伸展手指,至首次出现疼痛的位置。评估疼痛的一致性体征。

　　6.然后,指导患者越过第一疼痛点移动至活动度末端。评估疼痛,确定对一致性体征的影响。双侧关节同时活动有助于进行观察评估。

手指的主动内收和外展

拇指外展是拇长展肌和拇短展肌的作用结果。其余四指的外展是骨间背侧肌和小指展肌的作用结果。拇指内收是由拇收肌作用而其余四指内收则是由骨间掌侧肌作用。

1.患者保持坐位或站立位,评估静息症状。

2.指导患者预先将腕关节伸展到中立位。

3.指导患者同时并拢所有手指至首次出现疼痛的位置。评估疼痛的一致性体征。

4.然后,指导患者越过第一疼痛点移动至活动度末端。进一步内收。评估疼痛,确定对一致性体征的影响。

5.指导患者预先将腕关节伸展到中立位,做好外展评估准备。同时将所有手指外展至首次出现疼痛的位置。评估疼痛的一致性体征。

6.指导患者越过第一疼痛点移动至活动度末端。进一步内收。评估疼痛,确定对一致性体征的影响。双侧关节同时活动有助于进行观察评估。

功能性主动运动

腕部和手部的常规评估只进行单一平面单方向上的运动[44]。实际上腕部和手部的运动包括多平面联合运动。通常认为,这些运动较单一平面的运动更具功能性。

一些研究评估并提出了描述腕关节功能性活动范围的活动度参数。活动度参数是腕关节重要的量化特征,与患者的功能和感觉紊乱有关[36]。一般来说,腕关节功能性活动的范围包括屈曲 5°~ 10°、伸展 15°~30°[45,46]、桡侧偏 10°、尺侧偏 15°[45]。

腕部功能性运动包含联合运动。腕关节联合性功能运动包括屈曲/尺侧偏(图 9.2)和伸展/桡侧偏(图 9.3)。这些联合运动通常称为"掷飞镖"动作。

手部运动包括一系列复杂的功能模式来完成比如抓握、工具操作、精细动作等任务。如果关节活动受限而导致完成功能性任务存在困难,表示可能需要提高患者关节活动度。医生应积极评估指尖对指尖和指腹对指腹的活动以及两种不同形式的抓握方式:①用力握(图 9.4);②窄握(图 9.5)。

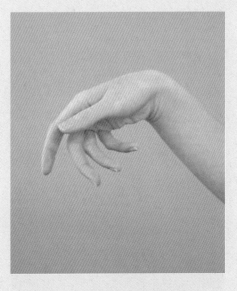

图 9.2 屈曲和尺侧偏联合运动。

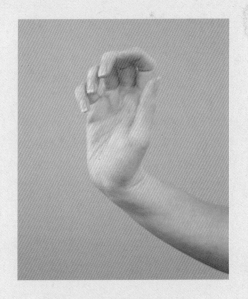

图 9.3 伸展和桡侧偏联合运动。

(待续)

（续）

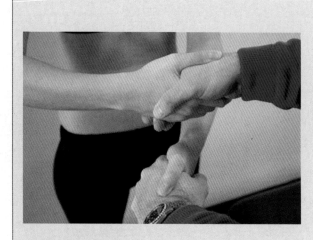

图 9.4　用力握手。

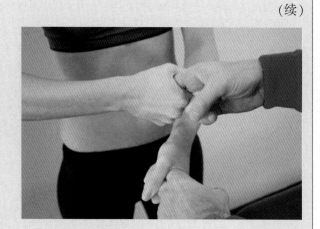

图 9.5　窄握握手。

小结

● 由于多平面运动与肘-腕-手相关,检查一般平面上主动运动的一般性筛查是明确运动障碍的快速方法。

● 肘关节伸展至中立位时大多数腕部运动都是联合运动。假设某个特定关节发生病变而区分出某个运动,联合运动则有利于整体评估。

● 功能性运动比如手指运动、用力性运动(如抓握或握手),为医生提供了更多主动运动的评估特征。

被动运动

肘关节被动和联合生理运动　由于肘关节联合运动是肘部运动重要的组成部分[47],被动检查程序同时进行。这样有利于检查顺利进行,并能比较发现一致性体征的动作。

导致肘-腕-手部功能障碍的潜在结构极多。所以,医生必须对特定部位的一致性特征发现进行鉴别,以便更加全面进行被动检查。最有效的筛查方法包括准确地使用超压,超压的结果用于确诊患者一致性疼痛。

肘关节被动屈曲

1.指导患者取仰卧位。

2.患者前臂预先置于旋后位(掌心向上)。

3.医生握住患者上臂后方并将上臂贴紧治疗床,保持上臂肱骨稳定。

4.医生被动屈曲肘关节到第一疼痛点,评估疼痛以确认一致性体征(图 9.6)。

5.医生继续被动屈曲肘关节越过第一疼痛点,并再次评估该痛觉是加重、减轻或不变。

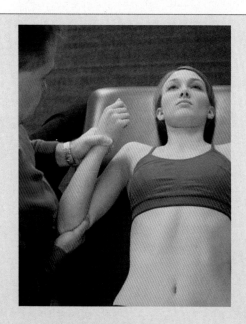

图 9.6　肘部被动屈曲。

超压下肘关节被动屈曲

屈肘施压是排除屈曲作为肘关节功能障碍可能性的必要方法。屈曲至活动度末端时末端感觉通常比较温和,就像按压软组织。

1.在主动屈曲的极限,医生协助患者进行被动屈曲到活动度末端。

2.在被动屈曲的活动度末端,医生进行持续的和(或)重复的超压。适度调节加压力度,特别是当肘关节预先内翻或外翻。评估疼痛,确定对一致性体征的影响。

3.沿着前臂长轴进行施压是另一个可行的用于增强超压操作效果的方法。

内翻和外翻力下肘关节被动屈曲

伸展到屈曲的过程中肘关节需要进行大幅外翻到内翻的转换[47]。肘关节被动屈曲并内翻是腕关节进行屈曲和旋后的联合运动时必须的动作。肘关节被动屈曲并外翻则是腕关节屈曲和旋前的联合运动必须的动作。

1.患者取仰卧位。

2.医生握住患者上臂后方并将上臂贴紧治疗床,保持上臂肱骨稳定。

3.为减少肩关节可能的内旋,预先将上臂略微外旋(图 9.7)。

4.医生被动并同时将肘关节屈曲和内翻到第一疼痛点,评估疼痛,明确一致性体征。

5.重复该运动并再次评估疼痛是否加重、减轻或不变。

6.为减少肩关节在被动屈曲和外翻时可能的外旋,预先将上臂略微内旋。

7.医生被动并同时将肘关节屈曲和外翻到第一疼痛点,评估疼痛,明确一致性体征。

8.医生被动并同时将肘关节屈曲和外翻并越过第一疼痛点(图 9.8)。

9.重复该运动并再次评估疼痛是否加重、减轻或不变。

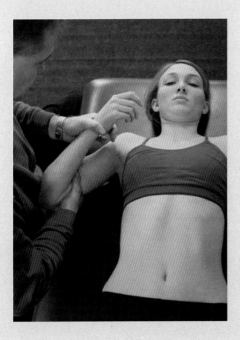

图 9.7　内翻力下肘关节被动屈曲。

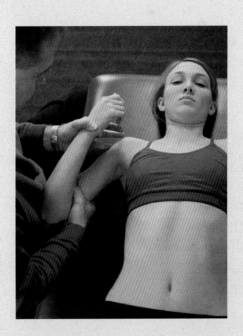

图 9.8　外翻力下肘关节被动屈曲。

肘关节被动伸展

　　肘关节被动伸展可能受限于异位骨化、水肿、骨刺，或肘关节内侧紧张。

　　1.患者取仰卧位。

　　2.医生将前臂置于患者肩部前方，手腕环扣住患者上臂后侧（图9.9）。稳定支撑肘关节，防止肩部在肘关节伸展时上抬。

　　3.医生被动伸展肘关节到第一疼痛点，评估疼痛，明确一致性体征。

　　4.医生越过第一疼痛点继续移动肘关节，以确定进一步运动对症状的影响。

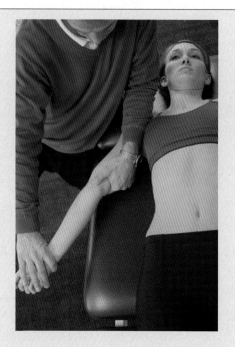

图9.9　肘关节被动伸展。

超压下肘关节被动伸展

　　施压是排除伸展过程中疼痛的必要措施。骨性末端感觉与肘部鹰嘴结构受限有关。温和的末端感觉通常意味着韧带致活动受限。末端感觉空虚可能与疼痛、恐惧或者明显肿胀有关。

　　1.在肘关节被动伸展的受限处，医生辅助操作向伸展活动度末端进行被动运动。

　　2.在被动活动度末端，医生进行持续的和（或）反复多次的施压。适度调节力度，尤其是肘关节预先内翻或外翻时。评估疼痛以明确对一致性体征的影响。

　　3.对前臂长轴按压是另一个可行的用于增强施压操作效果的方法。

内翻和外翻力下肘关节被动伸展

　　肘关节被动伸展与内翻力是伸展和旋前联合运动必须的动作[47]。肘关节被动伸展与外翻力则是伸展和旋后联合运动必须的动作。

　　1.评估内翻和外翻力下肘关节被动伸展时，患者取仰卧位。

　　2.医生前臂置于患者肩前，手腕弯曲置于患者上臂后方（图9.10）。

　　3.稳定肘关节，防止肘部伸展时肩部上抬。为防止肩关节内旋，可以预先将上臂略微外旋。

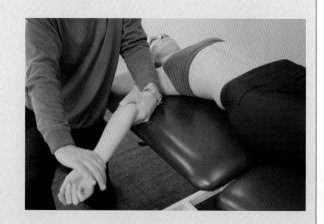

图9.10　内翻力下肘部伸展。

（待续）

（续）

4.然后,医生移动肘关节做伸展和内翻的被动运动到第一疼痛点,评估疼痛以确认对一致性体征的影响。

5.之后,医生越过第一疼痛点继续移动肘关节,以确定进一步运动对症状的影响。

外翻力下肘部伸展:

1.内翻时患者取相同体位。医生将前臂置于患者肩关节上方,手腕置于患者上臂后方。稳定肘关节,防止肩部上抬。

2.防止肩关节外旋,预先将上臂略微内旋。

3.然后,医生移动患者肘关节做伸展和外翻的被动运动到第一疼痛点,评估疼痛以确认对一致性体征的影响(图9.11)。

4.之后,医生越过第一疼痛点继续移动肘关节,以确定进一步运动对症状的影响。

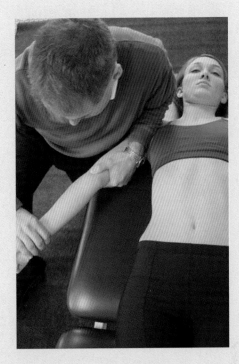

图 9.11　外翻力下肘部伸展。

被动旋后

旋前和旋后运动都包括桡尺近端关节和远端关节以及腕骨的运动。为确保能仔细评估桡尺近端关节和桡尺远端关节,医生的操作部位要邻近桡腕关节。

1.患者取仰卧位。医生将患者肘部屈曲至90°,用虎口固定远端腕关节。

2.然后,医生缓慢旋转桡尺关节使其旋后到第一疼痛点,评估疼痛以确认对一致性体征的影响。

3.之后,医生越过第一疼痛点继续缓慢旋转,如果出现疼痛,医生则反复施加或者持续操作并观察评估(图9.12)。

4.采用同样的方法评估旋前运动。

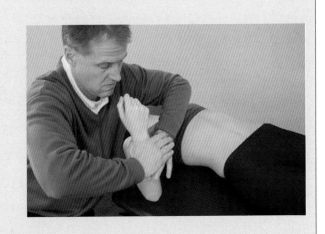

图 9.12　近端和远端桡尺关节旋后。

腕部被动运动：旋前和旋后

多达 20%~30% 的前臂旋后运动是腕关节运动的结果。这些运动可能发生在近端腕骨（主要的）、腕骨间（较少见），或者腕掌关节（不太常见）。为区分腕骨不同部位在运动中的不同作用，如果主动运动时旋后和（或）旋前运动发现一致性体征，那么应对腕骨每一部分进行单独评估。

近端腕骨旋后和旋前

操作近端腕骨旋后时需稳定桡骨和尺骨。

1.患者取仰卧位。

2.医生将患者肘部屈曲 90°，双手虎口部抓握患者近端腕骨，稳定患者的桡骨和尺骨。

3.保持桡骨和尺骨的稳定，医生将近端腕骨进行被动旋后。出现第一疼痛点时停止运动，评估疼痛以确认对一致性体征的影响（图 9.13）。

4.然后，医生继续移动近端腕骨，进一步进行旋后运动，判断对疼痛的影响。

5.医生进行反复多次的或持续的旋后运动，判断对疼痛的影响。

6.如果被动运动没有导致疼痛，则对该运动施加超压。

7.医生保持桡骨和尺骨的稳定，进行单独的近端腕骨旋前运动。

8.在第一疼痛点停止运动，评估疼痛以确认对一致性体征的影响。

9.之后，医生将近端腕骨进一步旋前，来判断对疼痛的影响。医生进行反复多次的或持续的旋前运动，判断对疼痛的影响。

10.如果被动运动没有导致疼痛，则对该运动施加超压。

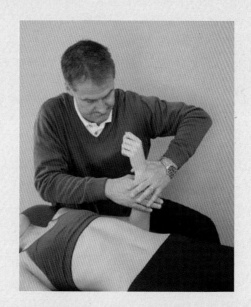

图 9.13　近端腕骨旋后运动。

腕骨间关节旋后

评估腕骨间关节时，需要在远端腕骨旋后运动时保持近端腕骨的稳定。

1.患者取仰卧位。

2.医生将患者肘部屈曲 90°，将一只手的虎口内收抓握患者近端腕骨，另一只手握住患者远端腕骨，将近端腕骨稳定。

3.医生将近端腕骨稳定，同时将远端腕骨被动移动至旋后运动。在第一疼痛点停止运动，评估疼痛以确认对一致性体征的影响。

4.然后，医生继续移动远端腕骨，进一步被动旋后运动，判断对疼痛的影响。医生进行反复多次的或持续的旋后运动，判断对疼痛的影响。若无疼痛，可对该运动施加超压。

5.评估旋前运动时，医生将近端腕骨稳定，并将远端腕骨移动，进行被动旋前运动。在第一疼痛点停止运动，评估疼痛以确认对一致性体征的影响。

6.然后，医生继续移动远端腕骨，进一步进行被动旋前运动，判断对疼痛的影响。医生进行反复多次的或持续的旋前运动，判断对疼痛的影响。若无疼痛，可对该运动施加超压。

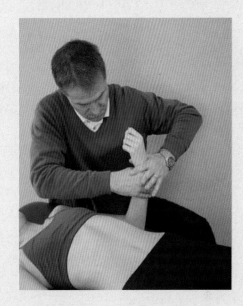

图 9.14　腕骨间旋后运动。

腕掌关节被动旋后和旋前

参与旋后运动的还包括腕掌关节，需进行单独评估。

1.评估该部位时，患者取仰卧位，评估静息状态。

2.医生将患者肘部屈曲 90°，一只手拇指和示指内收抓握患者腕骨，另一只手握住患者掌骨来稳定患者近端腕骨和远端腕骨。

3.医生稳定近端腕骨和远端腕骨，将掌骨移动进行旋后运动。在第一疼痛点停止运动，评估疼痛以确认对一致性体征的影响。

4.然后，医生继续移动掌骨，进一步被动旋后运动，判断对疼痛的影响（图 9.15）。医生进行反复多次的或持续的旋后运动，判断对疼痛的影响。若无疼痛，则对该运动施加超压。

5.医生稳定近端腕骨和远端腕骨，移动掌骨进行旋前运动并评估。在第一疼痛点停止运动，评估疼痛以确认对一致性体征的影响。然后，医生继续移动掌骨，进行被动旋前运动，判断对疼痛的影响。医生进行反复多次的或持续的旋前运动，判断对疼痛的影响。若无疼痛，则对该运动施加超压。

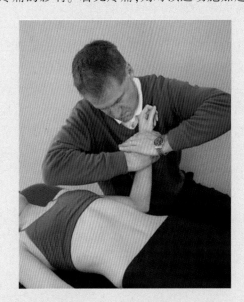

图 9.15　腕掌关节旋前运动。

腕关节和手关节的被动与联合生理运动 由于联合运动是腕关节和手关节运动的重要组成,被动检查的操作需同时进行。这样有利于检查顺利进行,并能比较发现一致性体征的动作。

腕关节被动生理屈曲

腕关节不稳相关疼痛,比如掌屈不稳(VISI),通常能在腕关节被动屈曲或伸直时重现,此时掌骨也参与运动[12]。腕关节屈曲通常是包含屈曲、尺侧偏和旋后的联合运动。单一平面运动(如单独的屈曲、伸展和尺侧偏、桡侧偏等),如果这些单独的运动发现一致性体征,可能需要联合运动进一步进行评估。

前臂伸肌的延展性与腕关节屈曲活动有关,以保证在活动度末端施加超压的操作。腕关节屈曲时较早遇到阻力并且在活动度中间施加超压则可能无法确定该关节活动末端处的异常。

1.患者取仰卧位。

2.医生将患者肘部屈曲90°,一只手在腕关节掌面稳定桡骨,另一只手握住患者手背。

3.医生移动患者腕部,进行被动屈曲运动。在第一疼痛点停止运动,评估疼痛以确认对一致性体征的影响。

4.然后,医生继续移动腕关节,进一步被动屈曲,判断对疼痛的影响(图9.16)。医生进行反复多次的或持续的屈曲,判断对疼痛的影响。

5.主动屈曲到达最大幅度时,医生施加超压将腕关节屈曲至活动度末端。

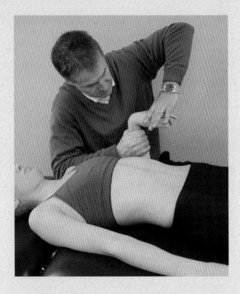

图9.16 腕关节被动生理屈曲。

腕关节被动伸展

腕关节不稳相关疼痛,比如背伸不稳(DISI),通常能在腕关节被动屈曲或伸展时重现,此时掌骨也参与运动[12]。腕关节伸展带动的是伸展、旋前和桡侧偏的联合运动。伴疼痛的单一平面的伸展活动如果发现一致性体征,则需要进一步进行联合运动来评估。与腕关节施压屈曲评估一样,腕关节伸展的活动度末端会有明显的阻力,导致产生末端感觉。

1.患者仰卧位。

2.医生将患者肘部屈曲90°,一手在腕关节背面稳定桡骨,另一手握住患者手掌。

3.医生活动腕关节,进行伸展运动。在第一疼痛点停止运动,评估疼痛以确认对一致性体征的影响。

4.然后,医生继续活动腕关节,进一步被动伸展,判断对疼痛的影响(图9.17)。医生进行反复多次的或持续的伸展运动,判断对疼痛的影响。

5.主动伸展到达最大幅度时,医生施加超压,进一步伸展腕关节至活动度末端。

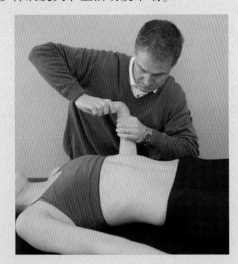

图9.17 腕关节被动生理伸展。

被动尺偏和桡偏

尺偏和桡偏受限通常与腕骨间受限、骨折或其他关节囊损伤有关。需要通过对尺偏施压来排除这种平面运动的限制，因为尺骨的运动经常与屈曲有关，因此经常可以看到屈曲和尺偏运动时伴发的不适。由于桡骨的运动经常与伸展有关，因此经常可以看到伸展和桡偏运动时伴发的不适。

1.患者取仰卧位。

2.医生屈肘 90°，一只手在尺侧稳定患者腕关节，另一只手在桡侧握住腕关节和手。

3.医生移动腕关节，进行被动尺偏。在第一疼痛点停止运动，评估疼痛以确认对一致性体征的影响。

4.然后，医生继续移动腕关节，进一步被动尺偏，判断对疼痛的影响(图 9.18)。医生进行反复多次的或持续的尺偏，判断对疼痛的影响。

5.在腕关节主动尺偏的极限，若被动运动没有导致疼痛，医生则施加超压，操作被动运动到活动度末端。

6.操作桡偏运动时，医生肘部屈曲 90°，一只手在桡侧稳定患者腕关节，另一只手在尺侧握住腕关节和手。

7.医生移动腕关节，进行被动桡偏。在第一疼痛点停止运动，评估疼痛以确认对一致性体征的影响。

8.然后，医生继续移动腕关节，进一步被动桡偏，判断对疼痛的影响(图 9.19)。医生进行反复多次的或持续的桡偏，判断对疼痛的影响。

9.在腕关节主动桡偏的极限，若被动运动没有疼痛，医生则施加超压，操作被动运动到活动度末端。

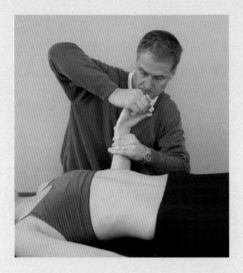

图 9.18　腕关节被动生理尺偏。

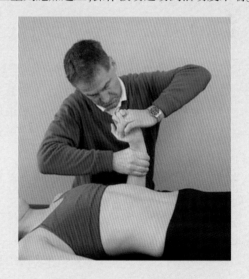

图 9.19　腕关节被动生理桡偏。

腕掌关节被动伸展和屈曲

第 2~5 指的腕掌关节活动范围极小但却是必不可少的。连同此前这一部位旋前和旋后的评估，屈曲和伸展能进一步分析出腕/手关节的一致性损伤体征。因为腕掌关节本身比较稳定，并且不易分开单独评估，因此需要在被动生理评估中进行对位操作。

1.评估时，患者取仰卧位。

2.医生将患者肘部屈曲 90°，保持腕部的近端腕骨和腕骨间关节中立位。

3.医生用另一只手进行对位操作，移动腕掌关节做伸展运动。

4.腕掌关节伸展评估，医生的拇指在腕掌关节远端应用掌向运动，而手在掌骨远端应用背向运动。

5.同法用于第 2~5 指，酌情适当重复该动作或施加超压。

6.腕掌关节屈曲评估，医生的拇指在腕掌关节远端进行背向运动，而手在掌骨远端进行掌向运动。

7.同法用于第 2~5 指，酌情适当重复该动作或施加超压。

拇指的被动生理屈曲和内收

第一腕掌关节(拇指)解剖结构的复杂性使其可进行多种生理运动。屈曲和内收虽然不同,却在邻近第二掌骨汇合处有共同终点。这类运动的生理受限较少见。

1.评估时,患者取仰卧位。

2.医生一只手固定腕部的大多角骨,防止腕掌骨和拇指远端关节的运动。

3.如需观察该关节生理稳定性,则不需要固定大多角骨。

4.从拇指伸展或外展的起点开始,拇指向内侧朝着第二掌骨被动运动(图 9.20)。在第一疼痛点停止运动,评估疼痛以确认对一致性体征的影响。

5.和之前的评估一样,重复该动作或运动至活动度末端来判断该运动是否适于治疗。

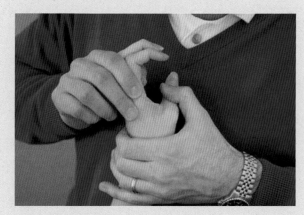

图 9.20　拇指被动生理屈曲/内收。

拇指的被动生理伸展和外展

拇指的被动伸展受限于手掌和桡骨的结构。被动伸展发生在冠状面,而被动外展在矢状面。近端指间关节伸展和外展受限可能发生于疾病状态下,如关节炎或者败血症。

1.患者取仰卧位。

2.医生一只手固定腕部大多角骨(若需要),防止腕掌骨和拇指远端关节的运动。

3.如果需要运动局限于远端部位,则应当稳定近端指间关节和远端指间关节的近侧。

4.拇指伸展的起点是其屈曲位终末。拇指在冠状面上进行被动伸展。在第一疼痛点停止运动,如果出现疼痛则进行评估以确认对一致性体征的影响(图 9.21)。

5.和之前的评估一样,通过重复运动或运动到活动度末端来判断该运动是否适于治疗。

6.施加超压来排除拇指关节,同时最好也对另一侧手拇指进行评估。

7.拇指外展的起点是其内收位终末。医生一只手固定腕部大多角骨(若需要),防止腕掌骨和拇指远端关节的运动。

8.如果需要运动局限于远端部位,则应当稳定近端指间关节和远端指间关节的近侧。

9.以拇指屈曲位为起点,拇指在矢状面进行被动外展运动(图 9.22)。在第一疼痛点停止运动,评估疼痛以确认对一致性体征的影响。

10.和之前的评估一样,通过重复运动或运动至活动度末端来判断运动是否适合于治疗。

11.施加超压来排除拇指关节,同时最好也对另一手拇指进行评估。

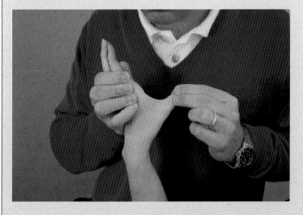

图 9.21　拇指被动生理伸展。

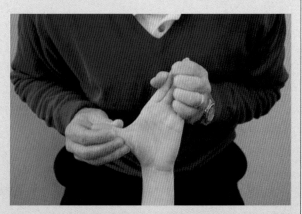

图 9.22　拇指被动生理外展。

掌指关节被动生理屈曲和伸展

小关节的推拿需要掌指关节屈曲/伸展、旋转，和内收/外展等复合运动。旋转主要发生在关节进行伸展运动时，但适度屈曲也有利于评估。

第 2~5 掌指关节屈曲影响该关节同时进行内收/外展和旋转的运动。掌指关节伸展时"关节自身活动范围"更大，导致掌指关节屈曲受限与伸展受限相比发生频率更高。

掌指关节被动屈曲

1.患者取仰卧位。

2.医生用一只手握住第 2~5 掌骨的远端需要进行活动的部位。

3.以伸展位置作为起点，近端指骨(以及随后的中间和远端指骨)移动成屈曲状态，同时将与之相连的掌骨稳定。在第一疼痛点停止运动。评估任何出现的疼痛，以确定一致性体征。

4.与之前的评估一样，医生进行重复运动或运动至活动度末端来确定这种运动是否适合于治疗。

5.需要通过施加超压来排除该运动。

6.掌指关节伸展时，预先将掌指关节屈曲。从屈曲位置开始，近端指骨(以及随后的中间和远端指骨)移动成伸展状态，同时稳定远端掌骨。在第一疼痛点停止运动。评估任何出现的疼痛，以确定一致性体征。

7.与之前的评估一样，医生进行重复运动或运动至活动度末端来确定这种运动是否适合于治疗。

8.需要通过施加超压来排除该运动的作用。

掌指关节旋转(伸展位)

1.患者取仰卧位。

2.医生用一只手握住第 2~5 掌骨的远端需要进行活动的部位。将掌骨远端稳定。

3.将近端指间关节预先屈曲，形成一个医生可握住的结实结构。

4.在第一疼痛点处上下旋转掌指关节，并评估疼痛，确定一致性体征(图 9.23)。

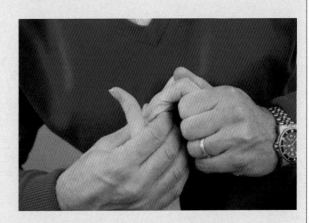

图 9.23　掌指关节被动生理旋转。

掌指关节的外展和内收

1.医生用一只手握住第 2~5 掌骨的远端需要进行活动的部位。

2.预先将近端指间关节屈曲，形成一个医生可握住的结实结构，尽管保持伸展不会影响外展或内收。

3.在第一疼痛点处进行外展并接着内收，评估疼痛，确定一致性体征。

4.为进一步了解掌指关节远端的情况，可能需要进行重复运动、运动至活动度末端和施加超压。

近端指间关节和远端指间关节屈曲和伸展

由于第 2~5 手指侧面和背面结构紧张,会导致近指间关节受限。指间关节可能出现伸展受限,这与手指掌侧紧张或者手指斜侧韧带紧张有关。

1.患者取仰卧位。

2.医生用一只手握住近节指骨的远端、靠近近指间关节的部位。

3.医生用另一只手握住中节指骨。

4.活动远指间关节时,医生握住中节指骨的远端,靠近远指间关节的部位。

5.医生用另一只手握住位于远指间关节远侧的远节指骨。

6.近指间关节和远指间关节进行屈曲和伸展操作。在第一疼痛点处停止运动,评估疼痛以确定一致性体征。

7.为进一步了解指间关节远端的情况,可能需要进行重复运动、运动至活动度末端和施加超压。

肘关节被动附属运动 肘部的被动附属运动可用于识别患者的僵硬和一致性体征。

腕关节被动附属运动 腕部被动附属运动可用于识别关节本质的一致性结果。

肱尺关节后−前运动

肱尺关节(HUJ)的后−前运动是生理运动和轻微附属运动的组合。因为鹰嘴在后−前运动中会挤压肱骨,因此 HUJ 的对应关系降低了直接后−前运动的实用性。

1.患者取俯卧位。

2.将患者手臂预先置于体侧,呈伸展状态。

3.医生用手指置于患者手臂前部支撑。拇指交叠置于鹰嘴后侧垫子垫高(图 9.24)。

4.医生抬起患者手臂前部时,对肘部的鹰嘴部施加后−前力,进行联合运动。

5.医生推动关节到第一疼痛点,评估疼痛以确定一致性体征。

6.然后,医生越过第一疼痛点,继续施加后−前力直到关节活动度末端。

7.持续保持或重复该运动,确定对患者症状的影响。

8.如果该方法合适,在对侧进行评估。

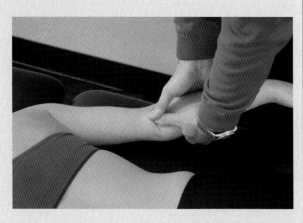

图 9.24 肱尺关节后−前运动。

肱桡关节后-前运动

虽然不太常见,单独损伤肱桡关节(HRJ)可以限制伸展。此外,如果患者进行伸展和旋后的联合运动时出现疼痛,那么对 HRJ 进行后-前运动有所帮助。

1.患者取俯卧位。

2.医生用手指将手臂的前部支撑。

3.医生拇指交叠放在桡骨头后侧面上(图 9.25)。

4.医生抬起手臂前部时,对肘关节施加后-前力进行联合运动。

5.医生推动关节到第一疼痛点。评估疼痛以确定一致性体征。

6.然后,医生越过第一疼痛点,继续施加后-前力直到关节活动度末端。

7.持续保持或重复该运动,确定对患者症状的影响。

8.如果该方法合适,在对侧进行评估。

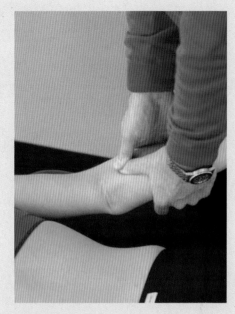

图 9.25　肱桡关节后-前运动。

肱尺关节前-后运动

肱尺关节(HUJ)的对应性关节排列减少了关节的被动活动范围。基本上,这个关节的大部分运动是基于牵引力的运动,其中肱骨与尺骨鹰嘴分开。

1.患者取仰卧位。

2.将患者肘部置于体侧,预先轻微屈曲。

3.医生用手指将患者前臂的后方支撑。

4.医生的拇指放在尺骨的前方、上臂的软组织上(图 9.26)。

5.医生抬起前臂后方时,对尺骨的前方施加前-后力,进行联合运动。

6.医生推动关节至第一疼痛点。评估疼痛以确定一致性体征。

7.然后,医生越过第一疼痛点,继续施加前-后力直到关节活动度末端。

8.持续保持或重复该运动,确定对患者症状的影响。

9.如果该方法合适,在对侧进行评估。

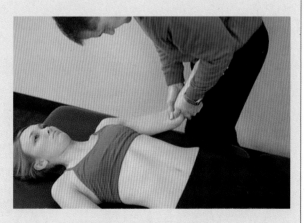

图 9.26　肱尺关节前-后运动。

9.如果该方法合适,在对侧进行评估。

肱桡关节前–后运动

　　如果患者在屈曲和旋转的联合运动时受限,则肱桡关节(HRJ)的前–后运动可能有效。

　　1.患者取仰卧位。

　　2.将患者肘部置于体侧,预先轻微屈曲。

　　3.医生用手指将患者前臂的后方支撑。

　　4.医生的拇指置于桡骨头前侧、伸肌肌群前方的软组织上。

　　5.医生将患者前臂后侧抬起时,对肘关节施加前–后力,进行联合运动(图9.27)。

　　6.医生将肘关节推到第一疼痛点;评估疼痛以确定一致性体征。

　　7.然后,医生越过第一疼痛点,继续施加前–后力直到关节活动度末端。

　　8.持续保持或重复该运动以确定对患者症状的影响。

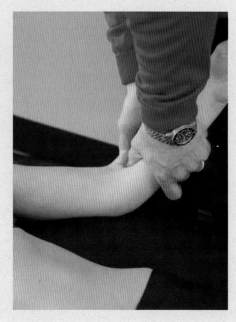

图9.27　肱桡关节前–后运动。

桡尺关节后–前运动

　　在旋转过程中,尺骨向外旋转而桡骨向远侧和内侧移动。肘关节旋后运动改变了近端桡尺关节(PRUJ)的轴向,其增加了通过关节传导的应力的强度[48]。

　　1.患者取坐位。

　　2.患者用另一侧手辅助稳定远端腕关节。

　　3.医生将后–前力施加到桡骨头后侧的第一疼痛点(图9.28)。评估疼痛以确定一致性体征。

　　4.重复该运动,越过第一疼痛点直到关节活动度末端。重复运动或保持该运动可有助于确定运动对关节的影响。

　　5.患者可以通过被动手腕旋后运动来增强运动的强度。

　　6.如果该方法合适,在对侧进行评估。

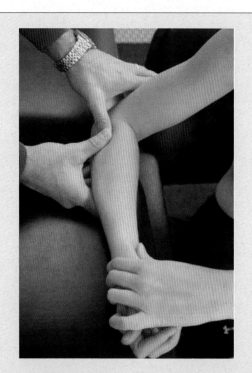

图9.28　桡尺关节后–前运动。

桡尺关节前–后运动
（桡骨头侧向滑动）

在前臂旋前运动时，桡骨向近端并侧向滑动，而同时尺骨内旋。通过改变前臂旋前或旋后的状态，医生可以调整力的强度，并影响关节囊和韧带的不同部位结构[48]。

1.患者取坐位。

2.患者用另一侧手辅助稳定远端腕关节。

3.医生将前–后力施加到桡骨头前内侧直到第一疼痛点(图 9.29)。评估疼痛以确定一致性体征。

4.重复该运动，越过第一疼痛点，运动到活动度末端。重复运动或保持该运动可有助于确定运动对关节的影响。

5.患者可以通过腕关节被动旋前运动来增强运动的强度。

6.如果该方法合适，在对侧进行评估。

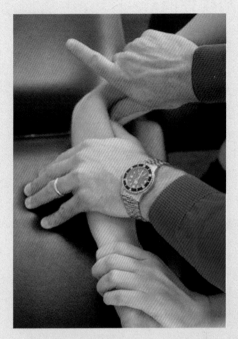

图 9.29　桡尺关节前–后运动。

近端腕骨的后-前和前-后滑动

近端腕骨进行后-前和前-后滑动可有助于如伸展和屈曲的运动，并且可以间接改善旋前和旋后的限制。

1.患者取坐位。

2.进行后-前滑动时，患者的前臂预先旋前。进行前-后滑动时，患者的前臂则预先旋后。

3.医生紧握桡骨和尺骨，稳定近端腕骨。

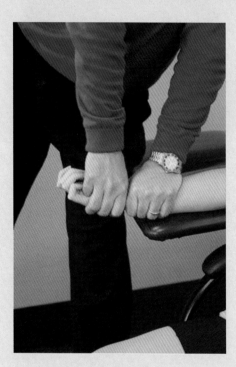

图9.30　近端腕骨前-后滑动。

4.医生用另一侧手握住患者的近端腕骨远端。

5.医生将前-后力施加到近端腕骨，直到第一疼痛点(图9.30)。评估疼痛以确定一致性体征。

6.重复该运动，越过第一疼痛点，运动至活动度末端。

7.重复运动或持续该运动可有助于确定运动对关节的影响。

8.患者的手腕预先旋前，进行后-前滑动。

9.医生将后-前力施加到近端腕骨，直到第一疼痛点(图9.31)。评估疼痛以确定一致性体征。

10.重复该运动，越过第一疼痛点，运动至活动度末端。

11.重复运动或持续该运动可有助于确定运动对关节的影响。

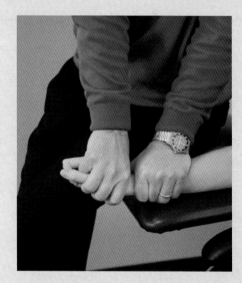

图9.31　近端腕骨后-前滑动。

腕骨间排的后-前和前-后滑动

虽然相比于近端腕骨，腕骨间活动性较低，后-前和前-后滑动依然可改善屈曲和伸展等运动，并且间接改善旋前和旋后运动。

1.患者取坐位。

2.与近端腕骨一样，患者前臂预先旋前或旋后。

3.医生紧握桡骨和尺骨，稳定近端腕骨。

4.医生用另一侧手握住患者的近端腕骨远端或者腕骨间关节。

5.医生将前-后力施加到腕骨间关节，直到第一疼痛点。评估疼痛以确定一致性体征。

6.重复该运动，越过第一疼痛点，运动至活动度末端。

7.重复运动或持续该运动可有助于确定运动对关节的影响。

8.患者的手腕预先旋前，进行后-前滑动。

(待续)

（续）

9.医生将后-前力应用于腕骨间关节，直到第一疼痛点。评估疼痛以确定一致性体征。

10.重复该运动，越过第一疼痛点，运动至活动度末端。

11.重复运动或持续该运动可有助于确定运动

对关节的影响。

12.为了分离腕掌（CMC）关节，医生遵循针对近端腕骨和腕骨间关节的相同程序步骤，稳定远端腕骨并以前-后或后-前方式移动掌骨。

腕部的桡侧和尺侧滑动

理论上，手腕的桡侧和尺侧滑动应能改善桡偏和尺偏。

1.患者取坐位。

2.医生紧握桡骨和尺骨，稳定腕关节近端。

3.医生用另一侧手握住患者的近端腕骨。

4.医生对近端腕骨进行尺侧滑动，直到第一疼痛点（图9.32）。评估疼痛以确定一致性体征。

5.重复该运动，越过第一疼痛点，运动至活动度末端。

6.重复运动或持续运动可有助于确定运动对关节的影响。

7.医生为进行桡侧滑动而变换位置。

8.医生对近端腕骨进行桡侧滑动，直到第一疼痛点（图9.33）。评估疼痛以确定一致性体征。

9.重复该运动，越过第一疼痛点，运动至活动度末端。

10.重复运动或持续运动可有助于确定运动对关节的影响。

可以对腕骨间关节和腕掌关节进行前-后和后-前滑动时进行标记，同法来重复尺侧和桡侧滑动。

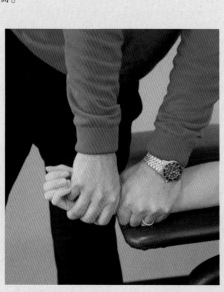

图 9.32　近端腕骨尺侧滑动。

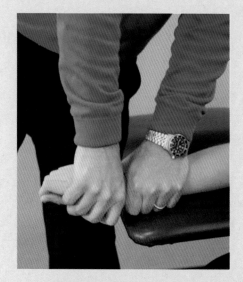

图 9.33　近端腕骨桡侧滑动。

第一腕掌关节或掌指关节的内侧滑动(伸展和外展)

拇指损伤经常导致腕掌 (CMC) 和掌指关节 (MCP)关节的外展和伸展受限.关节内侧结构紧张和外侧结构松弛导致组织受力不平衡.内侧滑动手法旨在改善软组织结构的活动性,从而使运动正常化.

1.内侧滑动时患者取坐位.

2.无论需要活动何处部位,拇指都预先轻微伸展或外展.

3.医生将一只手拇指放在掌指关节远端和另一只手拇指放在其近端(图 9.34).

4.医生其余手指放在患者拇指和手的内侧,作为反作用力.

5.医生进行内侧滑动,直到第一疼痛点.评估疼痛以确定一致性体征.

6.重复该运动,越过第一疼痛点,运动至活动度末端.

7.重复运动或持续该运动可有助于确定运动对关节的影响.

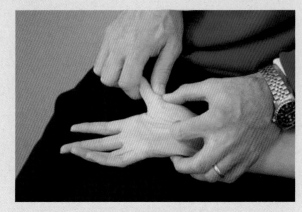

图 9.34 掌指关节内侧滑动.

掌指关节、近指间关节和远指间关节前-后和后-前滑动

掌指关节、近指间关节和远指间关节前-后和后-前滑动旨在改善手指的屈曲和伸展的运动范围.

1.患者取坐位.

2.评估静息症状.

3.后-前滑动时,患者的前臂做旋前运动.前-后滑动时,患者的前臂做旋后运动.

4.医生的一侧手钳状抓握关节近端稳定关节(掌指关节、近指间关节和远指间关节),并将另一侧手握住关节远端(图 9.35).

5.医生进行前-后或后-前滑动,直到第一疼痛点.评估疼痛以确定一致性体征.

6.重复该运动,越过第一疼痛点,运动至活动度末端.

7.重复运动或保持该运动可有助于确定运动对关节的影响.

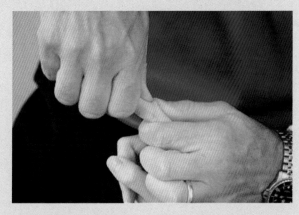

图 9.35 近端指间关节后-前滑动.

小结

● 由于多个运动平面与肘-腕-手相关,对一般平面被动运动的常规筛查是识别运动功能障碍的快速方法。

● 大多数腕关节运动是联合运动。当被动或附属运动被鉴别为特定关节的病理原因时,对联合运动进行评估可能有帮助。

● 被动运动评估的主要目的是确定被动运动是否有助于治疗。因此,必须确定在被动或附属运动期间持续保持或反复运动的作用效果。

特殊临床测试

触诊　肘部的触诊包括骨和软组织触诊。骨性触诊应包括肱骨的内侧和外侧上髁、尺骨的鹰嘴突起和桡骨头,特别是骨端的连接点。

软组织触诊应包括关节外侧、后侧和内侧的肌肉组织、前侧的肱二头肌肌腱、内侧的尺骨神经和尺骨内侧副韧带。当手臂旋后并屈曲到约 90°时,内侧副韧带更容易暴露和触诊。

Sucher[49]提出触诊手部腕管综合征(CTS)的作用。其他人报道了桡骨窝压痛可能表明是舟状骨骨折,舟状结节上的疼痛可能表示关节不稳定,而对于钩骨的压痛可能表示钩骨骨折[11]。单独的豌豆骨压痛也可能表示豌豆骨骨折[11]。

肌力测试　使用测力计在肘部进行徒手肌力测试,结果显示与肘部内侧疼痛患者的疼痛程度有相关联系[50]。抑制中指指总伸肌有利于减轻与肱骨外上髁炎相关的疼痛[51]。这个建议缺乏研究,可能会产生不准确的结果。尽管如此,Maudsley 测试的方法会在特殊临床测试部分进一步叙述。腕关节和手关节的徒手肌力测试的其他方法差别不大,因此应与其他检查方法配合使用[52]。

小结

● 触诊的使用可有助于确定肘-腕-手的局部症状。

● 肘关节徒手肌力测试是测定力量损失的有效方法。

治疗技术

主动生理运动

创伤后的肘部僵硬倾向非常高[53,54]。大量的关节活动度损失在伸肌中比屈肌更常见[53]。关节活动度损失与内在因素和外在因素都有关[55],两者都可能受益于主动的平面运动。

Akalin 与其同事提出腕部滑动运动治疗腕管综合征[56](图 9.36)。4 个包含手指动作的非连续动作包括:①伸直、②握钩、③屈掌和④握拳的手指形态。这些运动设计用于促进肌腱滑动,而不会对患者造成不适。

被动生理运动

在检查过程中使用的许多相似的被动的生理学评估运动和手持设备的使用均具有一定作用,特别是持续保持或重复该运动使疼痛减轻。对肘关节来说,将肘部伸展和屈曲的联合运动与内翻和外翻力相结合是有用的。

被动附属运动

像被动生理手法一样,患者相关的评估指标表明,治疗方法需要根据一致性检查结果进行选择。随后,许多被动附属运动治疗体现了与本章测试部分所示的相同作用和稳定性。然而,在被动附属运动治疗期间,一些手法上的改动也是合理的,这可能会改善干预的结果。

颈部关节松动术或推拿治疗肘关节疼痛

也有一定的证据支持手法治疗对交感神经系统活动具有兴奋作用[57-59]。特别是与前-后和侧向滑动相关的手法治疗报道较多[60]。交感神经系统兴奋的同时,痛觉减退受到抑制,类似于刺激中脑背侧周围导管灰质区的作用,这是在动物研究中发生过的过程[61]。文献证据支持调节疼痛的益处并具有非局部效应。刺激颈椎已经证明了上肢的疼痛反应(压力疼痛)发生变化并导致可测量的交感神经兴奋效应[61-63]。操作的手法包括颈椎的侧向滑动(图 9.37)以及前-后和后-前滑动,两者都在第 5 章介绍过。

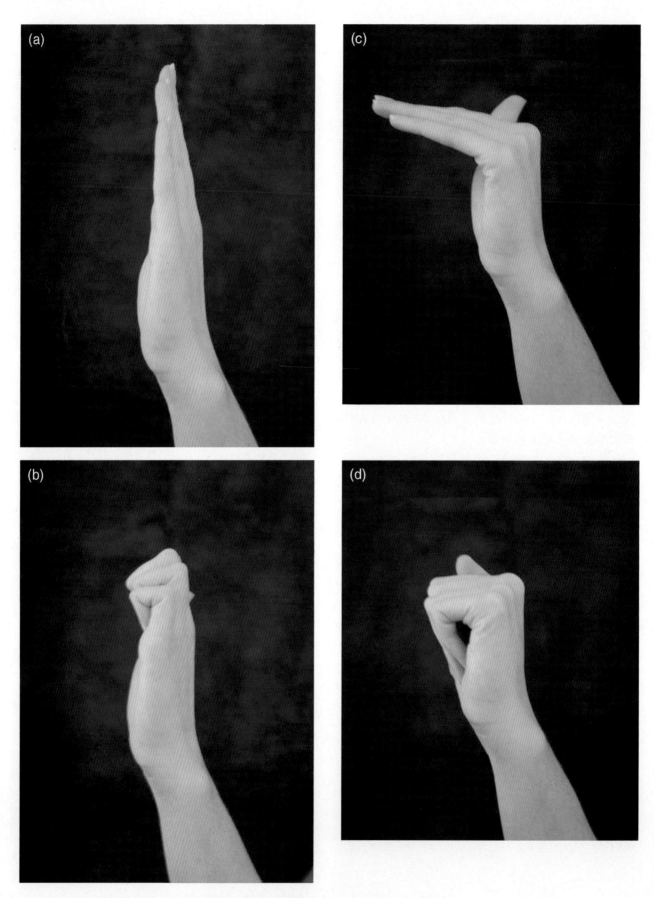

图 9.36　可作为家庭项目的腕掌关节主动滑动手法。

肘部牵引时使用松动带

肘部牵引期间保持稳定是很难的，特别是当肘部预先屈曲时。合理地使用松动带可以提高肱骨的稳定性，以便更有力地松动肱尺关节或肱桡关节[64]（图9.38）。使用松动带时，请注意松动带对人体组织的摩擦和压力。

动态松动术

肘部 Paungmali[65]和 Vicenzino[62]描述了一种针对外侧上髁痛的松动技术，在肘关节进行侧向滑动。该技术用手稳定肱骨远端，肩关节处于内旋位置，同时通过使用松动带绑在尺骨内侧对尺骨进行侧向滑动。患者在松动期间主动抓握，以重现患者的疼痛，尽管刚达到阈值水平（图9.39）。他们的研究结果表明，包含运动的松动技术产生了类似脊柱推拿的生理效应。Abbott[66,67]描述了一种类似的技术，其中患者反复伸展手腕同时抓握物体。

该松动技术也可不用松动带，如图9.40。

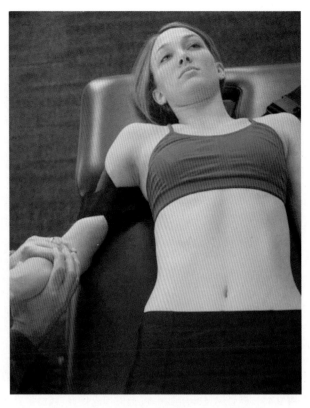

图 9.38 肘关节松动术，利用松动带支撑肱骨。

手腕抓握时桡骨和尺骨的侧向滑动 对于在肘关节屈曲时肘部外侧疼痛的患者，可以取仰卧位进行运动松动技术。患者在松动时抓握物体。医生稳定

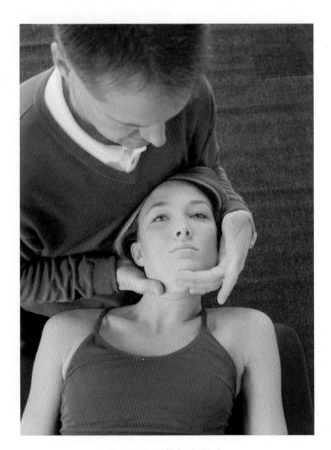

图 9.37 颈椎侧向滑动。

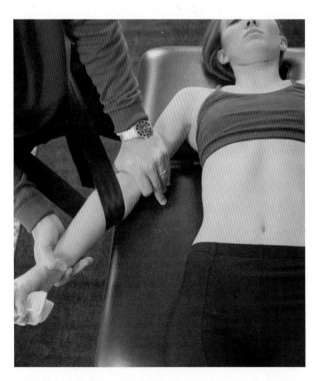

图 9.39 利用松动带进行侧向滑动，同时患者主动抓握。

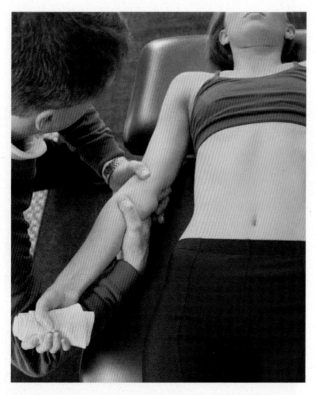

图 9.40 桡骨和尺骨侧向滑动,此时手腕抓握,同时肘关节主动伸展。

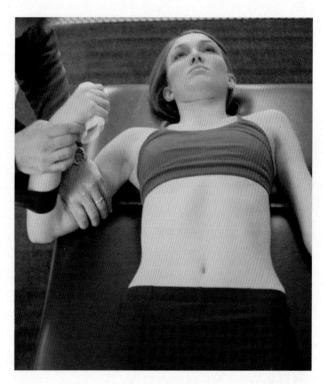

图 9.41 手腕抓握、肘关节主动屈曲,同时进行桡骨和尺骨侧向滑动。

肱骨,同时对桡骨和尺骨进行侧向滑动(图 9.41)。患者在侧向滑动的同时握住物体。指示患者将肘部主动移动到屈曲位置。

手腕

近端腕骨的动态松动术(桡侧滑动)　在一个独立案例研究中,Backstrom[68]描述了针对腕关节的运动松动术,用于治疗 De Quervain 腱鞘炎。在操作松动术时,医生进行无痛的桡侧滑动,患者同时拇指伸展(图 9.42)。

包含桡侧滑动和主动屈曲的动态松动术　该技术可有助于治疗屈曲受限或疼痛的患者。医生稳定远端桡骨和尺骨,并在腕关节进行桡侧滑动。在生物力学上,桡侧滑动与屈曲相耦合(图 9.43)。同时,指导患者进行主动的腕屈曲运动。

尺侧滑动和主动伸展的动态松动术　该技术可有助于伸展受限或疼痛的患者。医生稳定远端桡骨和尺骨,并在腕关节进行尺侧滑动。在生物力学上,尺侧滑动与伸展相耦合(图 9.44)。同时,指导患者进行主动的伸展运动。

闭链主动伸展时腕部尺侧滑动　对于伸展疼痛或受限的患者,闭链主动伸展方法可能是有用的。指

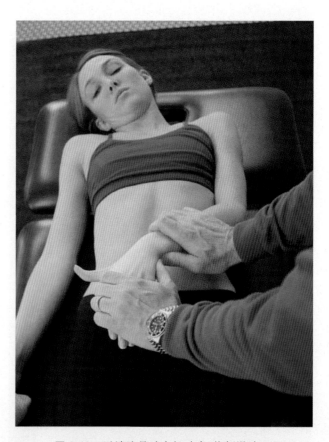

图 9.42 近端腕骨动态松动术(桡侧滑动)。

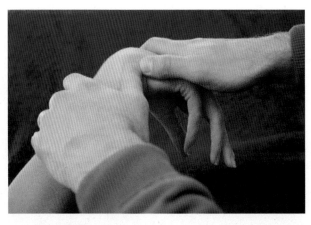

图 9.43　利用桡侧滑动和腕关节主动屈曲进行腕部运动松动术。

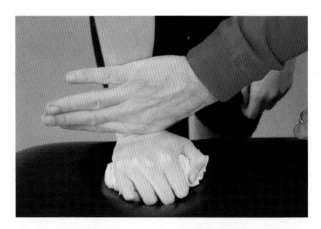

图 9.45　闭链主动伸展时腕关节尺侧滑动。

导患者在伸展时腕部施压固定。医生稳定远端桡骨和尺骨，并对手腕进行尺侧滑动。指导患者通过手腕施压固定下进一步伸展（同时保持闭合位置）（图 9.45）。

　　腕部手法辅助后–前运动　Maitland[69]提出腕骨被动附属运动的同时进行腕关节被动生理运动。这些腕骨部位松动旨在改善手腕生理屈曲和伸展时腕骨的前–后或后–前运动。理论上手腕分为三个柱（内侧柱、中间柱和外侧柱），拇指的施压可以促进相邻手指上的前–后或后–前运动（图 9.46）。

推拿

　　肘部推拿　Kaufman[70]描述了在治疗肘部外侧上髁炎方面的推拿方法。这种有时被称为"Mill 推拿"的技术，患者前臂预先旋前同时腕关节屈曲，然后快速伸展肘部关节（图 9.47）。医生在肱骨头上用拇指施加后–前力，进而促进肱–桡关节的牵引作用。

　　手腕 Watson 推拿　这种推拿腕骨的技术也可用作外上髁炎的治疗技术。将患者患侧前臂置于桌子上，手掌的掌心向下。医生的拇指和示指握住患者的舟状骨，将腕关节向背侧伸展，同时向掌侧推动舟状骨（图 9.48）。作者重复了 20 次这个过程，并交替进行腕关节被动伸展或伸展抗阻。

　　腕关节腕骨推拿　Kaufman 和 Bird[71]描述了一系列桡腕关节推拿手法，用于治疗与 Colles 骨折相关的慢性功能障碍（图 9.49 和图 9.50）。他们操作的单一案例的结果认为推拿可以增加关节活动度和握力。

小结

● 用于肘–腕–手的大多数治疗技术都来自检查方法。

● 可以通过使用肘关节和手腕的联合运动以及运动期间纳入患者被动附属运动来增强特定的治疗效果。

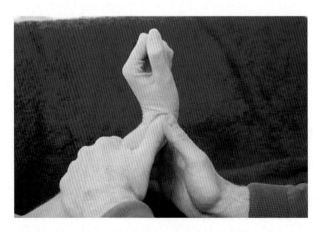

图 9.44　利用尺侧滑动和主动伸展进行动态松动术。

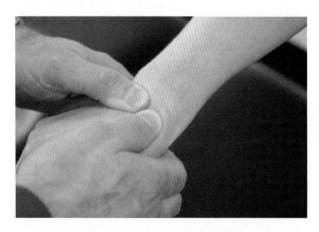

图 9.46　手法辅助腕骨柱后–前松动术。

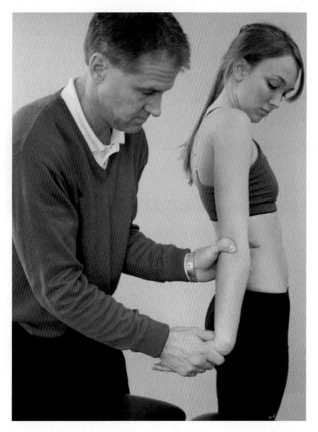

图 9.47　肘部推拿。

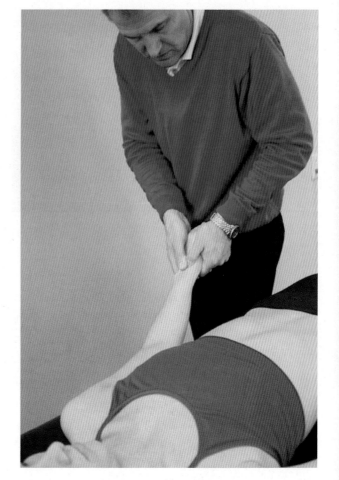

图 9.48　推拿手法的终末位置。

治疗结果

证据

主动活动度训练　早期肘部运动可有助于减少关节活动度受限，而常见的是关节发生退行性变化、纤维组织粘连、肌腱结构、异位骨化，游离体和(或)骨刺[54,55]。最后，年龄(>70 岁)是导致主动和被动活动度损失的更重要因素，而性别[72]则有可能与退行性生物力学变化相关。

证据表明，主动运动有助于治疗腕/手关节。早期运动针对腕管综合征(CTS)手术治疗后分别活动腕关节和手指关节的方式，相比于关节固定具有更好的结果[73]。其他人报道了关节主动活动度治疗在桡骨远端骨折干预的作用[74](C 级)。

被动生理运动　少量研究检查了被动生理运动对肘部或手腕的作用。Coyle 和 Robertson[75]在一个小型试验中报道了手法治疗后远端桡骨骨折患者的桡腕关节活动度得到改善，并且更有效地减轻疼痛。临床上，肘部伸展的活动度通常最难通过治疗来改善。虽然 Cyriax[76]报道，肘部的关节囊模式是屈曲活动度受限大于伸展活动度，但是没有研究证实或驳斥这一发现。与被动生理伸展和摆动滑动相关的运动疗法可能有助于治疗肘关节、手腕和手部疼痛。根据患者反馈，必须根据一致性的检查结果选择适宜的治疗方法。伴或不伴内外翻应力的被动肘屈曲以及伴或不伴内外翻应力的被动肘部伸展可以改善手法治疗干预的结果。通过使用前面介绍的强化稳定方法，医生可提高对肘部、手腕和手部施加的力度(D 级)。

神经松动　桡神经松动和桡骨头松动治疗肘关节疼痛显示出比包括超声波、强化训练和摩擦法按摩的标准治疗方法更好的结果[77]。病例研究报道了肘管综合征患者进行神经松动操作的益处[78]。更多研究调查了神经松动在手腕和手部相关部位的作用。正中神经松动锻炼减轻了患者的疼痛，改善了患者的关节活动度，比没有接受治疗的患者取得更好的结果，与腕管综合征患者进行关节松动术的结果

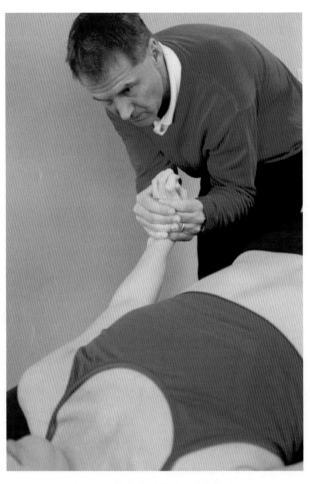

图 9.49　纵向牵引推拿，预先伸展。

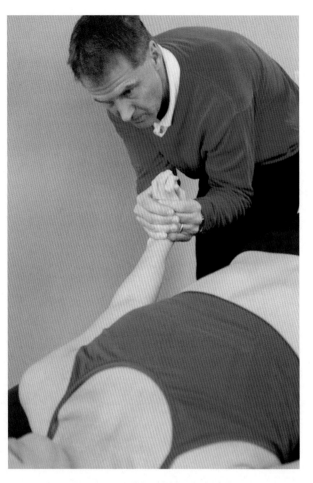

图 9.50　纵向牵引推拿，预先屈曲。

差别不大[79]。另一组腕管综合征患者的人群中，高分子夹板固定配合神经松动导致疼痛减轻和握力提高；然而，效果并不明显优于单独使用夹板[56]。最后，在腕管综合征治疗的标准程序中添加神经松动尚未显示出显著长期效果[80]（B 级，无益处）。

被动附属运动　大量文献已指出与被动附属运动相关的结果。Coyle 和 Robertson[75]证明被动附属运动方法治疗 Colles 骨折后患者，可改善患者疼痛和功能。他们的研究结果表明，摆动关节松动技术比静态拉伸更有效（特别是减轻疼痛）。Randall 等[81]报道，关节松动比一般的家庭锻炼项目更有效。他们所使用的技术是患者耐受性内标准腕关节松动术。

腕关节的松动术可能对腕管综合征患者有用[82]，虽然针对对照的直接比较试验尚未进行（D 级）。在综合文献综述中，Bisset 等[83]、Herd 和 Meserve[84]报道了使用颈部松动术治疗肘关节疼痛的作用。他们操作时进行了调整，包括使用按压代替牵伸，预先将关节置于受限位置而不是处于放松位置，还有一些其

他细微差别。Ishikawa[85]等报道，在腕关节松动术期间进行手腕牵伸可能会减少松动期间的腕管内容物偏移。作者也认为不使用牵引可达到更大的生理性活动范围、联合运动和腕骨间运动。TalAkabi 和 Rushton[79]认为关节松动改善疼痛和运动范围比没有治疗更好，可减少手术干预概率[79]。网球肘的患者进行运动松动术似乎比对照观察方法或进行可的松注射更有益处[83]（B 级）。

推拿程序　对于肘部的治疗，腕关节推拿在随机对照试验中显示有益于外上髁炎患者。那些同时接受"常规"治疗和腕部推拿的患者比那些只接受"常规"治疗外上髁炎的患者效果更好[86]。Mills[87]证明推拿可短期和长期改善外上髁炎患者症状（A 级）。

一些研究调查了在腕管综合征患者中进行腕骨推拿的益处。在比较试验中，Davis[88]发现与超声波和腕关节支具相结合应用的推拿治疗取得与临床医疗保健相媲美的结果。在两例病例报告中，Valente、Gibson[89]和 Russell[90]主张对颈部、腕部和肘部进行推

拿治疗,治疗两名 40 岁以上的女性,其分别具有腕管综合征和肘管综合征的症状。Hafner 等[91]报道了手腕推拿的治疗和脊椎按摩干预措施具有相当的结果。尽管有这样声称的疗效,Ernst[92]指出没有任何坚实的证据支持"脊椎按摩治疗"有利于治疗 CTS(C 级)。

颈椎推拿与肘关节短暂痛觉减退有关[93,94],在反复使用中疼痛阈值下降不明显[95]。有 B 级证据表明使用这些操作只具有短期作用。

小结

- 充分的证据支持早期可控的主动功能运动可治疗肘关节手腕骨折和韧带损伤。
- 动态松动术对外上髁炎患者可能有效。
- 有证据表明颈部关节松动有助于减少外上髁炎产生的肘关节疼痛。
- 有一些证据表明护具的使用有助于减轻肘关节和腕部疼痛。

本章问题

1.描述导致手肘、手腕和手关节潜在的一致性疼痛的共同因素。

2.简要概述肘部的生物力学特性。确定如何被动地评估其自由度。也简要概述手腕和手的特征。

3.确定使用单一标准评估肘部、手腕和手部的优点和缺点。

4.说明治疗手肘、手腕和手部在关节僵硬、不稳定和疼痛相关条件下该如何使用手法治疗。

病例分析

病例 9.1:Cyrus Flint(52 岁男性)

诊断:肘关节外侧疼痛。

视诊:患者表现出前臂强有力肌肉组织。

病因:患者在周末木工工作后疼痛,与其负重抓握和扭曲有关。

一致性体征:腕关节伸展受阻。

目前状态:患者表示问题比较麻烦,但只是在正常的活动中是痛苦的。他可以用布洛芬来缓解疼痛。

症状表现:疼痛放散到患者的肘部外侧,并且一些疼痛症状转移到拇指上。

相关病史:患者有骨性关节炎的长期病史。他于 1987 年被诊断患有前列腺癌。

患者目标:患者主要关注疼痛。

基线:休息时,疼痛程度 3/10 NAS;最严重的时候,5/10。

检查结果:手腕主动抗阻伸展是最痛苦的动作。肘部伸展并有内翻应力时有一些不适。肱骨头的后-前滑动也导致一致性的疼痛。

1.根据这些结果,你还想检查什么?

2.这名患者是否适合手法治疗?

3.该患者的预期预后如何?

4.你认为本书中介绍的哪些治疗方法可能对这个患者有益?

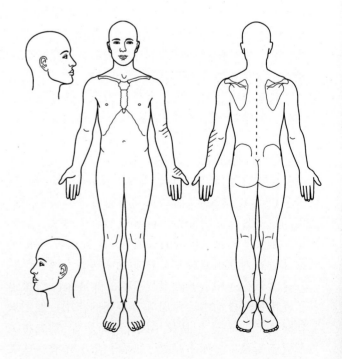

病例 9.2：Carol Downing（41 岁女性）

诊断：Colles 骨折（桡骨远端骨折）。

视诊：患者手腕周围肿胀和变粗。左手腕外观肿胀明显明确。

病因：患者进行石膏固定了 8 周，在 2 天前才刚刚取下石膏。

一致性体征：手腕伸展和屈曲同样痛苦。

目前状态：患者不认为自己有主动支配手腕的力量和活动性的能力。

症状表现：患者感觉到的不适包括运动期间的剧烈疼痛，休息期间的钝痛。

相关病史：32 岁时子宫切除术。

患者目标：患者希望增加手腕的运动能力和力量。

基线：休息时疼痛为 2/10，运动期间增加至 6/10。

检查结果：主动和被动的生理运动同样受到限制，并且在屈曲和伸展时比较痛苦。她的拇指在运动时没有疼痛。她的附属活动明显受限。

1. 根据这些结果，你还想检查什么？

2. 这名患者是否适合手法治疗？

3. 该患者的预期预后如何？

4. 你认为本书中介绍的哪些治疗方法可能对这个患者有益？

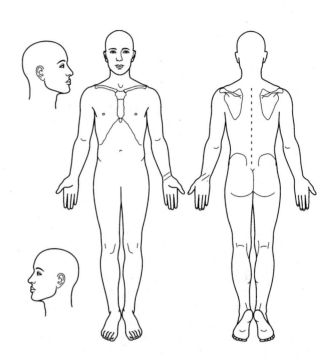

参考文献

1. Bystrom S, Hall C, Welander T, Kilbom A. Clinical disorders and pressure–pain threshold of the forearm and hand among automobile assembly line workers. *J Hand Surg.* 1995;20B:782–790.

2. Ono Y, Nakamura R, Shimaoka M, Hiruta S, Hattori Y, Ichihara G. Epicondylitis among cooks in nursery schools. *Occup Environ Med.* 1998;55:172–179.

3. Walker-Bone KE, Palmer KT, Reading I, Cooper C. Criteria for assessing pain and nonarticular soft-tissue rheumatic disorders of the neck and upper limb. *Semin Arthritis Rheum.* 2003;33(3):168–184.

4. Katz JN, Larson MG, Sabra A, et al. The carpal tunnel syndrome: Diagnostic utility of the history and physical examination findings. *Ann Intern Med.* 1999;112:321–327.

5. Atroshi I, Breidenbach W, McCabe S. Assessment of the carpal tunnel outcome instrument in patients with nerve-compression symptoms. *J Hand Surg.* 1997;22:222–227.

6. Gunnarsson L, Amilon A, Hllestrand P, Leissner P, Philipson L. The diagnosis of carpal tunnel syndrome: Sensitivity and specificity of some clinical and electrophysiological tests. *J Hand Surg.* 1997;22:34–27.

7. O'Gradiagh D, Merry P. A diagnostic algorithm for carpal tunnel syndrome based on Bayes's theorem. *Rheumatology.* 2000;39:1040–1041.

8. Bessette L, Keller RB, Lew RA, Simmons BP, Fossel AH, Mooney N, Katz JN. Prognostic value of a hand symptom diagram in surgery for carpal tunnel syndrome. *J Rheumatol.* 1997;24(4):726–734.

9. Priganc V, Henry S. The relationship among five common carpal tunnel syndrome tests and the severity of carpal tunnel syndrome. *J Hand Ther.* 2003;16:225–236.

10. Dugas J, Andrews J. in Altchek D, Andrews J. *The athlete's elbow.* Philadelphia; Lippincott Williams and Wilkins: 2001.

11. Daniels J, Zook E, Lynch J. Hand and wrist injuries. Part 1: Non-emergent evaluation. *Am Family Phys.* 2004;69:1941–1948.

12. Haque M, Adams J, Borenstein D, Wiesel S. *Hand and wrist pain.* 2nd ed. Danvers, MA; Lexis Publishing: 2000.

13. Kapandji I. *The physiology of the joint: The elbow flexion and extension.* 2nd ed. Vol 1. London; Livingstone: 1970.

14. Chaparro A, Rogers M, Fernandez J, Bohan M, Choi SD, Stumpfhauser L. Range of motion of the wrist: implications for designing computer input devices for the elderly. *Disabil Rehabil.* 2000;22(13–14):633–637.

15. Ebara S, Yonenobu K, Fujinara K, Yamashita K, Ono K. Myelopathic hand characterized by muscle wasting: A different type of myelopathic hand in patients with cervical spondylosis. *Spine.* 1988;13:785–791.

16. Colebatch J, Gandevia S. The distribution of muscular weakness in upper motor neuron lesions affecting the arm. *Brain*. 1989;112:749–763.

17. Mehta JA, Bain GI. Posterolateral rotatory instability of the elbow. *J Am Acad Orthop Surg*. 2004;12(6):405–415.

18. Higgs PE, Young VL. Cumulative trauma disorders. *Clin Plast Surg*. 1996;23(3):421–433.

19. Sanders M. *Management of cumulative trauma disorders*. Boston; Butterworth-Heinemann: 1997.

20. Kim DH, Kam AC, Chandika P, Tiel RL, Kline DG. Surgical management and outcome in patients with radial nerve lesions. *J Neurosurg*. 2001;95(4):573–583.

21. Kiuru MJ, Haapamaki VV, Koivikko MP, Koskinen SK. Wrist injuries; diagnosis with multidetector CT. *Emerg Radiol*. 2004;10(4):182–185.

22. Pao VS, Chang J. Scaphoid nonunion: diagnosis and treatment. *Plast Reconstr Surg*. 2003;112(6):1666–1676.

23. Macdermid JC, Wessel J. Clinical diagnosis of carpal tunnel syndrome: A systematic review. *J Hand Ther*. 2004;17(2):309–319.

24. Gupta K, Benstead T. Symptoms experienced by patient with carpal tunnel syndrome. *J Canadian Neuro Sci*. 1997;24(4):338–342.

25. Viera A. Management of Carpal Tunnel Syndrome. *Am Fam Physic*. 2003;68(2);265–273.

26. Lehtinen I, Kirjavainen T, Hurme M, Lauerma H, Martikainen K, Rauhala E. Sleep-related disorder in carpal tunnel syndrome. *Acta Neuro Scand*. 1996;93:360–365.

27. Bongers P, Kremer A, ter Laak J. Are psychosocial factors, risk factors for symptoms and signs of the shoulder, elbow or wrist/hand? A review of the epidemiological literature. *Am J Ind Med*. 2002;41:315–342.

28. Henderson M, Kidd BL, Pearson RM, White PD. Chronic upper limb pain: An exploration of the biopsychosocial model. *J Rheumatol*. 2005;32(1):118–122.

29. Bergqvist U, Wolgast E, Nilsson B, Voss M. Musculoskeletal disorders among visual display terminal workers: Individual, ergonomic, and work organizational factors. *Ergonomics*. 1995;38(4):763–776.

30. Bernard B, Sauter S, Fine L, Petersen M, Hales T. Job task and psychosocial risk factors for work-related musculoskeletal disorders among newspaper employees. *Scand J Work Environ Health*. 1994;20(6):417–426.

31. Engstrom T, Hanse JJ, Kadefors R. Musculoskeletal symptoms due to technical preconditions in long cycle time work in an automobile assembly plant: A study of prevalence and relation to psychosocial factors and physical exposure. *Appl Ergon*. 1999;30(5):443–453.

32. Lagerstrom M, Wenemark M, Hagberg M, Hjelm EW. Occupational and individual factors related to musculoskeletal symptoms in five body regions among Swedish nursing personnel. *Int Arch Occup Environ Health*. 1995;68(1):27–35.

33. LaStayo PC, Wheeler DL. Reliability of passive wrist flexion and extension goniometric measurements: A multicenter study. *Phys Ther*. 1994;74(2):162–174.

34. Horger MM. The reliability of goniometric measurements of active and passive wrist motions. *Am J Occup Ther*. 1990;44(4):342–348.

35. Mayerson NH, Milano RA. Goniometric measurement reliability in physical medicine. *Arch Phys Med Rehabil*. 1984;65(2):92–94.

36. Adams BD, Grosland NM, Murphy DM, McCullough M. Impact of impaired wrist motion on hand and upper-extremity performance. *J Hand Surg [Am]*. 2003;28(6):898–903.

37. Morrey BF, Chao EY. Passive motion of the elbow joint. *J Bone Joint Surg Am*. 1976;58(4):501–508.

38. Youm Y, Dryer RF, Thambyrajah K, Flatt AE, Sprague BL. Biomechanical analyses of forearm pronation–supination and elbow flexion–extension. *J Biomech*. 1979;12(4):245–255.

39. Morrey BF, Askew LJ, Chao EY. A biomechanical study of normal functional elbow motion. *J Bone Joint Surg Am*. 1981;63(6):872–877.

40. Wagner C. Determination of the rotary flexibility of the elbow joint. *Eur J Appl Physiol Occup Physiol*. 1977;37(1): 47–59.

41. Sarrafian S, Melamed J, Goshgarian G. Study of wrist motion in flexion and extension. *Clin Orthop*. 1977;126: 153–159.

42. McGee D. *Orthopedic physical assessment*. 4th ed. Philadelphia: Saunders. 2002.

43. Garcia-Elias M, An KN, Berglund L, Linscheid RL, Cooney WP, Chao EY. Extensor mechanism of the fingers: I. A quantitative geometric study. *J Hand Surgery*. 1991;16A:1130–1136.

44. Li ZM, Kuxhaus L, Fisk JA, Christophel TH. Coupling between wrist flexion–extension and radial–ulnar deviation. *Clin Biomech*. 2005;20(2):177–183.

45. Palmer AK, Skahen JR, Werner FW, Glisson RR. The extensor retinaculum of the wrist: An anatomical and biomechanical study. *J Hand Surg [Br]*. 1985;10(1):11–16.

46. Brumfield RH, Champoux JA. A biomechanical study of normal functional wrist motion. *Clin Orthop Relat Res*. 1984;187:23–25.

47. Von Lanz T, Wachsmuth W. *Praktische anatomie*. Berlin; Springer-Verlag: 1959.

48. An N-K, Morrey B. Biomechanics of the elbow. In Morrey B. *The elbow and its disorders*. 3rd ed. Philadelphia; Saunders: 1993.

49. Sucher B. Palpatory diagnosis and manipulative management of carpal tunnel syndrome. *J Am Osteopathic Assoc*. 1994;94:647–663.

50. Rosenberg D, Conolley J, Dellon AL. Thenar eminence quantitative sensory testing in the diagnosis of proximal median nerve compression. *J Hand Ther*. 2001;14(4): 258–265.

51. Fairbank SR, Corelett RJ. The role of the extensor digitorum communis muscle in lateral epicondylitis. *J Hand Surg [Br]*. 2002;27(5):405–409.

52. Szabo RM, Slater RR Jr, Farver TB, Stanton DB, Sharman WK. The value of diagnostic testing in carpal tunnel syndrome. *J Hand Surg [Am]*. 1999;24(4):704–714.

53. Morrey B. The posttraumatic stiff elbow. *Clin Orthop*. 2005;431:26–35.

54. Kim S, Shin S. Arthroscopic treatment for limitation of motion of the elbow. *Clin Orthop*. 2000;375:1401–1448.

55. Chinchalker S, Szekeres M. Rehabilitation of elbow trauma. *Hand Clinic*. 2004;20:363–374.

56. Akalin E, El O, Peker O, et al. Treatment of carpal tunnel syndrome with nerve and tendon gliding exercises.

Arch Phys Med Rehab. 2002;81(2):108–113.

57. Chiu T, Wright A. To compare the effects of different rates of application of a cervical mobilization technique on sympathetic outflow to the upper limb in normal subjects. *Man Ther.* 1996;1:198–203.

58. Vicenzino B, Collins D, Wright A. An investigation of the interrelationship between manipulative therapy-induced hypoalgesia and sympathoexcitation. *J Manipulative Physiol Ther.* 1998;21:448–453.

59. Sterling M, Jull G, Wright A. Cervical mobilization: Concurrent effects on pain, sympathetic nervous system activity and motor activity. *Man Ther.* 2001;6:72–81.

60. Wright A. Pain-relieving effects of cervical manual therapy. In. Grant R (ed). *Physical therapy of the cervical and thoracic spine.* 3rd ed. New York; Churchill Livingston: 2002.

61. Lovick T. Interactions between descending pathways from the dorsal and ventrolateral periaqueductal gray matter in the rat. In: Depaulis A, Bandler R (eds). *The midbrain periaqueductal gray matter.* New York; Plenum Press: 1991.

62. Vicenzino B, Paungmali A, Buratowski S, Wright A. Specific manipulative therapy treatment for chronic lateral epicondylalgia produces uniquely characteristic hypoalgesia. *Man Ther.* 2001;6:205–212.

63. Simon R, Vicenzino B, Wright A. The influence of an anteroposterior accessory glide of the glenohumeral joint on measures of peripheral sympathetic nervous system function in the upper limb. *Man Ther.* 1997;2(1):18–23.

64. Vincenzion B. Lateral epicondylalgia: a musculoskeletal physiotherapy perspective. *Man Ther.* 2003;8:66–79.

65. Paungmali A, O'Leary S, Souvlis T, Vincenzino B. Naloxone fails to antagonize initial hypoalgesic effect of a manual therapy treatment for lateral epicondylalgia. *J Manipulative Physol Ther.* 2004;27:180–185.

66. Abbott J. Mobilization with movement applied to the elbow affects shoulder range of movement in subjects with lateral epicondylagia. *Man Ther.* 2001;6:170–177.

67. Abbott J, Patla C, Jensen P. The initial effects of an elbow mobilization with movement technique on grip strength in subjects with lateral epicondylagia. *Man Ther.* 2001;6:163–169.

68. Backstrom K. Mobilization with movement as an adjunct intervention in a patient with complicated de Quervain's tenosynovitis: a case report. *J Orthop Sports Phys Ther.* 2002;32:86–97.

69. Maitland GD. *Peripheral manipulation* 3rd ed. London; Butterworth-Heinemann: 1986.

70. Kaufman RL. Conservative chiropractic care of lateral epicondylitis. *J Manipulative Physiol Ther.* 2000;23(9):619–622.

71. Kaufman RL, Bird J. Manipulative management of post-Colles' fracture weakness and diminished active range of motion. *J Manipulative Physiol Ther.* 1999;22(2):105–107.

72. Lin C, Ju M, Huang H. Gender and age effects on elbow joint stiffness in healthy subjects. *Arch Phys Med Rehabil.* 2005;86;82–85.

73. Cook A, Szabo R, Birkholz S, King E. Early mobilization following carpal tunnel release. A prospective ran-

domized study. *J Hand Surg (Br).* 1995;20:228–230.

74. Kay S, Haensel N, Stiller K. The effect of passive mobilization following fractures involving the distal radius: a randomized study. *Aust J Physiother.* 2000;46:93–101.

75. Coyle J, Robertson V. Comparison of two passive mobilizing techniques following Colles' fracture: A multi-element design. *Man Ther.* 1998;3(1):34–41.

76. Cyriax J, Cyriax P. *Cyriax's illustrated manual of orthopaedic medicine.* Boston: Butterworth-Heineman; 1993.

77. Trudel D, Duley J, Zastrow I, Kerr EW, Davidson R, MacDermid JC. Rehabilitation for patients with lateral epicondylitis: A systematic review. *J Hand Ther.* 2004; 17(2):243–266.

78. Coppieters MW, Bartholomeeusen KE, Stappaerts KH. Incorporating nerve-gliding techniques in the conservative treatment of cubital tunnel syndrome. *J Manipulative Physiol Ther.* 2004;27(9):560–568.

79. Tal-Akabi A, Rushton A. An investigation to compare the effectiveness of carpal bone mobilization and neurodynamic mobilization as methods of treatment for carpal tunnel syndrome. *Man Ther.* 2000;5:214–222.

80. Heebner ML, Roddey TS. The effects of neural mobilization in addition to standard care in persons with carpal tunnel syndrome from a community hospital. *J Hand Ther.* 2008;21:229–240.

81. Randall T, Portney L, Harris B. Effects of joint mobilization on joint stiffness and active motion of the metacarpal–phalangeal joint. *J Orthop Sports Phys Ther.* 1985;6:30–36.

82. Burke J, Buchberger DJ, Carey-Loghmani MT, Dougherty PE, Greco DS, Dishman JD. A pilot study comparing two manual therapy interventions for carpal tunnel syndrome. *J Manipulative Physiol Ther.* 2007;30(1):50–61.

83. Bisset L, Paungmali A, Vicenzino B, Beller E. A systematic review and meta-analysis of clinical trials on physical interventions for lateral epicondylalgia. *Br J Sports Med.* 2005;39(7):411–422.

84. Herd C, Meserve B. A Systematic review of the effectiveness of manipulative therapy in treating lateral epicondylalgia. *J Man Manip Ther.* 2008;16:225–237.

85. Ishikawa J, Cooney W, Niebur G, Kai-Nan A, Minami A, Kaneda K. The effects of wrist distraction on carpal kinematics. *J Hand Surg.* 1999;24A:113–120.

86. Struijs PA, Kerkhoffs GM, Assendleft WJ, Van Dijk CN. Conservative treatment of lateral epicondylitis. *AM J Sports Med.* 2004:32:462–469.

87. Nagrale A, Herd C, Ganvir S, Ramteke G. Cyriax physiotherapy versus phonophoresis with supervised exercise in subjects with lateral epicondylalgia: A randomized clinical trial. *J Man Manip Ther.* 2009;17: 171–178.

88. Davis P, Hulbert J, Kassak K, Meyer J. Comparative efficacy of conservative medical and chiropractic treatments for carpal tunnel syndrome: A randomized controlled trial. *J Manipulative Physiol Ther.* 1998;21:317–326.

89. Valente R, Gibson H. Chiropractic manipulation in carpal tunnel syndrome. *J Manipulative Physiol Ther.* 1994;17:246–249.

90. Russell B. A suspected case of ulnar tunnel syndrome relieved by chiropractic extremity adjustment methods. *J Manipulative Physiol Ther.* 2003;26:602–627.

91. Hafner E, Kendall J, Kendall P. Comparative efficacy of conservative medical and chiropractic treatments for carpal tunnel syndrome: A randomized clinical trial. *J Manipulative Physiol Ther.* 1999;22(5):348–349.

92. Ernst E. Chiropractic manipulation for non-spinal pain: A systematic review. *N Z Med J.* 2003;116(1179):539.

93. Fernández-Carnero J, Fernández-de-las-Peñas C, Cleland JA. Immediate hypoalgesic and motor effects after a single cervical spine manipulation in subjects with lateral epicondylalgia. *J Manipulative Physiol Ther.* 2008;31(9):675–681.

94. Vicenzino B, Paungmali A, Buratowski S, Wright A. Specific manipulative therapy treatment for chronic lateral epicondylalgia produces uniquely characteristic hypoalgesia. *Man Ther.* 2001;6:205–212.

95. Paungmali A, O'Leary S, Souvlis T, Vicenzino B. Hypoalgesic and sympathoexcitatory effects of mobilization with movement for lateral epicondylalgia. *Phys Ther.* 2003;83:374–383.

Chad E. Cook

目标

- 了解腰椎生物力学和解剖学的基本知识。
- 识别生理和心理因素与腰背痛的作用。
- 论证主动生理运动、被动生理运动和被动附属运动对腰背痛的影响。
- 认识常规腰椎特异性检查及其各自的诊断价值。
- 识别不同类别的腰椎损伤的相关治疗方法。

临床检查

鉴别诊断

对腰背痛鉴别诊断进行分类,对治疗会更有效[1-4]。疾病诊断分类有利于改善研究、建立术语一致性、探索相关治疗原则和优化手术选择。McCarthy[5]等描述了预检分诊时3个分类步骤:①鉴别神经根相关疾病;②鉴别表现出严重病理状态的疾病;③鉴别归类非特异性腰痛患者。这个过程使医生能区分这些疾病并合理治疗,同时也可以将患者划分到同一分类而优化治疗。

步骤一:对神经根相关问题的鉴别。评定神经根相关问题时,采用直腿抬高或坠落试验无法排除的腰腿痛,并且有针对性地进行测试,如神经功能相关的判断(反射消失、感觉的变化,以及肌肉力量减退)。

步骤二:危险信号评估。同时步骤二需要区分适合进行保守治疗的患者,如手法治疗。在这一步,必须排除潜藏的疾病和危险信号以及其他妨碍临床结果或者导致疾病慢性化发展的因素。大多数下腰痛疾病通常是良性的,属于自限性疾病[6-9],然而,在约

5%或更少的病例中,患者可能会出现严重而特殊的疾病进展,则需要紧急干预。Lurie[6]等描述了3种主要的严重而特殊的疾病进展分类,这些疾病在常规治疗中结果不理想,包括:①非机械性损伤脊柱疾病;②内脏疾病;③其他混合性疾病。表10.1概述了每个特定类别的疾病和预估的患病率。

在检测恶性腰背痛方面,患者的病史比临床检查更有用,这类腰背痛比较少见,占腰痛患病率的1%以下[6]。Jarvik 和 Deyo[7]报道,结合危险信号,鉴别恶性腰背痛的多数诊断特征是年龄50岁以上、癌症病史、不明原因的体重减轻且保守治疗失败。这些诊断变量集合敏感性为100%,特异性为60%。感染性脊柱炎是另一种非机械的损伤,伴有发烧(敏感性为98%),然而有这一特征的不局限于这种疾病(特异性50%)[6]。强直性脊柱炎特征是发病较早或起病缓慢,年龄小于40岁,长期不适(3个月),清晨僵硬,运动可改善不适症状(特异性为82%),然而这些因素综合起来的敏感性较低(23%)[8]。Lurie[6]指出将家族史、胸部僵硬史、胸痛、足跟痛等因素包括进去之后能够提高特异性。尿潴留能最准确地鉴别出马尾神经疾病(敏感性90%,特异性95%)[9-11]。此外,如果没有进行适当的评估,危险信号是慢性腰背痛发展的潜在生理危险因素。引起下腰痛的身体因素包括

表 10.1 严重的、特定的下腰痛疾病

分类	特定疾病	病例
非机械性脊椎损伤	肿瘤	转移瘤、淋巴肿瘤、脊髓肿瘤
	感染	感染性脊椎炎、硬脊膜炎、心内膜炎、带状疱疹
	血清阴性脊椎关节病	强直性脊柱炎、银屑病关节炎、反应性关节炎、Reiter 综合征、肠炎
内脏疾病	骨盆	前列腺炎、子宫内膜异位症、盆腔炎性疾病
	肾脏	肾结石、肾盂肾炎、肾乳头坏死
	动脉瘤	动脉瘤
	胃肠道	胰腺炎、胆囊炎、消化性溃疡病
其他	佩吉特病	佩吉特病
	甲状旁腺疾病	甲状旁腺疾病
	血红蛋白病	血红蛋白病

神经根症状引起的下肢痛，治疗或运动时症状边缘化，椎间孔变小的影像学检查结果[12-16]。其他人警告称没有确凿的证据证明出现这些特定的身体因素能进行鉴别诊断，可能会导致负面的结果。

步骤三:诊断分类。诊断分类的第三个阶段和最后阶段是将患者分为均质组（如非特异性腰痛），以便更好地治疗。下腰痛分类模型是通过使用 3 个分类指数策略把均质的状况进行归类:①状态指数;②预后指数;③患者反应模型。由 Bernard、Kirkaldy-Willis[17]和 Moffroid[18]等创建的状态指数模型包含了使用身体损伤分类（诊断）来区分有缺陷的病理组织。根据疼痛发生的可能部位将患者进行均质化归类。预后指数模型(如对疼痛的恐惧、应对反应等)，主要用于预测患者的预后结果，并前瞻性地处理那些与不良进展相关的潜在因素。预后指数模型通常是从已有的数据统计分析得出，可能包括同类型结果的分类[19]。预后指数模型本质上是回顾性的但是建议进行前瞻性应用[20]。

在检查患者的过程中，医生根据患者对运动的反应可以利用患者反应模型来进行潜在的锻炼和治疗的选择。患者反应模型分类能对症状进行诱发(使用疼痛引发或抑制的方法)，并通过各种运动来诊断评估。这种分类模型(激发、重现和减少)评估单次或重复的运动和(或)体位对患者一致性疼痛或运动异常的反应。治疗技术的方向和形式与评估方法类似。特异性的治疗技术取决于再现患者疼痛的运动方法，这种运动方法要么是设计来减轻疼痛，要么是增加关节活动度。治疗的方向、幅度、力度和速度取决于

患者在运动过程中的反应。这种方法包括了治疗时和治疗间期患者对激发、重现和减轻的反应参数，这些参数用于预测良好的整体结果[20-23]。在文献中,这个分类的过程进一步细分成两个主要形式:①根据体征和症状进行诊断分类;②根据治疗结果期望分类。

根据体征和症状的诊断分类是大多数下腰痛系统分类的特征。医生已经开发了许多分类的技术,将包含"危害结构"的体征和症状(以及影像学结果)贴上诊断标签。这些诊断标签很少指导康复医生对下腰痛患者的预后或治疗结果做出相关的决定[19]。国际疾病分类第九次修订版(ICD-9)中的许多准则概述了具体的腰背损伤，每种损伤的特点都有细微的差别。在许多情况下,经常用来对腰痛进行分类的诊断设备,其分辨能力不足以区分具体的疾病。最后,一些医生不同意某些损伤的发生率,这可能会导致过高或过低的患病率。这些"标签"很难或根本不能确认腰背部损伤的性质、严重程度、敏感性或发展阶段。

根据患者反应的分类系统在本书中会经常提到。分类通常在对评估结果进行分析后进行[19]。例如,机械性诊断与治疗(MDT)法(也称麦肯齐方法),可根据随访结果对分类进行修正[20]。每种分类依赖于每位患者对评估方法的反应和治疗方法相应的变化。这种方法不依赖于特定的模式,因为每位患者可能表现出独特的症状，不能教条的用一种方法去分类。然而,这些方法也有缺点和优势。MDT的分类不能确诊脊柱不稳或对风险较高疾病进行分类, 如肿瘤、骨折等[19]。

Peterson[24,25] 等最近创建的分类系统,是一个合

并诊断和患者反应指标成单一诊断分类的系统。该系统的目的是鉴别临床上同质的非特异性腰痛患者,这类患者具有症状性的病因结构[24]。该过程在对患者状况进行分类时包括了三个步骤,其中大部分是基于 MDT 分类系统。然而,该系统的目的是加强一些 MDT 分类系统最初未能做出辨别的领域,如腰椎关节突关节综合征、骶髂关节综合征、肌筋膜炎、神经异常紧张和异常疼痛症状的子分类[25]。

一个常见的腰背痛损伤分类系统是魁北克工作组(QTF)分类模式。该模式由 12 类损伤组成,取决于症状部位、影像学检查结果和慢性疼痛[19]。这种模式的缺点是康复医生通常无法进行影像学检查并且偶尔形成有缺陷的成像[19]。此外,QTF 在检测者之间的可信度是未知的。所有类别并不是相互排斥的,增加了下腰痛分类为多个组的机会[19]。且 QTF 模式与腰痛的治疗与诊断没有关联[26]。最后,像患者反应分类系统一样,并未将所有的损伤类别都包括进去(如脊柱不稳、骨折等)。

造成分类工作困难的原因之一是很少有说服力的证据来支持特定的身体因素和预测腰椎病理严重性能力之间的关系[27,28]。同样,几乎没有证据支持特定的身体因素能准确地预测损伤[29,30]。实际上,腰痛恢复与损伤的严重程度、接受治疗的类型,和(或)手术治疗不相关。

目前,没有任何一个单独的诊断分类系统表现优于其他分类[24,25]。腰椎疼痛发生器有许多,由于疼痛的会聚投射,临床上很难进行区分[31]。疼痛的来源包括交感神经干、灰交通支以及前、后纵韧带支配的骨骼。此外,肌肉、胸腰椎筋膜(包括痛觉神经末梢)、硬脑膜 (由腰椎窦椎复合体支配)、硬膜外神经、韧带、腰椎背支的内侧支支配的椎关节突关节和椎间盘都有共同的神经元[32-34]。

Spitzer 报道腰背痛的发生没有显而易见的和可识别的病理学基础[28]。特定的病理过程通常不是导致疼痛的原因或者不是单独发生的[35]。尽管存在这些挑战,有些作者认为经常"故障"的结构可能是腰椎损伤的疼痛发生器。Bogduk[35]报道最常见的部位是典型的椎间盘源性下腰痛(39%),其次是椎关节突关节(15%)、骶髂关节(13%),和其他(33%)。Laslett 报道 15%~40%下腰痛源于椎关节突关节[36]。

小结

● 即使进行临床和诊断检查,大多数腰背损伤的原因仍不明确。

● 腰椎椎间盘是腰椎中主要的疼痛发生器,占腰椎损伤的绝大多数。

● 腰椎分类系统可能为研究、治疗和评估提供同质的结果。

● 治疗反应为基础的分类系统,可以提供给医生易用的分类模式,通常不会像许多其他分类模式那样缺乏有效性。

● 目前,没有任何一个分类系统已被证明是比其他分类更有效,但对于手法治疗的医生,治疗反应为基础的分类更适合于每位患者。

视诊

对于体位综合征患者而言,观察和长期体位放置相关的症状是首要的评估工具。O'Sullivan[37]通过观察来确定脊柱不稳患者的姿势偏好。他的分类基础是根据某种姿势不耐受和体位在理论上的不稳定性。此外,Cook、Brismee 和 Sizer[38]等报道,姿势不耐受是腰椎不稳患者的临床特征。Granata 和 Wilson 指出维持躯干特定的姿势和脊柱不稳倾向相关[39]。

活动意愿降低也是一个值得注意的观察项目,这和不良治疗结果有关[40,41]。由于害怕再受损伤或增加疼痛而避免某些特定的动作在慢性腰背损伤患者很常见[42]。这种不愿活动的行为可能与运动引起疼痛的恐惧心理有关,这可能进一步导致一系列问题。灾难化行为通常与患者活动意愿降低相关,在具有不良腰背痛结果的患者中也常见[42]。

尽管尚无明确的结论,生理测量结果可能有助于医生对患者症状进行分类。生理测量结果不可靠,很少与患者的预后相关,但结合其他指标时则有助于评估患者。与对照组相比,腰痛患者左右负重不对称姿势已被证实[43]。其他非试验验证的结果(如偏平的姿势、脊柱过度前凸、或一般性不良姿势)可能与特定的病理变化相关。

Riddle 和 Rothstein[44]发现横向偏斜检查(图 10.1)的评分者间的可靠性较差。Kilpikoski[45]等也发现横向偏斜的目视检测可靠性较差,但也认可每一中心化患者存在方向偏好。患者动作和姿势相应的方向

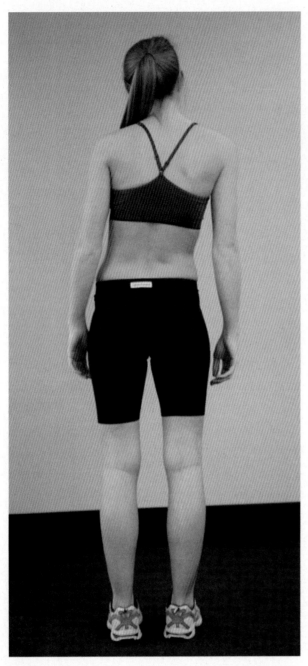

图10.1 右移的例子。偏斜检查是通过分析躯干在骨盆上的位置来确定的。在这个例子中，患者的躯干向骨盆的右侧偏斜。

偏好能减轻疼痛症状，该运动可能是任何在矢状面或冠状面上的主动生理运动。Clare、Adams 和 Maher[46]在横向偏斜的检测中得出中等可靠性（0.48~0.64）的结果，并建议用解剖矢状面图来改良结果。Tenhula[47]等认为矫正偏斜的反应表明了临床检查时有用的临床信息，确认了腰痛患者存在横向偏斜。作者提议利用重复侧边滑动来分析症状向心化或外周化，Young[48]发现这与重复运动测试有关。症状向心化与阳性结果以及抑制失能倾向相关[29]。

患者可能横向偏斜朝向或者远离其反馈的疼痛部位。如果横向偏斜朝向疼痛部位，那么这种偏斜则称为同侧偏斜，并可能与中央型椎间盘突出有关。如果偏斜远离疼痛部位，那么这种偏斜被描述为对侧偏斜，并可能与后外侧椎间盘突出症有关。

病史

Vroomen[49]等发现不同的医生在收集病史的一致性方面存在差异，在肌力和感觉损失的方面最详细，在神经反射变化方面适中，而在特定脊柱检查方面较差。最重要的是，作者建议医生应进一步关注病史收集并提取有用的部分来阐明疾病。这个建议得到了其他研究者的支持[50]，他们发现性别差异、需要进行剧烈活动的职业、暴露在振动环境的职业、不舒服的工作环境[50-53]、背部问题既往病史[54]、久坐不动的生活方式等[52,54]，都分别对应了不同分类的腰痛。这种主观评估的标准化过程为医生提供了一个有用的模式，并减少出现纰漏。

Young[55]等报道了患者病史与身体检查项目的关系，从而将主观病情陈诉与特定损伤联系起来。他们的研究结果表明，由于坐立引起的疼痛与骶髂关节疼痛和椎间盘源性下腰痛正相关，但与椎关节突疼痛负相关。O'Sullivan[56]等报道了腰背痛陈诉与坐立时间的相关性。直接坐立后腰痛缓解表明椎管狭窄[12]，其敏感性为 0.46，特异性为 0.93。坐着如厕和 Valsalva 动作练习困难，是下腰痛患者的共同陈诉，但不能归类为一种具体的疾病[8]。跨步步态或步态异常通常与椎管狭窄有关；然而，这些症状并不限于椎管狭窄，也可能与其他下腰痛病变相关[6]。

Deyo 等[11]建议，当试图分析患者病史来明确有助于确定临床结果的信息时，最有用的信息是前期失败的治疗、药物滥用史，以及失能代偿。此外，排查抑郁症有助于确定这种潜在的协变量会不会阻碍康复。由于这些社会心理特征并没有一个统一的度量，因此仔细而明确的病史可能是唯一的评价机制。

症状范围 虽然神经根痛和牵涉性痛是由许多

结构引起的,对疼痛源的分离将有助于确定"病灶"的结构或运动损伤。排除脊髓病变情况下,腰椎疾病可以引起两个基本类型的牵涉性痛:①躯体牵涉性痛,这是由于腰椎固有结构或组织受到伤害性刺激引起的;②神经根痛,是由穿过腰椎椎管或椎间孔的腰椎或骶神经根受到刺激引起的。内脏也可以将疼痛投射到腰椎部位,但不常见[57]。由于疼痛会聚投射,躯体上的牵涉痛可能来源于任何局部腰椎或腰骶部疼痛[58]。临床上,躯体牵涉痛的特点是感觉强烈、弥散性、难于进行定位[58]。诱发的结构包括韧带、周围的肌肉组织、关节突和(或)椎间盘等,每一个部位疼痛均有可能牵涉到下肢部位[57,58]。

源于关节突椎关节的疼痛可牵涉到大转子、大腿后外侧、臀部、腹股沟和膝盖以下部位[59,60],而源于硬脊膜的疼痛则可能导致背部和腿部疼痛。Smyth和 Wright[61]发现硬脊膜疼痛通常通过牵引刺激进行区分。Kuslich 等[62]发现硬脊膜疼痛可放射到背部、臀部、大腿和小腿等部位。通常情况下,关节突、椎间盘、硬脊膜疼痛有不同的疼痛模式,但这 3 种疼痛都可见膝以下部位出现症状[57]。Robinson[57]报道,常见的躯体牵涉痛的描述,其特点有相同之处。疼痛通常出现在背部或者下肢,其特点是深部、疼痛、弥漫、无法定位、钝性、痉挛。

神经根性疼痛表明疼痛的发生器是神经根,可能与化学或机械性创伤有关。尽管神经根性疼痛可能会显示"实在"的神经损伤,其中包括运动神经损伤、感觉神经障碍,或单一皮节痛,但这些损伤是特异性的和不敏感的[63]。类似于躯体牵涉痛,神经根性疼痛也对应着脊柱的功能障碍。L4 疼痛会放射到髋关节和大腿前外侧(不会牵涉足部)。L5 疼痛会放射到腿部后侧至足踇趾。S1 疼痛会放射到小腿后侧、足部远侧-外侧和小脚趾。S2 放射到大腿后侧,向下到膝盖的弯曲处,但不会累及到足部。McCullough 和 Waddell[64]以及 Smyth 和 Wright[61]等根据症状出现的部位将 L5 和 S1 进行区分,L5 牵涉痛位于足背,而 S1 位于足外侧。然而,L5 疼痛并不一定牵涉足部或脚趾疼痛[64]。

在一般情况下,描述神经根性疼痛的词语特点是强烈、放射性、严重、剧痛、刺痛和撕裂痛,相比于躯体牵涉痛能准确定位。根据患者神经根病的陈诉进

行诊断时要谨慎,因为疼痛的描述参考价值较低[65]。综上所述,腰背疼痛部位可能与脊柱韧带、硬脊膜、椎体、肌肉、关节突和椎间盘等众多结构有关。大腿前侧疼痛可由 L2-L3 皮节区疼痛或躯体诸结构疼痛引起。腹股沟疼痛可能是局部结构引起的躯体疼痛、背部引起的躯体疼痛、或 L1-L2 皮节疼痛。大腿后侧疼痛是 S1-S2 皮节和 L5‐S1 椎间盘和关节结构引起的躯体牵涉痛。最后,足部疼痛可能是 L5-S1 神经根病或者椎间盘(比较少见)、骶髂关节(更少)、硬脊膜(罕见)、或椎关节突(较少)引起的躯体牵涉痛[57]。

小结

- 患者下腰部检查最重要的步骤是分析患者病史,尤其是鉴别危险信号时。
- 检查过程中遇到的大多数疼痛模式在不同身体结构之间或结构内部都不相同。
- 医生在每次检查时应针对患者的一致性体征。
- 每次进行治疗干预和治疗操作之前、期间和之后都需要有可测量的基线进行比较分析。

体格检查

主动生理运动

向心化现象 其是许多下腰痛分类系统的标志特征,McKenzie 在 20 世纪 50 年代首次提出,并在20 世纪 80 年代被广泛使用[66]。向心化比较宽泛的定义是一种针对源于脊柱的放射性痛或牵涉痛的运动、松动术或者推拿手法,当进行操作后能够以可控可预测的模式由远及近地消除或减轻疼痛[67]。有记录表明这个操作程序的效果是预测患者治疗结果的一个指标,特别是非向心化患者比向心化患者(那些患者的外周疼痛经运动、松动术、或不推拿操作后不会向心化)获得更差的治疗结果[26,29]。其他人利用向心化现象将患者分类进行研究[68-71]。Werneke 和 Hart[29]发现未能向心化患者(非向心化患者)承受疼痛强度更大的风险,恢复工作受阻,并干扰日常的生活,还可能增加医疗费用。此外,向心化行为出现椎间盘综合征,具有 95% 敏感性和 52% 特异性[68]。毫无疑问,支持

在脊柱评估中加入向心化现象观察的证据比较有力。

有效活动度 尽管检测脊柱有效活动度的不对称性是有用的,但是几乎没有证据支持单一应用"总有效活动度"作为预测腰背损伤的工具。脊柱活动度不良在无症状脊柱中比较常见,而有症状的脊柱其总活动度却是"正常"的。Parks[72]和同事发现总的活动度和功能评分之间几乎没有相关性;Haswell[73]报道医生对于检查期间主动生理运动的重现结果持负面至中等的意见。

重复动作的运用 Young[55]等建议在检查椎间盘源性疼痛时进行重复运动是必不可少的。重复运动有助于确定患者的激惹性和运动方向偏好。如果最小重复运动就能加重患者的病情,那么需要谨慎地进一步进行治疗。"方向偏好"反映了重复运动对某个方向的喜好,这将有利于改善疼痛和活动度限制,而相反方向运动会导致症状和体征恶化[74]。

使用持续的动作或姿势 持续的动作或姿势也是检测患者疼痛行为的必要条件。患者可能对持续的动作表现出方向偏好或者可能表现出疼痛减轻(一旦某个脊柱节段受到拉伸或者紧绷状态得到松弛)。在某些情况下,检查患者时重复的动作可能会使患者太痛苦,因此使用持续的运动或姿势也是有可能采用的检查机制。

主动生理屈曲

患者进行主动生理屈曲的目的是检查运动对患者一致性体征的影响并明确重复或持续运动的影响,同时确定这种反应是否导致患者一致性体征向心化。

1.患者首先取中立的站立位,询问疼痛基线水平和神经根性或牵涉痛症状。

2.指导患者向前屈曲到第一疼痛点并评估疼痛,以确定一致性体征(图 10.2)。

3.指导患者越过第一疼痛点继续屈曲;再次评估症状。

4.然后指导患者越过和(或)在活动度末端进行重复动作。

5.进行运动的时候,指导患者报告其症状是否加重、改善或保持不变,和(或)向心化、周围化,或者两者都不是。医生还必须确定在运动过程中其活动度是否增加或减少。

6.如果反复屈曲到活动度末端都是无痛苦的,那么缓慢地"收紧松弛的关节",在活动度末端加压并询问其末端感觉。

7.在末端感觉的位置,如果没有出现疼痛,那么进行小幅的重复振动来排除该动作(图 10.3)。

8.如果躯体屈曲时出现疼痛,则不必再施加超压。

如果反复或持续的运动和加压屈曲是无痛苦的,那么该动作可以认为是非激发性的。Maitland[75]表示,如果在运动时和被动施加超压时整个活动度内没有疼痛症状,那么该关节(或运动)则认为是正常的。他建议在有效活动度末端稳定施加超压,然后在那个活动度末端施加小幅的振动运动。只有一项研究在康复评估时调查了这种现象。Peterson 和 Hayes[76]报道,在膝关节或肩关节的被动生理运动检查中,异常的病理性末端感觉比正常的末端感觉更痛苦。他们认为出现这种情况可能意味着关节的功能障碍,因此在临床检查中需要进行评估。

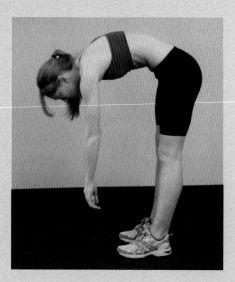

图 10.2 腰椎屈曲。

(待续)

（续）

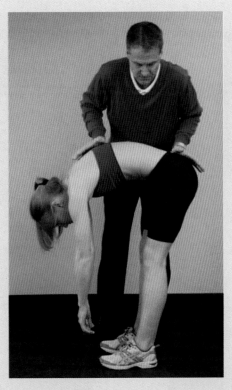

图 10.3　屈曲并施加超压。

主动重复伸展运动

主动生理伸展的目的是检查该动作对患者一致性体征的影响，并确定重复或持续运动的影响，同时确定这种反应是否导致患者一致性体征向心化。

1.患者首先取中立的站立位。

2.患者的手放在自己臀部两侧，并陈诉疼痛基线水平和神经根性或牵涉痛症状。

3.指导患者向后拉伸到第一疼痛点，评估疼痛，以确定一致性体征(图 10.4)。

4.指导患者越过第一疼痛点继续伸展；再次评估症状。

5.然后指导患者越过和(或)在活动度末端进行重复动作。

6.进行运动的时候，指导患者报告其症状是否加重、改善或保持不变，和(或)向心化、周围化，或者两者都不是。医生还必须确定在运动过程中其活动度是否增加或减少。

7.如果在活动度末端反复屈伸是无痛苦的，那么缓慢地"收紧松弛的关节"，在活动度末端加压并询问其末端感觉。

8.在末端感觉的位置，如果没有出现疼痛，那么进行小幅的重复振动来排除该动作(图 10.5)。

9.如果躯体在伸展时出现疼痛，则不需要施加超压。

如果患者在持续反复运动时没有表现出向心化体征，则可能与俯卧位或仰卧位评估该动作有关。如果患者表现出高度的激惹性可能需要对脊柱减压，进而通过重复运动或持续姿势使体征向心化。如果患者疑似高度的激惹性，并且俯卧位或仰卧位动作增加向心化的可能性，那么医生可以采用这种检查姿势。

（待续）

（续）

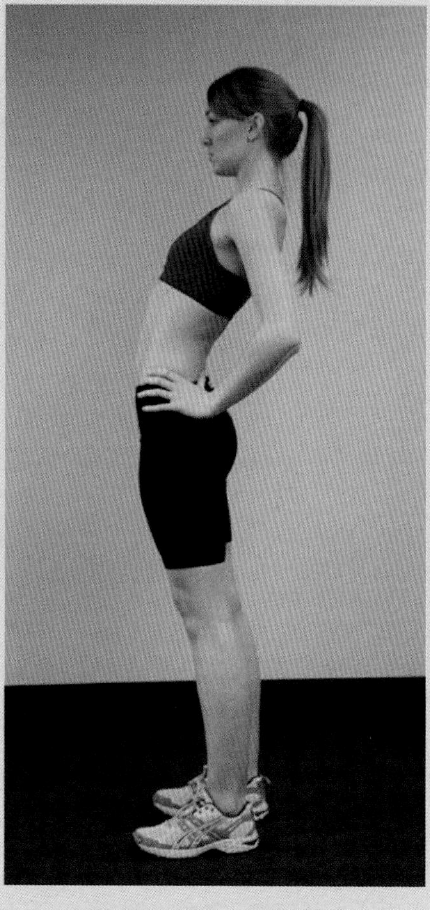

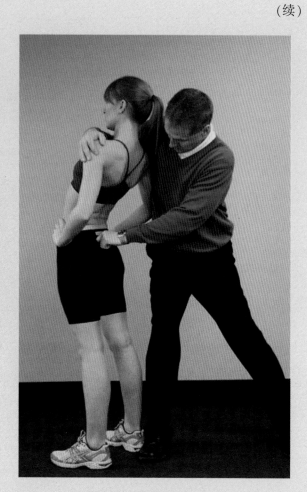

图 10.4　腰椎重复伸展。

图 10.5　伸展并施加超压。

主动重复侧屈动作

之前的研究提示：左、右侧弯的不对称能很好地预测失能，且与腰痛症状的严重程度相关。引起关节活动度减少的原因可能包括椎间盘后外侧的一侧受到刺激，神经根受牵引刺激和(或)椎间盘退行性高度变化导致轴向运动受影响。

1.患者首先取中立的站立位。

2.患者的手放在臀部两侧，并陈诉疼痛基线水平和神经根性或牵涉痛症状。

3.指导患者向右侧弯曲到第一疼痛点，评估疼痛，以确定一致性体征(图 10.6)。

4.指导患者越过第一疼痛点继续弯曲，随后越过和(或)在活动度末端进行重复动作。

5.进行运动的时候，指导患者报告其症状是否加重、改善或保持不变，和(或)向心化、周围化，或者两者都不是。医生还必须确定在运动过程中活动度是否增加或减少。

6.如果在活动度末端反复右弯曲是无痛苦的，那么缓慢地"收紧松弛的关节"，在活动度末端加压并询问其末端感觉。

7.在末端感觉位置，如果没有痛苦，那么进行小幅的重复振动来排除该动作(图 10.7)。

8.如果躯体在侧屈时出现疼痛，则不需要施加超压。

9.另一侧重复该运动。

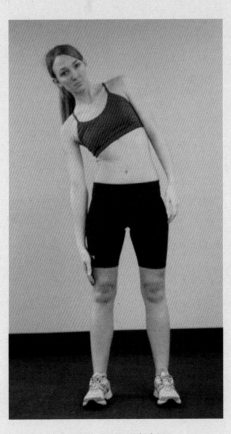

图 10.6 腰椎重复侧屈。

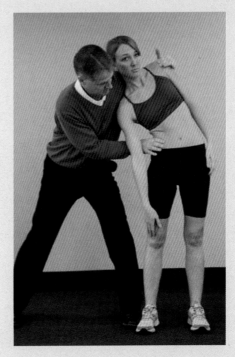

图 10.7 侧屈并施加超压。

主动旋转(坐位),动作不重复

正常人腰椎的轴向横截平面旋转很小。之前的研究表明,正常的旋转活动度高的是 L3-L4 脊柱的 3°,低的是 L5-S1 脊柱的 0.5°。

1.旋转测试时,指导患者胸前交叉(紧)手臂并坐在治疗床(图 10.8)。

2.医生用膝盖阻挡患者的膝盖,减少骨盆运动代偿。

3.进一步指导患者并强调适当的姿势以确保隔离腰椎。

4.指导患者尽可能向右旋转,再次询问疼痛症状,如果出现疼痛,必须确定疼痛是否一致。

5.如果没有出现疼痛,那么缓慢地"收紧松弛的关节",在活动度末端加压并询问其末端感觉。

6.在末端感觉的位置,如果没有出现疼痛,则进行小幅的重复振动来排除该动作(图 10.9)。

7.如果在旋转时出现疼痛,则不需要施加超压。

8.另一侧重复该运动。

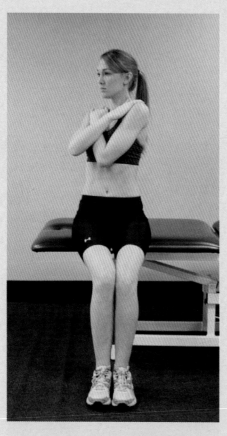

图 10.8　主动向右侧旋转。

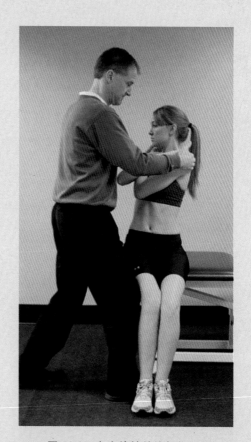

图 10.9　向右旋转并施加超压。

联合主动生理运动

联合生理运动在多个平面上进行，还可以提高牵动某个特定结构的能力。Sizer 和同事[79]提出矢状面而不是旋转运动在检测椎间盘症状更有意义。矢状位的重复动作能再次诱发腰痛，常表示椎间盘存在病变，而在旋转运动中出现腰痛则说明小关节功能异常。然而，需要进一步的研究来支持这种说法。

联合运动或"象限"运动可有助于排除疼痛是否来源于腰椎。这些运动被认为是激发性的（敏感），但不能判断疼痛的起源或实质结构的病变。联合运动测试中的阴性结果可能比阳性的测试结果更有用。

1.测试屈曲的象限位置时，患者首先取中立的站立位。

2.指导患者双手向下触及右踝关节(图 10.10)，并询问患者的症状重现。

3.然后，指导患者双手向下触及左踝关节。

4.再次询问患者症状的重现。

5.测试伸展象限时，指导患者拉伸、旋转并向左侧侧屈(图 10.11)，同时评估症状。

6.然后，指导患者向右侧伸展、旋转和侧屈。

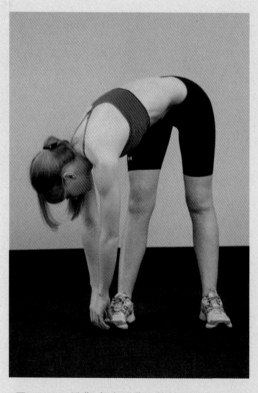

图 10.10　屈曲、侧向屈曲和旋转的联合运动。

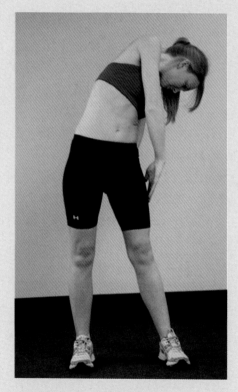

图 10.11　伸展、侧向屈曲和旋转的联合运动。

被动运动

被动生理运动　被动生理评估的作用是确定被动运动的反应是否与早期调查的主动运动的反应一致。脊柱的被动生理耦合评价不能提供有用的信息，因为没有具体的"标准"的耦合模式[80]。

Strender[81]等证实对患者在侧卧位实施被动生理运动检测的手法治疗医生间具有良好的可靠性。其他研究者[82]发现两个手法治疗医生使用相同的治疗方法，而他们之间的一致性相对较差。大多数作者争论被动生理活动结果的临床实用性、可靠性和有效性，表明脊柱节段被动生理运动的评估可能是太分散、太微小，因此太不可靠而不能产生有益的信息[83-85]。事实上，有用的结果可能是比较特异的，但在临床实践中缺乏敏感性和潜在的效能。

从本质上讲，被动生理评估最有用的好处是主动/被动运动间的比较。被动运动的活动度越大，说明患者精神上越不愿意运动或者做负重姿势时出现疼痛。虽然对被动生理评估的有用性存在争议，一些医生认为，他们的触诊能力为选择治疗提供有用的信息。

生理屈曲和伸展

生理屈曲和伸展可以使医生明确腰椎矢状位运动的有效活动度。

1.测试屈曲和伸展时，要求患者侧卧，将其髋部屈曲至45°，膝关节屈曲至60°。

2.医生将患者的膝关节紧靠髂前上棘，进一步稳定患者的双下肢。这也使医生能够利用躯干支撑双腿，进行屈曲和伸展活动。评估生理屈曲和伸展时可能需要医生抬起患者的膝盖（呈轻度侧弯），从而减轻对治疗床的拖拽。

3.屈曲和伸展活动期间，医生触诊患者的腰背棘突间间隙（这种技术被称为"钢琴"指触）（图10.12），评估不同的脊柱节段运动的能力和活动度（图10.13）。

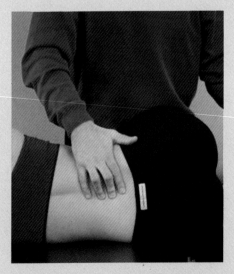

图10.12　钢琴指触棘突间间隙。

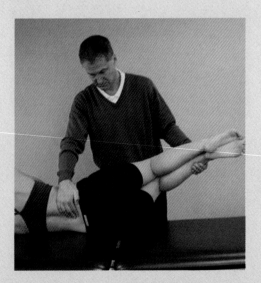

图10.13　被动生理屈曲和伸展。

生理侧屈

被动生理侧屈时，医生关注的是通过比较相邻脊柱节段来确定每个节段的活动度。

1.进行评估时，要求患者侧卧，将其髋部屈曲至45°，膝关节屈曲至60°。

2.医生同时抓住患者的两个踝关节，使其能作为一个杠杆臂，如果患者身材高大，医生可以用一条腿代替。

3.医生用钢琴指触触诊棘突间间隙(图10.12)。

4.医生缓慢地举起患者双腿，用手指感觉棘突的分离和运动。在远端托起双腿，预期由远向近运动(图10.14)。

5.另一侧用同样方法重复运动。

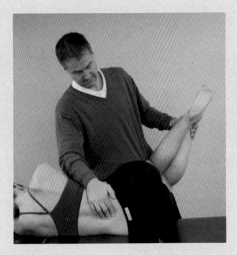

图 10.14　被动生理侧屈。

生理旋转

生理旋转包含腰椎每个节段的单独旋转。

1.要求患者侧卧，髋关节屈曲45°，膝关节屈曲约60°。

2.医生用前臂使患者的臀部紧绷，并用拇指和示指将L5棘突环拉紧(或腰部目标节段)。

3.医生的前臂放在胸腔一侧用力，并通过拇指对L4腰椎(或目标节段)向治疗床方向轻轻用力，医生对L4-L5小关节施加牵伸的作用力（图10.15）。作用力呈对角线的方向，促进小关节的牵伸。必须注意过度的运动、疼痛或间隙，理想情况下，旋转时疼痛和间隙是最小的。

4.医生应该从骶尾部向头侧的顺序对L5-S1、L3-L4、L2-L3和L1-L2小关节进行同样的操作。

5.在对侧也进行操作。

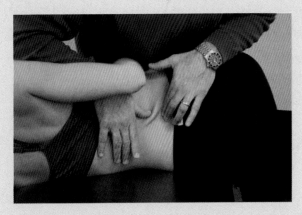

图 10.15　生理旋转、被动评估。

小结

● 被动生理活动度的评估由于医生间意见不一而无法使用。

● 或许被动生理评估期间收集的最有用的信息是对主动生理运动的比较。

● 一致性疼痛的评估仍然是被动生理评估的目标。

被动附属运动 评估被动附属运动的目的是说明疼痛强度与病理运动或僵硬水平的关系，这是医生必须从患者处确认的信息[86]。大多数作者使用术语"关节僵硬""运动检测"，通过假定僵硬就是对关节内的有效活动度进行检测[87-92]，虽然这个概念并非所有医生都同意[92]。运动僵硬的行为和定位可能会决定病变的分级并确定活动度损失的程度。

生理附属运动包括许多传统的关节运动学原则：包括中央或单侧的后-前(PA)、前-后(AP)、关节运动滑动、关节按压。PA附属运动是一种常用的腰背部治疗评估工具，是疼痛激发和运动评估的临床判断工具[93,94]。

尽管单独检测脊柱附属僵硬并不是稳定可靠的[92-95]，然而几位作者提出，触诊发现疼痛伴随僵硬或运动功能障碍是可靠和有效的[86,87,96]。Phillips和Twomey[96]检查32位研究对象在进行被动椎间运动和被动附属椎间运动的语言和非语言反应。在前瞻性和回顾性研究中，他们都发现与应用非语言手法诊断相比，应用语言诊断的手法治疗医生表现出更高水平的敏感性。

Dickey[97]等报道生理运动期间椎体疼痛与测量椎体附属运动量之间的关系密切。他们报道，椎间运动(平移和旋转)和变形(按压和牵伸运动)与疼痛有高度的交互作用(如一个增加，另一个也增加)。Jull和同事利用被动关节椎间运动(PAIVMs)[87]鉴定证实有问题的关节突具有很高水平的敏感性。一项类似的研究发现，运动检测的可靠性与语言反应(Kappa值 0.22~0.65)的可靠性相差很大(Kappa值为0~0.23)[56]。其他人[98]也发现类似的结果，但程度较轻。这些研究报道了主动生理运动(屈曲、伸展、右向左侧弯曲，以及反方向弯曲)出现的疼痛，表明了椎间运动评估和附属关节内活动的重要性。

有两项研究将PA评估用作脊柱推拿临床预测规则的组成部分[99,100]。这两项研究表明，可检测的PA僵硬和在检测过程中发现的其他因素可以预测患者是否受益于推拿操作。这表明，医生检测僵硬并与其他检查结果相结合，可能对治疗结果有利。Fritz[101]将一组临床患者的治疗结果与后前僵硬度的评估关联起来。作者发现在医生评估时表现出低活动性的患者更可能通过推拿操作得到改善，而表现出高活动性的患者则更可能通过关节稳定得到改善。相反的，Hicks等[102]指出在检查过程中(使用PA)出现高活动性(以及其他因素)是患者经历关节稳定法治疗成功的预测因素。

有项研究表明，整体感知的改善与患者的僵硬变化之间没有关系[103]；他们还发现，僵硬的变化不一定与施加的治疗有关。

中央后-前位

Maitland 提出患者陈述脊柱中线或双侧症状时,使用中央后-前(CPA)进行评估是最有效的[75]。CPA 包括一个针对患者棘突的三点运动。在此力的作用下所有腰椎段会以三点运动的方式平移和旋转,而直接受力的腰椎节段比邻近节段移动幅度更大[104]。

1.该手法应用豌豆骨对腰椎棘突用力。开始轻轻用力,随后力度逐步加强(图 10.16)。

2.医生由近及远地对患者脊柱进行操作,同时询问患者一致性体征的重现。

3.只有当施加一定力度的 PA 而患者无疼痛出现,此节段才可被排除。在 PA 力的作用下,有病症的节段应该表现出疼痛,并且首先会重现神经根性的或牵涉痛的症状。

4.反复运动或持续作用于腰椎可找出适合的技术;减少重复动作的结果或许是一个有用的技术指标。

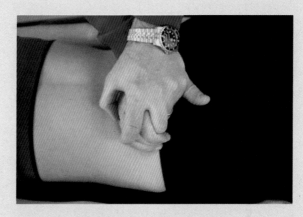

图 10.16　中央后-前椎间评估。

单侧后-前位

单侧后-前位 (UPA)也包括一个针对患者小关节、椎板或横突的三点运动。

1.医生拇指垫到另一拇指指甲上(图 10.17),轻柔而垂直地用力按压目标腰椎横突(右侧或左侧),力度约 4kg 或者拇指指甲发白即可。脊柱横突施加 PA 力后,诱发椎体旋转。

2.单侧后-前位 (UPA)由近及远的对患者腰椎进行操作。

3.医生询问患者一致性体征的重现。

4.重复运动或持续作用有助于确定该手法是否有效,只有当一定力度的 PA 力施加后(无症状出现),此节段才可被排除。

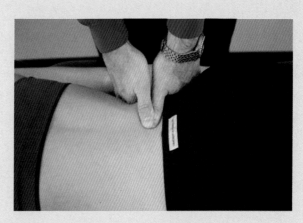

图 10.17　单侧后-前椎间评估。

L5-S1 区分

由于 L5-S1 小关节邻近骶髂关节，医生评估小关节和骶髂关节时容易引起混淆。这两个部位牵涉疼痛的解剖区域也相同，并且 L5-S1 小关节非常接近骶髂关节，位于 L5 棘突和深部的骶髂关节的中间。大多数患者的两个关节的距离不足 1 英寸（1 英寸=2.54cm）。L5-S1 小关节和骶髂关节之间存在一个理论上的三角区（图 10.18）。三角形的顶端在 L5 棘突，三角形的侧面在骶髂关节上，三角形的上半部分是 L5-S1 小关节。正确触诊可以有效地针对每个节段，并允许医生执行 UPA 疼痛激发操作。

1.医生首先识别髂后上棘（PSIS）的上缘部位，然后触诊骶椎。

2.然后触诊第 5 腰椎，根据其位于骶椎上方的第一个突出的棘突。

3.医生对 L5 棘突与髂后上棘（骶髂关节）中间施加 UPA 力。该作用力应确定 L5-S1 小关节（图 10.19）。

4.医生对同侧髂后上棘内侧以一定角度施加 UPA 力（图 10.20）。该作用力应可以鉴别骶髂关节和（或）关节周围或覆盖关节的结构。根据一致性疼痛应能确定哪个部位（或两个部位都需要）需要在治疗中集中关注。

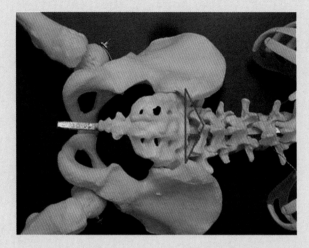

图 10.18　L5-S1 的三角区和骶髂关节。

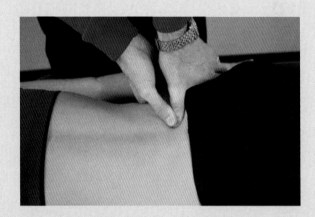

图 10.19　针对 L5-S1 小关节施加 UPA 力。

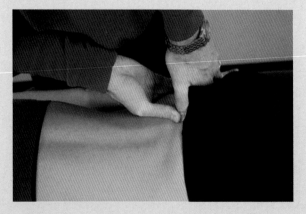

图 10.20　针对骶髂关节施加 UPA 力（成角度的）。

横向滑动

横向滑动是一种平移与旋转相结合的评估方法。在大多数情况下，患者认为横向滑动比 UPA 或 CPA 具有更大的激发性。这种评估方法应谨慎使用，它可能导致疼痛和症状复发。

1.医生用拇指指腹勾住目标棘突，去除与软组织的松弛关联。

2.如果患者的疼痛在左侧，医生应该站在患者的右侧(图 10.21)向左侧推棘突。在棘突上施加侧向力，引起旋转。

3.横向滑动从近端开始，由近端至远端进行操作。

4.医生询问患者一致性体征的重现。

5.在活动过程中，病变节段引起患者的一致性体征，并可以再次引发神经根症状或牵涉痛。

6.重复运动或持续动作有助于确定该手法是否合适。

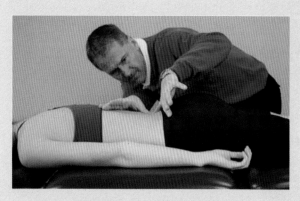

图 10.21 腰椎的横向滑动。

小结

● 在腰椎病理检测中，被动附属运动评估可能会得到有用的信息。

● 被动附属运动评估有助于区分功能障碍的脊柱节段。

● 被动附属运动评估在评估"仅有僵硬"时可能结果不可靠。

● 如果脊柱节段检查的目标是激发疼痛，那么被动附属运动评估是有用的。

特殊临床检查

触诊 一般来说，腰椎触诊在相关特定组织中并不起作用，因为存在会聚的情况。当许多由同一神经系统支配的结构向大脑发送传入信息时，大脑无法确定传入信息的位置和结构，就产生会聚的情况。此外，由医生定位的结构可能不是真正的目标结构。Billis[105]报道，医生识别 L5 棘突重现性差。临床医生和手法治疗医生比学生表现出更多的重现性，但所有的项目似乎并不准确。French 等[106]报道了进行脊椎按摩手法前的触诊机制有类似的情况。因此，对医生来说，缺少一致性疼痛陈诉的患者进行触诊相关

的治疗可能会产生不同的结果。

手法肌力测试 使用手法测试腰部肌肉系统是有争议的。腰椎损伤手法肌力测试的建立是假设了对抗肌无力，意味着肌无力以及由此导致的肌肉损伤。然而，由于腰椎的肌肉组织很复杂，肌肉系统整体(原动力)可能不会出现强度降低但是局部肌肉可能会表现出无力并且运动控制有问题。局部肌肉系统无力(多裂肌和腹横肌)和运动缺失通常表现为细微的可量化临床特征，与手法肌力测试中的结果不相符[107]。其实，对腰痛患者进行手法肌力测试可能会产生不同的信息。使用稳定器或血压袖带进行局部肌力测试或耐力检测可能会产生更有用的信息。

治疗技术

确定治疗结果

每个特定的治疗手法的目的应该针对单一的病症去改善患者的治疗结果。治疗应直接影响患者的一致性体征。因此，在应用该手法时，主动的、定位的和被动的手法应直接刺激一致性体征。最初引起症状扩大或疼痛周围化(暂时性)的治疗手法最终可能

会成为适当的治疗手法。症状的缓解需要时间,并且医生需要通过重复运动或静态保持评估结果。只有当患者表现出症状恶化,才能认为这些技术是不适合的,特别是随着该技术的应用或者在治疗终点时疼痛周围化。

在检查部分本书概述了"何时"使用特异性技术。患者对重复运动和(或)持续伸展的反应是进行特异性治疗是否适合的指标。进行特异性治疗可以导致以下3个潜在的阳性结果之一:①减轻疼痛;②活动度标准化;③向心化或症状消除。获得这3个结果中的任何1个都会验证以前的治疗方法。如果一种治疗方法导致患者症状无变化,或阴性结果,要么是选择的治疗方法不适合,要么是需要在适当的时候才有作用(例如,腰椎稳定锻炼)。基于患者反应方法的关联性,需要医生鉴别每位患者之间特异性治疗方法的有效性[23]。

基于治疗的分类

Delitto[70]和同事们提出一种基于治疗分类(TBC)模式的使用。他们的分类部分根据患者对治疗的反应,由主要病史和检查结果构成。类似于MDT分类法,TBC把患者归为同质群体,目的是为了给予更特异性的治疗干预,但不像MDT分类,TBC对未表现的症状也进行分类(如不稳定性)。

TBC模式诊断的关注较少,更多的是改进治疗,并已减少到4个具体分类,包含了根据主要病史和临床表现的分类(图10.22)。这些类别包括:①特定运动;②松动术;③固定术;④牵引术[109]。特定运动组包括患者会表现出姿势偏好,在进行特定动作时会表现出向心化行为,或可能在主动和被动运动手法操作时表现出疼痛减轻。松动术组一般表现为局部、单侧腰痛或骶髂关节疼痛。固定术组可能表现出类似的背部疼痛频繁发作,并可能不稳定。最后,牵引术组表现出神经根压迫症状和体征,腰椎进行运动后没有改善,且经单侧平移操作后无改善的单侧偏斜。尽管这种模式已被证实可靠性差[110],但是有证据表明其有效性[108]。

使用TBC分类的作用是,通过检查确定患者应归类TBC中的分类。例如,如果患者表现出向心化的行为,他们将归为特定运动组。如果患者确实被证明为神经根病变,他们列入牵引组。如果患者在主动运动过程中表现出向心化,并且因松动术而得到改善,他们就可以在这两个类别中归类。如果主动和被动运动导致症状恶化,没有发现神经根型颈椎病,建议患者应属于固定术组。每个类别并非是相互排斥的。

特定的运动分类 在TBC模型中,如本书所定义,特定运动分类涉及特异性方向的运动。这种方法

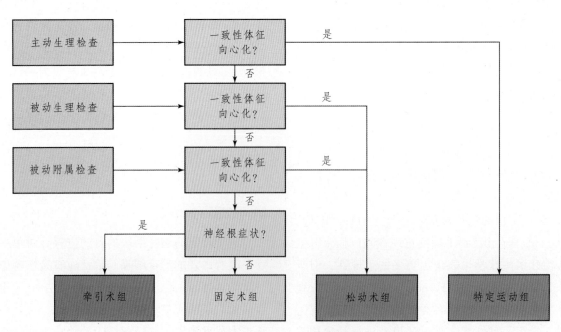

图10.22 基于治疗分类的方法。

的特点与向心化现象有关。如前所述,向心化现象是一个有益的工具,可识别椎间盘源性疼痛[68],与没有向心化行为的一致性体征组的区别是,患者是否会表现出阳性的结果[29]。向心化被定义为"在一种状况下,来源于脊柱的疼痛在中线两侧或者远端可感觉到,并且在进行特定运动后疼痛减轻或者疼痛部位转移到更靠近中线的位置。"[66,67]在检查过程中,可诱导向心化行为的检查技术继续作为治疗手段。在某些情况下,它可能需要几个治疗访视来确定重复运动的结果,并确定患者是否是一个向心化患者。

本书对"向心化"一词采用了非常宽松的定义。在治疗时,导致症状向心化、减轻或消除的主动或者被动的手法都是可能的治疗技术。与其他作者所持的定义不同,向心化反应可能来源于许多结构,也可能不是椎间盘源性疼痛,而是神经根病理性或者躯体牵涉痛。

松动术分类　松动术分类中的患者可能受益于松动术或推拿。本书认为在特定的运动和松动术分类之间存在很大的重叠。使用基于患者反应的方法使医生可以根据检查期间的阳性反应选择松动术操作。因此,检查方法也可以用作治疗方法。

主动治疗技术–重复运动

包含重复运动的治疗应直接与检查结果相关联。如果患者在反复伸展等运动中表现出疼痛减轻或症状向心化,则建议进行重复伸展运动。如果患者证实因其他方向运动得到改善,如向前屈曲或左、右侧屈,则进行同样的操作。如果患者是易激的,并在负荷位置没有表现出症状向心化,那么建议进行俯卧位重复运动。在站立位或者俯卧位进行重复的动作,如伸展运动(图 10.23)。

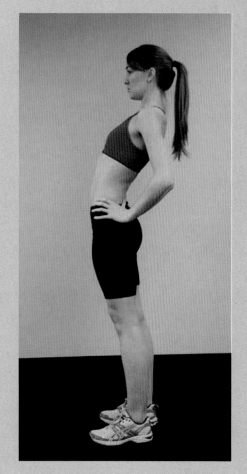

图 10.23　站立位重复伸展运动。

主动生理持续性姿势保持

姿势保持的治疗方法也是从检查中获得的。

在某些情况下，姿势保持可作为松动过程的预置体位（图 10.24 和图 10.25）。

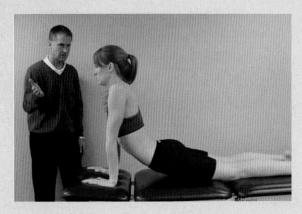

图 10.24 俯卧位腰背部伸展静态保持。

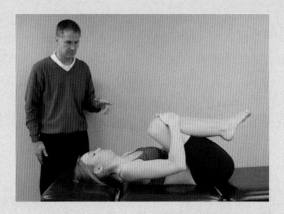

图 10.25 仰卧位腰背部屈曲静态保持。

侧向滑动治疗技术

侧向滑动是一个位置或运动为基础的技术，旨在纠正躯体位置偏移。通常情况下，患者表现出侧向移位，这种移位通过分析患者胸椎相对于骨盆的位置变化来确定。图 10.26 中，患者胸椎偏移超过骨盆，表现为左侧移位。纠正移位需要向偏移方向牵引骨盆，而向相反方向推动胸椎，或称为"右"侧滑。如果一个疗程后，症状向心化，则这种治疗技术是适合的。

1.患者取站立位，将偏移一侧面向医生。

2.指导患者将要进行的相关步骤后，医生用肩部顶住患者的躯干，同时医生的手臂环绕患者骨盆。

3.医生朝牵拉患者骨盆相反的方向滑动胸椎，连续进行该动作。

4.对患者重复测试后根据其阳性反应来进行治疗。如果患者在侧滑中表现出向心化，则重复该操作。如果患者在反复运动过程中症状周围化，根据 TBC 的标准，患者可能适合进行牵引治疗。

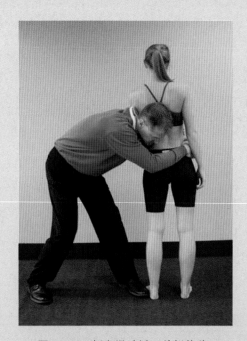

图 10.26 侧向滑动矫正单侧偏移。

联合动作:预置体位的被动附属运动松动术

对 TBC 的特定运动分类,本书采用了宽松的定义[108]。如果某种运动能影响患者的一致性体征,那么提高某个特异性方向的运动而使用的被动操作是可行的。例如,在治疗单独的 L5-S1 功能障碍时,如果患者对重复伸展运动反应较好,那么患者也会受益于预先伸展至活动度末端的重复被动附属运动松动术,因为这两种动作创建了一个类似的脊柱三点运动[111]。因此,在应用 CPA 或 UPA 技术之前,预先进行侧屈运动、伸展,或神经紧张来针对一致性体征。(图 10.27~图 10.29)。只有当操作该动作得到与主动生理运动相似的效果时,才可以应用这些技术。

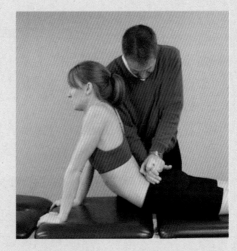

图 10.27 俯卧撑并行被动附属 CPA。

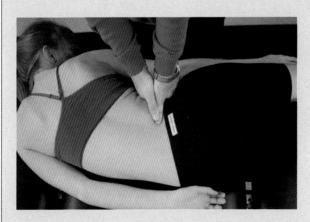

图 10.28 右侧屈曲并行被动附属 UPA。

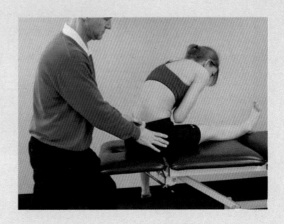

图 10.29 坐位直腿抬高并行 UPA。

一般性技术

源自检查的松动术 根据患者检查反应选择的松动方法也可能是合理的治疗手段。通常,一旦在检查期间应用了松动技术,则根据患者的期望反应选择该治疗方法。Chiradejnant[112]等报道,该技术的预期方向可能在患者的结果上几乎没有差异。在他们的研究中,与医生选择的技术相比,随机选择的脊柱松动术在目标脊柱节段进行操作的结果没有显示出差异。然而,证据确实表明,当直接应用于所需的一致性节段上时,该技术确实获得最佳结果[109]。

其他人[99]主张使用治疗决策规则,如临床预测规则(CPR)来确定患者是否适合在护理周期内早期进行推拿操作。一个 CPR 包括:①<16 天的症状;②髋关节内旋至少 35°;③经脊柱弹性测试(中央后前松动术的一种)发现腰椎节段运动性减少;④膝关节远端无症状;⑤"恐惧回避研究问卷"的工作子量表的评分<19,这是该规则的 5 种机制。这 5 项检查结

果中的 4 项使短期阳性反应的测试后概率提高了 25 倍，并且表现出比非特异性稳定运动更好的结果[92]。这种 CPR 已经由另外两项独立试验进行了研究[113,114]，而并没有证明具有显著的疗效。尽管可能有许多原因导致后续的研究不支持该规则（患者特点不同、不同的治疗技术以及治疗应用量的差异），但关键点是每位患者是独立的，并且可能需要对他们推拿方法之外的干预程序进行修正。

对试验组进行的推拿程序通常是与骶髂关节推拿相关的技术。执行该操作时，患者取仰卧位，并且要求患者将双手放在颈部后面。医生将手臂穿过患者的手臂，并抓住患者靠近治疗床的手臂（图 10.30）。一种替代方法是医生手臂向后伸出并抓住患者的肩胛骨。医生将患者侧向屈曲，并朝着医生方向转动/弯曲患者，同时对髂前上棘(ASIS)远端施加压力。医生继续转动患者，直到 ASIS 开始从治疗床上起来。一旦 ASIS 遇到阻力，医生通过患者的 ASIS 施加曲线 AP 力。

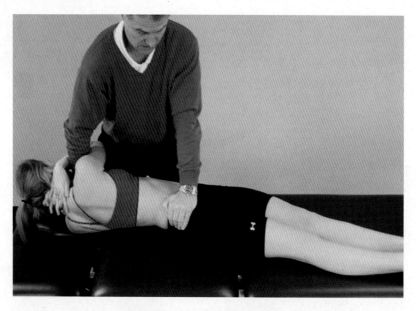

图 10.30　侧屈和髂前上棘旋转。

侧卧旋转松动

侧卧时从治疗床上方打开关节突关节或者从靠近治疗床的下方"闭合"该脊柱节段的一种常见松动术操作称为侧卧旋转松动。

1.患者应取侧卧位,并根据该操作的目的,患者将疼痛的一侧朝上侧卧(如果期望是"打开"小关节),或者将疼痛的一侧朝下侧卧(如果医生准备"关闭"该脊柱节段)。根据检查结果确定患者侧卧的位置。

2.患者侧卧后在下方的腿部伸直,而在上方的腿部略微弯曲(上方的腿部膝盖不接触治疗床)。

3.医生抓住患者在上方的手臂,轻轻地弯曲并向患者头部旋转。医生只将患者旋转到目标节段上方,他们能感觉到运动的位置。

4.一旦发现到达目标位置,医生将患者的手放在患者头部的下方。

5.医生将髂前上棘(ASIS)放在患者的 ASIS 头侧位置。然后医生用前臂拉动患者的骨盆使其紧贴在医生的大腿和髋关节。

6.然后医生将前臂放在患者胸部后方(锁住患者的手臂)。

7.手的位置类似于被动生理旋转测试时,医生稳定目标节段以便于松动操作。

8.医生向上提拉尾侧节段的棘突外侧。

9.相反,医生使用他或她的拇指朝着治疗床向下推动头侧节段棘突(图 10.31)。

10.患者轻微旋转以进一步稳定或"锁定"躯体位置。

11.为了进一步隔离目标节段,医生通过身体使患者负荷压力,并可以通过从头侧至尾侧移动来靶向作用上端、中间和下端脊柱节段(头侧移动作用于上端节段,尾侧移动则作用于下端节段)。

12.根据患者反应进行松动。该手法操作时轻微振动,对患者加负荷,同时头侧手朝着治疗床向下推而尾侧的手背离治疗床向上提拉(图 10.32)。

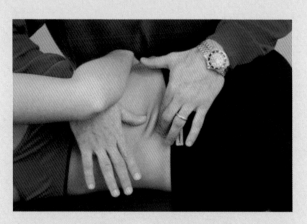

图 10.31　松动操作时手的位置。

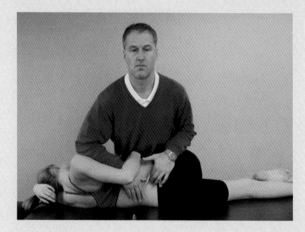

图 10.32　打开操作使上方的小关节开放。

靶向特异性技术　靶向特异性技术的目的是针对目标节段进行特异性治疗。

侧卧旋转推拿(开放技术)

旋转推拿主要作用于下腰部慢性僵硬患者或表现出开放性障碍（在前屈或侧屈期间出现疼痛）。如果单侧后前位或横向滑动不能缓解(完全)患者的症状,则建议用该技术。另外有些旋转困难或者向对侧运动受限的患者也适用于该技术。用于侧卧松动操作的体位原则也同样可用于进行推

拿的患者(图 10.33)。

1.推压前,患者预先定位受限部位并使关节紧绷。由于采用的是侧屈和旋转的联合运动,该技术不是在旋转的活动度末端进行。

2.最后的步骤包括对患者完成一次朝下的快速推动(朝向治疗床)(图 10.34)。常见的错误是医生用手指推拉力过大。该技术强调的是对患者身体的压迫而不是手部用力操作。

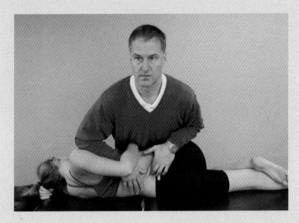

图 10.33　推拿推压操作前的预置体位。

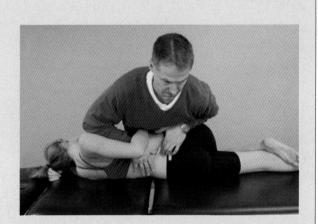

图 10.34　推压操作。

腰椎上段调整

腰椎上段调节涉及的体位设定与前面的操作一样,只是增加了一个步骤。增加的步骤是移动患者位置并且医生靠近头侧操作来活动腰椎上段(图 10.35)。患者感觉目标部位更"紧闭",调整之后询问患者感受是很重要的。调节到理想的定位有时需要操作多次。

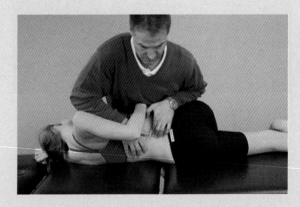

图 10.35　腰椎上段旋转推拿调整。

腰椎下段调整

　　腰椎下段的调整涉及的体位设定与前面的操作一样,也增加了一个步骤。增加步骤是移动患者位置并且医生靠近尾侧操作来活动腰椎下段（图10.36）。患者感觉目标部位更"紧闭",调整之后询问患者感受是很重要的。调节到理想的定位有时需要操作多次。

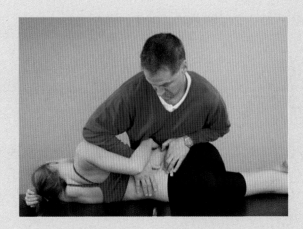

图 10.36　腰椎下段旋转推拿调整。

闭合技术

　　闭合功能障碍的患者（例如伸展和侧向屈曲到一侧)可以进行闭合操作。

　　1.患者取侧卧位,使疼痛的一侧向上。

　　2.患者的靠下方的腿部微屈,医生握住上方的手臂并向头侧轻轻旋转患者躯体。

　　3.患者的脊椎轻微伸展。

　　4.医生利用拇指朝向治疗床推动患者腰椎头侧节段的头侧棘突。

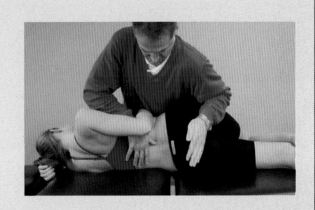

图 10.37　下腰部闭合推拿。

　　5.医生用前臂紧扣患者臀部并向头侧推动进一步闭合关节(图 10.37)。

　　6.医生的前臂快速推动患者进一步伸展和侧屈来完成推压(推动臀部上侧)。

　　牵引组　许多医生使用电动牵引治疗腰椎间盘问题。本书认为使用手法牵引能更合理确定针对目标部位治疗的力度和方向。从本质上讲,任何减轻椎间孔压力的活动都是可行的牵引相关技术,但几乎没有证据支持牵引治疗可减轻椎间盘压力。

屈膝仰卧位牵引

对于疼痛激惹的患者，腰椎牵引因其更用力而足以缓解症状。虽然牵引(或牵伸)对于椎间盘的作用有争议,但是已证实缓慢牵引可缓解疼痛。

1.患者取屈膝仰卧位。

2.医生用双手钩住患者小腿近端部分(膝盖以下)轻轻向尾侧牵拉(图10.38)。治疗目的为减轻症状,因此施加拉力大小取决于患者症状报告。

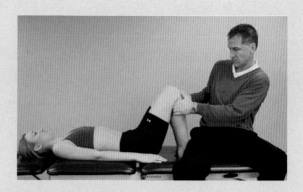

图 10.38　屈膝仰卧位腰椎牵引。

侧卧牵引

1.患者取侧卧位。侧卧牵引技术分3个步骤。

2.首先,医生通过向患者髂嵴施加朝向尾侧的压力或者通过预先侧弯曲,使患者呈现开放的侧弯曲(侧弯背离疼痛侧)。

3.其次,患者的胸椎部应向后旋转,将牵引力集中在下腰部。

4.第三,医生对髂后上棘施加由后至前的力(保持侧屈压力)(图10.39)。治疗的目的是减轻症状或者使症状向心化。

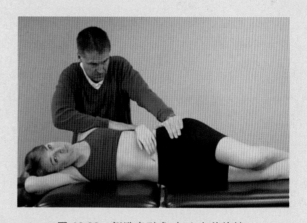

图 10.39　侧卧牵引术:加入向前旋转。

腿部牵拉

另一个牵引技术包括腰椎单独牵伸和髋部略微内旋。轻微内旋力量增大对腰椎牵伸的力度并降低向髋关节部位的分散。该操作使腰椎脊柱侧屈,使有症状一侧开放。

1.患者取仰卧位。

2. 医生将患者的腿部抬高离治疗床1.5~2英尺(1英尺=30.48cm),牵拉腿部的同时观察患者的症状(图10.40)。

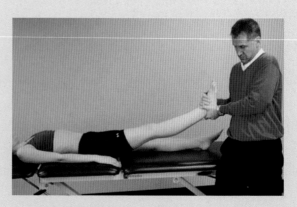

图 10.40　腿部牵拉。

小结

●医生首先确定患者的一致性体征，并针对这种体征进行治疗。

●TBC 是一种分类方法，对患者进行分类治疗。

●TBC 的四种分类：稳定组、松动组、特定运动组和牵引组。

●由于不明原因，相同的诊断可能导致不同的治疗结果。

治疗结果

证据

根据分类进行治疗　本书提出一个基于患者反应的治疗、使患者均质化的分类模式。目前，只有少数研究调查了这种分析形式但都得出了阳性结果[108]。有项研究建立了有效性标准，而另一项研究发现与根据标准化建议指南接受训练的对照组相比，试验组获得更好的结果[115]。Cook[20]和同事报道了根据患者反应的分类方法得到的活动项目结果，并且设定限制，只选择那些将使用分类方法与真实对照进行比较的研究。最后只纳入了 5 项研究，其中 4 项研究展示了相比于真实的对照，结果改善的证据。

临床预测法则　在最近的一项关于背部疼痛的决策规则的系统性回顾中，May 和 Rosedale[116]评估了为特异性治疗进行决策的 CPR 的有效性。在 16 项鉴定的研究中，只有 5 项和该法则的验证相关，而有 7 项和脊柱推拿相关。根据作者的分析，所有基于理论演绎的研究均是"高品质"，然而这些验证性研究都没有展示出好的品质。自从这项研究发表后，又有另一项验证性研究也发表了[114]。

引用最多的 CPR 源于 Flynn 等[99]。该研究确定了 5 个变量：①恐惧回避研究问卷得分<19；②膝关节远端无症状；③症状持续时间<16 天；④至少一侧髋关节内旋超过 35°；⑤腰椎在后-前评估期间的活动减弱。Childs[100]等在一个类似的患者群中对这项研究进行了论证，发现那些符合临床预测法则和接受脊柱推拿治疗的患者要比符合该法则而接受一般腰背运动的患者更容易改善疼痛和失能的症状。其他

研究者在不同的人群中同样研究了这些法则，采取了不同的治疗参数和入选标准。Hancock[113]等使用相同的标准，但主要采用松动技术进行干预。在他们的研究中，那些符合 CPR 标准接受松动术/按摩的患者与没有进行松动术/按摩的患者相比，其疼痛或失能症状没有差异。在一个与之有细微差别的试验设计中，只包括了 5 条 CPR 标准（年龄 35 岁以上除外）中的 2 条，Hallegraeff 等[114]等发现 2 周半后患者的失能症状有所改善，但是其疼痛或活动度没有改善。重点说明一下，作者进行了 4 次推拿疗程，而不是原作者的 2 次推拿疗程。目前，利用 CPR 和 Flynn 等[99]描述的治疗参数，可为改善疼痛和失能提供好的结果，但有证据表明，改善失能的可能性更大（C 级）。

推压与非推压技术　根据本章的目的，将手法治疗分为两类：脊柱推拿治疗和松动术（非推压推拿）。对于腰椎治疗，这两种治疗形式的主要区别是技术操作的速度和范围以及推拿过程中推压的使用[117]。推压技术的重点是预先将腰椎段置于活动度末端，然后在活动度末端进行高速度和低振幅的推压[118]，而非推压技术则在活动度内任意位置进行振动操作[119,120]。推压技术通常伴随着可听见的弹响或空腔[121,122]，而松动则没有这样的声音。

许多研究检查了推压技术和非推压技术对腰椎的作用。相应地，有关于将这些干预措施应用于腰椎骨盆疼痛的随机对照试验的系统性回顾也在近几年进行了撰写总结。总的来说，这些研究中提供的证据不是决定性的结论。需要注意的结果包括多数研究中普遍存在的方法学缺点以及无法将那些对各种干预措施都反应良好的患者进行分组的缺点[124]。Mior[123]提出了一个问题，即医生是否接受过培训、技术的熟练水平和特异性推压技术的选择也可能改变干预措施的结果，然而最近的研究表明经验和训练可能不会影响干预的结果[125,126]，而且，特定技巧的选择和强度或许不是最重要的[109,127]。总之，检查推压和非推压技术的研究质量限制了在治疗计划中已取得的成果的作用[128]。

非推压技术　多数检查了非推压技术效果的研究，也会在干预设计中加入推压技术。直接与推压操作进行比较时，非推压技术对疼痛的短期缓解作用更小，然而已证明与用安慰剂或全科医生的治疗相比较，推压技术和非推压技术结合能更好地在短期缓解

疼痛[119]。长期来看，有 B 级证据证明推压和非推压技术的结合要比物理治疗和家庭锻炼更有效，然而其效果不如椎间盘突出症手术治疗后的背部锻炼[119,129]。

　　推压技术　许多回顾性研究检测了推压技术治疗腰椎的有效性[119,123,130,131]。对于急性腰椎骨盆疼痛，6 项随机对照试验表明，有中等的证据支持与非推压技术和热疗相比较，推压技术提升了短期效果。相反，有限的证据表明，与理疗、锻炼、和（或）人体工程学治疗的组合相比，推压技术导致更好的短期效果[113]。有中等证据表明，推压技术和运动组合的作用与非甾体抗炎药（NSAID）和运动组合的作用相似，都能短期和长期缓解疼痛（B 级）。中等证据显示，对于减少失能和患者长期总体改善来说，推压/非推压技术比物理疗法和家庭锻炼更有效。还有中等证据显示，在短期内推压/非推压技术比一般医疗保健或安慰剂产生更好的效果。有限的证据显示，对于短期改善疼痛和失能，推压/非推压技术的效果优于物理治疗、背部锻炼、安慰剂、未进行治疗的效果，以及牵引、运动、使用塑身衣和经皮神经电刺激组合的效果（A 级）。

　　有足够的证据表明，推压技术要比假手术组、安慰剂，或是无效的或有害的其他治疗方法更有效，但截至本书撰写时，还没有足够证据表明推压技术优于其他临床已证明有效的治疗方法。这些其他的治疗方法包括传统的物理疗法、运动、止痛药和背部的锻炼。回顾数据分析时，很清楚地显示出推压推拿比多数研究中的其他治疗方法获得更好的改善结果，但当汇总这些数据时不构成统计学差异或临床显著水平[131]。

　　虽然推压技术对急性症状的患者更有效，但是结果表明，几乎相同数量的证据支持推压推拿既能治疗慢性腰痛，也能治疗急性腰痛的患者[132]。然而，当推拿技术添加到伸展锻炼时，并没有得到额外的效果[133]（B 级）。

　　牵引和减压　关于腰椎牵引的作用还存在争议[134,135]。将所有研究对象包括坐骨神经痛患者和处于任何康复阶段的无坐骨神经痛患者汇总时，证据有力表明，牵引作为单独的治疗方法时并未比其他治疗方法、假手术组、或安慰剂更有效。当对那些有坐骨神经痛的研究对象进一步细分时，尽管证据存在冲突，但依然表明牵引术作为单独的治疗法并非特别有效。

　　最近建立的临床预测法则使用机械牵引腰椎，用来鉴别能从牵引术获益的患者[136]。研究发现：①不参与体力劳动；②低级别恐惧回避得分（<20.5）；③无神经功能障碍；④年龄 30 岁以上对机械牵引反应良好。所有 4 个变量都符合的患者进行（阳性似然比=9.36）机械腰椎牵引的反应率从 19.4%增加到 69.2%。需要注意，受益的人群与使用牵引的典型人群可能不相符。

> **小结**
> ● 很少有临床试验研究腰椎的松动和推拿的好处。
> ● 目前还没有研究调查直接比较松动和推拿。
> ● 腰椎推压与非推压的推拿的临床预测法则的结果多样。
> ● 大多数推压和非推压推拿的阳性结果出现在小且设计不良的研究中。
> ● 需要更多研究调查松动和推拿腰椎的作用。

本章问题

　　1. 哪些基于运动的现象已证明与阳性结果有关？

　　2.小关节的生理解剖学结构是如何限制旋转运动的？

　　3.哪一个生理运动能使腰椎运动程度更大：屈伸、旋转或侧屈？

　　4.为什么对小规模运动进行手法评估的测试可靠性差？

　　5.目前，在探讨腰椎手法治疗的益处时，相关文献的结论是否明确？

　　6.哪种评估方法（疼痛激发或运动评估）可靠性最高？

　　7.对于腰椎表现出向心化行为的患者应首先采用何种操作方法？

病例分析

病例 10.1：Lonnie Wright(44 岁男性)

诊断:腰椎神经根病。

视诊:患者腰背部平坦,稍微向右偏移。

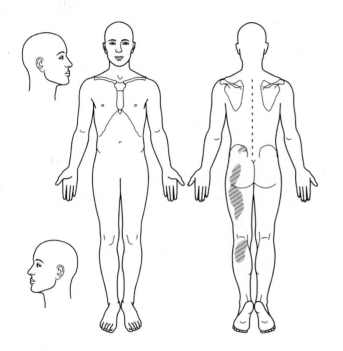

病因:患者在家中抬起沙发后开始疼痛。

一致性体征:患者疼痛最严重时发生于久坐之后。他陈诉左侧腿部疼痛,一直到小腿部位。

目前状态:患者表示病情已经严重影响了他水管工的工作。他还指出,一旦疼痛激发,需要几个小时才能减轻。

症状表现:腰背部疼痛不断,但是腿部疼痛在坐下或弯腰后显得更严重。

相关病史:他陈诉了慢性腰痛的病史。

患者目标:患者的目标主要是减轻腿痛。他表示可以忍受背痛。

基线:腿痛为 5/10,背痛为 3/10。

检查结果:伸展运动(主动和被动)加重背痛,但改善腿部疼痛。屈曲减轻背部疼痛,但会增加腿部疼痛。L5-S1 左侧的 UPA 减轻腿部疼痛。腿部牵引将腿部疼痛从 5/10 降低到 3/10。

1.根据这些结果,你还想检查什么?

2.这名患者是否适合手法治疗?

3.该患者的预期预后如何?

4.你认为本书中介绍的哪些治疗方法可能对这个患者有益?

病例 10.2：Monique Jackson(76 岁女性)

诊断:腰背部扭伤。

视诊:患者有过度脊柱前凸,行走步态很宽。

病因:疼痛起病隐袭,超过 20 年。

一致性体征:伸展时腿部疼痛加重。

目前状态:患者的功能性活动减少,主要是因为双腿疼痛。她指出, 这些症状对她来说是不可预知的,症状无法确定。

症状表现:不可预测。

相关病史:许多健康问题,包括糖尿病、肥胖和 11 年前发生的癌症。

患者目标:患者担心目前的问题会降低幸福感。

基线:患者腿部的疼痛是 4/10,而背部的疼痛是 2/10。

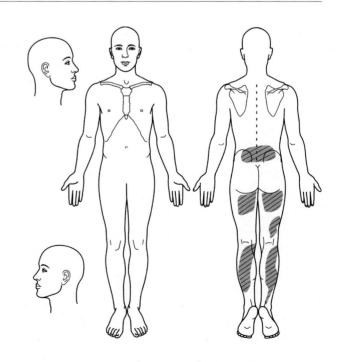

检查结果：患者双腿症状在伸展后加重，坐着和屈曲后得到改善。PA 和牵引都没有作用。

1.根据这些结果，你还想检查什么？

2.这名患者是否适合手法治疗？

3.该患者的预期预后如何？

4.你认为本书中介绍的哪些治疗方法可能对这个患者有益？

病例 10.3 : Larry Flintstone(25 岁男性)

诊断：腰部扭伤。

视诊：患者是一位体重超重的年轻人，没有明显

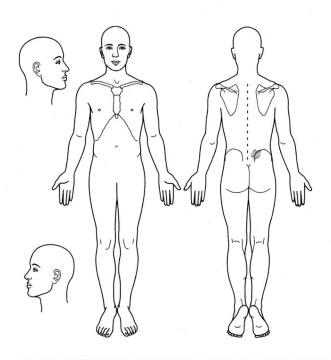

的偏移。

病因：只有在长时间屈曲姿势进行工作之后，才会出现腰痛。疼痛发生在由屈曲到伸展时。

一致性体征：被动或主动伸展或右侧屈曲。

目前状态：患者可以忍受这个姿势。在完成工作后感觉更好，他是一个杂货商，能够很好地满足工作需求。

症状表现：疼痛局限于腰背的右侧，无腿痛。

相关病史：无相关病史。

患者目标：患者的目标是摆脱目前的腰痛。

基线：患者的基线疼痛是 2/10，当他伸展时是 7/10。

检查结果：伸展和右侧屈曲产生疼痛并且与体征一致。右侧 L5-S1 小关节的 UPA 再现了一致性体征。

1.根据这些结果，你还想检查什么？

2.这名患者是否适合手法治疗？

3.该患者的预期预后如何？

4.你认为本书中介绍的哪些治疗方法可能对这个患者有益？

参考文献

1. Borkan JM, Koes B, Reis S, Cherkin DC. A report from the second international forum for primary care research on low back pain: Re-examining priorities. *Spine*. 1998;23:1992–1996.

2. Bouter LM, van Tulder MW, Koes BW. Methodologic issues in low back pain research in primary care. *Spine*. 1998;23:2014–2020.

3. Leboeuf-Yde C, Lauritsen JM, Lauritsen T. Why has the search for causes of low back pain largely been non-conclusive? *Spine*. 1997;22:877–881.

4. Spitzer WO. Scientific approach to the assessment and management of activity related spinal disorders. A monograph form clinicians. Report of the Quebec Task Force on Spinal Disorders. *Spine*. 1987;Suppl. S1–59.

5. McCarthy C, Arnall F, Strimpakos N, Freemont A, Oldham J. The biopsychosocial classification of nonspecific low back pain: A systematic review. *Physical Therapy Reviews*. 2004;9:17–30.

6. Lurie JD. What diagnostic tests are useful for low back pain? *Best Pract Res Clin Rheumatol*. 2005;19(4):557–575.

7. Deyo R, Phillips W. Low back pain. A primary care challenge. *Spine*. 1996;21(24):2826–2832.

8. Deyo RA. Nonsurgical care of low back pain. *Neurosurg Clin N Am*. 1991;2(4):851–862.

9. Hart LG, Deyo RA, Cherkin DC. Physician office visits for low back pain: Frequency, clinical evaluation, and treatment patterns from a U.S. national survey. *Spine*. 1995;20(1):11–19.

10. Jarvik JG, Deyo RA. Imaging of lumbar intervertebral disk degeneration and aging, excluding disk herniations. *Radiol Clin North Am*. 2000;38(6):1255–1266.

11. Deyo RA, Rainville J, Kent DL. What can the history and physical examination tell us about low back pain? *JAMA*. 1992;268(6):760–765.

12. McIntosh G, Frank J, Hogg-Johnson S. Prognostic factors for time receiving workers' compensation benefits in a cohort of patient with low back pain. *Spine*. 2000;26:758–765.

13. Hadijistavropoulos H, Craig K. Acute and chronic low

back pain: Cognitive, affective, and behavioral dimensions. *J Consult Clin Psychol.* 1994;62:341–349.

14. Hunter S, Shaha S, Flint D, Tracy D. Predicting return to work: A long-term follow-up study of railroad workers after low back injuries. *Spine.* 1998;23:2319–2328.

15. Frymoyer J. Predicting disability from low back pain. *Clin Orthop.* 1992;(279):101–109.

16. Schultz iZ, Crook J, Berkowkitz J, Meloche GR, Milner R, Zuberbier OA. *Biophysical multivariate predictive model of occupational low back disability.* New York; Springer: 2005.

17. Bernard T, Kirkaldy-Willis W. Recognizing specific characteristics of nonspecific low back pain. *Clin Orthop.* 1987;217:266–280.

18. Moffroid M, Haugh L, Henry S, Short B. Distinguishable groups of musculoskeletal low back pain patients and asymptomatic control subjects based on physical measures of the NIOSH Low Back Atlas. *Spine.* 1994;19:1350–1358.

19. Riddle DL. Classification and low back pain: A review of the literature and critical analysis of selected systems. *Phys Ther.* 1998;78:708–737.

20. Cook C, Hegedus E, Ramey K. Physical therapy exercise intervention based on classification using the patient response method: A systematic review of the literature. *J Manual Manip Ther.* 2005;13:158–168.

21. Aina A, May S, Clare H. The centralization phenomenon of spinal symptoms: A systematic review. *Man Ther.* 2004;9:134–143.

22. Tuttle N. Do changes within a manual therapy treatment session predict between-session changes for patients with cervical spine pain? *Aust J Physiother.* 2005;51:43–48.

23. Hahne AJ, Keating JL, Wilson SC. Do within-session changes in pain intensity and range of motion predict between-session changes in patients with low back pain? *Aust J Physiother.* 2004;50(1):17–23.

24. Peterson T, Laslett M, Thorsen H, Manniche C, Ekdahl C, Jacobsen S. Diagnostic classification of non-specific low back pain: A new system integrating patho-anatomic and clinical categories. *Physiother Theory Pract.* 2003;19:213–237.

25. Peterson T, Laslett M, Thorsen H, Manniche C, Ekdahl C, Jacobsen S. Inter-tester reliability of a new diagnostic classification system for patients with non-specific low back pain. *Aust J Physiother.* 2004;50:85–94.

26. Werneke M, Hart D. Categorizing patients with occupational low back pain by use of the Quebec Task Force Classification system versus pain pattern classification procedures: discriminant and predictive validity. *Phys Ther.* 2004;84(3):243–254.

27. Bigos SJ, Davis GE. Scientific application of sports medicine principles for acute low back problems. The Agency for Health Care Policy and Research Low Back Guideline Panel (AHCPR, Guideline #14). *J Orthop Sports Phys Ther.* 1996;24(4):192–207.

28. Spitzer W. Diagnosis of the problem (the problem of diagnosis). *Spine.* 1987;12(suppl):S16–S21.

29. Werneke M, Hart D. Centralization phenomenon as a prognostic factor for chronic low back pain. *Spine.* 2001;25:758–764.

30. Frymoyer J. Predicting disability from low back pain. *Clin Orthop.* 1993;279:101–109.

31. Bogduk N, Macintosh JE, Pearcy MJ. A universal model of the lumbar back muscles in the upright position. *Spine.* 1992;17(8):897–913.

32. Bogduk N. The sources of low back pain. In: Jayson M (ed). *The lumbar spine and back pain.* 4th ed. Edinburgh; Churchill Livingstone: 1992.

33. Bogduk N. Lumbar dorsal ramus syndrome. *Med J Aust.* 1980;2:537–541.

34. Bogduk N, Macintosh JE. The applied anatomy of the thoracolumbar fascia. *Spine.* 1984;9(2):164–170.

35. Bogduk N. The anatomical basis for spinal pain syndromes. *J Manipulative Physiol Ther.* 1995;18(9):603–605.

36. Laslett M. Breakout session. American Academy of Orthopedic Manual Physical Therapists. Reno, Nevada. 2003.

37. O'Sullivan P. Lumbar segmental instability: Clinical presentation and specific stabilizing exercise management. *Man Ther.* 2000;5(1):2–12.

38. Cook C, Brismee JM, Sizer P. Subjective and objective descriptors of clinical lumbar spine instability: A Delphi study. *Man Ther.* 2006;11(1):11–21.

39. Granata KP, Wilson SE. Trunk posture and spinal stability. *Clin Biomech.* 2001;16:650–659.

40. Tubach F, Leclerc A, Landre M, Pietri-Taleb F. Risk factors for sick leave due to low back pain: A prospective study. *J Occup Environ Med.* 2002;44:451–458.

41. Fritz J, George S. Identifying psychosocial variables in patients with acute work-related low back pain: The importance of fear-avoidance beliefs. *Phys Ther.* 2002;82: 973–983.

42. Roelofs J, Peters ML, Fassaert T, Vlaeyen JW. The role of fear of movement and injury in selective attentional processing in patients with chronic low back pain: A dot-probe evaluation. *J Pain.* 2005;6(5):294–300.

43. Childs JD, Piva SR, Erhard RE, Hicks G. Side-to-side weight-bearing asymmetry in subjects with low back pain. *Man Ther.* 2003;8(3):166–169.

44. Riddle D, Rothstein J. Intertester reliability of McKenzie's classifications of the syndrome types present in patients with low back pain. *Spine.* 1993;18(10):1333–1344.

45. Kilpikoski S, Airaksinen O, Kankaanpaa M, Leminen P, Videman T, Alen M. Interexaminer reliability of low back pain assessment using the McKenzie method. *Spine.* 2002;27(8):207–214.

46. Clare HA, Adams R, Maher CG. Reliability of detection of lumbar lateral shift. *J Manipulative Physiol Ther.* 2003;26(8):476–480.

47. Tenhula JA, Rose SJ, Delitto A, et al. Association between direction of lateral lumbar shift, movement tests, and side of symptoms in patients with low back pain syndrome. *Phys Ther.* 1990;70(8):480–486.

48. Young S. Personal communication. March 17, 2005.

49. Vroomen PC, de Krom MC, Wilmink JT, Kester AD, Knottnerus JA. Diagnostic value of history and physical examination in patients suspected of lumbosacral nerve root compression. *J Neurol Neurosurg Psychiatry.* 2002;72(5):630–634.

50. Boos N, Rieder R, Schade V, Spratt KF, Semmer N, Aebi M. 1995 Volvo Award in clinical sciences: The diagnostic accuracy of magnetic resonance imaging, work percep-

tion, and psychosocial factors in identifying symptomatic disc herniations. *Spine.* 1995;20(24):2613–2625.

51. Elfering A, Semmer NK, Schade V, Grund S, Boos N. Supportive colleague, unsupportive supervisor: the role of provider-specific constellations of social support at work in the development of low back pain. *J Occup Health Psychol.* 2002;7(2):130–140.

52. Luoma K, Riihimaki H, Luukkonen R, Raininko R, Viikari-Juntura E, Lamminen A. Low back pain in relation to lumbar disc degeneration. *Spine.* 2000;25(4): 487–492.

53. Luoma K, Riihimaki H, Raininko R, Luukkonen R, Lamminen A, Viikari-Juntura E. Lumbar disc degeneration in relation to occupation. *Scand J Work Environ Health.* 1998;24(5):358–366.

54. Hasenbring M, Marienfeld G, Kuhlendahl D, Soyka D. Risk factors of chronicity in lumbar disc patients: A prospective investigation of biologic, psychologic, and social predictors of therapy outcome. *Spine.* 1994;19: 2759–2765.

55. Young S, Aprill C, Laslett M. Correlation of clinical examination characteristics with three sources of chronic low back pain. *Spine J.* 2003;3(6):460–465.

56. O'Sullivan PB, Mitchell T, Bulich P, Waller R, Holte J. The relationship between posture and back muscle endurance in industrial workers with flexion-related low back pain. *Man Ther.* 2006;11(4):264–271.

57. Robinson J. Lower extremity pain of lumbar spine origin: Differentiating somatic referred and radicular pain. *J Man Manip Ther.* 2003;11:223–234.

58. Bogduk N. *Clinical anatomy of the lumbar spine and sacrum.* 3rd ed. New York; Churchill Livingstone: 1997.

59. Marks R. Distribution of pain provoked from lumbar facet joints and related structures during diagnostic spinal infiltration. *Pain.* 1989;39:37–40.

60. Mooney V, Robertson J. The facet syndrome. *Clin Orthop.* 1976;115:149–156.

61. Smyth MJ, Wright V. Sciatica and the intervertebral disc: An experimental study. *J Bone Jnt Surg.* 1959;40A: 1401–1418.

62. Kuslich S, Ulstrom CL, Michael CJ. The tissue origin of low back pain and sciatica: A report of pain response to tissue stimulation during operations on the lumbar spine using local anesthesia. *Ortho Clin North Am.* 1991;22:181–187.

63. Norlen G. On the value of the neurological symptoms in sciatica for the localization of a lumbar disc herniation. *Acta Chir Scadinav Supp.* 1944;95:1–96.

64. McCullough JA, Waddell G. Variation of the lumbosacral myotomes with bony segmental anomalies. *J Bone Joint Surg.* 1980;62:475–480.

65. Lauder T, Dillingham TR, Andary M. Effect of history and exam in predicting electrodiagnostic outcome among patients with suspected lumbosacral radiculopathy. *Am J Phys Med Rehabil.* 2000;79:60–68.

66. McKenzie R. *The lumbar spine: Mechanical diagnosis and therapy.* Waikanae, New Zealand; Spinal Publications: 1981.

67. Aina A, May S, Clare H. The centralization phenomenon of spinal symptoms: A systematic review. *Man Ther.* 2004;9:134–143.

68. Donelson R, Aprill C, Medcalf R, Grant W. A prospective study of centralization of lumbar and referred pain. A predictor of symptomatic discs and annular competence. *Spine.* 1997;22:1115–1122.

69. Erhard R, Delitto A, Cibulka M. Relative effectiveness of an extension program and a combined program of manipulation and flexion and extension exercises in patients with acute low back syndrome. *Phys Ther.* 1994;74:1093–1100.

70. Delitto A, Erhard R. Bowling R. A treatment-based classification approach to low back syndrome: Identifying and staging patients for conservative treatment. *Phys Ther.* 1995;75:470–489.

71. Long A, Donelson R, Fung T. Does it matter which exercise?: A randomized control trial of exercise for low back pain. *Spine.* 2004;29:2593–2602.

72. Parks KA, Crichton KS, Goldford RJ, McGill SM. A comparison of lumbar range of motion and functional ability scores in patients with low back pain: Assessment for range of motion validity. *Spine.* 2003;28(4):380–384.

73. Haswell K. Interexaminer reliability of symptom-provoking active sidebend, rotation, and combined movement assessments of patients with low back pain. *J Man Manip Ther.* 2004;12:11–20.

74. Donelson R, Silva G, Murphy K. Centralization phenomenon: Its usefulness in evaluating and treating referred pain. *Spine.* 1990;15:211–213.

75. Maitland GD. *Maitland's vertebral manipulation.* 6th ed. London; Butterworth-Heinemann: 2001.

76. Peterson C, Hayes K. Construct validity of Cyriax's selective tension examination: Association of end-feels with pain at the knee and shoulder. *J Orthop Sports Phys Ther.* 2000;30(9):512–521.

77. Waddell G, Somerville D, Henderson I, Newton M. Objective clinical evaluation of physical impairment in chronic low back pain. *Spine.* 1992;17(6):617–628.

78. Wong TK, Lee RY. Effects of low back pain on the relationship between the movements of the lumbar spine and hip. *Hum Mov Sci.* 2004;23(1):21–34.

79. Sizer P, Phelps V, Dedrick G, Matthijs O. Differential diagnosis and management of root related pain. *Pain Prac* 2002;2:98–121.

80. Cook C. Lumbar Coupling biomechanics: A literature review. *J Man Manip Ther.* 2003;11(3):137–145.

81. Strender L, Sjoblom A, Ludwig R, Taube A, Sundell K. Interexaminer reliability in physical examination of patients with low back pain. *Spine.* 1997;22(7):814–820.

82. Love R, Brodeur R. Inter- and intra-examiner reliability of motion palpation for the thoracolumbar spine. *J Manipulative Physio Ther.* 1987;19:261–266.

83. Lee M, Latimer J, Maher C. Manipulation: Investigation of a proposed mechanism. *Clin Biomech.* 1993;8: 302–306.

84. Maher C, Adams R. Reliability of pain and stiffness assessments in clinical manual lumbar spine examinations. *Phys Ther.* 1994;74(9):801–811.

85. Maher C, Latimer J. Pain or resistance: The manual therapists' dilemma. *Aust J Physiother.* 1992;38(4):257–260.

86. Jull G, Treleaven J, Versace G. Manual examination: Is pain provocation a major cue for spinal dysfunction? *Aust J Physiother.* 1994;40:159–165.

87. Jull G, Bogduk N, Marsland A. The accuracy of manual diagnosis for cervical zygopophyseal joint pain syndromes. *Med J Aust.* 1988;148(5):233–236.

88. Boline P, Haas M, Meyer J, Kassak K, Nelson C, Keating J. Interexaminer reliability of eight evaluative dimensions of lumbar segmental abnormality: Part II. *J Manipulative Physiol Ther* 1992;16(6):363–373.

89. Bjornsdottir SV, Kumar S. Posteroanterior spinal mobilization: State of the art review and discussion. *Disabil Rehabil.* 1997;19(2):39–46.

90. Hestoek L, Leboeuf-Yde C. Are chiropractic tests for the lumbo-pelvic spine reliable and valid?: A systematic critical literature review. *J Manipulative Physiol Ther.* 2000;23:258–275.

91. Macfadyen N, Maher CG, Adams R. Number of sampling movements and manual stiffness judgments. *J Manipulative Physiol Ther.* 1998;21(9):604–610.

92. Maher C, Simmonds M, Adams R. Therapists' conceptualization and characterization of the clinical concept of spinal stiffness. *Phys Ther.* 1998;78:289–300.

93. Anson E, Cook C, Comacho C, Gwilliam B, Karakostas T. The use of education in the improvement in finding R1 in the lumbar spine. *J Man Manip Ther.* 2003;11(4):204–212.

94. Cook C, Turney L, Miles A, Ramirez L, Karakostas T. Predictive factors in poor inter-rater reliability among physical therapists. *J Man Manip Ther.* 2002;10(4):200–205.

95. van Trijffel, Anderegg Q, Bossuyt P, Lucas C. Interexaminer reliability of passive assessment of intervertebral motion in the cervical and lumbar spine: A systematic review. *Man Ther.* 2005 (e-pub).

96. Phillips DR, Twomey LT. A comparison of manual diagnosis with a diagnosis established by a uni-level lumbar spinal block procedure. *Man Ther.* 2000;1(2):82–87.

97. Dickey JP, Pierrynowski MT, Bednar DA, Yang SX. Relationship between pain and vertebral motion in chronic low-back pain subjects. *Clin Biomech.* 2002;17(5):345–352.

98. Hicks G, Fritz J, Delitto A, Mishock J. Interrater reliability of clinical examination measures for identification of lumbar segmental instability. *Arch Phys Med Rehabil.* 2003;84(12):1858–1864.

99. Flynn T, Fritz J, Whitman J, Wainner R, Magel J, Rendeiro D, Butler B, Garber M, Allison S. A clinical prediction rule for classifying patients with low back pain who demonstrate short-term improvement with spinal manipulation. *Spine.* 2002;27(24):2835–2843.

100. Childs JD, Fritz JM, Flynn TW, et al. A clinical prediction rule to identify patients with low back pain most likely to benefit from spinal manipulation: A validation study. *Ann Intern Med.* 2004;141(12):920–928.

101. Frtiz JM, Whitman J, Childs J. Lumbar spine segmental mobility assessment: An examination of validity for determining intervention strategies in patient with low back pain. *Arch Phys Med Rehabil.* 2005;86:1745–1752.

102. Hicks G, Fritz JM, Delitto A, McGill S. Preliminary development of a clinical prediction rule for determining which patients with low back pain will respond to a stabilization exercise program. *Arch Phys Med Rehabil.* 2005;86:1753–1762.

103. Ferreira ML, Ferreira PH, Latimer J, Herbert RD, Maher C, Refshauge K. Relationship between spinal stiffness and outcome in patients with chronic low back pain. *Man Ther.* 2009;14:61–67.

104. Lee R, Evans J. An in vivo study of the intervertebral movements produced by posteroanterior mobilization. *Clin Biomech.* 1997;12:400–408.

105. Billis EV, Foster NE, Wright CC. Reproducibility and repeatability: errors of three groups of physiotherapists in locating spinal levels by palpation. *Man Ther.* 2003;8(4):223–232.

106. French SD, Green S, Forbes A. Reliability of chiropractic methods commonly used to detect manipulable lesions in patients with chronic low-back pain. *J Manipulative Physiol Ther.* 2000;23(4):231–238.

107. Niere K, Torney SK. Clinicians' perceptions of minor cervical instability. *Man Ther.* 2004;9(3):144–150.

108. George S, Delitto A. Clinical examination variables discriminate among treatment-based classification groups: A study of construct validity in patients with acute low back pain. *Phys Ther.* 2005;85(4):306–314.

109. Chiradejnant A, Latimer J, Maher C, Stepkovitch N. Does the choice of spinal level treated during posteroanterior (PA) mobilization affect treatment outcome? *Physiotherapy Theory Practice.* 2002;18:165–174.

110. Heiss DG, Fitch DS, Fritz JM, Sanchez W, Roberts K, Buford J. The interrater reliability among physical therapists newly trained in a classification system for acute low back pain. *J Orthop Sports Phys Ther.* 2004;34(8):430–439.

111. Rebain R, Baxter GD, McDonough S. A systematic review of the passive straight leg raising test as a diagnostic aid for low back pain (1989 to 2000). *Spine.* 2002;27(17):E388–395.

112. Chiradejnant A, Maher C, Latimer J, Stepkovitch N. Efficacy of therapist selected versus randomly selected mobilization techniques for the treatment of low back pain: A randomized controlled trial. *Aust J Physiotherapy.* 2003;49:233–241.

113. Hancock M, Maher CG, Latimer J, Herbert RD, McAuley JH. Independent evaluation of clinical prediction rule for spinal manipulative therapy: A randomized controlled trial. *Eur Spine J.* 2008;17:936–943.

114. Hallegraeff JM, de Greef M, Winters JC, Lucas C. Manipulative therapy and clinical prediction criteria in treatment of acute nonspecific low back pain. *Percept Mot Skills.* 2009;108:196–208.

115. Fritz JM, Delitto A, Erhard RE. Comparison of classification-based physical therapy with therapy based on clinical practice guidelines for patients with acute low back pain: A randomized clinical trial. *Spine.* 2003;28(13):1363–1371.

116. May S, Rosedale R. Prescriptive clinical prediction rules in back pain research: A systematic review. *J Man Manip Ther.* 2009;17:36–45.

117. Assendelft WJ, Morton SC, Yu EI, Suttorp MJ, Shekelle PG. Spinal manipulative therapy for low back pain. A meta-analysis of effectiveness relative to other therapies. *Ann Intern Med.* 2003;138(11):871–881.

118. Shirley D. Manual therapy and tissue stiffness. In: Boyling JD, Jull GA (eds). *Grieve's modern manual ther-*

apy: The vertebral column. London; Churchill Livingstone: 2004.

119. Bronfort G, Haas M, Evans RL, Bouter LM. Efficacy of spinal manipulation and mobilization for low back pain and neck pain: A systematic review and best evidence synthesis. *Spine J.* 2004;4(3):335–356.

120. Maitland GD, Hengeveld E, Banks K, English K. *Maitland's vertebral manipulation.* London; Butterworth-Heinemann: 2001.

121. Flynn TW, Childs JD, Fritz JM. The audible pop from high-velocity thrust manipulation and outcome in individuals with low back pain. *J Manipulative Physiol Ther.* 2006;29(1):40–45.

122. Lewit K. The contribution of clinical observation to neurobiological mechanisms in manipulative therapy. In: Korr IM (ed). *The neurobiological mechanisms in manipulative therapy.* New York; Plenum Press: 1978.

123. Mior S. Manipulation and mobilization in the treatment of chronic pain. *Clin J Pain.* 2001;17(4 suppl): S70–76.

124. Schiotz E, Cyriax J. *Manipulation Past and Present.* London, UK: Heinemann, 1975.

125. Whitman JM, Fritz JM, Childs JD. The influence of experience and specialty certifications on clinical outcomes for patients with low back pain treated within a standardized physical therapy management program. *J Orthop Sports Phys Ther.* 2004;34(11): 662–672.

126. Cohen E, Triano JJ, McGregor M, Papakyriakou M. Biomechanical performance of spinal manipulation therapy by newly trained vs. practicing providers: Does experience transfer to unfamiliar procedures? *J Manipulative Physiol Ther.* 1995;18(6)347–352.

127. De Coninck SLH. *Orthopaedic medicine Cyriax: Updated value in daily practice, part II: Treatment by deep transverse massage, mobilization, manipulation and traction.* Minneapolis, MN: OPTP; 2003.

128. Furlan AD, Clarke J, Esmail R, Sinclair S, Irvin E, Bombardier C. A critical review of reviews on the treatment of chronic low back pain. *Spine.* 2001;26(7):E155–162.

129. Timm KE. A randomized-control study of active and passive treatments for chronic low back pain following L5 laminectomy. *J Orthop Sport Phys Ther.* 1994;20(6):276–286.

130. van Tulder MW, Koes BW, Bouter LM. Conservative treatment of acute and chronic nonspecific low back pain: A systematic review of randomized controlled trials of the most common interventions. *Spine.* 1997;22(18):2128–2156.

131. Assendelft WJJ, Morton SC, Yu EI, Suttorp MJ, Shekelle PG. Spinal manipulative therapy for low back pain. *Cochrane Database Syst Rev.* 2007:CD000447.

132. Lawrence DJ, Meeker W, Branson R, et al. Chiropractic management of low back pain and low back-related leg complaints: A literature synthesis. *J Manipulative Physiol Ther.* 2008;31(9):659–674.

133. Rasmussen J, Laetgaard J, Lindecrona AL, Qvistgaard E, Bliddal H. Manipulation does not add to the effect of extension exercises in chronic low back pain: A randomized controlled, double blind study. *Joint Bone Spine.* 2008;75:708–713.

134. Clarke J, van Tulder M, Blomberg S, de Vet H, van der Heijden G, Bronfort G. Traction for low back pain with or without sciatica: An updated systematic review within the framework of the Cochrane collaboration. *Spine (Phila Pa 1976).* 2006;31(14):1591–1599.

135. Harte AA, Baxter GD, Gracey JH. The efficacy of traction for back pain: A systematic review of randomized controlled trials. *Arch Phys Med Rehabil.* 2003;84(10): 1542–1553.

136. Cai C, Pua YH, Lim KC. A clinical prediction rule for classifying patients with low back pain who demonstrate short-term improvement with mechanical lumbar traction. *Eur Spine J.* 2009;18(4):554–561.

骶髂关节和骨盆的手法治疗

Chad E. Cook

目标

- 了解骶髂关节的生物力学和总体运动方式。
- 理解耻骨联合和骶髂关节的生物力学。
- 描述基于证据的检查过程。
- 关于腰部问题和骶髂关节问题的区别。
- 掌握关于恢复骶髂关节和骨盆正常功能的手法治疗方法。

临床检查

鉴别诊断

导致骶髂关节(SIJ)/骨盆疼痛有两个明显的原因:机械性的和非机械性的。Huijbregts[1]概述了几个影响骶髂关节的非机械性病理,包括感染、炎症、代谢,和医源性损伤。这些非机械性的病理不是本书的重点,但是值得关注一下。相对而言,有些影响骶髂关节的病因比较罕见,如强直性脊柱炎、银屑病关节炎、Reiter 综合征、全身红斑狼疮、干燥综合征、痛风、Paget 病、肺结核以及各种细菌感染,这些情况最好由医院专科医生解决。一般来说,这些疾病表现出以非机械性为基础的模式,以及保守治疗方式会失败;然而,需要注意的是这些疾病难以通过传统手法治疗评估方法进行诊断。

早期的整骨疗法著作推进了临床评估方法发展,这种方法依赖于大量的触诊和观察到的病情[2,3]。很多操作被各个专业的手法治疗医生采用,特别是物理治疗医生,很少有关于它们的诊断或临床价值的质疑。这些方法中有许多种仍被应用于临床诊断,尽管已经被证明其可靠性和诊断有效性存在问题[4-8]。

早期案例在评估时侧重于对"自由运动"的客观评估,观察对象坐立或站立时关节移动情况,测量腿部长度由仰卧到坐立时的变化,鉴别臀部疼痛和腹股沟疼痛等症状[2]。

当前,最为广泛的对骶髂关节疾病的诊断规范标准是可视化透视引导下骶髂关节局部麻醉注射[9,10]。值得注意的是,这一标准的作用在一定程度上受到了质疑[11],显而易见,这一方法并非是对骶髂关节病症检测的"金标准"。Laslett 等[12]描述了利用透视引导关节镜的替代方法来激发一致性体征,然后进行小剂量滴注麻醉药解除症状。这种方法在测试中能够缓解患者 80% 的疼痛则视为阳性结果。然而,尽管这些诊断方法比较严谨,还是存在假阳性率[10]以及渗透到骶髂关节外[13]的局限性。

《欧洲骨盆带疼痛诊断与治疗指南》[14]中提出利用 SIJ 注射作为诊断工具在许多情况下(如 SIJ 或者骨盆疼痛)是不合适的。例如,背侧长韧带或耻骨联合疼痛,在进行双注射后并没有产生阳性结果,但依然认为其是盆腔疾病的一种。此外,研究者将大多数的 SIJ 注射方法和临床的"参考标准"进行比较。而一些研究参照有问题的临床试验进行比较,从而产生不合理的结果。

其他人提出利用临床诊断来作为检测 SIJ 疼痛

的规范标准。Cibulka 和 Koldehoff[5]提出一种根据局部疼痛分类、对治疗技术的反应和骨盆对称性结构进行复原的临床诊断作为诊断方法。这种建议可能产生的作用令人质疑，特别是根据治疗反应进行诊断。由于 SIJ 和腰背部是高度整合在一起的，因此应用特异性治疗方法来治疗其他局部解剖学部位成功率很高。实际上，一篇最近的文献研究了特定 SIJ 运动试验的触诊评估，在腰背疼痛和骨盆疼痛患者中发现骨盆不对称[15]。此外，骨盆对称性复原是根据不对称可量化的理论，这种理论有待于在文献中论证。如此优良而精确的评估方法存在偏差风险，因此也无法证明其信度。

也有研究者认为临床检查法和注射法都能产生有用的结果。Maigne 等[16]、Laslett[17]和 Berthelot 等[11]认为 SIJ 周围软组织的病理变化可能是疼痛的诱发因素，而在关节内注射时不能做出鉴别。Laslett[17]提出基于运动的评估法其有效性已得到证明，例如评估运动方向性差异的 McKenzie 评估法，将其与关节内阻滞结合进行 SIJ 疼痛诊断。McKenzie 评估法的特征之一是认为表现出向心化行为的患者（向心化患者）问题出自腰背部[18]，而非向心化患者则通常是"其他"疾病。有力的证据表明向心化与腰椎功能障碍相关[19]，因此建议在使用该评估方法进行骶髂关节和骨盆疾病评估时应该先排除腰椎疾病。

在一项之前的临床个案对照研究中，这种假说表现了其有效性。在 2003 年，Laslett 等[12]将一组慢性背痛患者分为向心化患者和非向心化患者。向心化患者认为是腰背部功能障碍患者，据称与椎间盘功能障碍相关而从研究中移除。非向心化患者则进行了一系列的骶髂关节测试，包括关节内阻滞来进一步获取结果。这些患者中的大部分确实呈现出阳性结果并且认为具有 SIJ 疼痛。

最后，最近的证据表明，SIJ 疼痛最好划入同质的大体分类。Albert 和同事[20]报道了 5 种妊娠相关的骨盆关节疼痛并对每种疼痛分类估测了其患病率。作者将妊娠相关疼痛鉴定为骨盆带综合征、耻骨联合分离症、单侧骶髂关节疼痛、双侧骶髂关节疼痛以及其他类别。其中，骨盆带综合征发病率为 6%，耻骨联合分离症为 2.3%，单侧骶髂关节疼痛为 5.5%，双侧骶髂关节疼痛为 6.3%例，及其他类别为 1.6%。

Albert 等[20,21]研究中值得注意的一个观念是，并不是所有的 SIJ 疼痛表征都是一样的。在对近 2000 个病例的研究中发现，当对不同分类患者进行各种 SIJ 试验时，其敏感性和特异性都有差异。这表明，这些与特殊临床试验相关的变异性可能与诊断的差异以及所选的测试方法的差异有关。因此，必须了解不同形式的 SIJ 疼痛，并应告知检查者在确定 SIJ 疼痛的可能性之前必须采用一种非常宽泛的方法进行测试，因为缺乏特定的结果。

小结

- SIJ/骨盆疼痛有两种显著的原因：机械性的和非机械性的。机械性原因和不稳定性与移位有关。非机械性原因与感染及特异性疾病有关。
- 过去 SIJ 评估的整骨疗法着重于触诊和视诊，这两种方法的可信度或有效度未能证明。
- 当前诊断 SIJ 疼痛的金标准是可视化透视引导下 SIJ 内麻醉注射，但并不是所有研究者都认同这种方法。
- 一些研究者提出利用临床诊断作为"参考标准"，主要因为许多诊断方法将诊断结果与临床标准进行比较。
- 骨盆疼痛可能有不同"类型"，因此特殊临床测试可能会因疾病种类的不同而呈现不同程度的敏感性和特异性。

视诊

研究表明，身体的姿势对于骨盆疼痛有较大的影响。特定的姿势可以改变 SIJ 的活动性并增加其稳定韧带的张力，然而解剖学[22]和姿势[23]异常并不是疼痛原因的可靠预测因子。Snijders 等[24]报道了久坐姿势导致骶髂反向章动并增加髂腰韧带和背侧长韧带的张力。他们认为这些椎间韧带上的张力升高可能是腰背部疼痛的一个原因[24]。

Sturesson 等[25]的研究认为，跨立（跨步站立）导致骶髂矢状面旋转和移动。其他研究者认为，坐在较软的座位，可以相应地增强骨盆的稳定性，因为这种动作促使腹斜肌的激活并实现其对 SIJ 的稳定作用[26]。

值得注意的是，与利用视诊进行诊断有关的一个重要的问题是过分重视运动的"感觉"、姿势位置，或视觉评估[27]。Potter 和 Rothstein[28]检查了医生在测定骨盆对称性时的不同测试者间可信度影响。结果发现医生间一致性概率很低，表明这种工具在医生间可复制性差。其他一些人[29,30]认为不对称性结果与腰背部疼痛或骶髂关节疼痛没有关联。Levangie[30]发现腿部长度差异、髂前上棘（ASIS）和髂后上棘（PSIS）两侧比较和髂嵴高度测量提供了很多诊断信息，而这种信息实际上对于诊断 SIJ 疼痛是弊大于利。很明显，几乎没有证据表明不对称性能够确定骨盆功能障碍并且很少有证据支持医生可以可靠地通过视诊或触诊进行诊断。因此本书不建议使用包含不对称性测量的观察性方法。

需要考虑的一个关键问题是怀孕或者怀孕后女性的 SIJ 或骨盆损伤的患病率上升。近 50% 的近期怀孕的女性经历了骨盆疼痛的反复发作[31-33]。检查前概率如此之高，说明骨盆参与非特异性腰背痛的可能性很大。

> **小结**
> - 不同的体位或者姿势对于 SIJ 相关疼痛的诊断没有作用。
> - 很明显，几乎没有证据表明不对称性能够确定骨盆功能障碍并且很少有证据支持医生可以可靠地通过视诊或触诊进行诊断。

病史

主观病史中最重要的方面是对于非机械性症状或风险因子的鉴别，例如感染和炎症、代谢性和医源性状况。Peloso 和 Braun[34]指出许多与强直性脊柱炎、银屑病关节炎、Reiter 综合征（反应性关节炎）、关节炎相关的肠炎和非特异性脊柱关节病相关的症状表现出与机械性 SIJ/骨盆疼痛的症状相似。例如，这些疾病在长时间活动之后都表现出疼痛，SIJ 或者臀部压痛可能牵涉至膝关节和髋关节，以及日常生活活动受限。然而有些特定的症状却与 SIJ/骨盆疼痛不同，包括肩关节的参与、活动受限，特别是脊柱屈曲、伸展和侧屈等活动，胸椎–腰椎连接处疼痛，适度运动后得到改善。另外，通过实验室检查可能在血液或组织中发现特异性标志物，以此来鉴别特定的非机械性疾病。当症状与临床诊断推理相矛盾时则需要进行医学筛查。

许多学者报道了常见的亚临床症状及患病史，这些都与骶髂疼痛有关[10]。臀部外侧疼痛是骶髂关节疼痛患者的主要描述症状[35]。这种疼痛可能向下放射到大腿后侧，至腹股沟，至大腿前侧，甚至转移至足部或足趾[1]。Slipman 等[36]报道了外伤性事件（如摔倒），或者在 SIJ 上产生作用力的位置运动（如扭转、抬起重物、长时间负重、由屈曲姿势伸展或者机动车事故中足部在刹车时受压迫等）导致的疼痛。长期保持的姿势（如双腿交叉或者久坐）也与 SIJ 疼痛有关。

疼痛分布图

疼痛分布图用来概述疼痛感觉变化的区域。Fortin 等[37,38]提出，SIJ 相关疼痛的面积约为 3cm 宽及 10cm 长，就在 PSIS 下方。这些发现是在无症状个体 SIJ 注射后，用轻触来确定感觉过敏的区域。其他人报道了同样的发现，确定了 PSIS 相关区域的疼痛，对 SIJ 疼痛敏感[39]。

Slipman 等[40]在有症状的受试者中报道了不同的发现，指出许多患者描述了下腰部、腹股沟、大腿、脚踝和小腿部位的症状，与 Fortin 等所描述不同[37,38]。Dreyfuss 等[29]提出疼痛分布图在识别 SIJ 源性疼痛作用有限。对伴或不伴有 SIJ 功能障碍的患者进行关节内注射，作者比较了多名患者的疼痛模式，发现与其他部位的功能障碍相比，SIJ 疼痛没有特定的发生模式。Broadhurst 等[39]报道说，腰椎部位没有疼痛出现于 SIJ 功能障碍患者，并且发现腹股沟疼痛有更明显相关性。而在 Dreyfuss 等[29]的报道中不认为腹股沟疼痛是一种有用的临床诊断工具。

《欧洲骨盆带疼痛诊断与治疗指南》[14]提出应考虑疼痛位置，但仅应与其他发现结合使用。这些作者提出腹股沟疼痛、L5 下方疼痛、PSIS 区域的疼痛以及腰椎不疼痛可信度较高，尽管没有判定性的结论，但具有一些支持证据。Young 等[41]报道说，大多数通过注射确认的 SIJ 疼痛患者，其会出现 L5 外侧和下方疼痛，而椎间盘突出患者出现中线部位疼痛。Slipman 等[36]认为，存在疼痛牵涉模式的变异性，因为关节的神经支配是高度可变的，疼痛可能来自内部和外部结构，疼痛牵涉可能取决于 SIJ 损伤的不同位置。疼痛的位置在区分 SIJ / 骨盆疼痛方面只能提供有限的帮助。见图 11.1。

小结

- 有效的病史应当包括骨盆非机械性疾病的信息。
- 疼痛分布图在鉴别 SIJ 疾病的作用证据混杂。确实在许多情况下，SIJ 疼痛是单侧的，能牵涉到下肢（远至足部）并且与腰椎的牵涉模式有明显的重叠。
- SIJ 疼痛通常位于 L5 外侧和尾侧，与椎间盘源性疼痛不同，但并不是所有的个案都是如此。
- 疼痛分布的变化反映了关节结构差异以及支配关节的不同感觉构成。

体格检查

骶髂关节的形态非常复杂，这增加了对该部位进行适当检查和治疗的难度[42,43]。与 SIJ 疼痛明显相关的临床发现缺乏进一步增加了其治疗的复杂性[29]。另外，由于实际的 SIJ 部位在人体中运动比较少，因此许多手法检查方法并不实用。实际上，医生经常模糊地推断该病情是否与 SIJ 相关。由于注射并非是作为手法治疗实践或诊断干预的常规方法，所以基于传统诊断原理确定骶髂关节源性疼痛的可靠性很低。

主动生理运动

一些作者提出了主动生理运动与 SIJ 疼痛的相关性。Rost 等[31]的研究认为，在怀孕期间发生盆腔疼痛的大多数患者在负重活动（如步行）期间出现痛感。Schwarzer 等[44]认为多维的主动生理运动与 SIJ 疼痛相关，Maigne 等[16]也有类似的研究发现。Dreyfuss 等[29]提出某些主动生理运动，如与卧倒相关的运动和坐起的运动与 SIJ 疼痛无关。他们报道，站立位比于非站立位疼痛概率增加 3.9 倍。Young 等[41]报道，确认经证实的 SIJ 疼痛患者（通过透视引导双重注射）由坐位到站立位时出现痛感。在他们的研究中，由坐位到站立位经历疼痛的患者如果在 5 项特殊临床试验中的 3 项同时呈阳性时，发生 SIJ 疼痛的概率增加 28 倍。然而，这些孤立的发现并不足以说明 SIJ 相关的疼痛机制。在 Young 的研究中，患有椎间盘突出症的患者由坐位到站立位时发现也会出现痛感，这表明只有单一主动生理学检查的结果并没有为医生提供明确的诊断价值。

最后，一些医生持续关注和支持主动生理运动触诊评估的优点[5,45,46]。本书并不支持这些方法。但这

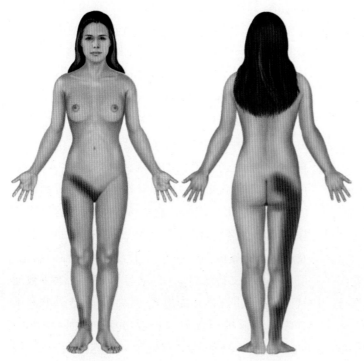

图 11.1　通常报道的骶髂关节疼痛分布图。

并不表明其他医生使用的触诊方法对于操作者无效，或者与其他检查方法结合使用也无效。只是绝大多数的证据表明，对于医生来说，SIJ 运动评估技术的可靠性和诊断价值相当低。

　　Young 等[41]认为重复运动对于检测椎间盘突出症至关重要。Long 等[18]和 Laslett 等[12]提出，症状向心化患者发生腰椎损伤可能性大，应该用定向特异性练习方法治疗。Young 等[41]报道骨盆预摆位并进行特定的前后旋转时，有些患者会陈诉疼痛减轻；而在正常腰椎生理评估过程中不会发生此过程。这一发现的好处在于，它允许一种差别性的检查过程，将其中腰部损伤与 SIJ 损伤区分开。不能向心化的患者分类为影像不能识别的不稳定或骶髂关节损伤，需要进行其他相关检测。因此本书认为，骶髂关节检查的主动生理运动部分与腰椎部分相同。

　　"SIJ 疼痛没有特殊的分布特点，与其他腰骶部结构所产生的症状类似。对于 SIJ 疼痛来说，没有特异性的疼痛激发或减轻的运动以及姿势。"[47]因此，没有进行腰椎病变筛选的 SIJ 检查可能会产生偏倚性结果。这表明在 SIJ 检查之前，必须排除腰椎疼痛性病变，同时也要认识到这两种情况有可能同时发生。

　　读者可直接到第 10 章查看腰椎检查内容，包括压力下主动生理运动和被动附属运动。在腰部屈曲、侧屈、伸展或旋转中进行的任何独立的疼痛激发、减轻或向心化运动都可能影响腰椎。

　　如果腰椎主动生理运动没能起到疼痛向心化或者消除的作用，那么进一步应用主动生理运动来分析出其方向特异性，对 SIJ 重复施加应力。Young[48]描述了两种向前和向后旋转髂骨的技术：由坐而立和弓步。另外，阶梯俯身技术可以用来增加一侧髂骨向后旋转。

由坐而立

由坐而立对于 SIJ 疼痛患者来说是激发性运动。目前，仅有一项研究调查了应用该运动来检测评估骨盆带疼痛的诊断准确性，结果并不让人满意[49]。

弓步向前旋转

　　在一项诊断准确度研究中报道了弓步，并且促进患者群检验后概率的小幅提升。

　　1.测试这个运动的效果时，患者呈弓步位置，疼痛的一侧肢体作为后腿。

　　2.患者向前弓步，直到后腿遇到较大阻力(图 11.2)。

　　3.患者重复向前做弓步动作以确定疼痛是否随重复运动而减少。

　　4.完成后重新评估静息状态时症状。

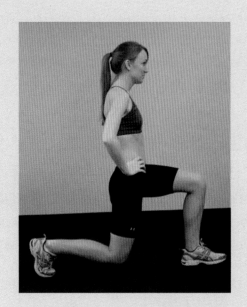

图 11.2　弓步向前旋转。

阶梯俯身向后旋转

　　1.患者把疼痛侧的下肢踩放在 2~3 英尺(1英尺=30.48cm)的平台(图 11.3 为右侧)。
　　2.患者身体前倾,在一侧髂骨上施加向后的扭转力。
　　3.患者重复向后旋转动作,以确定是否能够减轻疼痛。
　　4.完成后重新评估静息症状。

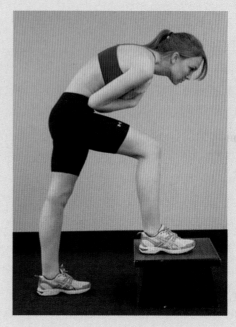

图 11.3　阶梯俯身向后旋转。

小结

　　● SIJ 疼痛的分布特点并不特殊,与其他腰骶结构引起的症状相同。
　　● SIJ 疾病患者经常在单侧负重、由坐而立以及站立位(相比于非站立位)时陈诉疼痛。
　　● 绝大多数的证据表明,对于医生来说,SIJ 的运动评估技术的可靠性和诊断价值相当低。
　　● 相当多的证据表明,在传统的腰椎检查中表现出向心化特点的患者发生 SIJ 疾病概率较低。

被动生理运动

　　Cibulka 和同事[4]报道,髋关节被动旋转程度不对称与骶髂疼痛有相关联系,这一发现已被其他学者在体外试验中证明[50]。此外,有证据表明髋关节的自主活动度和骶髂关节功能也有关联性,尽管这种联系的方向性是不确定的。例如,Pollard 和 Ward[51]报道了骶髂关节推拿可改善髋关节的活动度。在 Cibulka 等[4]的研究中,患者只是通过局部疼痛分类、直接治疗技术的反应以及骨盆对称性的复原就将其归为骶髂关节疼痛。

　　另有一些人提出使用侧卧位髂骨生理性末端刺激运动技术[52,53]。从理论上讲,这些运动会在关节内外结构上产生扭力,并能重现疼痛。由于关节内外结构的复杂性,不能根据感觉、单纯运动激发测试或观察来确定功能障碍重现所需的"力量方向"。例如,如果右侧髂骨相对骶骨向前转动到达动作的活动度末端,此时感觉到疼痛,则表示该部位有多个结构可能已经出现问题。如背侧长韧带的关节外结构可能会被刺激,关节内结构(如关节囊)被挤压。针对这种情况进行检查的困难很明显,后续治疗无法进行。这就需要使用重复的动作来评估判断该方法是否可以作为该病症的有效治疗手段。

被动生理性后旋(章动)

必须通过生理性旋转来确定损伤的运动疗法方向。不过,绝大多数基于触诊的测试没能证明其可靠性和有效性,不过这些测试有助于确定治疗方向。因此,疼痛激发和对重复动作的反应将确定髂骨损伤的类型并确定治疗方向,如推拿。有项研究调查发现被动章动在确定 SIJ 疼痛的诊断准确性较差[49]。髂骨相对骶骨向后旋转类似于骶骨章动。

1.患者取侧卧位,疼痛的一侧置于远离治疗床的上方,并评估静息症状。

2.疼痛一侧腿部弯曲超过 90°以促进骨盆被动生理屈曲。

3.然后,医生将患者疼痛侧腿部弯曲并用身体紧贴固定。靠近治疗床的另一侧腿部保持伸展。

4.医生将手放在坐骨结节和 ASIS 上,进一步促进生理旋转(图 11.4)。

5.患者的骨盆被动地移动到第一疼痛点。

6.医生越过第一疼痛点继续向活动度末端移动,评估患者的一致性体征。

7.然后,医生在活动度末端重复运动,以确定患者的一致性疼痛是否消除或增加。在此步骤中必须确定疼痛模式,因为该步骤将确定选择的治疗方向。

8.如果一致性疼痛是双侧的,则在对侧重复该过程。

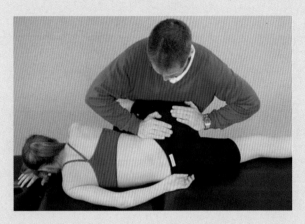

图 11.4　被动生理性后旋:章动。

被动生理前旋(反向章动)

有项研究调查了被动反向章动对于识别 SIJ 疼痛的诊断准确性较差。被动反向章动评估在概念上类似于章动,但需要对动作模式进行选择性变更。

1.患者取侧卧位,疼痛的一侧朝上。评估静息症状。

2.疼痛侧的腿部伸展,治疗床一侧腿弯曲到90°:运动是被动生理性章动的镜像动作,放在下方的腿靠在医生的腰部(图 11.5 中不可见)。

3.医生用靠近尾侧的手支撑放在其上方的腿部,并促进髋关节进一步伸展运动。头侧前臂置于PSIS 促进髂骨向前旋转。

4.将患者的骨盆被动地移动到第一疼痛点。然后,医生越过第一疼痛点继续向活动度末端活动,并对患者的一致性体征进行重新评估。

5.然后,医生在活动度末端重复运动,以确定患者的一致性疼痛是否消除或增加。同样,在此步骤中确定疼痛模式是必要的,因为该步骤将确定选择用于治疗的方向。

6.如果一致性疼痛是双侧的,则在对侧重复该过程。

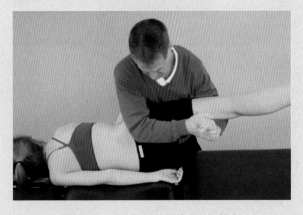

图 11.5　被动生理性前旋:反向章动。

被动附属运动

基本上，还没有研究对 SIJ 被动附属运动的优点进行评估。传统上，许多医生认为常规的 PA 和 AP 可能对识别"运动相关的疼痛"有所帮助，并可能有助于区分病变的一侧。若要获得更多的信息，进行重复被动附属运动应引起患者的一致性疼痛的变化。通过这种方式，被动附属运动可能会得到更大的收益或确定性信息。在体会运动感觉下应用被动的

附属运动方法代替疼痛激发测试，其作用价值不大，因为 SIJ 的实际运动范围较小。

正如被动生理性运动的检查一样，活动度末端重复运动可能有助于确定该项检查运动是否可作为有效的治疗技术。被动附属运动应用于 SIJ 骨盆疼痛侧，以获得最大的鉴别价值。如果反复被动生理性运动导致在检查过程中疼痛减轻，那么该被动附属运动可能是有益的，否则其价值相对于被动生理运动是多余的。

髂骨单侧和双侧的前后运动

髂骨单侧和双侧前后(AP)运动都使髂骨相对于骶骨向后旋转。尽管这两种技术都应进行检查，但是确定使用哪种技术取决于其对原始症状的诱发程度。

1.患者取仰卧位，评估静息症状。

2.进行单侧 AP 时(图 11.6)，医生对 ASIS 施加轻微的向后压力促进髂骨向后旋转。AP 应针对陈诉的第一疼痛点。进行双侧 AP 时，对 ASIS 的接

触点执行同样的操作(图 11.7)。

3.医生越过第一疼痛点继续施加力度，并重新评估患者的一致性体征。

4.然后，医生在活动度末端进行 5~30 秒的振动操作来确定一致性疼痛。因为 SIJ 是一个结实而不规则的关节，所以可能需要通过明显的施压来产生症状[34]。连续振动而疼痛减轻是一个阳性信号，意味着可将该方法作为合理治疗的选择。

5.如果进行完单侧 AP，医生可以在对侧重复该过程。

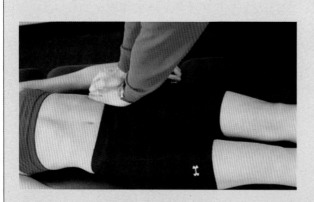

图 11.6　ASIS 单侧 AP。

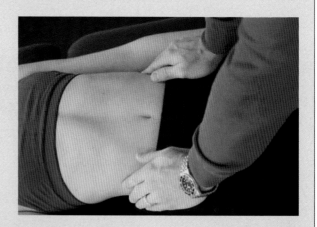

图 11.7　ASIS 双侧 AP。

髂骨的单侧和双侧后前运动

　　髂骨单侧和双侧后前(PA)都促进髂骨相对于骶骨向前旋转。这两种技术都应进行检查,确定使用哪种技术取决于其对原始症状的重现。

　　1.患者取仰卧位,评估静息症状。

　　2.进行单侧 PA(UPA)时,医生将一个拇指垫压在另一个拇指指甲上对 PSIS 施加轻微的压力,促进髂骨的前旋(图 11.8)。UPA 施加到第一疼痛

点。对于双侧 PA,使用双手的豌豆骨对两个 PSIS 的接触点进行相同的操作(图 11.9)。

　　3.医生越过第一疼痛点继续施加力度,并重新评估患者的一致性体征。

　　4.然后,医生在活动度末端进行 5~30 秒的振动操作来确定一致性疼痛。因为 SIJ 是一个结实而不规则的关节, 所以可能需要通过明显的施压来产生症状[34]。连续振动而减轻疼痛是一个阳性信号,意味着可将该方法作为合理治疗的选择。

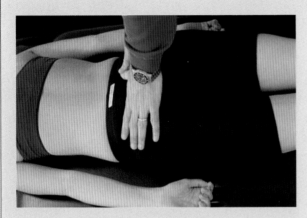

图 11.8　PSIS 单侧 PA。

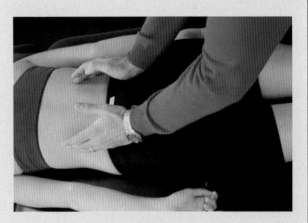

图 11.9　PSIS 双侧 PA。

小结

　　● 髋关节被动旋转不对称性与骶髂关节功能障碍呈正相关, 这一发现已经被多个研究者在体外测试证明。

　　● 因为触诊、视诊和单一的运动检测方法不能为医生提供可信的评估标准,所以建议使用活动度末端重复运动作为诊断和治疗方法。

　　● 还没有研究评估被动附属运动的优点。在体会运动感觉下,被动的附属方法代替疼痛激发,其作用有所减少,因为 SIJ 的实际运动范围较小。

特殊临床测试

　　触诊机制　许多文献致力于探索特殊临床测试和诊断测试相关的诊断价值。大多数研究者认为,SIJ 疼痛相关的微小位移量导致放射性检查效率低下[54,55]。一般来说,传统的 X 线和 CT 扫描在检

测机械性 SIJ 功能障碍时作用不大 [56,57]。相比之下,Chamberlain X 线是检测耻骨联合病变有效的方法[58]。因为这些传统的诊断测试对于 SIJ 的价值有限,透视引导下的关节内注射阻滞是公认的金标准[29,59,60],但其只针对关节内病变有效[14]。

　　医生们提出很多骶髂疼痛的相关"体征",包括长度–张力关系的区域性异常、腿部长度变化、静态和动态骨性标志、激发性运动和特定姿势[29]。尽管提出了各种各样的检查方法,但几乎没有针对 SIJ 疼痛有确定性价值的评估测试被大众所普遍接受。

　　一些作者认为没有确切证据支持关节活动度测试可用于检查骶髂关节功能障碍[27,61]。然而,耻骨联合深触诊可检测耻骨骨炎或耻骨联合的不稳定性[21,62],并且 Vleeming 等[63]认为在背侧韧带上进行疼痛触诊可能提示韧带的易激性。

　　Levangie[30]报道了特异性触诊对骨盆对称性评估的诊断价值很低。在其研究中,Levangie 并没有通

过诊断性阻滞注射区分 SIJ 疾病患者;因此,该研究结果与长期非特异性下腰痛患者相关,而其中可能包括 SIJ 损伤。

每项研究结果的诊断价值都不高,这表明基于触诊的方法并不有助于识别 SIJ 疼痛。如果与其他措施结合使用,其诊断价值有作用,但单独来看这些研究结果要么相互矛盾,要么诊断价值很差。建议读者查询本书的相关教材[64]来了解每一个测试的诊断价值。总之,(图 11.10~图 11.12)中列出的触诊测试的诊断价值很低,可靠性很差,可能在临床实践中诊断 SIJ 疼痛或功能障碍没有价值。

基于运动的测试 有几种基于运动的测试评估方法,研究者调查了其可靠性和诊断准确性。其中的 4 种基于运动的评估法 Gillet 测试、长坐位测试、站立体前屈测试和坐位体前屈测试(图 11.13~

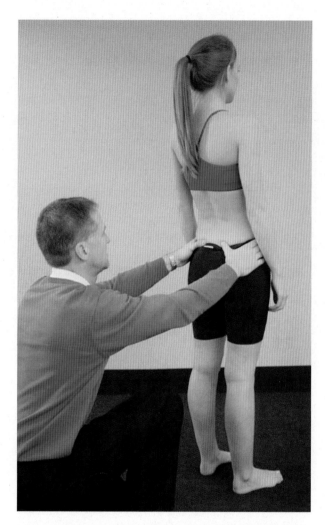

图 11.11 站立位触诊检查 PSIS 对称性。

图 11.16),涉及在进行特定运动过程时针对不对称性的测量。总之,这些测试表现出较差的可靠性和非常小的诊断价值[65,66]。Levangie[30]用机械装置来提高基于运动评估法的可靠性,避免出现重复性差的问题,这些措施有一定的效用。建议读者查询本书的相关教材[64]来了解每一种测试的诊断价值。基于运动的评估方法在检测 SIJ 疼痛方面是否能提供诊断价值,这还有待商榷。

激发性测试 单独的疼痛激发性测试的作用存疑[11,16,43,60]。相反,一些研究认为疼痛激发性测试必须与其他测试结合使用[12,27,66,67]。与基于触诊和运动的评估方法相比,疼痛激发性测试对诊断 SIJ 疼痛具有更高的可靠性和诊断价值(结合使用)。具体来说,其可靠性较高,医生间意见一致性值级别为"一般"到"良好"[65]。

本书利用一组疼痛激发性测试来检查 SIJ 是否

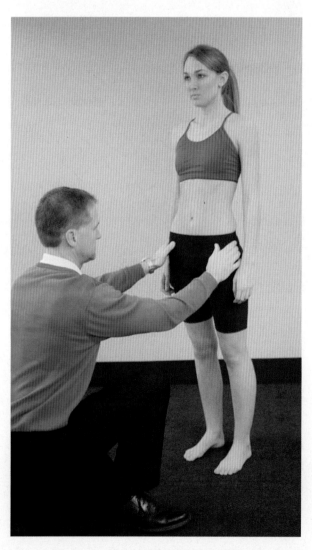

图 11.10 站立位触诊检查 ASIS 对称性。

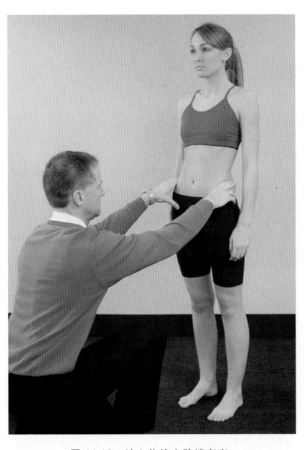

图 11.12　站立位检查髂嵴高度。

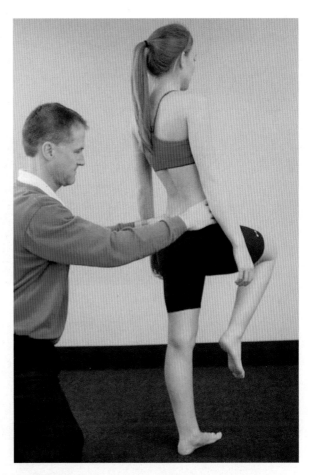

图 11.13　Gillet 测试。

为疼痛来源。这些测试的目的不是为了识别功能障碍，也不只测试与 SIJ 的关联性而排除腰椎。这本书建议的 4 种测试是推股测试、骶髂关节按压测试、骶髂关节分离测试和骶骨推动测试。见下文详述。如果患者无法进行俯卧，则可以选择使用推股测试、Patrick 测试（即"4"字测试，图 11.17）、按压、牵引和 Gaenslen 测试（图 11.18）。

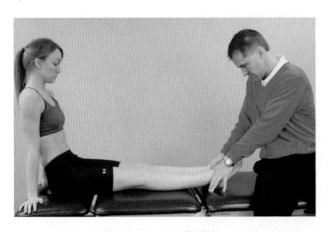

图 11.14　长坐位测试。

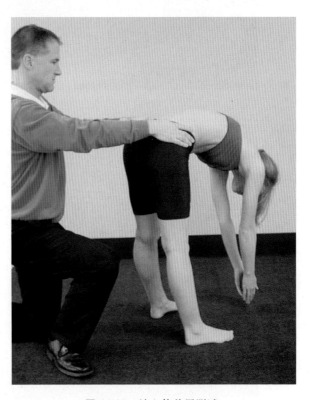

图 11.15　站立体前屈测试。

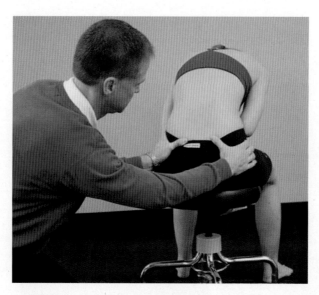

图 11.16 坐位体前屈测试。

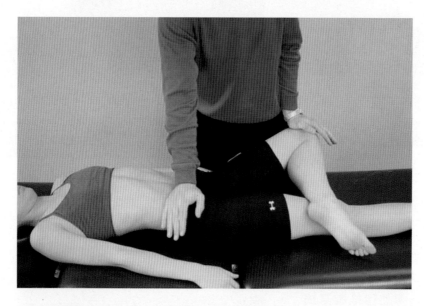

图 11.17 Patrick 测试。

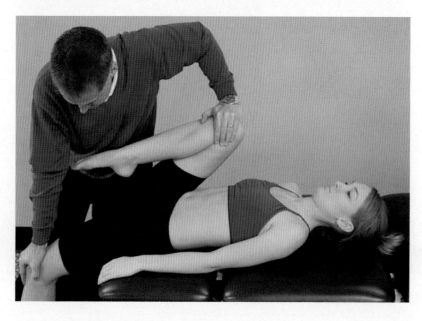

图 11.18 Gaenslen 测试。

推股测试

推股测试是一个有用的临床测试，最近的研究将其作为 SIJ 测试方法组合的一部分。推股测试也称 Ostgaard 测试、4P 测试以及骶结节应力测试，其包括股部向下的作用力，使髂骨相对于骶骨向后移动。一致性疼痛的重现视为阳性测试结果。

1.患者取仰卧位，评估其静息症状。医生站在患者疼痛侧下肢的对侧。

2.疼痛侧的膝关节弯曲到 90°。

3.医生的手在骶骨处形成一个稳定的"桥梁"。

4.通过股骨(在膝盖)施加向下的力使骶骨上的髂骨向后移动(图 11.19)。将该力度保持至少 30 秒，如果没有疼痛发生，在这 30 秒快结束时轻微上下晃动，进一步刺激关节。

5.对患者的症状进行评估，以确定一致性体征。在髋关节后方或骶髂关节旁边出现的一致性疼痛视为阳性测试结果。

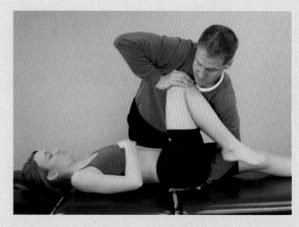

图 11.19　推股测试。

骶骨推动测试

骶骨推动测试是 Laslett 和同事[47]提出的 4 种疼痛激发性测试之一。该测试从理论上使骶骨对两侧的髂骨产生向前的剪切力。

1.患者取俯卧位，评估其静息症状。

2.医生触摸骶骨的第 2 或第 3 棘突，然后对 S3 骶骨实施 5~7 次向下的推动(图 11.20)。医生对准骶骨的中点，不要使腰椎过度伸展。向下用力时重现一致性体征视为阳性测试结果。

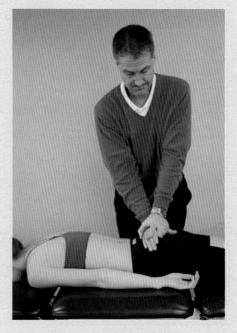

图 11.20　骶骨推动测试。

骶髂关节按压测试

　　1.患者取侧卧位,疼痛侧朝上,位于治疗床最上方。图 11.21 中为左侧。

　　2.评估静息症状,然后医生握住疼痛侧髂嵴,通过髂骨施加向下的力,持续 30 秒。与其他 SIJ 测试一样,需要相当大的力度来重现症状;在某些情况下必须重复施加力度。患者一致性体征的重现视为阳性测试结果。

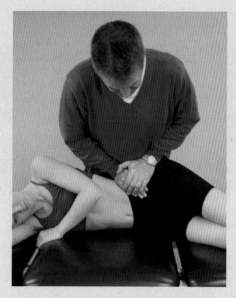

图 11.21　骶髂关节按压测试。

骶髂关节分离测试

　　骶髂关节分离测试在概念上类似于按压测试,但是用力方向相反。

　　1.患者取仰卧位,评估静息症状。

　　2.医生触摸两侧髂前上棘(ASIS)的内侧。医生将双臂交叉,前臂形成 X 形,向外侧–后方施加力(图 11.22)。为了舒适地操作, 经常需要医生在 ASIS 上多次调整手的位置。

　　3.医生应用较强的静态力持续 30 秒,尝试再现患者的一致性体征。患者一致性体征的重现视为阳性测试结果。

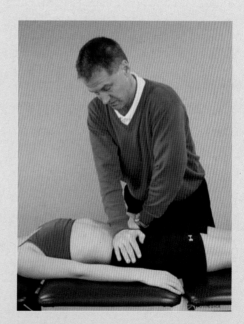

图 11.22　骶髂关节分离测试。

组合测试 (成组)

多个研究声称, SIJ 组合测试具有提高其可信度和诊断价值的作用。Kokmeyer 等[67]证明当 5 个测试中的 3 个呈阳性其可信度和诊断价值大幅度提高, 相比于只使用 1 种测试其识别性更好。其他人认为, 以触诊或运动为基础的测试方法是有效的, 尽管有可能用以确定得出这些结果的方法在方法学上是有缺陷的[68]。Laslett 等[12]和 Young[48]使用向心化评估和诊断性阻滞的两种识别性标准对骶髂关节疼痛患者进行测定。将 5 种测试中的 3 种进行组合, 其阳性似然比提高[4,16]。Laslett 等[12]认为, 有必要将这些测试进行组合, 相比于单一测试方法能够排除单一测试者误差的可能性。此外, Laslett 和同事[47]对推股测试、分离、按压和骶骨推动等方法进行测试, 脊柱无向心化症状出现的前提下, 4 种阳性结果中出现 2 种就预示着 SIJ 功能障碍的阳性结果。这些作者认为, 首先进行推股测试和分离测试, 而任意 2 种阳性结果的组合都表示 SIJ 功能障碍。在一个独立的研究中, Van der Wurff 和同事使用 5 种测试中的 3 种发现了类似的诊断准确率 (表 11.1)。

表 11.1　特定组合的 SIJ 特殊临床测试的诊断价值

作者	可信度	敏感性	特异性	+似然比	-似然比
分离、推股、Gaenslen 测试、按压和骶骨推动					
Laslett 等[12](3/5)	NT	91	78	4.16	0.11
推股、分离、骶骨推动和按压测试					
Laslett 等[47](2/4)	NR	88	78	4.00	0.16
推股、分离、骶骨推动和按压测试					
Van der Wurff 等[69](3/5)	NR	85	79	4.02	0.19

NR, 没有报道; NT, 没有测试。

徒手肌力测试　Rost 等[31]认为, 患者骶髂关节和耻骨联合活动过度时采用侧卧位抗外展测试 (图 11.23) 是对症的方法。与此相反, 评估髋关节内收力量的损失 (继发于疼痛) 可能有助于检查产后骨盆疼痛综合征。此外, 主动直腿抬高 (无图) 因其在进行主动髋关节屈曲时可诱发疼痛, 也可用于检测骨盆不稳定。

小结

- 最有用的基于触诊的特殊测试是耻骨联合和背侧长韧带直接触诊。
- 徒手肌力测试可能提供有用的信息, 特别是髋关节抵抗外展以及髋关节抵抗屈曲。
- 基于姿势评估的视诊或触诊测试方法没有证明其具有可接受的可信度或有效度。

- 将 4 种特殊的临床测试中的 2 种组合, 其针对 SIJ 疼痛诊断的有效度为一般至中等。这些测试包括骶骨推动、按压和分离测试, 以及推股测试。

诊断和治疗决策

事实上, 区分骶髂关节或骨盆损伤比较困难。对同种类型 SIJ 损伤进一步评估更为困难。然而, 对适当的检查结果进行充分分析将减少骶髂关节/骨盆问题的误诊或漏诊概率。

触诊方法长时间以来一直是诊断 SIJ 疼痛的主要技术手段。但是, 这些方法的可靠性和有效性较差, 可能会误导医生做出错误诊断。事实上, 许多顶

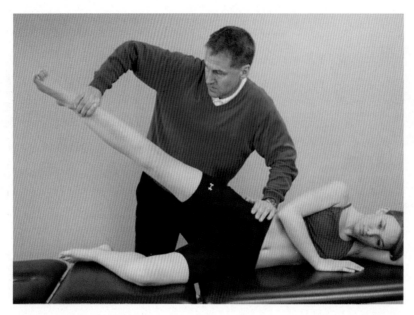

图 11.23　抗外展测试。

尖的学者提出很多 SIJ 不同方向上运动的问题，如上滑、下滑、向内倾斜、向外倾斜、向上剪切和向下剪切。但是，没有生物力学文献支持这些现象的绝对存在，也没有诊断方法进行位置诊断。随后，大多数的循证研究概述 SIJ 功能障碍主要与 SIJ 炎性疾病有关，如骶骨上髂骨向前旋转、骶骨上髂骨向后旋转，以及耻骨相对于对侧向上剪切。通常，耻骨向上的剪切力与骶骨上髂骨向前旋转相关[58]。所述病变出现双侧病变也是合理的。通过重点检查这些研究结果，正确识别这些疾病的可能性大大提高。由于确定疾病侧和功能障碍发生方向对于手法治疗和手术治疗选择至关重要，因此应该投入更大的努力来致力于这一研究。

利用循证信息，合理地识别 SIJ 功能障碍的概率会提高（虽然仍具挑战性）。这些步骤包括：①排除椎间盘相关腰椎损伤或对腰椎相关治疗反应良好的损伤；②采用循证的特殊测试来合理确定 SIJ 相关功能障碍。

应用 George 和 Delitto 提出的标准[70]使医生将腰椎治疗反应分为 4 类（详见第 10 章）。牵引治疗、特定运动和松动术是针对腰椎病症的治疗方法。腰椎治疗方法无改善可能提示临床结构性不稳定或 SIJ 疼痛（图 11.24）。采用向心化和腰椎治疗的其他反应来排除背部疾病和其他疾病症状，从而仔细区

分并提高正确诊断的可能性。利用向心化现象和 10% 的试验前患病概率，可以把正确识别 SIJ 疼痛的概率从 10% 提高到 40%。结合其他识别性因素，如性别、怀孕、背侧长韧带触诊时的疼痛以及伤害性事件，将进一步提供确凿的信息。

如前所述，Laslett 等[47]建议利用 4 种阳性测试中的 2 种来概述 SIJ 疼痛（图 11.25）。在没有脊柱向心化的情况下，将推股测试、分离、按压或骶骨推动的 2 种阳性测试结合，能够识别 SIJ 疼痛。这一发现是对原先由 Laslett 等[12]提出的 5 种测试中的 3 种进行修改得出的。排除腰椎病变并结合 SIJ4 种测试中的 2 种阳性结果，SIJ 疼痛准确诊断的可能性增加 4 倍。

最后，循证模型的作用还涉及治疗决策（图 11.26）。虽然排除腰椎病变以及 4 种中 2 种阳性结果增加了准确诊断 SIJ 疼痛的概率，但是测试并没有说明何种治疗形式对患者是适当的。为了确定患者是否能从手法治疗引导的方法中获益，可利用一系列的手法治疗方法评估者的反应。要么患者会对基于反向章动或者章动的治疗方法做出阳性反应，要么对这两种治疗方法没有阳性反应。获得阳性反应，与阳性运动模式相关的治疗技术应当继续实施。如果患者对任何方向的活动都反应不良，那么建议实施肢体固定术。

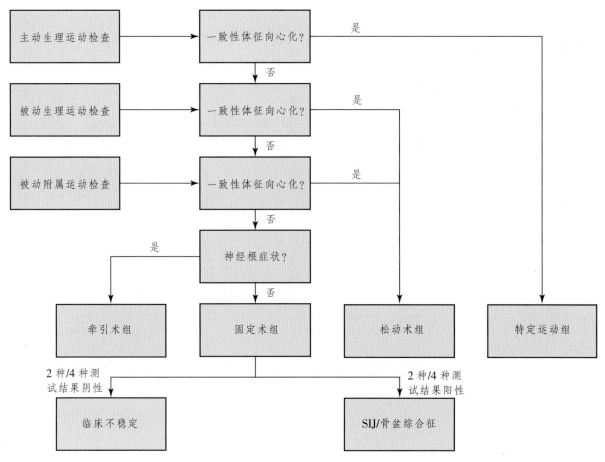

图 11.24 SIJ/骨盆的检查算法。

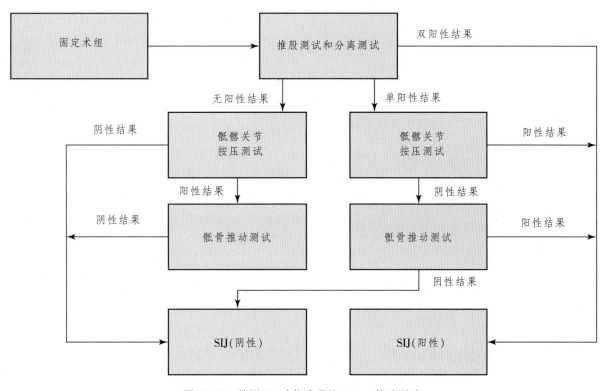

图 11.25 检测 SIJ 功能障碍的 Laslett 特殊测试。

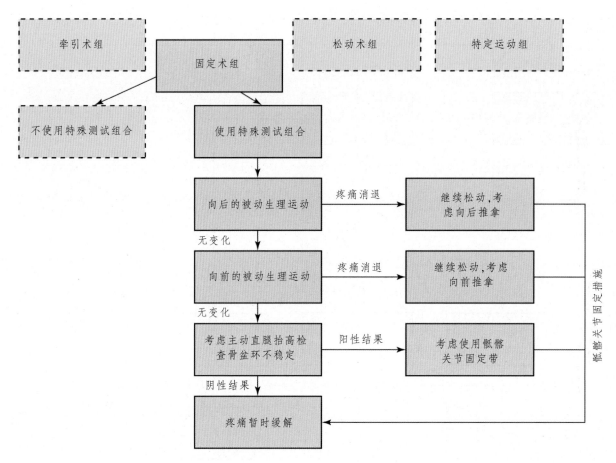

图 11.26 SIJ 治疗的治疗决策构成。

小结

- 理论上基于位置的损伤在文献中没有很好的体现。

- 提高检测 SIJ 疼痛的诊断准确性的一种方法是排除腰椎疼痛。

- 排除了腰椎病变时，4 种中的 2 种 SIJ 测试阳性结果提示 SIJ 疼痛可能性大。

- 选择适当的治疗与患者的反应有关。章动或者反向章动相关的治疗技术如果能减轻患者的症状，那么应该被合理地实施。如果所有的治疗措施都无效，那么固定术可能是更为合理的治疗方法。

治疗技术

目前可能还没有其他哪个身体部位的检查和诊断投入如此多的努力，而关于治疗相关研究却很少。

目前尚无全面性、前瞻性的研究来分析主动拉伸、肌肉能量疗法、推拿或者松动术对治疗 SIJ/骨盆的有效性[71]。许多发现表明，多种形式的物理治疗和脊椎按摩治疗对减轻疼痛具有一定的作用[72]。《欧洲骨盆带脊柱疼痛诊断与治疗指南》[14]报道，由于没有进行随机临床或实践性试验，因此不推荐使用这些方法。

对于这个发现可能有几个原因。首先，SIJ 疼痛的确定性诊断需要诊断性注射阻滞，这是一个昂贵且耗时较多的步骤，因此在特定的骶髂关节/骨盆功能障碍患者进行均质化分组比较困难。其次，医生很少同意对 SIJ 进行适当的针对性治疗。第三，不稳定性是 SIJ/骨盆疼痛的常见原因，这个发现是近期才被提出的。

与其他解剖部位一样，SIJ 和骨盆可能表现出不同形式的损伤。假设所有 SIJ 疼痛表现出相同的症状组合，涉及相同的解剖组织，并将显示出相似的治疗结果形式，但这是不现实的。SIJ 关节面积比较大，不同的部位产生不同的疼痛模式。关节面较大则需要多种类型的治疗；同时需要对老年人经常进行治疗方法调整[73]。

在 2002 年，Albert 等[20]提出了 5 种骨盆后部疼痛综合征(PPPP)的亚型，包括 SIJ 骨盆带综合征(SIJ 和耻骨联合疼痛)、耻骨联合分离症、单侧 SIJ 综合征、双侧 SIJ 综合征以及混合型。Albert 认为，虽然这一发现是基于临床检查的，而且是来自 2269 名怀孕患者的，但是非妊娠期患者也可能会患有类似的功能障碍[74]。在解剖和生物力学方面，很多不同的问题可能会在临床上以非常不同的方式表现出来。

主动生理运动

SIJ 疼痛的自我矫正方法是患者在没有医生的情况下进行"自我治疗"。尽管存在许多自我治疗方法，但是针对性旋转位移的一些方法是患者最容易理解和独立执行的方法。

站立位旋转

如果患者对侧卧位髂骨反复章动动作反应良好，那么站立位旋转技术可能适合作为家庭治疗方案。

1.患者的腿部(患侧)置于 2~3 英尺高(1 英尺=30.48cm)的盒子或其他平台上。

2.然后患者朝着腿部向前倾斜以促使骨盆向后旋转(图 11.27 为右侧)。

3.采用重复的振动来"活动"髂骨。

4.患者可全天重复这个过程。

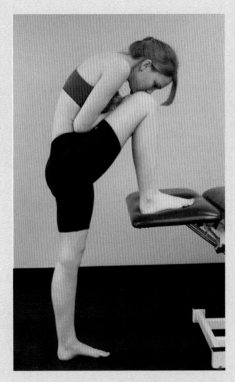

图 11.27　站立位旋转。

坐位体前屈外旋

如果患者对侧卧位髂骨反复章动动作反应良好,则可进行坐位体前屈外旋。

1.执行这个家庭治疗操作时,患者坐立并将腿部在患侧膝盖处交叉。这种运动促进了髋关节的外旋以及骨盆相应髂骨的向后运动。

2.然后,患者身体前倾以进一步促使骨盆向后旋转(图11.28)。

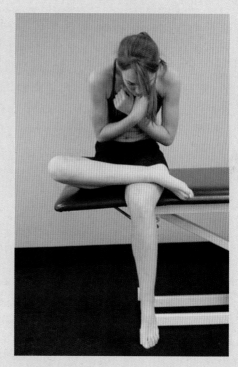

图11.28 坐位体前屈外旋。

站立位伸展拉伸

如果患者对侧卧位髂骨反复章动动作反应良好,则可进行站立位伸展拉伸。

1.患者将患侧腿的膝盖或足部放在髋部后面(图11.29为右侧)。

2.患者通过骨盆位置下降向后伸展以促进髂骨的前旋。

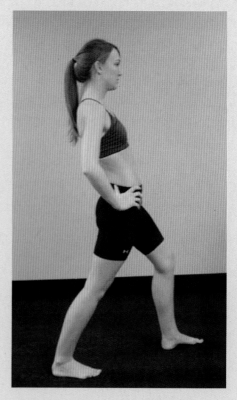

图11.29 站立位伸展拉伸。

被动生理运动

被动生理运动是为了确定运动疗法方向，这可能有助于减少患者疼痛。

骶骨上髂骨向后旋转

在临床检查时，如果重复生理性旋转使疼痛减轻或者症状消除，则可选用该技术。

1.患者取侧卧位，疼痛侧朝上，对静息症状进行评估。

2.疼痛侧腿弯曲超过 90°以接合骨盆并促进被动生理屈曲。

3.然后，医生将身体放在患者疼痛侧腿部的腘窝处，使该姿势"舒适"。治疗床侧腿保持在伸展位置(图 11.30)。

4.然后，医生将手放在患者坐骨结节和髂前上棘上以促进髂骨生理性旋转。

5.将患者的骨盆被动地移动到一致性疼痛的第一个疼痛点，然后在活动度末端重复该方法，同时观察患者的一致性体征。

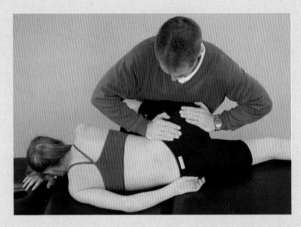

图 11.30　骶骨上髂骨向后旋转。

骶骨上髂骨向前旋转

在临床检查时，如果重复的生理性旋转使疼痛缓解或症状消除，则选择该技术。

1.患者取侧卧位，疼痛侧朝上，对静息症状进行评估。

2.疼痛侧腿伸展而治疗床侧腿弯曲到 90°。该动作是被动生理性章动动作的镜像动作。

3.医生用靠近尾侧的手托住患者腿部，并促进髋关节进一步伸展。

4.医生头侧的手放在髂后上棘上，促进髂骨向前旋转(图 11.31)。

5.然后，医生手放在坐骨结节而前臂放在髂前上棘上，以进一步促进生理性旋转。

6.患者的骨盆被动地移动到一致性疼痛的第一个疼痛点，然后在活动度末端重复该方法，同时观察患者的一致性体征。

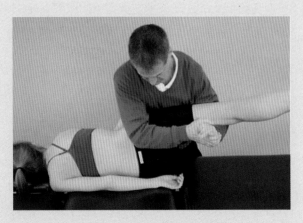

图 11.31　骶骨上髂骨向前旋转。

俯卧位被动生理性向前旋转

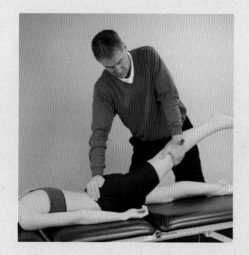

图 11.32 俯卧位被动生理性向前旋转。

如果在被动生理性动作检查时，重复的髂骨生理性前旋使疼痛缓解，则选择该技术，但在侧卧位时患者对活动度末端的动作耐受性较差。

1.患者取俯卧位，评估静息症状。

2.医生站在与鉴定有一致性症状的腿部相同的一侧。

3.医生将靠近头侧的手放在髂后上棘上，而靠近尾侧的手举起患者膝关节和大腿(图 11.32)。

4.使用连续动作，医生随后对髂后上棘进行向下滑动(促进髂骨前旋)，同时执行被动髋关节伸展。施加到髂后上棘的力度可以进行调整。治疗应引起患者的一致体征。

被动附属运动(PAIVMS)

被动附属运动技术有许多方法，其中很多方法对被动生理性运动过程是多余的。选择哪种技术应从评估测试中得到结论。例如，在初次检查时，只有当重复进行单侧 AP 运动时右侧髂前上棘疼痛减轻，才能选择该方法进行治疗。

旋转中单侧张开

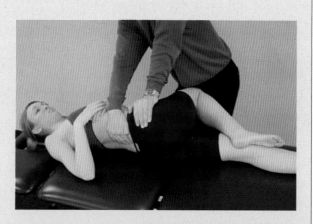

图 11.33 侧卧位骶髂关节单侧张开。

促进向后滑动的一种方法是单侧张开。通过将腰椎置于运动耦合位置 (意味着同时旋转和侧屈)，腰椎的韧带和关节囊系统并表现出运动减少。通过使用这种身体摆位，髂骨平移能更多地作用于骨盆，而不是腰背部。

1.患者取侧卧位，将疼痛侧朝上。

2.然后，医生旋转躯干在 L5 水平，以使韧带和小关节突结合更紧密。

3.医生靠近头侧的手放在与 L5 相对齐的位置，为腰椎提供阻挡，并将靠近尾侧的手放在髂前上棘由前往后施加力度(图 11.33)。重复运动应使症状消除或减轻。

骶骨上髂骨向后剪切

髂骨向后剪切松动术/推拿与推股测试非常相似。只有当检查时向后滑动技术(如 AP)能产生有益的结果,才能在治疗中使用该技术。

1.患者取仰卧位,并且评估静息症状。

2.医生站在患者疼痛侧的对侧。疼痛侧膝关节(图 11.34 为右侧)弯曲到 90°。

3.医生将手放在患者骶骨下,在骶骨形成一个稳定的"桥"。通过股骨施加向下的压力以迫使骨盆向后平移。必须进行重复运动,同时通过推动进行推拿。

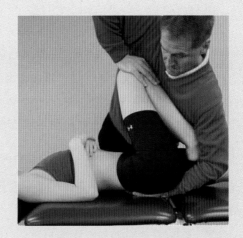

图 11.34　骶骨上髂骨向后剪切。

手法辅助运动

肌肉能量技术通常用作 SIJ/骨盆的治疗技术。

由于神经生理输入的良好传导是治疗的目标,因此,此处将讨论 3 种技术, 理论上也可以矫正髂骨向前旋转、向后旋转以及耻骨联合移位。

耻骨联合等长内收

Mens 等[58]指出,骨盆的不稳定性导致在承重期间受损侧(疼痛侧)的耻骨向上移位。矫正这种移位的一种方法是等长内收治疗,通常被称为"猎枪式"。实际上,这种方法的神经生理效应与其生物力学效应可能一样。

1.患者取屈膝仰卧位,检查静息症状。

2.医生进行一系列双侧髋关节抵抗外展操作,其中要求患者在医生施加阻力时往外展开双下肢,重复几次,每次操作持续 6 秒。

3.慢慢地,医生使患者在屈膝仰卧时髋关节进一步外展,直到两侧膝关节分开足够宽,允许医生将前臂置于患者膝关节之间。

4.等距抗阻外展训练结束后,医生要求患者进行有力而快速的等长内收, 抵抗前臂阻力 (图

11.35)。通常,患者会有一些不适,并且在进行该活动时听到关节响声。由于该问题的关键通常是不稳定,所以患者可以直接在该操作之后进行 SIJ 束带固定。

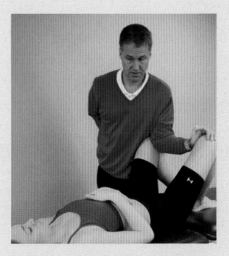

图 11.35　耻骨联合功能障碍纠正性训练。

肌肉能量技术引导后旋

如果患者在侧卧位髂骨生理性后旋运动期间出现疼痛,并且反复后旋运动可改善疼痛症状,那么患者可能是肌肉能量技术治疗的良好对象。该技术之所以有效,是因为患者可控制通过骶髂关节施加的力度。

1.患者取屈膝仰卧位,检查静息症状。

2.疼痛侧的腿部膝关节屈曲,并尽可能抬高使髋关节屈曲到患者可以忍受的位置。

3.对侧下肢放在相对伸展或中立位置。

4.医生用身体斜靠到弯曲的腿部(图 11.36 为左腿),以提供稳定的阻力屏障。

5.医生对侧手臂伸展并置于患者的膝盖上作为反作用力。

6.指导患者用膝盖和臀部向下推动抵抗医生的阻力,同时使对侧髋关节屈曲抵抗手部阻力。连续进行 3~5 次操作,每次保持 5 秒。

7.完成后,重新评估患者的一致性体征。

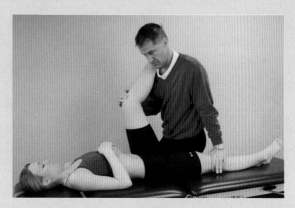

图 11.36　肌肉能量技术引导后旋。

肌肉能量技术引导前旋

如果患者在侧卧位髂骨生理性前旋运动中出现疼痛,并且反复前旋运动可改善疼痛症状,其可能是肌肉能量技术治疗的良好对象。

1.患者取屈膝仰卧位,检查静息症状。

2.疼痛侧腿部从治疗床伸出,对侧腿髋关节和膝关节弯曲。该位置与图 11.36 中的位置相反。医生最好站在疼痛侧骨盆的腿部的对侧。

3.医生用身体斜靠到弯曲的腿部(无痛侧),以提供稳定的阻力屏障。医生对侧手臂放在患者的膝盖上。

4.指导患者轻轻地向下(髋关节伸展)推动,抵抗医生的阻力,同时使疼痛侧的腿部(图 11.37 中为右腿)弯曲抵抗手部阻力。一组 3~5 次,每次保持 5 秒。

5.完成后,重新评估患者的一致性体征。

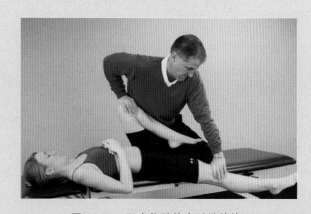

图 11.37　肌肉能量技术引导前旋。

推拿

推拿操作旨在通过神经生理学输入信号改变来刺激患病部位,并可矫正移位以及缓解疼痛[25]。之前Flynn 等[76]使用 SIJ 技术后认为对于有效的治疗结果来说,不一定听到关节响声。Beffa 和 Mathews[78]使用创新的录音方法来记录关节响声,表明与推拿有关的响声并不总是位于调整的目标部位上。

X 线立体成像测量分析表明，推拿并不会改变骶髂关节的位置[79]。然而，Tullberg 等[79]报道推拿后确实发生了临床确定的不对称性的改善，他们将这种反应假设为关联软组织变化。相当多的证据表明，推拿确实具有影响骶髂关节周围软组织的能力，因为推拿后 H 反射降低[80]，并且可能改变深部腹横肌的前馈机制[81]。

假如重复的被动生理或附属运动没有使疼痛缓解，可以使用以下叙述的技术。然而，即使反复运动导致疼痛缓解，推拿也可以作为选择的治疗方法。如下列实施例所述，推拿将以与导致疼痛减缓的被动附属运动相同的方向进行。

侧卧位前旋推拿

如果患者在髂骨前旋期间症状减轻，那么侧卧位前旋推拿技术可能有益。

1.患者取侧卧位，并检查静息症状。

2.疼痛侧腿伸展而治疗床侧腿弯曲到 90°。该动作是被动生理反向章动动作的镜像动作。

3.医生用靠近尾侧手支撑患者腿部，并促进髋关节进一步伸展(图 11.38)。靠近头侧的前臂置于髂后上棘上，促进髂骨前旋，并且在活动度末端施加快速而有力的推动力。很少听到响声。

4.治疗后应直接重新评估患者的一致性体征。

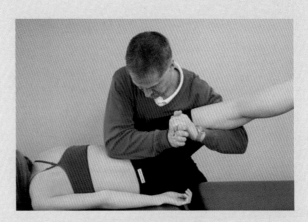

图 11.38 侧卧位前旋推拿。

侧卧位后旋推拿

如果患者在髂骨后旋时症状减轻，那么侧卧位后旋推拿技术可能有益。

1.患者取侧卧位，疼痛侧朝上。

2.疼痛侧腿弯曲超过 90°，以接合骨盆并促进被动生理性屈曲。

3.然后，医生将身体置于患者疼痛侧腿的腘窝中，使该姿势"舒适"，而底侧腿保持伸直位置(图 11.39)。

4.然后医生将手放在患者坐骨结节和髂前上棘上，促进进一步的生理性旋转。

5.将患者的骨盆被动地移动到活动度末端。在活动度末端施加快速而有力的推动力；很少听到响声。

6.治疗后应直接重新评估患者的一致体征。

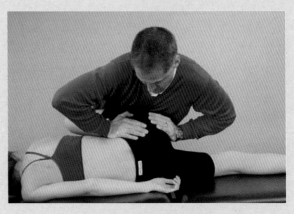

图 11.39 侧卧位后旋推拿。

髂骨前后推动

之前的研究中已经详细地描述了髂骨前后推动技术（Chicago Roll）[82]。该操作实际上能否作用于 SIJ 或者第 5 腰椎小关节还是存疑的。尽管如此，髂骨反复前旋时表现出疼痛的患者可能是该操作的良好对象。该技术在第 10 章中有更详细的描述。

1.患者在进行基线症状评估后，取仰卧位。

2.患者将手指在颈部后面交握，同时拉动其肘部。

3.医生将患者的身体向一侧屈曲，并将患者的身体朝相反方向旋转（图 11.40）。

4.将患者扭转到活动度末端，然后在髂前上棘位置，医生进行快速推动。

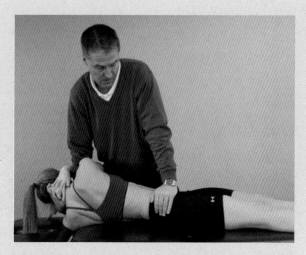

图 11.40　髂骨前后推动。

髂后上棘后前推动

髂后上棘后前推动对于在反复被动生理性前旋运动中陈诉疼痛减轻的患者有作用。

1.患者取俯卧位。

2.医生站在与鉴定出一致性体征的腿部相同的一侧。

3.医生将头侧手放在患者髂后上棘上，而尾侧手举起膝关节和大腿（图 11.41）。

4.医生进行连续动作，对髂后上棘进行向下推动（促进髂骨前旋），同时执行被动髋关节伸展。在活动度末端，医生进行快速推动。

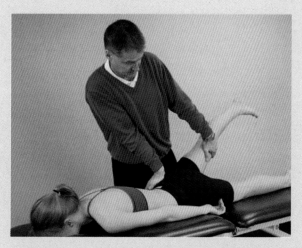

图 11.41　后前推动（患者俯卧位，推动髂后上棘）。

Cyriax V 级 SIJ 推拿

Cyriax[83]描述了疼痛侧骨盆的下肢快速牵引的操作,从而在整个骨盆中产生作用力。因为出现耻骨联合功能障碍的患者通常会显示出其中一个耻骨相对于另一个向上移位的情况,因此这种方法可能有作用。因此,这种技术适用于 X 线成像结果阳性或进行反复髂骨前旋时表现出疼痛的患者。

1.评估基线症状后让患者取仰卧位。

2.医生将患者伸展的腿部抬高约 30°,向内旋转髋部以使髋关节紧张。对下肢进行牵引,以使关节紧绷。

3.通过小腿轻轻振动(上下)使患者放松。一旦患者放松并且将腿部的全部重量放在医生的手中,则向上和远端方向施加快速纵向的推力(图 11.42)。

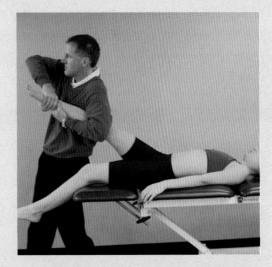

图 11.42 腿部牵拉(Cyriax V 级)。

小结

- 许多记录的骶髂关节疾病与怀孕期间的疼痛有关。
- 在骶髂关节疼痛分类领域需要更多的研究。
- 骨盆治疗的手法治疗方法有很多种;虽然对这些方法的作用还不了解,但却有着不同的证据支持。

治疗结果

证据

手法治疗在临床实践中提供了有益的结果,并认为是一种有效的干预措施[84]。不过,医生对于 SIJ 检查重视程度与 SIJ 手法治疗相关的重视程度(C 级)之间完全脱节。在 Galm 等[85]的研究中,将 SIJ 疼痛且并发椎间盘突出症的患者进行对照比较,发现手法治疗可得到更快速的症状改善。手法治疗是两组间唯一的治疗差异因素。选择俯卧位松动术和推拿操作,因为这些方法对于患有椎间盘病变的患者来说是安全的[86]。Shearar 等[87]发现临床确诊的 SIJ 功能障碍患者的疼痛和失能得到改善,改善的状况是在 3 周随访中出现的。Lukban 等[88]提出,"手法治疗可能是诊断患有盆底功能障碍和 SIJ 功能障碍患者的有效治疗方法。"这种干预措施似乎对尿频、耻骨上疼痛和性交疼痛原发症的患者也很有用。

另一方面,确实存在若干试验性研究。在生物力学上,SIJ 推力作用并不仅针对 SIJ[78]。手法治疗前后关节位置似乎并没有改变(即使在主治物理治疗师确认临床症状变化后)[32,79]。这表明 SIJ 的生物力学变化不如许多医生所认为的那样明显。

已经报道了神经生理学上的许多变化。Suter 等[89]报道,在侧卧位 SIJ 推拿后发生股四头肌抑制。其他报道显示,SIJ 推拿后 H 反射减少,治疗后激素水平出现变化[80],下肢症状减轻[90],疼痛改善[75,87,91],尽管推拿可能没有明显改变骶骨上髂骨的位置[79]。有髋关节和 SIJ 相关症状患者的疼痛症状也因此得到改善[91]。

SIJ 功能障碍的手法治疗可改善腹横肌的前馈机制[92],并可能有助于降低软组织张力[93]。此外,即使在皮肤受到刺激后,反射性兴奋也明显降低[80,94]。快速推动具有更有效的神经生理效应[94],并且推动仅在肌肉或关节囊有力地接合时才有作用[80]。在有症状受试者[51]中进行手法治疗，而产生各异的结果反映了神经支配模式（来自 L5–S3 的分支）的复杂性和关节接触面较大带来的后果，然而有一项研究报道，颈椎推拿也可导致 SIJ 疼痛症状的变化[51]。所有这些研究都确定了该操作的短期效应，但没有人分析其相对于其他治疗方法的益处。

> **小结**
>
> ● 还没有随机性或实效的试验调查肌肉能量技术、拉伸、松动术或推拿对确诊的 SIJ 相关疼痛的作用。
>
> ● SIJ 手法治疗与许多神经生理变化有关联，但似乎没有证据支持生物力学变化。

病例分析

病例 11.1：Lindsey Knowles（24 岁女性）

诊断：坐骨神经痛。

视诊：内胚层体型代偿。体重指数：32。

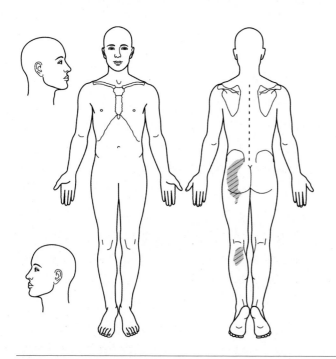

病因：患者在妊娠开始时有轻微的疼痛，并且在妊娠后疼痛加重。

一致性体征：患者疼痛最严重时是在抬起腹部和长期行走时发生。

目前状态：患者表示要长期坐着休息，以减轻背部和腿部疼痛。妊娠后她的活动减少了。

症状表现：背部和腿部疼痛同时发生。

相关病史：无腰背痛或骨盆疼痛史。这是她第一次怀孕。

患者目标：患者想增加活动量。

基线：腿部疼痛为 2/10，而骨盆后方疼痛为 5/10。

检查结果：主动或被动的运动没有重现她的症状。她确实有 4 种中的 3 种阳性测试结果，包括推股测试、按压和骶骨推动。

1.根据这些结果，你还想检查什么？

2.这名患者是否适合手法治疗？

3.该患者的预期预后如何？

4.你认为本书中介绍的哪些治疗方法可能对这个患者有益？

病例 11.2：Carol Harstburger（26 岁女性）

诊断：腰背部拉伤。

视诊：Carol 是一位非常瘦的女性，是一位跑步者。

病因：在过去的 3 个月内疼痛隐袭发作。

一致性体征：跑步。

目前状态：患者跑步 2 英里（1 英里≈1.61km）后骨盆出现疼痛的感觉。伸展或者左腿站立时疼痛加剧，并使她不能跑步。

症状表现：跑步时疼痛加重。

相关病史：患者指出在过去的 2 年显著减重超过 30 磅（1 磅≈0.45kg）。这与她跑步距离增加同时发生。

患者目标：患者希望跑步时没有疼痛。

基线：平时是 1/10，但跑步期间增加到 4/10。

检查结果：除了骶骨推动时出现疼痛，其他操作没有重现症状。

1.根据这些结果，你还想检查什么？

2.这名患者是否适合手法治疗？

3.该患者的预期预后如何？

4.你认为本书中介绍的哪些治疗方法可能对这个患者有益？

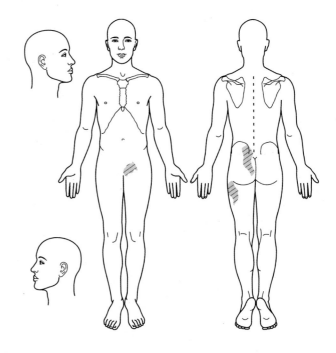

本章问题

1.描述为什么大多数骶髂关节疼痛与关节被迫过度运动的倾向有关。

2.描述骨盆关节与腰椎之间的生物力学关系。

说明在检查过程中分开两个部位的困难。

3.概述 5 种建议的骨盆带疼痛分类。

4.描述使用组合方法对骶髂关节和脊柱进行特殊临床测试。

5.概述 SIJ 疼痛的有效治疗机制。

参考文献

1. Huijbregts P. Sacroiliac joint dysfunction: Evidence-based diagnosis. *Orthopaedic Division Review.* 2004;8:18–44.
2. Johnson W. Sacroiliac strain. *J Am Osteopathic Association.* 1964;63:1015–1029.
3. Stoddard A. Conditions of the sacroiliac joint and their treatment. *Physiother.* 1958;44:97–101.
4. Cibulka MT, Sinacore D, Cromer G, Delitto A. Unilateral hip rotation range of motion asymmetry in patients with sacroiliac joint regional pain. *Spine.* 1998;23:1009–1015.
5. Cibulka MT, Koldehoff R. Clinical usefulness of a cluster of sacroiliac joint tests in patients with and without low back pain. *J Orthop Sports Phys Ther.* 1999;29(2):83–89.
6. Vincent-Smith B, Gibbons P. Inter-examiner and intra-examiner reliability of the standing flexion test. *Man Ther.* 1999;4(2):87–93.
7. Tong HC, Heyman OG, Lado DA, Isser MM. Interexaminer reliability of three methods of combining test results to determine side of sacral restriction, sacral base position, and innominate bone position. *J Am Osteopath Assoc.* 2006;106(8):464–468.
8. Robinson HS, Brox JI, Robinson R, Bjelland E, Solem S, Telje T. The reliability of selected motion- and pain provocation tests for the sacroiliac joint. *Man Ther.* 2007;12(1):72–79.
9. Saal JS. General principles of diagnostic testing as related to painful lumbar spine disorders: A critical appraisal of current diagnostic techniques. *Spine.* 2002;27(22):2538–2545.
10. Freburger JK, Riddle D. Using published evidence to guide the examination of the sacroiliac joint region. *Phys Ther.* 2001;81:1135–1143.
11. Berthelot JM, Labat JJ, LeGoff B, Gouin F, Maugars Y. Provocative sacroiliac joint maneuvers and sacroiliac joint block are unreliable for diagnosing sacroiliac joint pain. *Joint Bone Spine.* 2006;73(1):17–23.
12. Laslett M, Young SB, April CN, McDonald B. Diag-

nosing painful sacroiliac joints: A validity study of a McKenzie evaluation and sacroiliac provocation tests. *Aust J Physiotherapy.* 2003;49:89–97.

13. Hogan QH, Abram SE. Neural blockade for diagnosis and prognosis: A review. *Anesthesiology.* 1997;86(1): 216–241.

14. Vleeming A, Albert H, Ostgaard H, Stuge B, Sturesson B. European Guideline on the Diagnosis and Treatment of Pelvic Girdle Pain. *Eur Spine J.* 2008;17(6):794–819.

15. Arab AM, Abdollahi I, Joghataei MT, Golafshani Z, Kazemnejad A. Inter- and intra-examiner reliability of single and composites of selected motion palpation and pain provocation tests for sacroiliac joint. *Man Ther.* 2009;14(2):213–221.

16. Maigne JY, Aivaliklis A, Pfefer F. Results of sacroiliac joint double block and value of sacroiliac pain provocation tests in 54 patients with low back pain. *Spine.* 1996;21(16):1889–1892.

17. Laslett M. The value of the physical examination in diagnosis of painful sacroiliac joint pathologies. *Spine.* 1998;23(8):962–964.

18. Long A, Donelson R, Fung T. Does it matter which exercise?: A randomized control trial of exercise for low back pain. *Spine.* 2004;29(23):2593–2602.

19. Werneke M, Hart D, Cook D. A descriptive study of the centralization phenomenon. *Spine.* 1999;24:676–683.

20. Albert H, Godskesen M, Westergaard J. Evaluation of clinical tests used in classification procedures in pregnancy-related pelvic joint pain. *Eur Spine J.* 2000;9(2): 161–166.

21. Albert HB, Godskesen M, Westergaard JG. Incidence of four syndromes of pregnancy-related pelvic joint pain. *Spine.* 2002;27(24):2831–2834.

22. Jensen M, Brant-Zawadzki M, Obuchowski N, Modic M, Malka S, Ross J. Magnetic resonance imaging of the lumbar spine in people without back pain. *New England J Med.* 1994;331:69–73.

23. Dieck GS, Kelsey JL, Goel VK, Panjabi MM, Walter SD, Laprade MH. An epidemiologic study of the relationship between postural asymmetry in the teen years and subsequent back and neck pain. *Spine.* 1985;10(10): 872–877.

24. Snijders C, Hermans P, Niesing R, Spoor C, Stoekart R. The influence of slouching and lumbar support on iliolumbar ligaments, intervertebral discs, and sacroiliac joints. *Clin Biomech.* 2004;19:323–329.

25. Sturesson B, Uden A, Vleeming A. A radiostereometric analysis of the movements of the sacroiliac joints in the reciprocal straddle position. *Spine.* 2000;25(2):214–217.

26. Snijders C, Bakker M, Vleeming A, Stoeckart R, Stam H. Oblique abdominal muscle activity in standing and in sitting on hard and soft seats. *Clin Biomech.* 1995;10:73–78.

27. Laslett M. Keynote address. Annual conference of the *American Academy of Orthopaedic Manual Physical Therapists.* Reno, NV. 2003.

28. Potter NA, Rothstein JM. Intertester reliability for selected clinical tests of the sacroiliac joint. *Phys Ther.* 1985;65(11):1671–1675.

29. Dreyfuss P, Michaelsen M, Pauza K, McLarty J, Bogduk N. The value of medical history and physical examination in diagnosing sacroiliac joint pain. *Spine.*

1996;21(22):2594–2602.

30. Levangie P. The association between static pelvic asymmetry and low back pain. *Spine.* 1999;24(12):1234–1242.

31. Rost CC, Jacqueline J, Kaiser A, Verhagen AP, Koes BW. Pelvic pain during pregnancy: a descriptive study of signs and symptoms of 870 patients in primary care. *Spine.* 2004;29(22):2567–2572.

32. Sturesson B, Uden G, Uden A. Pain pattern in pregnancy and "catching" of the leg in pregnant women with posterior pelvic pain. *Spine.* 1997;22(16):1880–1883.

33. Berg G, Hammar M, Moller-Jensen J. Low back pain during pregnancy. *Obstet Gynecol.* 1998;1:71–75.

34. Peloso PM, Braun J. Expanding the armamentarium for the spondyloarthropathies. *Arthritis Res Ther.* 2004;6 Suppl 2:S36–43.

35. Chan KF. Musculoskeletal pain clinic in Singapore—sacroiliac joint somatic dysfunction as cause of buttock pain. *Ann Acad Med Singapore.* 1998;27(1):112–115.

36. Slipman C, Patel P, Whyte W. Diagnosing and managing sacroiliac pain. *J Musculoskeletal Med.* 2001;18: 325–332.

37. Fortin JD, April CN, Ponthieux B, Pier J. Sacroiliac joint: pain referral maps upon applying a new injection/arthrography technique. Part II: Clinical evaluation. *Spine.* 1994;19(13):1483–1489.

38. Fortin JD, Dwyer AP, West S, Pier J. Sacroiliac joint: pain referral maps upon applying a new injection/arthrography technique. Part I: Asymptomatic volunteers. *Spine.* 1994;19(13):1475–1482.

39. Broadhurst NA, Simmons DN, Bond MJ. Piriformis syndrome: Correlation of muscle morphology with symptoms and signs. *Arch Phys Med Rehabil.* 2004; 85(12):2036–2039.

40. Slipman C, Jackson H, Lipetz J. Sacroiliac joint pain referral zones. *Arch Phys Med Rehab.* 2000;81:334–338.

41. Young S, April C, Laslett M. Correlation of clinical examination characteristics with three sources of chronic low back pain. *Spine J.* 2003;3(6):460–465.

42. Harrison DE, Harrison DD, Troyanovich SJ. The sacroiliac joint: A review of anatomy and biomechanics with clinical implications. *J Manipulative Physiol Ther.* 1997;20(9):607–617.

43. Walker JM. The sacroiliac joint: A critical review. *Phys Ther.* 1992;72(12):903–916.

44. Schwarzer A, April CN, Bogduk N. The sacroiliac joint in chronic low back pain. *Spine.* 1995;20:31–37.

45. Lee D. The pelvic girdle. In *An approach to the examination and treatment of the lumbo–pelvic–hip region.* 2nd ed. Edinburgh; Churchill Livingstone: 1999.

46. Cibulka MT, Aslin K. How to use evidence-based practice to distinguish between three different patients with low back pain. *J Orthop Sports Phys Ther.* 2001;31(12): 678–688.

47. Laslett M, April C, McDonald B, Young S. Diagnosis of sacroiliac joint pain: Validity of individual provocation tests and composites of tests. *Man Ther.* 2005;10: 207–218.

48. Young S. Personal communication. March 17, 2005.

49. Cook C, Massa L, Harm-Ernandes I, et al. Interrater reliability and diagnostic accuracy of pelvic girdle pain classification. *J Manipulative Physiol Ther.* 2007;30(4):

252–258.

50. Smidt G, Wei S, McQuade K, Barakatt E, Sun T, Stanford W. Sacroiliac motion for extreme hip positions: A fresh cadaver study. Spine 1997;15:2073–2082.

51. Pollard H, Ward G. The effect of upper cervical or sacroiliac manipulation on hip flexion range of motion. *J Manipulative Physiol Ther.* 1998;21(9):611–616.

52. Wang M, Dumas GA. Mechanical behavior of the female sacroiliac joint and influence of the anterior and posterior sacroiliac ligaments under sagittal loads. *Clin Biomech.* 1998;13(4–5):293–299.

53. Winkle D. Diagnosis and treatment of the spine. In *Nonoperative orthopaedic medicine and manual therapy.* Denver, CO; Aspen Publishing: 1996.

54. Vleeming A, Stoeckart R, Volkers C, Snijders C. Relation between form and function in the sacroiliac joint. Part 1: Clinical anatomic aspects. *Spine.* 1990;15: 130–132.

55. Pool-Goudzwaard A, van Dijke G, Mulder P, Spoor C, Snijders C, Stoeckart R. The iliolumbar ligament: Its influence on stability of the sacroiliac joint. *Clin Biomech.* 2003;18:99–105.

56. Moore M. Diagnosis and surgical treatment of chronic painful sacroiliac dysfunction. In: Vleeming A, Mooney V, Dorman T, Snijders C. *Second interdisciplinary world congress on low back pain.* San Diego, CA, 9–11 November, 1995.

57. Ribeiro S, Prato-Schmidt A, van der Wurff P. sacroiliac dysfunction. *Acta Orthop Bras.* 2003;11:118–125.

58. Mens J, Vleeming A, Snijders C, Stam H, Ginai A. The active straight leg raising test and mobility of the pelvic joints. *Eur Spine J.* 1999;8:468–473.

59. Broadhurst NA, Bond MJ. Pain provocation tests for the assessment of sacroiliac joint dysfunction. *J Spinal Disord.* 1998;11(4):341–345.

60. van der Wurff P, Meyne W, Hagmeijer RH. Clinical tests of the sacroiliac joint. *Man Ther.* 2000;5(2):89–96.

61. Laslett M, Williams M. The reliability of selected pain provocation tests for sacroiliac joint pathology. *Spine.* 1994;19(11):1243–1249.

62. Williams P, Thomas D, Downes E. Osteitis pubis and instability of the pubic symphysis. When nonoperative measures fail. *Am J Sports Med.* 2000;28:350–355.

63. Vleeming A, Pool-Goudzwaard AL, Hammudoghlu D, Stoeckart R, Snijders CJ, Mens JM. The function of the long dorsal sacroiliac ligament: Its implication for understanding low back pain. *Spine.* 1996;21(5):556–562.

64. Cook C, Hegedus E. *Orthopedic physical examination tests: An evidence-based approach.* Upper Saddle River, NJ; Prentice Hall: 2008.

65. Robinson HS, Brox J, Robinson R, Bjelland E, Solem S, Telje T. The reliability of selected motion and pain provocation tests for the sacroiliac joint. *Man Ther.* 2007;12:72–79.

66. van der Wurff P. Clinical diagnostic tests for the sacroiliac joint: motion and palpation tests. *Aust J Physiother.* 2006;52:308.

67. Kokmeyer DJ, van der Wurff P, Aufdemkampe G, Fickenscher TC. The reliability of multitest regimens with sacroiliac pain provocation tests. *J Manipulative Physiol Ther.* 2002;25(1):42–48.

68. Fritz JM. How to use evidence-based practice to distinguish between three different patients with low back pain. *J Orthop Sports Phys Ther.* 2001;31(12):689–695.

69. van der Wurff P, Buijs E, Groen G. A multitest regimen of pain provocation tests as an aid to reduce unnecessary minimally invasive sacroiliac joint procedures. *Arch Phys Med Rehabil.* 2006;89:10–14.

70. George S, Delitto A. Clinical examination variables discriminate among treatment-based classification groups: A study of construct validity in patients with acute low back pain. *Phys Ther.* 2005;85(4):306–314.

71. Dreyfuss P, Dreyer SJ, Cole A, Mayo K. Sacroiliac joint pain. *J Am Acad Orthop Surg.* 2004;12:255–265.

72. Bogduk N. Management of chronic low back pain. *Med J Aust.* 2004;180(2):79–83.

73. Dar G, Khamis S, Peleg S, et al. Sacroiliac joint fusion and the implications for manual therapy diagnosis and treatment. *Man Ther.* 2008;13(2):155–158.

74. Albert H, Godskesen M, Westergaard J. Prognosis in four syndromes of pregnancy-related pelvic pain. *Acta Obstet Gynecol Scand.* 2001;80(6):505–510.

75. Michaelsen M. Manipulation under joint anesthesia/analgesia: A proposed interdisciplinary treatment approach for recalcitrant spinal axis pain of synovial joint region. *J Manipulative Physiol Ther.* 2000;23: 127–129.

76. Flynn T, Fritz J, Whitman J, Wainner R, Magel J, Rendeiro D, Butler B, Garber M, Allison S. A clinical prediction rule for classifying patients with low back pain who demonstrate short-term improvement with spinal manipulation. *Spine.* 2002;27:2835–2843.

77. Flynn T, Fritz J, Wainner R, Whitman J. The audible pop is not necessary for successful spinal high-velocity thrust manipulation in individuals with low back pain. *Arch Phys Med Rehabil.* 2003;84:1057–1067.

78. Beffa R, Mathews R. Does the adjustment cavitate the targeted joint?: An investigation into the location of cavitation sounds. *J Manipulative Physiol Ther.* 2004; 27:e2.

79. Tullberg T, Blomberg S, Branth B, Johnsson R. Manipulation does not alter the position of the sacroiliac joint: A roentgen stereophotogrammetric analysis. *Spine.* 1988;23:1124–1128.

80. Murphy B, Dawson N, Slack J. Sacroiliac joint manipulation decreases the H-reflex. *Electromyogr Clin Neurophysiol.* 1995;35:87–94.

81. Marshall P, Murphy B. The effect of sacroiliac joint manipulation on feed-forward activation times of the deep abdominal musculature. *J Manipulative Physiol Ther.* 2006;29(3):196–202.

82. Childs JD, Fritz JM, Flynn TW, Irrgang JJ, Johnson KK, Majkowski GR, Delitto A. A clinical prediction rule to identify patients with low back pain most likely to benefit from spinal manipulation: A validation study. *Ann Intern Med.* 2004;141(12):920–928.

83. Cyriax JH. *Textbook of orthopaedic medicine.* 11th ed. London; Baillière Tindall: 1984.

84. Grgić V. The sacroiliac joint dysfunction: Clinical manifestations, diagnostics and manual therapy. *Lijec Vjesn.* 2005;127(1–2):30–35.

85. Galm R, Frohling M, Rittmeister M, Schmitt E. Sacroil-

iac joint dysfunction in patients with imaging-proven lumbar disc herniation. *Eur Spine J.* 1998;7(6):450–453.

86. Lee K, Carlini W, McCormick G, Albers G. Neurologic complications following chiropractic manipulation: A survey of California neurologists. *Neurology.* 1995;45:1213–1215.

87. Shearar KA, Colloca CJ, White HL. A randomized clinical trial of manual versus mechanical force manipulation in the treatment of sacroiliac joint syndrome. *J Manipulative Physiol Ther.* 2005;28(7):493–501.

88. Lukban J, Whitmore K, Kellogg-Spadt S, Bologna R, Lesher A, Fletcher E. The effect of manual physical therapy in patients diagnosed with interstitial cystitis, high-tone pelvic floor dysfunction, and sacroiliac dysfunction. *Urology.* 2001;57(6 Suppl (1):121–122.

89. Suter E, McMorland G, Herzog W, Bray R. Decrease in quadriceps inhibition after sacroiliac joint manipulation in patients with anterior knee pain. *J Manipulative Physiol Ther.* 1999;22:149–153.

90. Kokjohn K, Schmid D, Triano JJ, Brennan P. The effect of spinal manipulation on pain and prostaglandin levels in women with primary dsymenorrhea. *J Manipulative Physiol Ther.* 1992;15:279–285.

91. Fickel TE. 'Snapping hip' and sacroiliac sprain: Example of a cause–effect relationship. *J Manipulative Physiol Ther.* 1989;12(5):390–392.

92. Marshall P, Murphy B. The effect of sacroiliac joint manipulation on feed-forward activation times of the deep abdominal musculature. *J Manipulative Physiol Ther.* 2006;29(3):196–202.

93. Fisk JW. A controlled trial of manipulation in a selected group of patients with low back pain favouring one side. *N Z Med J.* 1979;90(645):288–291.

94. Herzog W, Conway PJ, Zhang YT, Gál J, Guimaraes AC. Reflex responses associated with manipulative treatments on the thoracic spine: A pilot study. *J Manipulative Physiol Ther.* 1995;18(4):233–236.

髋关节的手法治疗

Chad Cook, Christopher Fiander

目标

- 鉴别髋关节解剖学和生物力学的相关知识。
- 掌握恰当有效的髋关节检查顺序。
- 确定髋关节合理的松动术和手法治疗技术。
- 探讨在随机试验中松动术和手法治疗对髋关节病变患者恢复的影响。

临床检查

鉴别诊断

髋关节有效的临床检查需要与其他组织结构引起的疼痛区分开,如腰椎、骨盆以及偶尔膝关节所引起的疼痛。髋关节疼痛的部位、频率和类型通常与腰椎或骨盆引起的疼痛密切相关。虽然在疼痛类型上有很大的重叠部分,但大多数髋关节疼痛是由关节内部引起的,症状通常表现在腹股沟,偶尔放射到膝关节[1,2]。大腿和臀部疼痛以及膝关节以下的疼痛通常与下腰部或骨盆的结构相关,而与髋关节的结构无关。尽管如此,有文献证明髋关节疼痛也可引发膝关节以下的放射性疼痛及背部疼痛[3]。

为了明确诊断,Brown 和同事们[3]概述了区分下腰痛和髋部疼痛的明显特征和症状。对于"单纯性髋关节疼痛"的诊断(髋部疼痛且无下腰痛),行走时内旋受限、腹股沟疼痛、和(或)跛行,是"单纯性髋关节疼痛"的阳性指征。无长短腿、无活动度减少以及股神经牵拉测试(俯卧屈膝测试)阴性均与"单纯性髋关节疼痛"诊断呈负相关。换句话说,能通过常规的检查方法,如腿长度测量、活动度受限和股神经牵拉测试等检查到的问题,说明疼痛/异常不太可能是髋关节引起的,而是其他结构引起的。相关腰痛项目、

内旋疼痛,跛行步态及肌力减弱并不能很好地区分髋关节疼痛与腰背痛。

Lauder[4]在 2002 年对与多种髋关节功能障碍相关的疼痛模式进行了最全面的论述。她指出,髋关节功能障碍常与 L1–L3 腰椎问题症状类似(图 12.1)。此外, 大粗隆滑囊炎引起的疼痛可能引起臀部及滑囊前区域轻度疼痛,偶尔导致腿部感觉异常[5]。通常情况下,虽然下腰痛和大粗隆滑囊炎并不直接相关,但是这两个症状会同时出现。

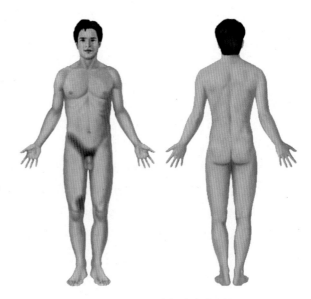

图 12.1 髋关节内部疼痛的图示。

视诊

Sims[6]建议通过全面的下肢视诊评估来确定髋关节问题。他认为其他关节，特别是足部关节的过度运动会对髋关节产生不利影响。此外，站立时间减少，或站立时向患侧倾倒都是避痛步态的标志[7]。

尽管视觉指标（如 Q 角）在膝关节诊断方面颇受争议，但并无研究表明其与髋关节疼痛相关。站立时，下肢柔韧性的缺失是一项与年龄密切相关的症状，它有时也与骨关节炎及下腰痛有关。虽然肥胖与髋关节滑囊炎无直接关联，但在一个案例研究中提到了两者的关系[8]。

步态

控制重心的移动是步态的 6 个决定因素之一，也是髋关节肌肉组织尤其是外展肌的功能体现[9]。骨盆旋转是另一个决定步态的因素，可使步幅变长。在同等耗能状态下，个体通过骨盆旋转，可有效地增长步幅长度。上述过程可减少人体运动时的总能量消耗，仅在功能失调时才会发生改变。为了达到最佳效能，我们需要髋关节全范围伸展，屈曲 30°，至少外旋 10°，约内旋 7°（关节运动的正常范围）[10]。严重的髋关节创伤导致上述关节活动减少，将步态效能降低到 47%[11]。因此，临床步态分析可以鉴别特定的髋关节疾病，特别是对于走路时出现持续疼痛问题的疾病。

排列关系

如 11 章所述，髋关节和骨盆的排列关系并无诊断价值。Levangie[11]发现，腿长差异、髂前上棘（ASIS）和髂后上棘（PSIS）的双侧比较以及髂嵴高度测定并不能提供很好的诊断证据。

生物力学改变是否导致疼痛增加，我们可以通过测量腿长来得出结论。当影像学方法作为诊断标准时，应用卷尺测量腿长的方法也被认为是可靠的[12]。常用的测量方法是从大转子的下界测量到内踝的下方。但是，实际损伤情况或者生物力学功能障碍存在多种相关性，医生应对直接的因果关系加以注意并进行分析[13-15]。

病史

疼痛行为

腹股沟疼痛通常与滑囊炎、软骨炎和骨关节炎等髋关节内部病症相关。在上述 3 种情况下，疼痛会转移到膝前内侧及外侧[3]。在膝外侧，髋关节疼痛通常与大粗隆滑囊炎相关[4]。通常情况下，关节内疼痛在负重或不活动时加重；而关节外疼痛则在挤压或拉伸时加重（如大粗隆滑囊炎）。

> **小结**
> ● 许多髋关节疼痛分布模式与骨盆及腰椎疼痛相似。
> ● 髋部最常见的疼痛分布模式是髋部外侧疼痛和（或）腹股沟疼痛。
> ● 倾斜步态和臀中肌姿势提示髋部的疼痛或髋关节炎。
> ● 使用排列关系来诊断髋关节功能障碍的证据不足。

体格检查

主动运动

文献中已经提出了髋关节运动范围（特别是内旋）和下腰部功能障碍之间的关系[16]。Flynn 和同事们报道[17]，受益于手法治疗的患者，其临床预测一部分作用是基于髋内旋改善的结果。Sjoilelg[18]报道，青少年的下腰背痛与髋关节屈曲和内旋活动的减少有关。其他学者[19]报道了职业高尔夫球者的髋关节内旋和腰背痛之间的关系。相反，McConnell[20]提出，髋关节外展及外旋受限会导致腰椎的灵活性受损。

主动生理运动　主动生理运动测试方法有两种：①髋部的单一平面运动评估，确定主动运动与既定方向的关系。②髋部的功能测试，确定哪些功能运动最能再现患者的疼痛状态。在进行一般检查时上述两种方法均会用到。

仰卧位髋关节屈曲

髋关节屈曲时需要髋前侧肌肉组织收缩,从而引起髋后侧肌肉拉伸[21]。髋关节屈曲运动末端时,腘绳肌或髋关节后侧肌肉组织的损伤往往会引起疼痛[21]。有研究指出,髋关节病变的患者通常会表现出髋关节屈曲度减少[22]。

1.患者取仰卧位,评估静息症状。

2.指导患者抬高髋关节并屈曲至第一疼痛点,然后继续屈曲至关节活动度末端(图 12.2 为右侧髋关节屈曲)。

3.完成后,重新评估患者的一致性体征。

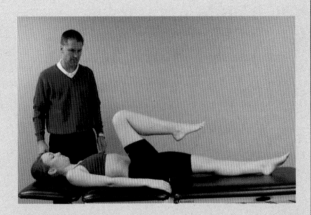

图 12.2　仰卧位髋关节屈曲。

侧卧位髋关节外展

臀中肌损伤、大粗隆滑囊炎或外展肌肌腱病的患者,主动进行侧卧位髋外展运动时会产生疼痛[23]。主动运动范围内无力的患者也具有 Trende-lenburg 征和跛行。通常情况下,当患者被要求进行髋关节外展动作时,会试图通过髋关节屈曲来弥补髋关节无力。

1.患者取侧卧位,评估静息症状。

2.指导患者抬起非支撑侧的下肢至外展时第一疼痛点,然后继续外展至关节活动度末端(如图 12.3)。

3.完成后,重新评估患者的一致性体征。

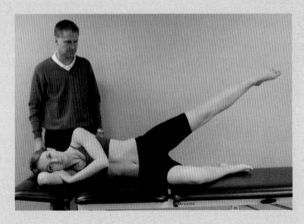

图 12.3　侧卧位髋关节外展。

侧卧位髋关节内收

内收肌肌腱炎、骨盆不稳定、疝气或耻骨骨折的患者,往往会有髋关节内收疼痛。

1.患者取侧卧位,评估静息症状。

2.指导患者抬高支撑侧的下肢,内收髋关节至第一疼痛点,然后继续移动至关节活动度末端(图12.4为右侧位)。

3.完成后,重新评估患者的一致性体征。

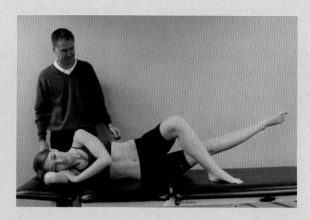

图 12.4　侧卧位髋关节内收。

俯卧位髋关节后伸

Perry 等[24]发现,俯卧位后伸姿势可以更好地区分髋关节伸展的肌肉组织,并建议将此姿势作为检测髋伸肌的指标。研究表明,髋关节后伸受限增加了跌倒、下腰痛和髋关节活动度降低的风险。同时,髋关节后伸受限也是导致腰椎-骨盆节律改变及下肢功能障碍的原因[25]。

1.患者取俯卧位,评估静息症状。

2.指导患者抬高下肢后伸至第一疼痛点(图12.5),然后继续后伸至关节活动度末端。

3.完成后,重新评估患者的一致性体征。

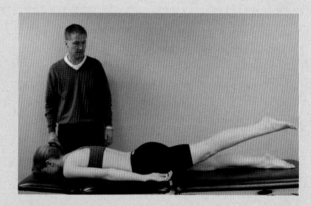

图 12.5　俯卧位髋关节后伸。

坐位髋关节内旋

髋关节内旋检查被认为是评估关节内症状的有效方法[26,27]。两项研究表明,手法治疗下腰部疼痛的失败与髋关节内旋改善不佳[26,27]。在主动内旋期间的疼痛可能是由于对活跃的外旋转肌(如梨状肌)施加牵拉力过高所致[28]。

1.患者取坐位,评估静息症状。

2.指导患者内旋下肢至第一疼痛点,然后继续内旋至关节活动度末端。

3.完成后,对疼痛的一致性体征进行再次评估。

坐位髋关节外旋

坐位外旋的完成需要外旋转肌(如梨状肌)的收缩。尽管外旋异常很少引起功能障碍,但由囊外紧张引起的坐立位外旋活动受限大多数情况下与关节外结构异常相关,而与关节内结构异常关系不大。主动外旋可能在某些情况下会引起疼痛,如臀中肌损伤等,但无文献证实此观点。

1.患者取坐位,评估静息症状。

2.指导患者外旋下肢至第一疼痛点,然后继续外旋至关节活动度末端。

3.完成后,对疼痛的一致性体征进行再次评估。

功能测试

功能测试通常也被称为快速筛查[29],是通过各种活动引起显著的疼痛。功能测试还可为患者的检查与进一步检查提供一致性体征。

深蹲测试

深蹲测试可有效地检测出髋关节外后侧肌群(如臀大肌)的功能。若疼痛在前侧再现,则考虑疼痛是由于髋关节撞击综合征或髋后方关节囊过紧造成。在具有避痛步态的患者中,深蹲的负荷和位移要求也可以再现关节内疼痛。

1.患者取站立位,评估静息症状。

2.令患者深蹲至第一疼痛点,如果患者做这项运动相当痛苦,医生应考虑患者是否适合此运动(图 12.6)。

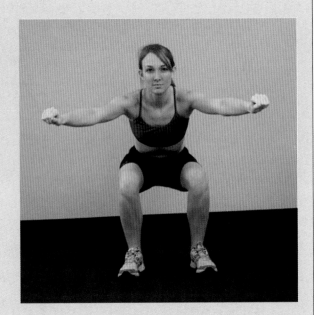

图 12.6　双侧深蹲。

Trendelenburg 站立测试 （单足站立测试）

单足站立测试通常用于评估髋关节外展肌肌力不足或疼痛情况[1]。髋关节外展肌肌力不足与膝关节病变、髂胫束综合征、步态和运动异常有关[30]。外展肌群疼痛或肌力不足的患者将在单侧站立时表现出对侧骨盆下降。这种现象不同于患有腰椎功能障碍患者的表现。

1.患者取站立位,评估静息症状。

2.指导患者单足站立(图 12.7 为左侧),同时屈曲对侧下肢的膝关节。

3.医生应评估是否存在对侧骨盆(即负重下肢侧)下降的现象,如果存在,评估负重下肢相应的症状(图 12.7 为左侧)。

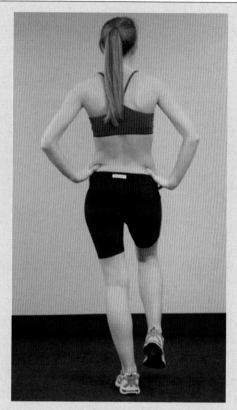

图 12.7 单足站立。

单侧台阶测试

Arokoskiet 等[31]发现,有症状和无症状的髋关节病变患者爬楼梯的能力明显不同。单侧台阶测试会造成个体体重 3~6 倍的压力,因此,若患者髋关节内存在问题,则本测试具有较高的敏感性[32]。

1.指导患者单腿站在一个 6~12 英寸(1 英寸=2.54cm)的台阶上。在台阶上的下肢通过屈膝负重(图 12.8)。

2.评估静息症状后,令患者伸直台阶上的腿,并将对侧地面上的下肢抬起。

3.医生应评估承重髋关节的相应症状。

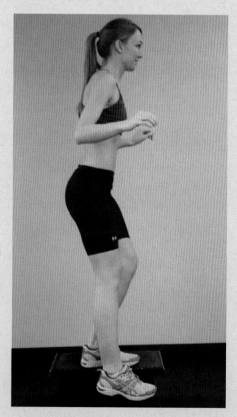

图 12.8 单侧台阶测试。

轴向旋转　轴向旋转包括在承重过程中的内–外交互性旋转。这种在运动时增加压力的方法对于检测髋关节内病变和退行性病变较为敏感[26,27,30]。此外,Gombotto 等[33]发现腰部功能障碍及疼痛与髋关节旋转受限(包括长期从事旋转运动的人群)有密切关系。由于轴向旋转是一项结合了腰–骨盆的联合运动,所以可以帮助筛查腰椎疾病和(或)引起腰部功能障碍和疼痛的髋关节损伤。

使患者保持站立姿势,双脚向前,双手垂于体侧。然后让患者进行转体运动,使躯干和骨盆都运动。确保轴向运动中患者双脚不离开地面,以避免小腿产生过多的代偿运动。当患者疼痛被激发或抑制时,医生应及时记录,并确定疼痛是发生在预先判断的损伤活动范围的同侧还是对侧。例如,右髋关节内病变的患者,在右侧轴向旋转期间产生的疼痛表现为内旋运动受损,而在左侧轴向旋转期间的右髋关节疼痛则表现为外旋运动受损。

> **小结**
> - 髋关节主动运动范围内的疼痛表明特定区域的功能障碍,这在收集数据时是有用的。
> - 髋关节功能测试可以作为基线测量手段,在联合运动中,髋关节功能测试可以使疼痛再现。

被动运动

被动生理运动

通过被动生理运动能够识别产生疼痛的非收缩性结构。

髋关节屈曲

有多种功能障碍与髋关节屈曲相关。Lauder[4]报道,坐骨结节滑囊炎通常会出现髋关节被动屈曲以及髋关节伸展受限。Cyriax[35]认为,"臀部体征"是髋关节屈曲期间的疼痛,其疼痛范围类似于直腿抬高期间的疼痛。"臀部体征"可能预示着骨盆、髋部或腰椎出现了严重病变。Greenwood 等[36]曾报道,"臀部体征"可用来区分髋关节和下腰部疼痛。股骨髋臼撞击综合征患者在屈曲时髋关节会偶尔出现疼痛。

1.患者取仰卧位。

2.评估静息症状后,医生将患者髋关节抬高并屈曲到第一疼痛点,并询问疼痛的一致性体征。

3.医生将患者下肢移动到关节活动末端,再次询问疼痛的一致性体征(图 12.9)。如果没有疼痛,医生应施加超压来排除关节的特殊不良被动运动。

4.完成后,重新评估患者的静息症状。

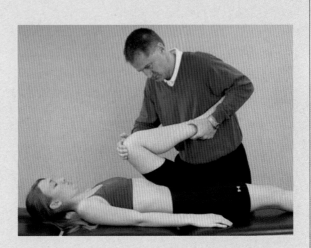

图 12.9　被动髋关节屈曲。

髋关节外展

髋关节骨性关节炎患者的被动外展可能会受限。另外,一些证据表明,股骨头与髋部的病变部位被动接触时,外侧髋关节关节唇撕裂可能产生疼痛。

1.患者取仰卧位。

2.评估静息症状后,医生拉动患者髋关节外展至其第一疼痛点,一只手抵住骨盆髋关节大粗隆处以防止腰椎过度运动(图 12.10),医生询问以确定疼痛的一致性体征。然后,医生将患者下肢移动到关节活动度末端,再次询问疼痛的一致性体征。

3.如果没有疼痛出现,医生应施加超压来排除

关节的特殊不良被动运动。完成后,重新评估患者的静息症状。

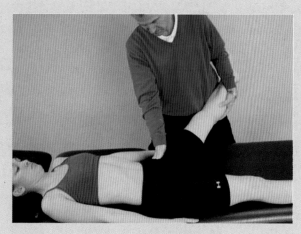

图 12.10 被动髋关节外展。

髋关节内收

被动髋关节内收、髂胫束拉伸及其他伸展相关动作可能使大粗隆滑膜炎患者的疼痛症状再现[4]。然而,被动髋关节内收不能使髋关节骨性关节炎患者的疼痛再现。

1.患者取仰卧位。

2.评估静息症状后,医生将将患者内收对侧的髋关节拉动至第一疼痛点,一只手抵住对侧膝关节以防止腰椎过度侧屈(图 12.11)。

3.医生询问以确定疼痛的一致性体征。

4. 医生继续将患者下肢移动到关节活动度末端,再次询问疼痛的一致性体征。

5.如果没有疼痛出现,医生应施加超压来排除关节的特殊不良被动运动。

6.完成后,重新评估患者的静息症状。

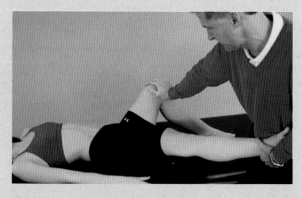

图 12.11 被动髋关节内收。

髋关节内旋

与髋关节屈曲相似，内旋也与许多髋关节病变相关[38,39]。内旋功能的丧失是决定髋关节疼痛患者将来能否接受全髋关节置换手术的重要指标[40]。与髋关节骨性关节炎患者的诊断时一致，内旋功能的丧失与髋关节疼痛和 X 线显示的髋关节间隙变窄密切相关[41]。同时，Altman 和同事[42]指出，内旋也是髋关节骨性关节炎的诊断标准。当髋关节保持伸展状态且被动内旋至最大活动度时，梨状肌综合征患者往往会再现疼痛[43]。

1.患者取仰卧位，医生对患者的静息症状进行评估。

2. 医生环抱患者膝关节以下的小腿，将其髋关节缓慢内旋至第一疼痛点，另一只手按压股骨并旋转以减少患者膝关节上的压力(图 12.12)。

3. 医生询问以确定疼痛的一致性体征。

4.医生将患者下肢移动到关节活动度末端，再次询问疼痛的一致性体征。

5.如果没有疼痛出现，医生应施加超压来排除关节的特殊不良被动运动。

6.完成后，重新评估患者的静息症状。

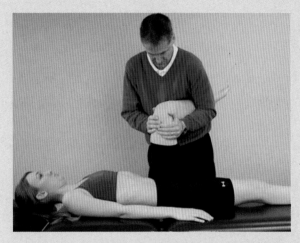

图 12.12　被动内旋。

髋关节外旋

Arokoski 及同事[31]认为髋关节骨性关节炎与被动外旋的活动度下降之间存在一定关联。此外，当被动外力施加到内旋肌群肌肉组织时，外旋时偶尔也会出现疼痛。

1.患者取仰卧位，评估静息症状。

2.医生环抱住患者膝关节以下的小腿，将其髋关节缓慢外旋至第一疼痛点，另一只手按压股骨旋转以减少患者膝关节上的压力(图 12.13)。

3.医生询问以确定疼痛的一致性体征。然后将患者下肢移动到关节活动度末端，再次询问疼痛的一致性体征。

4.如果没有疼痛出现，医生应施加超压来排除关节的特殊不良被动运动。

5.完成后，重新评估患者的静息症状。

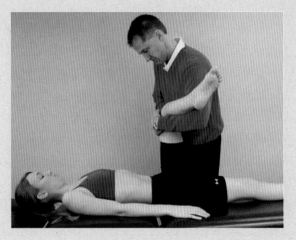

图 12.13　被动外旋。

髋关节后伸

与髋关节主动后伸受限相似，髋关节被动后伸受限与髋关节关节囊活动受限以及长期疼痛有关。被动髋关节后伸会在髋关节关节囊和盂唇的前部施加张力，从而在特定的人群中再现疼痛症状。

1. 患者取俯卧位。

2. 医生抬起患者髋关节后伸至第一疼痛点，一只手抵住髋关节一端以减少此运动所带来的腰椎后伸（图 12.14）。

3. 医生询问以确定疼痛的一致性体征。

4. 医生将患者下肢移动到关节活动度末端，再次询问疼痛的一致性体征。

5. 如果没有疼痛出现，医生应施加超压来排除关节的特殊不良被动运动。

6. 完成后，重新评估患者的静息症状。

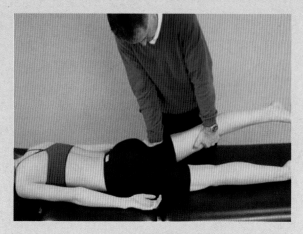

图 12.14　被动髋关节后伸。

被动附属运动

Kaltenborn[44]提出髋关节的紧缩位包括后伸、内旋和轻微外展。Sims[6]认为处于紧缩位，关节的附属性运动或关节囊内位移是非常有限的。Williams[45]则认为，即使在松弛位附属性运动也很有限。

髋关节前后滑动

髋关节的前后小幅度滑动可用来识别与软骨压迫相关的疼痛。

1. 患者取侧卧位。

2. 评估患者静息症状后，应用髋关节被动前后滑动手法：用拇指固定股骨大转子前部，掌根用力推向拇指接触处（图 12.15）。

3. 医生推动患者髋关节股骨头向后侧滑动。任何出现的疼痛都可认为是此手法起效的标志。

4. 完成后，重新评估患者的静息症状。

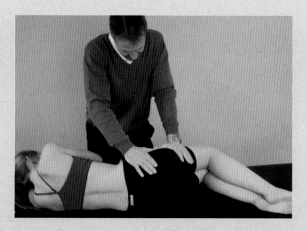

图 12.15　髋关节前后滑动。

髋关节后前滑动

　　髋关节的后前小幅度滑动可用来识别与软骨压迫相关的疼痛。

　　1.患者取侧卧位。

　　2.医生评估静息症状后,应用髋关节被动滑动手法:用拇指固定股骨大转子后部,掌根用力推向拇指接触处(图 12.16)。医生推动患者髋关节股骨头向前侧滑动。任何出现的疼痛都可认为是此手法起效的标志。

　　3.完成后,重新评估患者的静息症状。

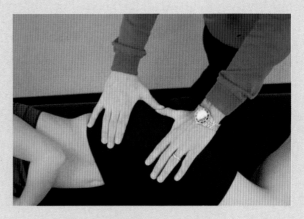

图 12.16　髋关节后前滑动。

髋关节侧卧牵引

　　在患者处于极度疼痛时,侧向牵引这种放松、缓和的手法常被使用。

　　1.患者取侧卧位。

　　2.医生评估静息症状后,用虎口对患者髋关节下部进行滑动推拿(图 12.17)。髋关节的接触点包括股骨大转子周围组织。

　　3.医生朝患者尾侧滑动,若患者大腿位于小腿的前侧,则可产生更大的牵引力。任何出现的疼痛都可认为是此手法起效的标志。

　　4.完成后,重新评估患者的静息症状。

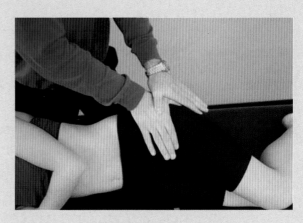

图 12.17　侧卧牵引。

髋关节间接牵引

间接牵引方法包括膝、踝、髋的移动。此手法可产生 200~600 牛顿的牵引力[10]，且对于髋关节而言，此手法比侧卧牵引(图 12.17)产生更大的牵引力。但是，由于多个关节同时受力，故应用此手法时需要医生施加比直接牵引更大的牵引力度。

1.患者取仰卧位，评估静息症状。

2.在实施此手法前应询问患者是否有膝、踝关节功能障碍，若有，则禁止使用此方法。若无，则医生双手紧握患者脚踝(图 12.18)。

3.抬起患者预先松弛的腿，将其髋部固定到某一位置。通常静息状态下，髋关节可以适当屈曲、

外展和轻度外旋[10]。握紧踝关节时，医生可通过身体后倾提供一个向下的力。

4.完成后，重新评估患者的静息症状。

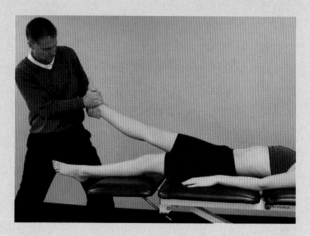

图 12.18　间接牵引。

髋关节直接牵引

直接牵引产生的附属运动与间接牵引的技术手法相似。但不同的是，此手法使大多数的牵引力通过髋关节转移至其他部位（不包括膝关节和踝关节的牵引）。

1.患者取仰卧位，评估静息症状。

2.医生将患者下肢放在自己的肩部，并将双手(尺侧)放在髋关节附近适当的位置。

3.使用肩部作为支点，用放在髋关节的手向下拉，并用肩部推动下肢向头侧运动，产生向下的牵引力(图 12.19)。

4.医生朝着预期的关节活动度末端滑动关节，

再次询问患者疼痛情况。

5.完成后，重新评估患者的静息症状。

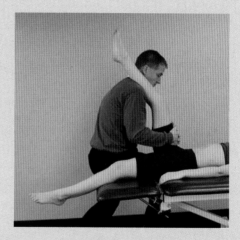

图 12.19　直接牵引。

联合运动

Maitland[29]主张使用联合运动，特别是对于其他所有髋关节附属运动和生理运动都无法再现疼痛的患者。大多数联合运动都是被动实施的，这样可以提高效率并增加控制。髋部联合运动通常包括屈曲和内旋或外旋、外旋和外展，或内旋和内收。当进行联合运动时，如关节囊和韧带等关节周围组织比在松弛时更加紧张和激活。增加压力和(或)牵引力会进一步激活组织，使检查方法更有效。

髋关节内旋和内收

内旋和内收不仅可能增加施加在关节囊和韧带上的张力，而且在移动或拉伸时还可以提供更大的压力。在活动度末端时，这些运动还可压紧关节唇和关节囊结构。通常，该技术适用于髋关节骨关节炎和(或)滑膜炎患者。

1.患者取仰卧位，评估静息症状。

2.让患者髋关节先屈曲 90°，医生在施加内收力的同时将患者髋部移动至完全内旋(图 12.20)。

3.评估症状以确定此运动是否产生一致性体征。

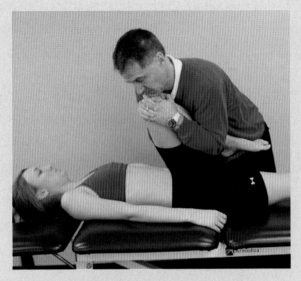

图 12.20　内旋和内收。

髋关节外旋、屈曲和外展

DeAngelis 和 Busconi[1]提出，髋关节关节囊在外旋、屈曲和外展时最松弛，发生炎症反应时，患者经常使髋关节保持这种联合运动。

1.患者取仰卧位，评估静息症状。

2.让患者髋关节先屈曲 90°，医生在施加外展力的同时将患者髋部被动移动至完全外旋 (图 12.21)。

3.评估症状以确定此运动是否产生一致性体征。

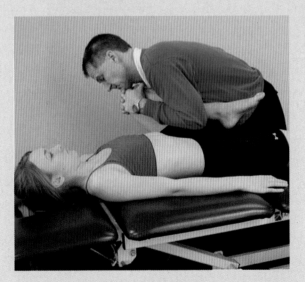

图 12.21　外旋、屈曲和外展。

髋伸展象限/联合运动

北美手法治疗协会认为，当单平面内的主动运动和被动生理性运动都不起作用时，他们倡导伸展的联合运动测试[46]。在临床上，伸展的联合运动测试考虑到了髋关节伸展限制与腰椎和下肢功能障碍的关联。如果一致性体征在任一伸展象限中再现，这些联合运动就可以帮助医生选择合适的疗法。如果在伸展、外旋、外展时出现症状，可选择俯卧匍匐爬行姿势，而如果在伸展、内旋、内收时出现症状，则选择俯卧末端内旋姿势。

1.患者俯卧屈曲膝盖并稳定骶骨。

2.髋部开始伸展时，使其外旋。

3.医生对患者骶骨施加一个前向的力，以稳定其腰椎（图 12.22 和图 12.23）。

4.随着伸展的髋关节外展，继续外旋。

5.在整个运动过程中监测症状了解是否出现一致性体征。

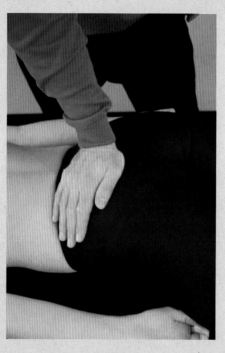

图 12.22　用手稳定骶骨。

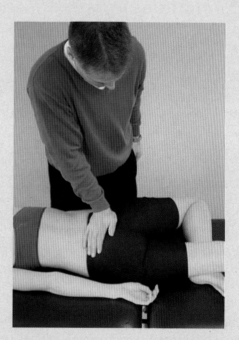

图 12.23　匍匐爬行姿势；医生稳定骶骨。

小结

● 在被动髋关节运动中，大多数运动常与功能障碍相关，如内旋、屈曲和偶尔外旋。

● 被动的附属运动（像前－后和后－前滑动等）能引起髋关节内运动，这点是值得质疑的。

● 牵引技术在髋关节产生最大的纵向位移。

● 联合运动通过预先收紧姿势，可有效地靶向定位关节囊和韧带组织。

特殊临床测试

与身体其他区域不同，很少有髋关节特殊临床测试通过诊断验证。关于这个问题也很少有公开的文献报道，这可能是因为研究结果不像身体其他区域（如骶髂关节、腰背部）那样存在争议。因此，许多特殊的临床测试缺乏验证，缺乏可靠的诊断价值。

触诊

没有发现关于髋关节触诊的可靠性或有效性的研究。有作者[46~49]提出了触诊对髋关节诊断的优势,主要用于纳入或排除大粗隆滑囊炎、髋关节屈肌疼痛和坐骨结节性滑囊炎。

肌力测试

有很多关于肌力测试优点的研究。通常,臀部手法肌力测试的可靠性对于臀部伸肌力量测试是有好处的[24]。对于髋关节外展测试的结果不稳定,因为髋关节放置的角度可能导致肌力评估结果的偏差[43]。使用外部工具(如测力计)可以提高肌力测试的准确度。

> **小结**
> ● 与身体的许多其他区域相比, 关于髋部特殊临床测试的诊断准确度的研究较少。
> ● 尽管本章的作者提出使用臀部手法肌力测试可对患者状况进行全面了解, 但是该方法的优点还不是特别清楚。

治疗技术

通常,髋关节相关的手法治疗涉及一些拉伸机制,以改善检查发现的运动异常。用来提高关节活动度的手法包括主动拉伸、被动拉伸和松动术。

拉伸

拉伸是手法治疗的一种形式, 患者可通过被动或主动来实施。

髋关节伸展拉伸

1.患者取俯卧位。

2.医生一只手抵住患者髋关节的近端处以稳定臀部,另一只手伸展拉伸髋关节(图 12.24)。此姿势保持 10~15 秒。

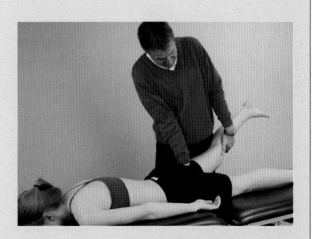

图 12.24　被动髋关节伸展拉伸。

髋关节伸肌拉伸

1.患者取仰卧位。

2.指导患者屈曲疼痛侧腿的膝盖和髋部。

3.医生对患者髋关节后侧组织提供一个拉伸力，以使患者髋关节进一步屈曲。通过对股骨施加一个下压力，以进一步拉伸髋关节后侧的关节囊（图12.25）。如果患者主诉疼痛或者髋关节前部疼痛，则应该停止拉伸。

4.保持拉伸姿势10~15秒。

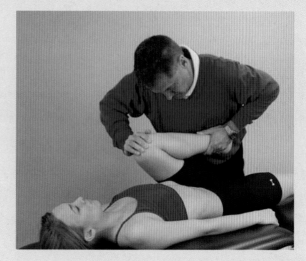

图12.25　髋关节伸肌拉伸。

髋关节内旋拉伸

1.患者取仰卧位。

2.医生环抱患者膝盖以下的小腿，并慢慢地向内旋转髋关节至关节活动度末端。另一只手按压患者股骨提供一个支撑力，以减少施加在膝关节上的压力（图12.26）。

3.此姿势保持10~15秒。

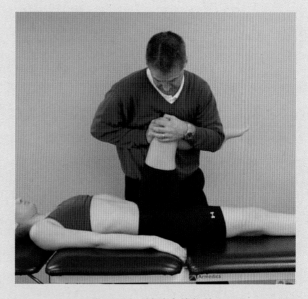

图12.26　被动内旋拉伸。

髋关节外旋拉伸

1.患者取仰卧位。

2.医生评估其静息症状。

3.医生环抱患者膝盖以下的小腿，并慢慢地向外旋转髋关节至关节活动度末端。另一只手按压患者股骨提供一个支撑力，以减少施加在膝关节上的压力(图 12.27)。

4.此姿势保持 10~15 秒。

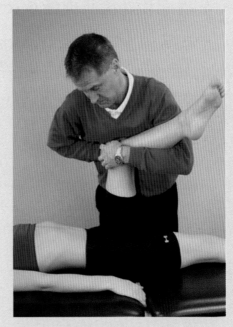

图 12.27　被动外旋拉伸。

肌肉能量技术

通过肌肉能量技术进行主动辅助拉伸也是增加关节活动度的一种有效方法。

髋伸展肌肉能量技术

1.患者取俯卧位。

2.医生一只手抵住患者髋关节头侧到臀线位置,用大腿抵住患者腿前侧,另一只手进行被动伸展拉伸(图 12.28)。如果患者髋部移动性太差,使医生无法用腿抵住患者腿前侧,可以用毛巾替代。

3.指导患者轻轻地增加髋关节屈曲来抵抗医生的反作用力。

4.此姿势约保持 6 秒。

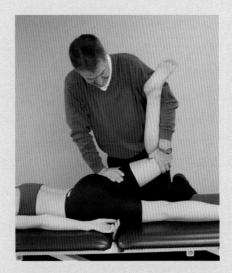

图 12.28　髋伸展肌肉能量技术。

髋关节内旋和外旋肌肉能量技术

1.患者取仰卧位。

2.医生环抱患者膝盖以下的小腿,并慢慢内旋其髋关节至关节活动度末端。另一只手按压患者股骨并提供一个支撑力,以减少施加在其膝关节上的压力。

3.指导患者将髋部轻轻外旋。

4.此姿势约保持6秒。

5.对于外旋,医生环抱患者膝盖以下的小腿,并缓慢地向外旋其髋关节至关节活动度末端。另一只手按压患者股骨并提供一个支撑力,以减少施加在其膝关节上的压力。

6.指导患者将髋关节内旋(图12.29)。

7.此姿势约保持6秒。

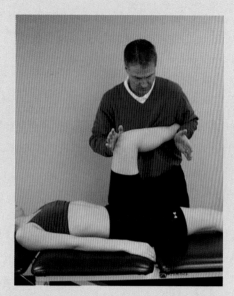

图12.29 通过肌肉能量技术增大髋关节内外旋。

牵引松动术

对伸展、外展和内旋髋关节紧缩位拉伸时,牵引力的值要小于对开放位(外旋、轻微屈曲和外展)的拉伸。

间接牵引手法

1.间接牵引手法需要患者取仰卧位。

2.医生询问患者是否有膝或踝关节功能障碍的病史,若有,禁止使用此方法。如无,则医生双手扣住患者脚踝,然后抬起患者松弛的腿,并将其髋部固定到某一位置。通常静息状态下,患者髋关节处于适度弯曲、轻度外旋和外展状态[10]。

3.握紧踝关节时,医生可通过身体向后倾斜提供一个向下的力(图12.30)。

4.完成后,再次评估静息症状。

在一些情况下,使用治疗带可增加间接牵引技术所施加的力。治疗带以8字形方式缠绕,在牵

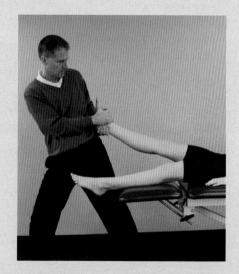

图12.30 间接尾侧牵引。

(待续)

（续）

引期间用治疗带勒紧患者下肢，增加医生与患者踝关节接触的稳定性(图 12.31)。

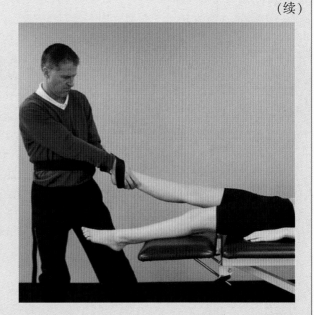

图 12.31　使用治疗带的间接尾侧牵引。

直接牵引

直接牵引技术(也取仰卧位)与间接牵引技术略有不同。

1.医生将患者下肢放在自己的肩部。

2.医生将双手(尺侧)放在患者髋关节附近适当的位置。医生用肩部作为支点，用置于髋部的手向下拉，并用肩部向自己的头侧方向推动患者下肢，以产生向下的牵引力(图 12.32)。

3.医生向预期的活动度末端滑动关节。再次询问患者疼痛情况。

4.完成后，重新评估患者静息症状。

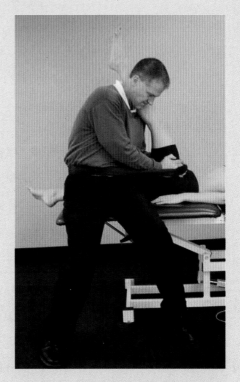

图 12.32　使用治疗带的直接尾侧牵引。

Sims[6]概述了在平面运动中选择的辅助滑动的益处。他指出这些方法对于缓解疼痛和增加关节活动度非常有效。但是,在治疗期间是否出现明显的运动存在争议。一些证据表明运动确实存在,如使用后向前滑动手法时。Yerys 和同事[50]报道,松动术方法(如后向前滑动)能够明显改善髋关节伸展功能。

前向后滑动

1.患者取侧卧位。

2.医生用髋关节被动滑动手法:用拇指固定股骨大转子前部,掌根用力向拇指接触处发力(图12.33)。

3.医生手部推动大转子向患者髋关节后方移动,30秒进行一个来回。

4.完成后,再次评估患者的静息症状。

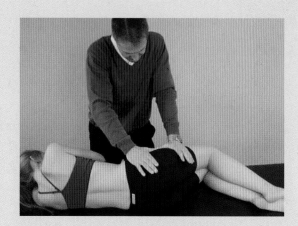

图 12.33　前向后滑动。

后向前滑动

1.患者取侧卧位。

2.医生用髋关节被动滑动手法:用拇指固定股骨大转子后部,掌根用力向拇指接触处发力(图12.34)。

3.医生手部推动大转子向患者髋关节前方滑动,30秒进行一个来回。

4.完成后,再次评估患者的静息症状。

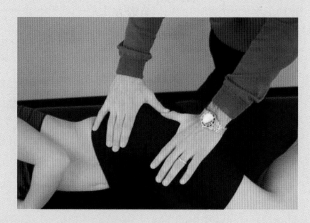

图 12.34　后向前滑动。

改良的后向前滑动

后向前滑动也可以在匍匐爬行姿势上进行。该方法通过将患者髋关节预先置于关节囊收紧位置,在手法松动期间可承受更大的力量。

1.患者预先置于髋部屈曲、外展和外旋的俯卧位。这种姿势类似于士兵在铁丝网下爬行。

2.医生使用髋关节被动滑动手法:用拇指固定股骨大转子后部,掌根用力向拇指接触处发力(图12.35)。

3. 医生向患者髋关节前方滑动,30 秒进行一个来回。

4.完成后,再次评估患者静息症状。

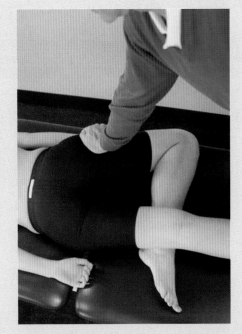

图 12.35　匍匐爬行式的后向前滑动。

侧向滑动

侧滑不仅是一种最能够改善关节末端活动范围的松动术方法。它也可能有效地减少患者的疼痛。这种方法不适用于有明显疼痛的患者,因为这些患者不能承受强度较剧烈的松动术。

1.患者取仰卧位。

2.松动髋关节的前内侧时,医生使用治疗带,并将自己的手合理放置以提供更大的接触点。医生用肩部抵住患者的膝盖,以抵抗在松动术时产生反作用力。松动术操作包括髋关节前内侧接触处的髋关节向外侧向滑动(图 12.36)。医生应进行这一系列推拿动作持续约 30 秒。

3.完成后,再次评估患者的静息症状。

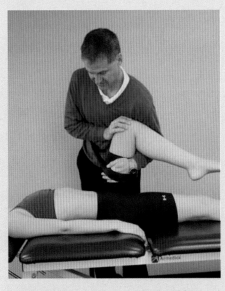

图 12.36　使用治疗带的侧向滑动。

曲线滑动

1.患者取仰卧位。

2.髋部首先置于一个屈曲、外展和外旋的姿势。

3.医生将一只手的虎口放在患者髋关节外侧附近(略高于大转子)(图 12.37)。手法松动髋关节中部、前部和下部。医生应进行这一系列的推拿持续约 30 秒。

4.完成后,再次评估患者的静息症状。

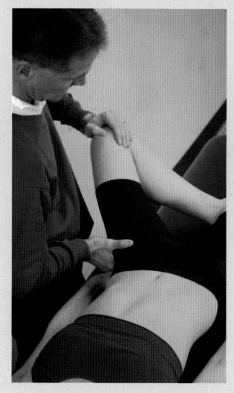

图 12.37　曲线滑动预摆位。

压迫松动术

Maitland[29]提出压迫髋关节可刺激滑膜液的产生[6]。与本书中大多数操作一样,对于能否使用压迫取决于一致性体征。

压迫被动内旋

1.患者取仰卧位。

2.医生环抱住患者膝盖下方的小腿,并缓慢地向内旋转其髋部至关节活动度末端。另一只手按压患者股骨提供支撑力,以减少施加在膝关节上的压力(图 12.38)。

3.医生进行一系列被动内旋的生理运动。同时,医生通过股骨对患者的髋关节施加压力。此手法约 30 秒为 1 个来回,3 个来回后,重新评估患者的症状。

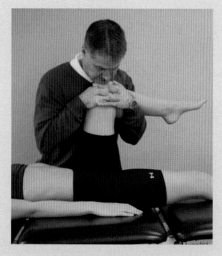

图 12.38　压迫被动内旋。

压迫前向后滑动

1.患者取侧卧位。

2.医生将一只手掌置于大转子前面用于施加前后(AP)力。另一只手放在患者的转子上并施加压迫力。

3.医生用手向患者臀部后方推移滑动,同时通过大转子提供压迫力(图 12.39)。医生进行这一系列推拿约 30 秒。

4.完成后,再次评估患者的静息症状。

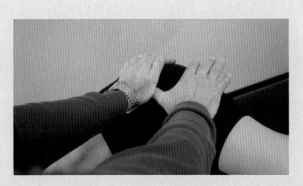

图 12.39 前向后压迫滑动。

被动髋关节压迫屈曲

1.患者取仰卧位。此操作主要针对髋关节内旋受限和(或)疼痛的患者。

2.医生通过双手和下巴对患者的股骨干施加向下压力,使患者下肢运动至髋关节屈曲位置(图 12.40)。这项重复的屈曲运动进行 3 个来回,每个来回 30 秒。

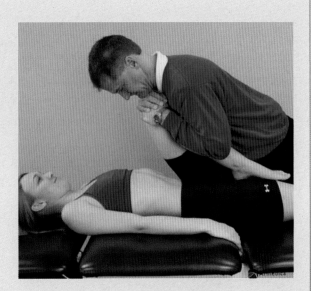

图 12.40 髋关节压迫屈曲。

动态松动术

动态松动术通常指患者主动运动的同时医生执行被动手法治疗。

动态松动术—侧向滑动的
髋关节内旋

1.该手法取仰卧位,是针对髋关节屈曲受限或疼痛的患者。

2.患者的髋关节屈曲到 90°,膝关节中度屈曲。

3.使用治疗带(将患者的髋部与医生的背部缠绕,作为支撑),应用侧滑方法(图 12.41)。当髋关节侧向滑动时,指导患者主动内旋。该手法是针对后侧关节囊进行的。医生可以通过主动附属运动加强患者的内旋。

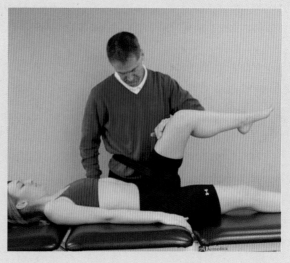

图 12.41　动态松动术—侧向滑动的髋关节内旋。

动态松动术—侧向滑动的
髋关节屈曲

1.患者取仰卧位。

2.患者的髋部屈曲到 90°,膝关节最大程度屈曲。

3.使用治疗带(将患者的髋部与医生的背部缠绕,作为支撑),应用侧滑方法(图 12.42)。在髋关节侧滑期间指导患者主动屈曲。医生可以通过主动附属运动加强患者的主动屈曲。

4.为了增加内收,将髋部首先置于内收和屈曲姿势,按照上述相同的过程操作(图 12.43)。

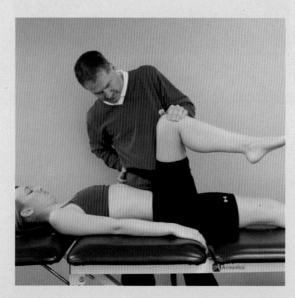

图 12.42　动态松动术—侧向滑动的髋关节屈曲。

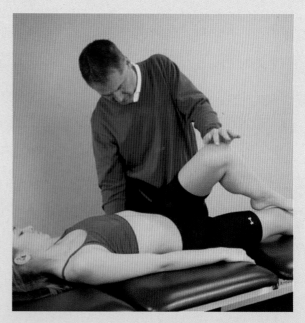

图 12.43　动态松动术—内收位侧向滑动的髋关节屈曲。

动态松动术—侧向滑动的 髋关节伸展

这种闭链式运动方法是为了伸展髋关节。

1.患者取站立位,其髋部置于能够伸展的极限位置。

2.使用治疗带(将患者的髋部与医生的背部缠绕,作为支撑),进行侧向滑动。医生用手均匀用力推动患者的髂骨,以保持运动中侧向力的稳定。

3.髋部侧向滑动的同时,指导患者向前弓步,使髋部进一步伸展(图 12.44)。

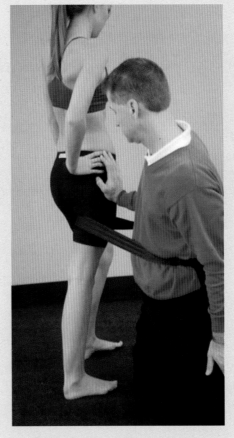

图 12.44　动态松动术—侧向滑动的髋关节伸展。

动态松动术—后侧向滑动的 髋关节外展

这种闭链式运动方法是为了增加髋关节外展。

1.患者取站立位,其髋部置于能够外展的极限位置。

2.使用治疗带(将患者的髋部与医生的背部缠绕,作为支撑),进行后侧向滑动。

3.医生用手均匀用力推动患者的髂骨,以保持运动中侧向力的稳定。

4.在进行髋关节后侧向滑动时,让患者倾斜以达到进一步地外展(图 12.45)。

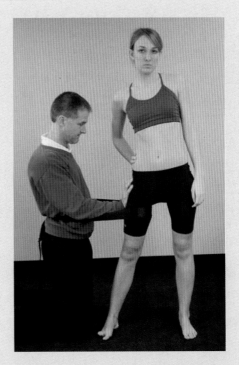

图 12.45　动态松动术—后侧侧向滑动的髋关节外展。

推拿

与其他关节一样,推拿也可以针对髋关节。由于此关节需要较大的力量,最有效的推拿操作通常需要间接手法。

间接推拿

1.患者取仰卧位。

2.医生询问患者是否有膝关节或踝关节功能障碍的病史,若有,禁止使用该方法。如无,医生双手扣住患者脚踝。

3.然后,医生抬起患者原本松弛的髋部置于休息位。通常,髋关节的休息位包括轻度外旋的中等程度的屈曲和外展。

4.握紧踝关节时,医生通过身体向后倾斜提供一个向下的力(图 12.46)。

5.在活动度末端时,医生施加快速的牵引力来松动髋关节。

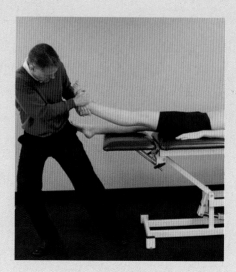

图 12.46　间接推拿。

间接推拿(Cyriax V 级)

Cyriax[35]描述了一种松动骶髂关节的技术,该技术是当腿处于松弛状态时,使用力量快速牵引。当腿部保持轻微的外旋,此方法也可以松动髋关节。

1.患者取仰卧位。

2.患者的下肢预先处于屈曲、轻微外旋和轻微外展的姿势。

3.医生用手臂近端抵住患者,环抱患者的小腿并从后侧抓住患者脚踝。

4.另一只手臂后侧对着患者,在肘部弯曲,并且抓住患者的脚踝前面。在推拿前让患者放松。该推拿包括快速牵引使膝关节完全伸展,从而为髋关节提供一个类似真空的力。患有踝、膝、或盆腔疾病的患者不宜采用这种治疗方法。

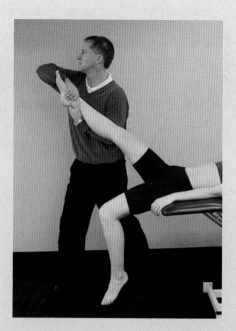

图 12.47　间接推拿(Cyriax V 级)。

> **小结**
> ● 髋关节的治疗技术包括拉伸、松动术、推拿,以及这些方法的变化和组合。
> ● 牵引可能是使关节面分离中最有效的方法。
> ● 推拿手法通常涉及间接利用的一些牵引装置以增加局部施加的力量。

治疗结果

证据

拉伸/肌肉能量/本体感觉神经肌肉促进(PNF)拉伸　被动拉伸、手法辅助拉伸和松动术已被证明能够增大关节活动度。Kerrigan 和同事[51]证明,对于各个年龄的人来说,髋关节屈肌柔韧性越好,个体获益越大。Rodacki 等[52]发现,髋关节屈肌拉伸能够影响步态并预防损伤。这项研究发现,由于骨盆旋转和步幅长度的改善,手法拉伸髋关节屈肌可增加步速,并减少平均年龄为 64.5 岁女性行走时双脚同时触地的时间。步速和双脚同时触地时间可以提示老年人存在跌倒的风险。这个发现代表了步态参数意义的 C 级证据,但是在寻求髋关节功能障碍治疗的患者中还没有进行研究,同时对于手法拉伸髋关节屈肌的长期效果也还没有研究。

在肌肉能量技术中进行的手法辅助拉伸可以用于害怕被动拉伸或者被动拉伸期间出现疼痛的患者。Medeiros 等[53]发现,比较两组患者,其分别接受等长收缩和被动拉伸治疗,产生了类似的结果。

松动术　在牵引下的松动术已经在许多研究中使用,它可导致关节面分离程度增加。尽管大多数研究表明牵引和松动术能减少患者的主观疼痛[21],在一个病例中显示这些方法不能改变关节活动度[55],但是有的病例报告中,这些方法能改善内旋的活动范围[54]。过去在使用射线照射量化的研究发现,在牵引期间运动范围可提高 10~20cm[11,56]。Arvidsson[10]证实了牵引力的增加直接增加了关节活动范围。

在迄今为止最全面的研究中,Hoeksma 等[57]报道了与单纯运动组相比,接受手法治疗组中髋关节功能和疼痛均有更为明显改善。5 周后,手法治疗组的患者在疼痛、僵硬、髋关节功能和关节活动度方面均有显著改善,且这些效果在 29 周后仍然存在。Hoeksma 等[57]在他们的临床试验期间对患者的受限部位使用髋关节牵引和牵引下推拿,发现有 B 级证据支持使用牵引和牵引推拿的有效性。

在随访分析中,Hoeksma 及其同事[58]尝试识别更有可能从手法治疗中受益的群体。研究表明,从功能、疼痛或运动范围上看,骨关节炎患者并不能完全确定手法治疗的有效性。然而,从 X 线片来看手法治疗对轻度至中度骨关节炎患者有效。虽然在 X 线片上有变化,关节活动度没有明显改变,但是对于髋关节功能和疼痛的变化方面,手法治疗仍然比单独的运动疗法更有效。作者认识到这些群体可能存在,但他们研究的人群可能不太好用特异性群体来区分。Currier 等[59]试图从髋关节松动术中受益的膝关节 OA 患者中确定一个临床预测方法(CPR)。该研究包括在屈曲、外展和外旋状态下的尾侧滑动,前向后滑动和后向前滑动。5 个变量结果可提示髋关节松动术的短期(48 小时)益处:髋/腹股沟疼痛或感觉异常,大腿前侧疼痛,被动膝关节屈曲小于 122°,被动髋关节内旋小于 17°,髋关节牵引疼痛。2 个变量的存在表示阳性似然比 12.9,成功率为 97%。此 CPR 需要进一步验证,并提供 C 级证据。

摆位放松术　最后,摆位放松术也称为位置释放技术,是一种被动手法治疗。此手法旨在通过将肌肉组织放置在缩短位置来抑制压痛点,从而减轻疼痛和功能障碍[60]。虽然评估疼痛点的可靠性很差,但治疗后疼痛明显减少[61]。另一项研究已证明摆位放松术对于使用测力计的手法肌力测试改善明显,这可能与目标肌群的疼痛减少有关[60]。但是,仍然需要进一步的研究来充分验证。同样,摆位放松术也需要 C 级证据支持。

> **小结**
> ● 文献中有适当的证据表明静态拉伸有利于髋关节的活动范围增加。
> ● 文献中有很好的证据表明,手法和牵引对髋关节的疼痛和活动范围的改善是有益的。
> ● 支持髋关节松动术的文献还不多。

本章问题

1.描述髋关节的生物力学。确定哪些生理性运动表现出最大的活动潜能。

2.讨论髋关节的囊状模式理论。讨论 Altman 选择内旋作为骨关节炎指标的评估价值。

3.概括用于增加髋部活动范围的常用手法,并比较这些手法的相似性。

病例分析

病例 12.1:Jeb Lonestar (67 岁男性)

诊断:髋关节骨性关节炎。

视诊:患者在步行过程中表现出明显的髋部受限和疼痛步态。

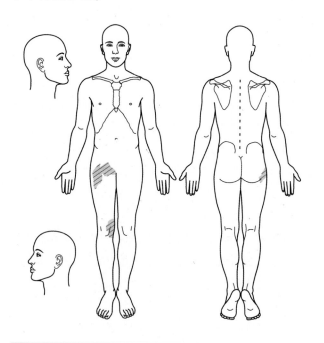

病因:患者表示髋关节问题有非常长的病史。他声称疼痛已经 20 多年。

一致性体征:从坐到站疼痛。

目前状态:患者在运动或行走时表现出剧烈的疼痛。患者表示该病症也降低了对久坐的耐受性。

症状表现:疼痛位于右侧腹股沟区域,右腿外侧出现钝痛。

相关病史:患者有高血压病史,并在过去 5 年有肝脏问题。

患者目标:患者希望更健康有活力。

基线:休息时,疼痛为 3/10 NAS;严重时疼痛为 4/10。

检查结果:患者在主动/被动内旋和屈曲时有疼痛。髋关节牵引时疼痛减轻。

1.根据这些结果,你还想检查什么?

2.这名患者是否适合手法治疗?

3.该患者的预期预后如何?

4.您认为本书中介绍的哪些治疗方法可能对这个患者有益?

病例 12.2:Carlita Montgomery(42 岁女性)

诊断:股骨髋臼撞击综合征。

视诊:患者体重超重。

病因:患者的症状是在健身房锻炼后开始的。她做负重深蹲,现在报告久坐或者下蹲时出现疼痛。

一致性体征:负重蹲时出现疼痛。

目前状态:尽管患者只有在下蹲或坐姿时,才会出现疼痛,一旦改变姿势疼痛很快消失。但是她主要担心髋关节问题进一步恶化,可能导致髋关节变性。

症状表现:活动增加时疼痛加重。

相关病史:没有任何重大病史。

患者目标:患者想恢复运动。

基线:患者的疼痛是休息时为 1/10,下蹲时增加到 6/10。

检查结果:功能下蹲存在疼痛。髋关节屈曲、内旋和内收时疼痛增加。牵引能够暂时缓解这些症状。

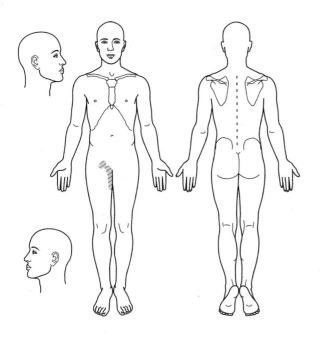

1.根据这些结果,你还想检查什么?

2.这名患者是否适合手法治疗?

3.该患者的预期预后如何?

4.您觉得本书中介绍的哪些治疗方法可能对这个患者有益?

参考文献

1. DeAngelis NA, Busconi BD. Assessment and differential diagnosis of the painful hip. *Clin Orthop Relat Res*. 2003;(406):11–18.

2. Ordeberg G. Characterization of joint pain in human OA. *Novartis Found Symp*. 2004;260:105–115.

3. Brown MD, Gomez-Marin O, Brookfield KF, Li PS. Differential diagnosis of hip disease versus spine disease. *Clin Orthop Relat Res*. 2004;(419):280–284.

4. Lauder T. Musculoskeletal disorder that frequently mimic radiculopathy. *Phys Med Clinics North Am*. 2002; 13:469–485.

5. Collee G, Dijkmans B, Vanderbroucke J, Rozing P, Cats A. A clinical epidemiological study in low back pain: Description of two clinical syndromes. *Br J Rheum*. 1990;29:354–357.

6. Sims K. Assessment and treatment of hip osteoarthritis. *Man Ther*. 1999;4:136–144.

7. Vidigal EC, da Silva OL. Observation hip. *Acta Orthop Scand*. 1981;52(2):191–195.

8. Kandemir U, Bharam S, Philippon M, Fu F. Endoscopic treatment of calcific tendonitis of gluteus medius and minimus. *Arthroscopy*. 2003;19:E1–E4.

9. Waters RL, Mulroy S. The energy expenditure of normal and pathologic gait. *Gait Posture*. 1999;9(3):207–231.

10. Arvidsson I. The hip joint: Forces needed for distraction and appearance of the vacuum phenomenon. *Scand J Rehabil Med*. 1990;22:157–161.

11. Levangie P. The association between static pelvic asymmetry and low back pain. *Spine*. 1999;24(12):1234–1242.

12. Beattie P, Isaacson K, Riddle DL, Rothstein JM. Validity of derived measurements of leg-length differences obtained by use of a tape measure. *Phys Ther*. 1990; 70(3):150–157.

13. Krawiec CJ, Denegar CR, Hertel J, Salvaterra GF, Buckley WE. Static innominate asymmetry and leg length discrepancy in asymptomatic collegiate athletes. *Man Ther*. 2003;8(4):207–213.

14. Friberg O. Clinical symptoms and biomechanics of lumbar spine and hip joint in leg length inequality. *Spine*. 1983;8(6):643–651.

15. Goel A, Loudon J, Nazare A, Rondinelli R, Hassanein K. Joint moments in minor limb length discrepancy: A pilot study. *Am J Orthop*. 1997;26(12):852–856.

16. Childs JD, Fritz JM, Flynn TW, Irrgang JJ, Johnson KK, Majkowski GR, Delitto A. A clinical prediction rule to identify patients with low back pain most likely to benefit from spinal manipulation: A validation study. *Ann Intern Med*. 2004;141(12):920–928.

17. Flynn T, Fritz J, Whitman J, Wainner R, Magel J, Rendeiro D, Butler B, Garber M, Allison S. A clinical prediction rule for classifying patients with low back pain who demonstrate short-term improvement with spinal manipulation. *Spine*. 2002;27(24):2835–2843.

18. Sjolie AN. Low-back pain in adolescents is associated with poor hip mobility and high body mass index. *Scand J Med Sci Sports*. 2004;14(3):168–175.

19. Vad VB, Bhat AL, Basrai D, Gebeh A, Aspergren DD, Andrews JR. Low back pain in professional golfers: The role of associated hip and low back range-of-motion deficits. *Am J Sports Med*. 2004;32(2):494–497.

20. McConnell J. Recalcitrant chronic low back and leg pain—a new theory and different approach to management. *Man Ther*. 2002;7(4):183–192.

21. Lee RY, Munn J. Passive moment about the hip in straight leg raising. *Clin Biomech*. 2000;15(5):330–334.

22. Woods D, Macnicol M. The flexion-adduction test: an early sign of hip disease. *J Pediatr Orthop*. Part B

2000;10:180–185.

23. Kagan A. Rotator cuff tears of the hip. *Clin Orthop Relat Res.* 1999(368):135–140.

24. Perry J, Weiss WB, Burnfield JM, Gronley JK. The supine hip extensor manual muscle test: a reliability and validity study. *Arch Phys Med Rehabil.* 2004;85(8):1345–1350.

25. Winters MV, Blake CG, Trost JS, Marcello-Brinker TB, Lowe LM, Garber MB, Wainner RS. Passive versus active stretching of hip flexor muscles in subjects with limited hip extension: a randomized clinical trial. *Phys Ther.* 2004;84(9):800–807.

26. Heikkila S, Viitanen JV, Kautiainen H, Kauppi M. Sensitivity to change of mobility tests: Effect of short term intensive physiotherapy and exercise on spinal, hip, and shoulder measurements in spondyloarthropathy. *J Rheumatol.* 2000;27(5):1251–1256.

27. Fritz JM, Whitman JM, Flynn TW, Wainner RS, Childs JD. Factors related to the inability of individuals with low back pain to improve with a spinal manipulation. *Phys Ther.* 2004;84(2):173–190.

28. Huber HM. (abstract). The piriformis syndrome—a possible cause of sciatica. *Schweiz Rundsch Med Prax.* 1990;79(9):235–236.

29. Maitland GD. *Peripheral manipulation* 3rd ed. London; Butterworth-Heinemann: 1986.

30. Fredericson M, Cookingham CL, Chaudhari AM, Dowdell BC, Oestreicher N, Sahrmann SA. Hip abductor weakness in distance runners with iliotibial band syndrome: Hip abductor weakness in distance runners with iliotibial band syndrome. *Clin J Sport Med.* 2000;10(3):169–175.

31. Arokoski MH, Haara M, Helminen HJ, Arokoski JP. Physical function in men with and without hip osteoarthritis. *Arch Phys Med Rehabil.* 2004;85(4):574–581.

32. Anderson, MK; Hall, SJ; Martin M. *Sports injury management.* Philadelphia; Lippincott Williams & Wilkins: 2000.

33. Gombotto S, Collins DR, Sahrman SA, Engsberg JR, Van Dillen LR. Gender differences in pattern of hip and lumbopelvic rotation in people with low back pain. *Clin Biomech.* 2006;21:263–271.

34. Scholtes SA, Gombatto SP, Van Dillen LR. Differences in lumbopelvic motion between people with and people without low back pain during two lower limb movement tests. *Clin Biomech.* 2009;24:7–12.

35. Cyriax J. *Textbook of orthopaedic medicine.* 7th ed. Vol. 1. London; Baillierre Tindall: 1978.

36. Greenwood MJ, Erhard RE, Jones DL. Differential diagnosis of the hip vs. lumbar spine: Five case reports. *J Orthop Sports Phys Ther.* 1998;27(4):308–315.

37. Ito K, Leunig M, Ganz R. Histopathologic features of the acetabular labrum in femoroacetabular impingement. *Clin Orthop Relat Res.* 2004;(429):262–271.

38. Warren P. Management of a patient with sacroiliac joint dysfunction: A correlation of hip range of motion asymmetry with sitting and standing postural habits. *J Man Manip Ther.* 2003;11:153–159.

39. Cibulka MT, Threlkeld J. The early clinical diagnosis of osteoarthritis of the hip. *J Orthop Sports Phys Ther.*

2004;34(8):461–467.

40. Birrell F, Croft P, Cooper C, Hosie G, Macfarlane G, Silman A, PCR Hip Study Group. Predicting radiographic hip osteoarthritis from range of movement. *Rheumatology* (Oxford). 2001;40(5):506–512.

41. Reijman M, Hazes JM, Koes BW, Verhagen AP, Bierma-Zeinstra SM. Validity, reliability, and applicability of seven definitions of hip osteoarthritis used in epidemiological studies: A systematic appraisal. *Ann Rheum Dis.* 2004;63(3):226–232.

42. Altman R, Alarcon G, Appelrouth D, et al. The American College of Rheumatology criteria for the classification and reporting of osteoarthritis of the hip. *Arthritis Rheum.* 1991;34(5):505–514.

43. Beatty R. The piriformis muscle syndrome: A single diagnostic maneuver. *Neurosurgery.* 1994;34:512–514.

44. Kaltenborn F. *Manual mobilization of the extremity joints.* 4th ed. Oslo; Olaf Norlis Bokhandel: 1989.

45. Williams P, Bannister L. In: Berry M, Collins P, Dyson M, Dussek J, Ferguson M (eds.) *Gray's anatomy,* 38th ed. Edinburgh; Churchill Livingstone: 1995.

46. NAIOMT. Course notes Level II and III Lower Quadrant. 2008.

47. Caruso F, Toney M. Trochanteric bursitis. A case report of plain film, scintigraphic, and MRI correlation. *Clin Nucl Med.* 1994;19:393–395.

48. Adkins S, Figler R. Hip pain in athletes. *Am Fam Physician.* 2000;61:2109–2118.

49. Jones D, Erhard R. Diagnosis of trochanteric bursitis versus femoral neck stress fracture. *Phys Ther.* 1997;77:58–67.

50. Yerys S, Makofsky H, Byrd C, Pennachio J, Cinkay J. Effect of mobilization of the anterior hip capsule on gluteus maximus strength. *J Man Manip Ther.* 2002;10:218–224.

51. Kerrigan DC, Xenopoulos-Oddsson A, Sullivan MJ, Lelas JJ, Riley PO. Effect of a hip flexor-stretching program on gait in the elderly. *Arch Phys Med Rehabil.* 2003;84(1):1–6.

52. Rodacki A, Souza RM, Ugrinowitsch C, Cristopoliski F, Fowler NE. Transient effects of stretching exercises on gait parameters of elderly women. *Man Ther.* 2009;14:167–172.

53. Medeiros JM, Smidt GL, Burmeister LF, Soderberg GL. The influence of isometric exercise and passive stretch on hip joint motion. *Phys Ther.* 1977;57(5):518–523.

54. Angstrom L, Lindstrom B. (abstract). Treatment effects of traction and mobilization of the hip joint in patients with inflammatory reheumatological diseases and hip osteoarthritis. *Nordisk Fysioterapi.* 2003;7:17–27.

55. Whipple T, Plafcan D, Sebastianelli W. Manipulative treatment of hip pain in a ballet student: A case study. *J Dance Med Science.* 2004;8:53–55.

56. Insulander B. (abstract). Some findings regarding manual traction on hip joints. *Sjukgymasten.* 1973;4:289–296.

57. Hoeksma HL, Dekker J, Ronday HK, et al. Comparison of manual therapy and exercise therapy in osteoarthritis of the hip: A randomized clinical trial. *Arthritis Rheum.* 2004;51(5):722–729.

58. Hoeksma HL, Dekker J, Ronday HK, Breedveld FC, van den Ende CHM. Manual therapy in osteoarthritis

of the hip: Outcome in subgroups of patients. *Rheumatology.* 2005;44:461–464.

59. Currier LL, Froehlich PJ, Carow SD, et al. Development of a clinical prediction rule to identify patients with knee pain and clinical evidence of knee osteoarthritis who demonstrate a favorable short-term response to hip mobilization. *Phys Ther.* 2007;87(9):1106–1119.

60. Wong C, Schauer-Alvarez C. Effect of strain counterstrain on pain and strength in hip musculature. *J Man Manip Ther.* 2004;12:215–223.

61. Wong C, Schauer C. Reliability, validity, and effectiveness of strain counterstrain techniques. *J Man Manip Ther.* 2004;12:107–112.

第 13 章

膝关节的手法治疗

Chad Cook, Robert Fleming

目标

- 明确膝关节解剖学和生物力学相关知识。
- 掌握恰当有效的膝关节检查顺序。
- 确定膝关节合理的松动术和手法治疗技术。
- 概述膝关节手法治疗相关的证据

临床检查

视诊

合适的步态参数和下肢结构静态排列方式通常是膝关节临床检查的关键组成部分。目前关于静态排列的文献多关注于足和踝关节的结构特点以及这种结构对膝关节病理学的作用。但是目前这些文献的实际价值尚无定论。

Selfe[1]回顾了矫正足和踝关节结构异常,发现患者在经过足部矫正后,髌股关节疼痛程度平均减少67%。除此以外,足后跟纠正辅具对于髌股关节的内侧偏移具有即刻的且直接的显著影响。Gross 和 Foxworth[2]回顾了足部矫正对髌股关节的影响,他们的研究结果表明,虽然大部分患者感到疼痛缓解,但是没有确切的证据证明踝关节位置排列与髌股关节的关系。Hinterwimmer 等[3]发现膝内翻引起的下肢不对称患者和轻度内侧间室骨性关节炎患者在髌骨运动学方面没有差异。Livingston 和 Mandigo[4]报道,有症状和无症状的髌股疼痛组之间左右足跟不对称的级别没有差异。

步态偏差的分析是评估膝关节疼痛的重要组成部分。在明显创伤和肿胀期间应用步态分析意义不大,微小的步态偏差通常伴有膝关节疼痛。对髌股关节疼痛综合征(PFPS)患者进行步态分析发现,在步行过程中,男性和女性在膝关节处产生相似的转矩,宽底鞋使膝关节屈肌转矩提高 30%,与健康对照组相比,PFPS 患者步行速度降低,膝关节伸展幅度更大。其他研究也有相似的结果[5,6]。其中许多研究的局限性是由于研究只是基于实验室的研究,或者使用了特殊的设备来测量步态偏差,这些工具不能广泛应用于临床。

> **小结**
> - 步态和足部结构排列影响可能表明膝关节疼痛与其他因素有关;但是,单独来看,足部结构排列紊乱与膝关节疼痛并不具有因果问题。
> - 步态分析有助于区别 PFPS 和其他相关的膝关节功能异常,尽管将试验结果直接移至临床实践还很难实施。

病史

患者既往病史的关键内容应包括根据收集的信息来确定病情是机械性的还是非机械性的。从膝关节功能障碍患者中,明确损伤和(或)疼痛产生机制可以帮助确定现有障碍是否可能涉及结构撕裂或断裂，或者，如果现有疼痛发作原因/机制不明确，可能存在进一步退化或恶化的情况。另外，患者既往病史也可用于识别与相应疼痛有关的潜在运动或活动。例如，半月板损伤的患者经常在承受全身重量的情况下扭转腿部时出现膝关节疼痛，并且常有撕裂的感觉，随后出现剧痛，几小时后出现肿胀。韧带损伤可能与半月板撕裂的机制相似，通常是由于膝关节遭受直接伤害造成的，但会立即出现肿胀[7]。

根据美国风湿病学会的标准，如果存在以下指标，则怀疑膝关节骨性关节炎：年龄大于 50 岁，晨僵小于 30 分钟，有骨摩擦音，有骨压痛，有骨性肥大，无明显滑膜升温[7]。如果出现 4 个指标，这些特征的敏感性为 84%，特异性为 89%。如果至少出现 3 个指标，罹患骨性关节炎的概率为 62%。在这 5 个指标中，两个指标是患者的既往病史（年龄和僵硬度），其他的两个指标将患骨性关节炎的概率提高 4%[7]。也就是说，至少需要一个查体结果才能使概率提高到可以接受的水平。这与以下事实一致，即与半月板或韧带撕裂诊断相关的临床病史，只能增加怀疑，帮助制订暂行的管理策略，而不一定能将两者区分开。结合查体和患者既往病史更能确定与这些疾病相关的病理情况[7]。

非机械性疾病（如脓毒性关节炎）会呈现出伴随渗出和发热的膝关节疼痛的急性发作；也会出现感染的体征和症状。如果遇到患者没有与炎性渗出相关的创伤史，就应该立即转诊给相关医生进行会诊[7,8]。

因为膝关节在所有运动中都非常重要，对患者的既往病史进行一个特殊的功能量表分析对于辅助检查来说是很有意义的。下肢功能量表（LEFS）是一个不仅限于骨性关节炎患者使用的部位特异性量表。LEFS 是一种主要基于性能测量的自我报告工具[9]。LEFS 可靠性较高（ICC=0.95）[10]，它论证了结构效度，对变化的灵敏度比 SF-36 更好[11]。LEFS 可以测量下肢的多个关节[10]，并结合了疼痛和物理检查的应用。

> **小结**
> - 主观检查的目的是确定与膝关节相关的机械性障碍。
> - 根据美国风湿病学会的标准，如果存在以

> 下指标，可能怀疑膝关节骨性关节炎：年龄大于 50 岁，晨僵小于 30 分钟，有骨摩擦音，有骨压痛，有骨性肥大，无明显滑膜升温。
> - 非机械性疾病通常包括膝关节疼痛的急性发作，并伴随着渗出、发热，以及感染的体征和症状。
> - 下肢功能量表是一个有效的、自我报告的、部位特异性的调查表，测量与日常生活活动相关问题。

体格检查

主动生理运动

临床检查期间的主动运动用于识别与一致性体征相关的身体损伤。通过主动运动中的一致性体征的发生方式，医生可以确定有效的主动生理运动治疗方法。

基于平面的主动活动范围　对膝关节的主动活动范围（AROM）的评估可以通过不同方式进行，这不仅有助于明确膝关节的客观活动范围，而且有助于明确损伤与一致性体征的相关性。无负重的主动活动范围可以在坐位或仰卧位进行（图 13.1）。这些位置的不同将影响膝关节周围组织受力。

功能性主动活动范围测试　AROM 在负重位置进行测试，尽管不利于获取活动范围的客观测量指标，但是这种方法可以更好地复制与一致性体征相关的功能性运动。例如，再现膝关节疼痛的运动通常包括上下楼梯和下蹲。Cliborne 等[12]将"功能性下蹲测试"作为膝关节骨性关节炎患者行关节松动术后的一个结果评估指标。过程包括使患者双脚自然分开站立，然后蹲下，直至由于疼痛限制运动或者足后跟离地（图 13.2）。

单腿跳台测试用于测量膝关节偏心和同心运动时关节的功能性控制能力（图 13.3）。该测试对由于运动范围受限而不能进行功能性下蹲测试的患者是有用的。

跳跃测试通常用于前交叉韧带（ACL）重建术后的患者，可用来评估功能活动耐受性并预测膝关节

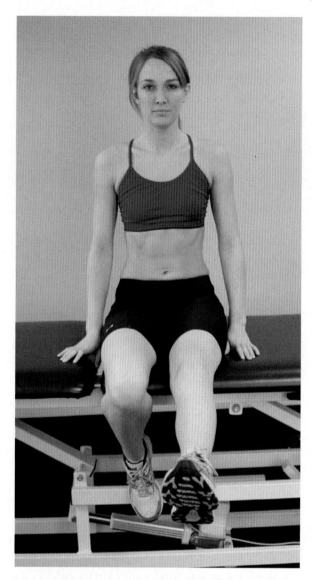

图 13.1 坐位膝关节主动伸展和屈曲。

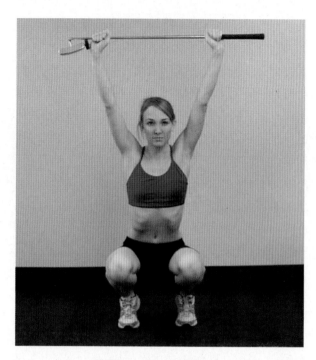

图 13.2 功能性下蹲测试。

的动态稳定性和将来可能受损伤的概率(图 13.4)。虽然跳跃测试似乎有预测膝关节动态稳定性的可能，但目前的文献表明，这些测试的预测能力是存在疑问的[13]。

> **小结**
> ● 主动关节活动范围手法包括功能性活动和基于单平面的活动。
> ● 功能性测试更适用于再现患者主诉的症状。

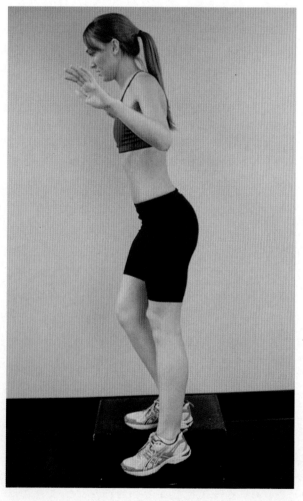

图 13.3 单腿跳台测试。

被动运动

被动生理运动　膝关节的被动生理性运动与主动生理性运动相似，用于证实运动与一致性体征的关系。另外，膝关节的被动生理性运动可以为联合运动（如胫骨旋转）提供一个更加全面的检查，这些联合运动在功能性运动期间难以主动重现和发生。异常运动"末端感觉"（如僵硬或锁定）已被发现与患者的一致性体征相关[14,15]。医生应注意将发现的任何异常运动与患者的一致性体征联系起来。

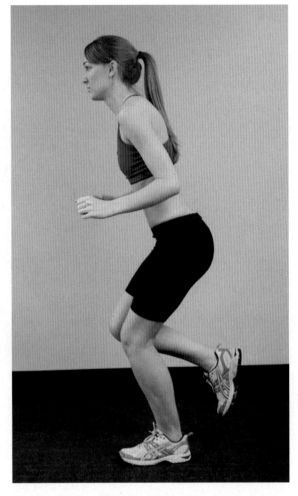

图 13.4　跳跃测试。

被动生理性膝关节屈曲

1.患者取仰卧位。

2.医生一只手握住患者腿部靠近膝关节处，另一只手握住胫骨末端。在运动期间可能需要医生用自己胸部来支撑患者腿部。另外，医生应尽量保持患者下肢/髋关节在保持一致的、中立旋转位移动（可以根据患者的症状进行调整）。

3.医生轻轻地将患者膝关节移动至屈曲位置（矢状面），在第一疼痛点停下（图 13.5）。

4.越过第一疼痛点后，在患者可以忍受疼痛的情况下继续朝运动范围末端移动膝关节，在这个过程中，医生应该评估患者运动的对称性和一致性体征再现情况。重复运动或持续保持膝关节屈曲至运动范围末端，直到可以评估患者在重复运动中的疼痛（或类似症状）反应。根据需要，在运动范围末端时，医生可以施加超压以评估疼痛反应。

（待续）

（续）

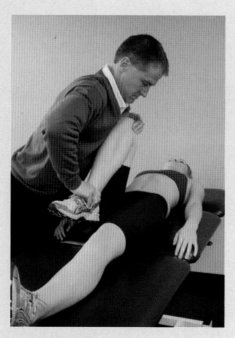

图 13.5　被动生理性膝关节屈曲。

伴随外展和内收的膝关节屈曲

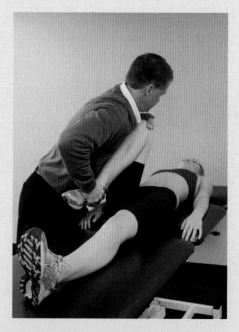

图 13.6　膝关节屈曲伴外展。

联合的被动运动用于进一步检查关节可达到的生理范围，试图寻找一致性体征并提高检查的敏感性。

1.为了进行评估，医生按照图 13.5 中的步骤，将膝关节屈曲到运动范围末端 10°~20°。

2.医生一只手紧握住患者股骨远端，同时用胸部抵住股骨侧面。这样能确保在检查过程中不发生股骨旋转。医生另一只手握住胫骨/脚踝远端。

3.当屈曲膝关节的同时，医生指导患者足跟朝向髋关节大转子的方向转动（进行胫骨的外展运动）(图 13.6)。一直转动直至疼痛出现，然后在患者可忍受的情况下继续转动。

4.如果一致性体征没有再现，则可使胫骨在可以达到的内旋角度下重复该运动(外展运动)。

5.根据需要，医生可以在运动范围末端施加超压以评估疼痛反应。

（待续）

（续）

6.对于膝关节屈曲伴随内收,医生将患者膝盖屈曲,将足跟朝向腹股沟的方向转动(进行胫骨的内收运动)(图 13.7)。一直转动直至疼痛再现,然后在患者可忍受的情况下继续转动。如果一致性体征没有出现,则可使胫骨维持在可以达到的外旋角度下重复该运动(内收动作)。根据需要,医生可以在运动范围末端施加超压以评估疼痛反应。

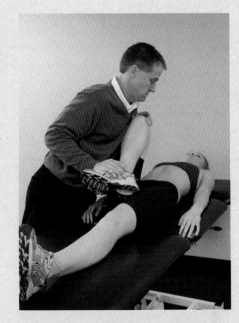

图 13.7　膝关节屈曲伴内收。

被动生理性伸展

完整的膝关节伸展活动范围通常远低于屈曲运动,因此操作过程有明显差异。

1.患者取仰卧位,医生将一只手握住患者足踝内侧面,将另一只手的手掌放在胫骨结节上。

2.医生侧向屈曲自己的躯干,同时用手在上述接触区域施加力,进行膝关节伸展运动,在第一疼痛点停止(图 13.8)。

3.越过第一疼痛点后,在患者可忍受疼痛的情况下继续运动至末端范围,在这个过程中,医生评估运动的对称性和一致性体征再现情况。

4.然后重复膝关节伸展运动至伸展范围内疼痛可忍受的点,以评估患者在重复运动中的疼痛(或类似症状)反应。根据需要,医生可以在运动范围末端施加超压以评估疼痛反应。

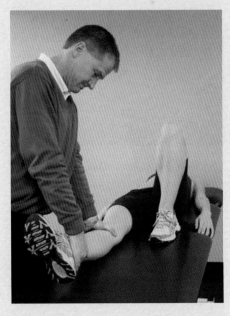

图 13.8　被动膝关节伸展。

伴随外展和内收的膝关节伸展

如前所述，联合的被动运动用于进一步检查可达到的生理范围，试图寻找一致性体征并提高检查的敏感性。

1.为了进行膝关节伸展伴随外展的运动，医生按照图13.8中的步骤，将膝关节外展至小于可到达的末端范围10°~15°。

2.医生一只手握住患者胫骨/足踝侧面，但将另一只手的手掌仅与胫骨结节外侧接触。

3.当伸展患者膝关节时，医生侧向屈曲自己的躯干，同时用手在接触区域施加力，然后使患者膝关节进行伸展–外展运动（胫骨外展运动）（图

13.9）。一直运动至疼痛再现，然后在患者可忍受的情况下轻轻越过该点。根据需要，医生可以在运动范围末端施加超压以评估疼痛反应。

4.为了进行膝关节伸展伴随内收运动，医生一只手握住患者足踝侧面，但将另一只手的手掌与胫骨结节内侧接触，弯曲上身以找到合适的身体姿势。

5.当医生伸展患者膝关节时，利用侧向屈曲的躯干同时用手在接触区域施加力，进行膝关节伸展–内收运动（胫骨内收运动）（图13.10）。一直运动至疼痛再现，然后在患者可忍受的情况下轻轻越过该点。根据需要，医生可以在运动范围末端施加超压以评估疼痛反应。

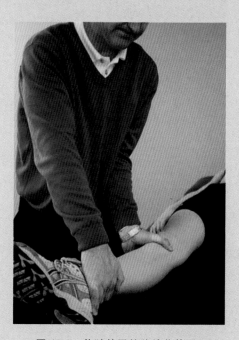

图13.9　伴随外展的膝关节伸展。

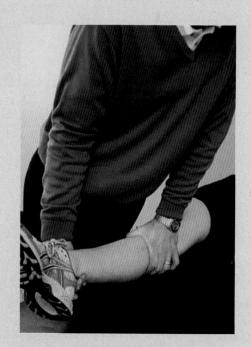

图13.10　伴随内收的膝关节伸展。

胫骨内旋和外旋

　　在胫股关节处进行约 20°的内外侧旋转,这种旋转活动受限是常见的,可能需要生理干预。

　　1.患者取仰卧位。

　　2.医生将患者胫骨放在自己的前臂,另一只手在足跟远端握住足部。

　　3.指导患者踝关节被动背屈,使其在旋转期间保持稳定,膝关节屈曲至约 90°(图 13.11)。

　　4.医生进行被动内旋运动至第一疼痛点。重复或保持运动以确定运动是否缓解疼痛。重复运动至运动范围末端。

　　5.医生接着进行被动外旋运动至第一疼痛点。重复或保持运动以确定运动是否缓解疼痛(图 13.12)。重复运动至运动范围末端。

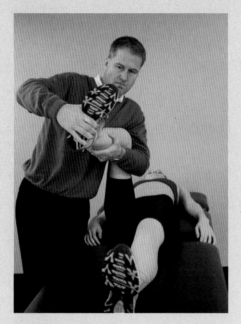

图 13.11　膝关节屈曲 90°时的胫骨内旋。

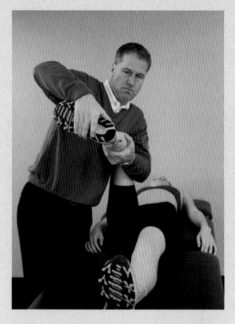

图 13.12　膝关节屈曲 90°时的胫骨外旋。

小结

　　● 被动生理测试的目的是再现患者一致性体征。

　　● 在屈曲和伸展运动中结合内收、外展和旋转,医生可以更准确地区分患者疾病。

　　胫股关节的被动附属运动　膝关节被动附属运动的评估被用于了解一个关节/区域的联合运动,包括它们与患者损伤和一致性体征的相关性。正如我们在本文中反复介绍的,在评估身体/关节的位置和(或)方向或运动时,如果不考虑与一致性体征的相关性,则产生有用的临床信息比较少,并将限制医生进一步分析患者运动反应的能力。

　　以下描述了膝关节被动附属运动测试的过程。值得注意的是,附属运动的评估需要在关节不同生理活动范围(ROM)内展开。详细的分析能帮助医生确定附属运动减少与已经在主动和(或)被动生理联合运动中检查过的生理 ROM 和一致性体征的相关性。

胫股关节的后向前松动术

1.患者取仰卧位,膝关节屈曲60°~80°。

2.医生用双手握住患者胫骨近端,手指环绕胫骨后侧。

3.医生在后向前的方向轻轻地在股骨上移动胫骨,在第一疼痛点停止(图13.13)。根据疼痛评估一致性体征。当膝关节屈曲小于60°时,医生需要确保自己的身体从后向前移动,不被动地弯曲患者的膝关节。另外,医生需要确保所有评估范围内髋关节位置的一致性。

4.当越过第一疼痛点之后,医生评估运动的质量和一致性体征的再现情况,并在患者可忍受疼痛的情况下运动至末端范围。重复运动至疼痛可忍受的点,以评估患者在重复运动中的疼痛(或类似症状)反应。

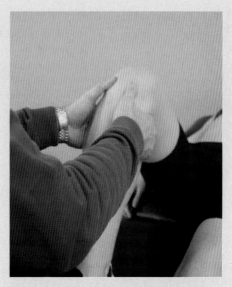

图13.13　胫股关节的后向前松动术。

胫股关节的前向后松动术

1.取仰卧位,膝关节屈曲60°~80°。

2.医生双手拇指放在患者胫骨结节上,其他手指放在胫骨后方和侧方。

3.通过拇指推动,医生在前向后的方向轻轻地在股骨上移动胫骨,在第一疼痛点停止(图13.14)。

4.当越过第一疼痛点之后,医生评估运动的质量和一致性体征的再现情况,并在患者可忍受疼痛的情况下运动至末端范围。重复运动至疼痛可忍受的点,以评估患者在重复运动中的疼痛(或类似症状)反应。

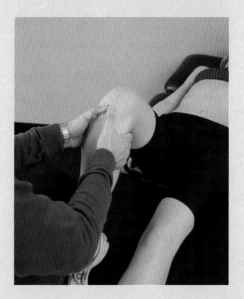

图13.14　胫股关节的前向后松动术。

在股骨上胫骨运动可能会隔离半月板的外角，使得半月板运动。在股骨后方的胫骨运动迫使股骨上的半月板前向运动。图 13.15 说明了这一过程。

处于屈曲状态下，在股骨前方的胫骨运动会迫使半月板的后向运动。图 13.16 说明了这种现象。图 13.15 半月板前角运动理论。

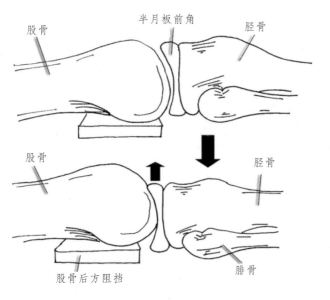

图 13.15 半月板前角运动理论。

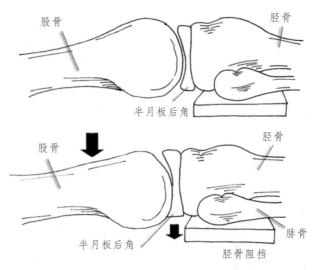

图 13.16 半月板后角运动理论。

胫股关节的内侧和外侧滑动

1. 患者取俯卧位。

2. 医生可以在患者股骨后侧放置一个小的支撑物，使膝关节处于 10°~20° 屈曲的休息状态，如果患者膝关节较小，医生可以在评估过程中紧握膝关节。

3. 对于内侧滑动，医生一只手握住股骨远端内侧髁区域，另一只手握住胫骨近端的外侧（图 13.17）。医生在进行股骨上胫骨的内侧定向运动时稳定股骨，在第一疼痛点停止。该过程也可以在 90° 屈曲下进行测试。

4. 对于外侧滑动，医生一只手握住股骨远端外侧髁区域，另一只手握住胫骨近端的内侧（图 13.18）。医生在进行股骨上胫骨的外侧定向运动时稳定股骨，在第一疼痛点停止。该过程也可以在 90° 屈曲下进行测试。

5. 越过第一疼痛点之后，在患者可忍受疼痛的情况下运动至末端范围，在这个过程中，医生评估运动的质量和一致性体征的再现情况。重复运动至疼痛可忍受的点，以评估患者在反复运动中的疼痛（或类似症状）反应。

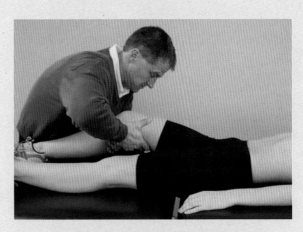

图 13.17 胫股关节的内侧滑动。

（待续）

(续)

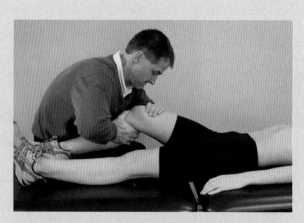

图 13.18　胫股关节的外侧滑动。

胫股关节的旋转

1.患者取仰卧位(膝关节屈曲 80°~90°),医生坐在患者足背上以稳定足部。

2.医生用一只手握住胫骨外侧一半处,另一只手稳定股骨。然后,在胫骨外侧实施向内和由前向后的旋转(图 13.19)。

3.对于向外和由前向后旋转,医生用一只手握住胫骨内侧,另一只手稳定股骨。然后,实施向外和由前向后的旋转(图 13.20)。

4.对于向内和由后向前旋转,医生用一只手握住胫骨外侧,另一只手稳定股骨。然后,在胫骨外侧实施向内侧和由后向前的旋转(图 13.21)。

5.最后,对于向外和由后向前旋转,医生用一只手抓住胫骨内侧,另一只手稳定股骨。然后医生对胫骨外侧处实施向外侧和由后向前的旋转(图 13.22)。

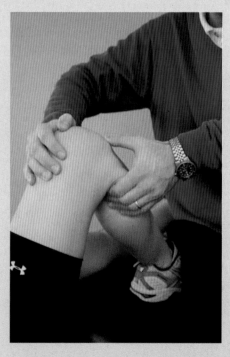

图 13.19　股骨上胫骨的向内前后旋转。

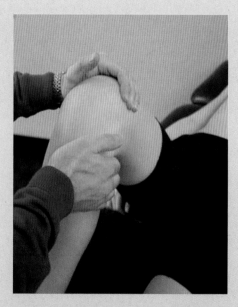

图 13.20　股骨上胫骨的向外前后旋转。

(待续)

（续）

6.对于所有旋转,在疼痛的起点和运动范围末端重复动作或保持该动作,来确定是否出现一致性体征以及疼痛是否随着动作消失。

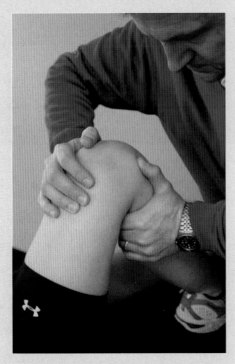

图 13.21 股骨上胫骨的向内后前旋转。

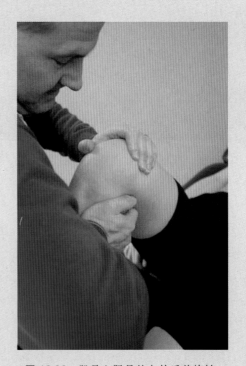

图 13.22 股骨上胫骨的向外后前旋转。

髌股关节的被动附属运动 在从屈曲到伸展动作的过程中,髌骨是从向内侧倾的位置开始,转向中间,最后转向外侧倾的位置[16]。在膝关节屈曲的过程中,髌骨逐步向外侧平移[17]。因此,评估髌骨运动的范围轨迹是很重要的。

髌骨的头侧和尾侧滑动

1.患者取仰卧位。

2.医生将患者的髌骨远端置于自己的拇指和示指之间,轻轻地将手形成杯状(图 13.23)。

3.医生轻轻地向头侧滑动髌骨,在第一疼痛点停止。

4.越过第一疼痛点后,在患者可以忍受疼痛的情况下继续朝末端范围移动髌骨。在这个过程中,医生评估运动质量和一致性体征的再现情况。之后在疼痛允许的范围,继续重复此动作,评估患者在此重复动作中的疼痛(或类似症状)反应。

5.对于尾侧滑动评估,医生可以按照髌骨头侧滑动的步骤,但是是朝着尾侧移动髌骨,并且起始点置于髌骨上部(图 13.24)。

（待续）

（续）

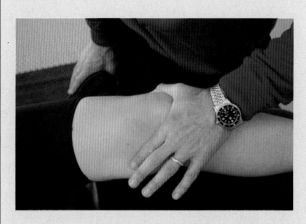

图 13.23　髌骨头侧滑动。

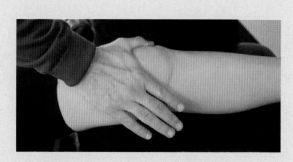

图 13.24　髌骨尾侧滑动。

髌骨的内侧和外侧滑动

　　髌骨关节的内侧和外侧运动测试也是在仰卧位进行的,膝关节呈轻度屈曲位置。通常是将医生的膝关节放在患者的膝关节下,作为支撑。

　　1.测试外侧运动时,医生坐在患者膝关节外侧,手指抵在髌骨内侧边缘。

　　2.医生实施外侧髌骨活动(图 13.25),在第一疼痛点停止。

　　3.越过第一疼痛点后,在患者可以忍受疼痛的情况下继续朝末端范围移动髌骨。在这个过程中,医生评估运动质量和一致性体征的再现情况。之后在疼痛允许的范围内,继续重复此动作,评估患者在此重复动作中的疼痛(或类似症状)反应。

　　4.测试内侧活动时,医生站在患者膝关节外侧,将拇指抵在髌骨外侧边缘(图 13.26)。医生可以按照上面外侧滑动的步骤进行,但活动是沿着髌骨内侧方向。

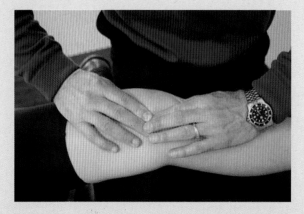

图 13.25　髌骨外侧滑动。

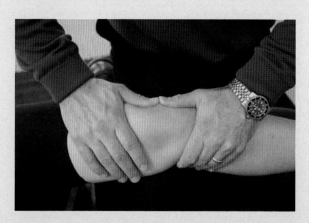

图 13.26　髌骨内侧滑动。

髌骨的内外侧倾斜运动

　　基于髌骨后关节面的解剖学结构，髌股关节的内侧和外侧"倾斜"或在横向平面的旋转是髌骨的一个附属运动。髌股关节的倾斜测试是在膝关节微曲的仰卧位进行的。

　　1.要进行内侧倾斜运动，医生需先将自己的一只手拇指或手掌放在髌骨内侧一半处，而另一只手拇指或鱼际抵住髌骨外侧（限制髌骨向外侧移动）。

　　2.医生通过由前向后推髌骨内侧使髌骨产生内侧"倾斜"运动，在第一疼痛点停止（图 13.27）。

　　3.越过第一疼痛点后，在患者可以忍受疼痛的情况下继续朝末端范围移动髌骨。在这个过程中，医生评估运动质量和一致性体征的再现情况。之后在疼痛允许的范围内，继续重复此动作，评估患者在此重复动作中的疼痛（或类似症状）反应。

　　进行和测试外侧倾斜时，医生可以按照上面的步骤实施，但是通过在髌骨外侧产生自前向后的运动使髌骨外侧倾斜。在外侧倾斜运动测试中，医生还应该抵住髌骨内侧缘（用拇指），防止髌骨内侧移动(图 13.28)。

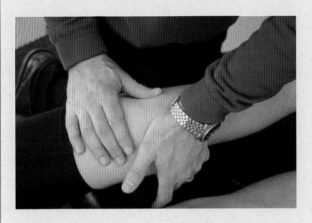

图 13.27　髌骨内侧倾斜。

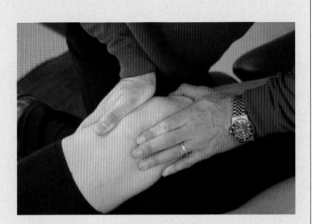

图 13.28　髌骨外侧倾斜。

髌骨内外侧旋转运动

　　本节所述的内侧和外侧旋转是指水平面上的旋转,髌骨内旋是向内侧旋转髌骨顶点(髌骨上缘),测试时取仰卧位,膝关节微曲。

　　1.患者取仰卧位。

　　2.内旋测试,医生坐在患者膝关节的外侧,双手抓住髌骨,将髌骨顶点放在近尾侧手的虎口处,将髌骨上缘放在近头侧手的虎口处(图 13.29)。

　　3.医生将患者髌骨顶点向内侧旋转,产生内侧定向旋转,在第一疼痛点停止。医生发现当松解膝

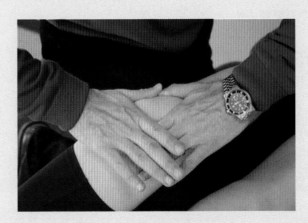

图 13.29　髌骨的内侧旋转运动。

(待续)

（续）

关节周围组织时，这项运动益处更大。这可以通过将手放在髌骨上来完成，头侧的手放在髌骨内侧（约 2 点钟位置），尾侧的手放在外侧（约 8 点钟位置）。医生用手牢牢抓住髌骨周围软组织，将手移回到起始位置。这项手法应让医生感觉到是髌骨的定向移动，而不是周围的软组织移动。

4.越过第一疼痛点后，在患者可以忍受疼痛的情况下继续朝末端范围移动髌骨。在这个过程中，医生评估运动质量和一致性体征的再现情况。

外侧旋转运动测试类似于上述步骤，但髌骨下侧面的运动是在外侧方向上产生的（图 13.30）。在所有髌骨评估中，最后都要在患者疼痛允许的

情况下执行重复动作，以评估患者在重复运动中的疼痛（或类似症状）反应。

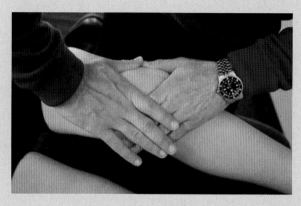

图 13.30 髌骨的外侧旋转运动。

髌骨压迫 关节表面压迫检查有助于确定患者的症状是否来自"关节表面紊乱"，也就是说，患者关节表面的变化可能会引起患者的症状[18]。目前尚不清楚关节表面的压迫引起的疼痛是否与关节表面的组织变化有关。考虑到这一点，鼓励读者将压迫髌骨作为再现一致性体征的一项额外检查手法。此外，当使用较强的压迫还不能引发症状时，这时压迫可以用来排除膝关节区域的问题[18]。建议使用压迫检查的常见临床表现包括如下[18]：

1.标准的检查动作与患者的症状间没有明显的联系。

2.患者在运动范围内主诉疼痛。

3.在运动中有关节摩擦音。

4.繁重的工作或活动引起轻微的症状（"加压负荷"）。

5.受累关节引起症状。

有许多关节都需要进行加压检查，髌股关节是其中之一。对于髌股关节，从头侧/尾侧、内侧/外侧、内侧/外侧倾斜、内侧/外侧旋转动作均可通过压迫进行。医生先完成以往对髌股关节进行的压迫检查，然

后评估与一致性体征的相关性。首先轻柔地将髌骨向股骨移动，然后按先前描述的方法运动，从而产生压迫。与其他辅助检查一样，当在关节生理活动范围的不同范围定位时，医生应考虑膝关节的评估问题。

髌骨牵引 在本质上，髌骨牵引与压迫是相反的。医生需要用指腹轻轻地抓住髌骨外侧和内侧后关节面区域，使髌骨产生远离股骨的运动。评估包括持续牵引时进行头侧/尾侧、内侧/外侧、内侧/外侧倾斜、内侧/外侧旋转动作。医生的目的是保持引发运动与一致性体征的相关性。

小结

- 被动附属运动测试的目的是再现患者的一致性体征。
- 被动附属运动的适当分离检查可能需要膝关节预置位以引发相应的症状。
- 压迫方法可以有效地区分患者的疼痛情况。
- 联合的附属运动可使关节结构紧张，进一步显示运动和体征的因果关系。

上胫腓关节后-前滑动

膝关节综合评估应该包括对上胫腓关节区域的评估。上胫腓关节能够造成膝关节疼痛和功能障碍，在足踝和膝关节之间的相互联系中起着不可或缺的作用。

1.患者取侧卧位，被检查区域朝上。

2.医生将患者下肢置于髋关节内收的相对中立的位置(如膝关节之间放置毛巾或枕头)。医生站在患者后面，对患者的腓骨头后缘触诊。

3.医生用自己的拇指指腹抵住患者腓骨头后缘。医生用拇指做后向前的定向运动，在第一疼痛点停止(图 13.31)。

4.当越过腓骨第一疼痛点，继续向患者可忍受疼痛的末端范围移动的过程中，医生评估患者的运动质量和一致性体征的再现情况。

5.在疼痛允许的范围内，继续重复此动作，以评估患者对此重复动作的疼痛反应。

完成上面描述的运动之后，应该伴随压迫再

进行一次该动作。一只手拇指放在腓骨后缘，以另一只手向下推接触部位产生压迫的同时进行后-前运动。

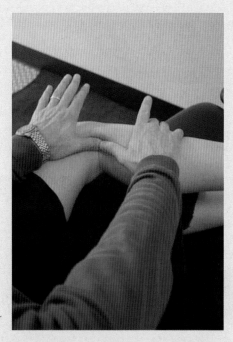

图 13.31　上胫腓关节的后-前滑动。

上胫腓关节前-后滑动

1.患者取侧卧位，被检查区域朝上。

2.医生将患者下肢置于髋关节内收的相对中立的位置(如膝关节之间放置毛巾或枕头)。医生站在患者前面，对患者腓骨头前缘进行触诊。

3.医生用自己的拇指指腹抵住患者腓骨头前缘 (图 13.32)。医生用拇指完成前向后的定向运动，在第一疼痛点停止。

4.当越过腓骨第一疼痛点，继续向患者可忍受疼痛的末端范围移动的过程中，医生评估患者的运动质量和一致性体征的再现情况。

5.在疼痛允许范围内，重复此动作，以评估患者对此重复动作的疼痛反应。

完成上面描述的运动之后，应该伴随压迫再

进行一次该动作。一只手拇指放在腓骨前缘，以另一只手向下推接触部位产生压迫的同时进行前-后运动。

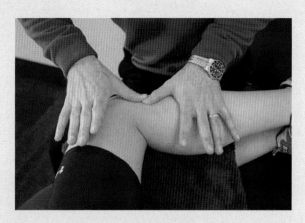

图 13.32　上胫腓关节前-后滑动。

上胫腓关节的头尾侧滑动

1.患者取侧卧位,被检查区域朝上。

2.医生将患者下肢置于的髋关节内收的相对中立的位置(如膝关节之间放置枕头或毛巾)。医生站在患者前方,对腓骨头前缘和后缘进行触诊。

3.然后,医生手握同一下肢的足跟,要确保患者足后跟能进行外翻、内翻运动。

4.医生令患者足外翻(向腓骨头侧运动)(图13.33)或足内翻(腓骨向尾侧运动)产生腓骨头侧和尾侧的(图13.34)活动。在完成这些动作的同时对腓骨上端进行触诊。进行运动直至第一疼痛点出现。

5.当越过腓骨第一疼痛点(通过移动足跟),继续向患者可忍受疼痛的末端范围移动的过程中,医生评估患者的运动质量和一致性体征的再现情况。

6.在疼痛允许范围内,重复此动作,以评估患者对此重复动作的疼痛反应。

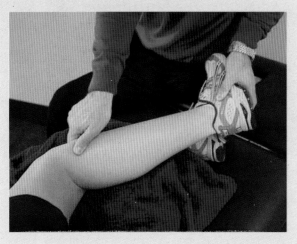

图 13.33　上胫腓关节头侧滑动。

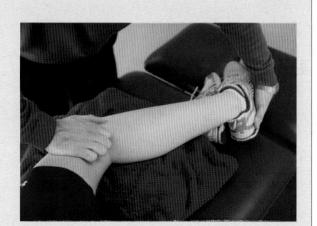

图 13.34　上胫腓关节尾侧滑动。

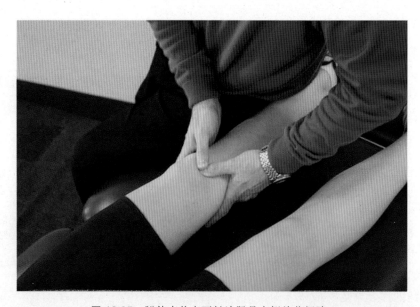

图 13.35　腿伸直状态下触诊胫骨内侧关节间隙。

特殊临床测试

触诊

对于膝关节触诊检查主要分为两大类：①关节间隙压痛触诊；②骨折触诊。见表 13.1。

关节间隙压痛触诊

关节间隙压痛触诊是检查半月板损伤或关节积液的基本手法[19]。由于内侧半月板的前内侧面在内旋和屈曲时会变得突出，因此采用这些预置体位对膝关节触诊是很有帮助的。膝关节伸展会进一步提高触诊的敏感性（图 13.35）。

膝关节骨折触诊

渥太华膝关节定律是一组前瞻性的临床研究，旨在帮助确定是否需要 X 线片排除骨折[29]。

渥太华膝关节定律由 5 个组成部分：①年龄>55岁；②腓骨头压痛；③触诊时髌骨压痛；④膝关节不能屈曲到 90°；⑤受伤后立即出现和在急诊就诊时不能支撑体重。如果任何一个标准是阳性的，患者就应该拍 X 线片。渥太华膝关节定律被认为是鉴别急性创伤是否需要拍 X 线片的最有效途径[7]。

手法肌力测试

用手持式测力计对膝关节屈曲和（或）伸展的肌力情况进行徒手肌力测试（间断测试），在研究中其可靠性良好。研究主体包括以下几种：①儿童[30]；②髋部骨折后患者[31]；③脑瘫患者[32]；④脊髓性肌萎缩症[33]；⑤社区居住的老年人[34]。

然而，当测试健康人时，手法肌力测试的结果是不可靠的[35]。倾斜下蹲力量测试是手法肌力测试中可供选择的方法，但是它更被认为是一种功能测试方法，手法肌力测试对于病理状况未知的受试者表现出良好的可靠性[36]。

治疗技术

手法治疗膝关节疾病应侧重于识别与一致性体征有关的身体损伤。身体损伤包括运动控制、主动运动和被动运动，或者膝关节系统的被动辅助结构的运动能力异常。

任何方向的主动或被动松动对于骨性关节炎患者都是有益的[37]，如股四头肌的主动收缩活动已被证明可减少膝关节中与骨性关节炎相关的生化指标[37]，压迫松动对于这些变化的效果更加明显，比不压迫治疗产生得到更好的效果[38]。与本书的前几章一样，检查方法往往与治疗方法相似。

松动术

在本质上松动术是由医生被动施行的。

表 13.1　触诊（关节间隙压痛）

作者	敏感性	特异性	LR+	LR–
Barrey 等[20]	86	43	1.5	0.32
Noble 和 Erat[21]	73	13	0.8	2.1
Fowler 和 Lubliner[22]	85	30	1.2	0.5
Saengnipanthkul 等[23]	58	74	2.2	0.6
Kurosaka 等[24]	55	67	1.6	0.67
Anderson 和 Lipscomb [25]	77	NR	NA	NA
Akseki 等内侧半月板[26]	88	44	1.6	0.27
Akseki 等外侧半月板[26]	67	80	3.4	0.41
Karachalios 等内侧半月板[27]	71	87	5.5	0.33
Karachalios 等外侧半月板[27]	78	90	7.8	0.24
Eren 内侧半月板[28]	86	67	2.6	0.20
Eren 外侧半月板[28]	92	97	30.7	0.08

LR，似然比。

胫股关节压迫松动术

1.患者取俯卧位。

2.医生将用于松动的手臂垂直于患者胫骨,抓紧胫骨和腓骨以稳定胫骨。

3.膝关节朝向疼痛区域的方向弯曲(图13.36为屈曲)。

4.医生用非松动的手在患者足跟上施加压力,以压迫胫股关节,压力由医生压迫患者足跟产生。

5.在对患者进行压迫治疗期间,医生将松动的手放在患者膝关节附近,进行摆动(图13.36为后-前松动)。

该过程患者也可以取仰卧位。这个运动不是使用基于后-前(PA)或前-后(AP)的松动,是在膝关节相应位置小范围内由医生进行的摆动屈曲-伸展运动(图13.37)。

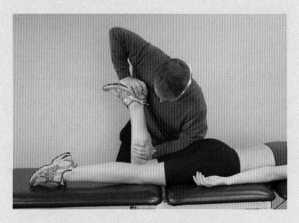

图13.36　俯卧胫股关节压迫松动术。

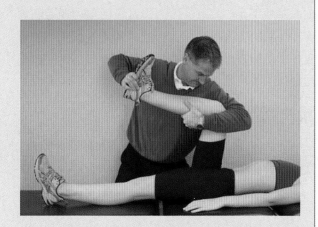

图13.37　仰卧胫股关节压迫松动术。

髌股关节压迫松动术

1.患者取仰卧位。

2.医生将膝关节放在患者膝关节下方,使患者的胫股关节稍微弯曲。

3.医生将手放在患者膝关节上方,对髌骨加压。在加压过程中患者可主动进行小范围胫股关节的摆动。或者由医生施加压力松动髌股关节 (图13.38)。

4.为了提高此方法的目标特异性,可增加膝关节伸展或屈曲。

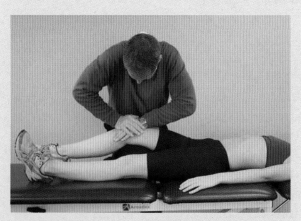

图13.38　髌股关节的压迫松动术。

后角铲形松动术

因为膝关节半月板经常受损致屈伸膝过程中半月板不能正常移动，所以半月板通常是治疗的靶点。胫骨和股骨的前-后松动有助于区分半月板的前、后角损伤。后角损伤通常在膝关节屈曲和功能活动(如下蹲)时更为严重。铲形松动术用于松动半月板后角。

1.铲形松动术可取坐位、俯卧位、仰卧位和钩状卧位(图 13.39)。

2.医生将患者膝关节屈曲至第一疼痛点或屈曲的运动范围末端。

3.医生将手置于患者的膝关节的关节间隙后方。

4.医生进一步将患者膝关节屈曲至运动范围末端。松动过程是定向地从后向前拉动半月板(即向前上)。

该手法在屈曲末端范围时是最有效的。

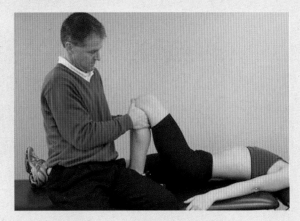

图 13.39　仰卧后向前铲形松动术。

胫骨在多个关节角度剪切滑动　胫骨剪切松动可在膝关节不同的范围内进行。由于关节囊屈曲程度更大，因此在几乎完全屈曲时的胫骨剪切松动更倾向于靶向关节囊而不是膝关节其他稳定结构。伸展时的胫骨剪切滑动更注重半月板的变化。在选定角度的被动生理测试中产生的疼痛，通常用于确定胫骨方向松动时最适当的位置。改变膝关节的伸展和屈曲角度可提高本手法靶向的特异性(图 13.40)。

胫骨在多个关节角度旋转　对于再现疼痛体征，胫骨旋转比胫骨剪切滑动方法更敏感。随后，旋转松动在不同活动范围内效果不一。跟胫骨剪切法一样，在选定角度被动生理测试中产生的疼痛，通常用于确定胫骨旋转松动中胫骨最适当的位置。改变膝关节的伸展和屈曲角度可提高本手法靶向的特异性(图 13.41)。

被动拉伸手法

被动拉伸手法通常用于检测软组织是否活动受限，在改善关节活动性方面也是有用的。

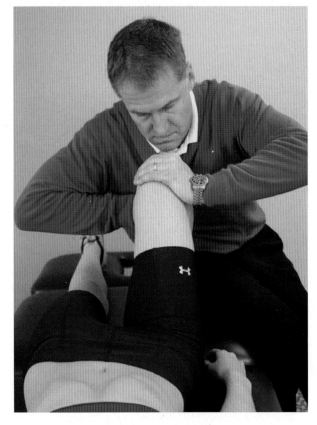

图 13.40　90°屈曲时胫骨外侧剪切滑动。

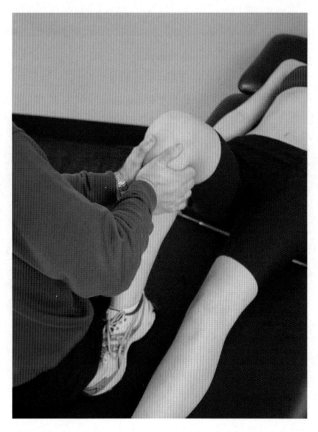

图 13.41　90°屈曲时旋转松动术。

腘绳肌拉伸

一些研究已经描述了多种腘绳肌拉伸方法。虽然腘绳肌拉伸长期作用很小，但是任何形式的腘绳肌拉伸(例如保持放松,静态保持)对关节活动范围的改善都具有相同的效果。保持−放松拉伸是一种患者控制拉伸力的肌肉能量技术。

1.患者取仰卧位。

2.髋关节预置位为 90°屈曲,膝关节伸展至腘绳肌受限的位置。

3.医生将患者的足跟及小腿放在自己的肩上(图 13.42)。

4.指导患者向下用力推压医生的肩部并保持10~15 秒;力量略小于最大力量。

5.在每一次等长收缩后,医生慢慢地将患者膝关节移动增大活动范围以进一步拉伸。

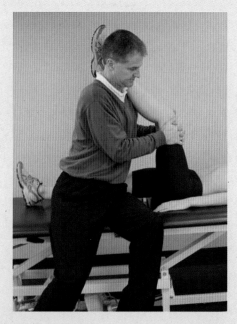

图 13.42　患者腘绳肌等长拉伸(保持−放松)。

髋关节屈肌和膝关节伸肌拉伸

　　患者自己拉伸髋关节屈肌和膝关节伸肌是有困难的。

　　1.患者取俯卧位。

　　2.膝关节屈曲,髋关节被动伸展。为使髋关节拉伸加大,可在膝关节下方垫一毛巾或沙袋。

　　3.指导患者屈髋与医生的反作用力对抗(图13.43)。

　　4.为了拉伸膝关节伸肌,指导患者伸膝与医生在胫骨上的反作用力对抗。

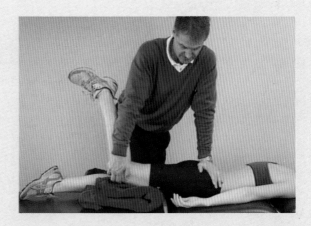

图 13.43　患者髋关节屈肌和膝关节伸肌等长拉伸(保持-放松)。

动态松动术

　　动态松动术通常指患者主动运动的同时医生执行被动操作。

膝关节主动屈曲练习-辅助
胫骨内旋

　　1.患者取仰卧位(或者钩状卧位)。

　　2.膝关节屈曲至离生理极限屈曲位15°。

　　3.医生提供被动内旋的生理运动,并指导患者尽可能屈曲其膝关节(图13.44)。

　　4.有节奏地进行屈曲活动,每次屈曲完成后医生向后恢复患者的膝关节至伸展位置。

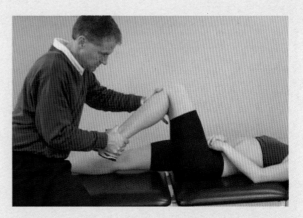

图 13.44　动态松动术:膝关节主动屈曲练习-辅助胫骨内旋。

闭链膝关节主动屈曲练习-辅助胫骨内旋

1.患者取站立位,将患肢放在椅子上或治疗床上,膝关节屈曲至离最大屈曲角度15°位置。

2.医生提供被动内旋力,并让患者尽量屈曲膝关节,同时,用足部支撑体重(图13.45)。

3.有节奏地进行屈曲、内旋运动,每次屈曲后医生向后恢复患者膝关节至伸展位置。

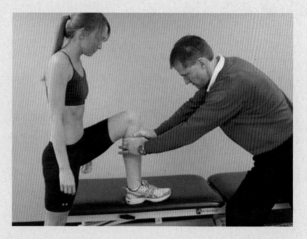

图 13.45   动态松动术:闭链膝关节主动-辅助屈曲时胫骨内旋。

闭链胫股关节主动屈曲练习-辅助向前滑动

1.患者取站立位,将患肢放在椅子上或治疗床上,膝关节屈曲至离最大屈曲角度15°位置。

2.医生将患者股骨夹在自己的腋下以稳定膝关节,从后向前滑动胫股关节。

3.医生指导患者尽可能地屈曲膝关节,同时,用足部支撑体重(图13.46)。

4.有节奏地进行屈曲运动,每次运动后医生向后恢复患者膝关节至伸展位置。

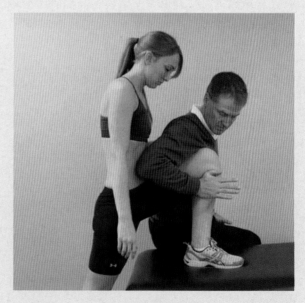

图 13.46   动态松动术:闭链胫股关节主动屈曲练习-辅助向前滑动。

俯卧位膝关节主动屈曲练习-辅助铲形松动术

为了增大屈曲范围，医生进行一个铲形松动（之前讨论过仰卧位），同时让患者尽可能屈曲自己的膝关节。

1.该手法最好在俯卧位进行。

2.当患者主动屈曲膝关节时，医生在患者膝关节后侧施加一个后向前的力(图 13.47)。

3.医生通过弯曲自己的手腕，进一步施加后向前的力。

4.医生的另一只手引导患者进行膝关节主动屈曲运动。

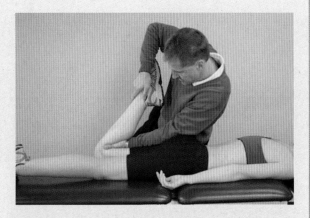

图 13.47 动态松动术:俯卧位膝关节主动屈曲练习-辅助铲形松动术。

闭链膝关节主动伸展-辅助外旋

1.患者取仰卧位,膝关节尽可能伸展。

2.足底压在垫子或泡沫楔上。

3.指示患者伸膝,并下压泡沫楔或垫子时,医生施加一个外旋力(图 13.48)。

4.该过程重复数次以增加伸展。

5.除了对胫股关节进行此操作外,在某些情况下,也可以对上胫腓关节进行此操作。

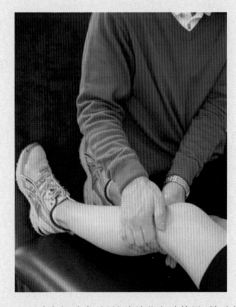

图 13.48 动态松动术:闭链膝关节主动伸展-辅助外旋。

推拿

推拿技术包括对患者受限区域或者附近区域实施的推力手法。

胫股关节推拿手法

Meyer 等[42]描述了一种胫股关节推拿手法，在该手法中胫骨可以迅速地从股骨上被牵引。该技术同时也会出现髌股关节松动，在某些病例研究中效果比较明显。

1.该手法取俯卧位。

2.医生使用治疗带稳定股骨。

3.膝关节轻微屈曲直到靶向的不适范围。

4.医生可以根据患者反应的疼痛来调节膝关节的内外旋转。推拿手法包括股骨固定时快速牵引胫骨(图 13.49)。

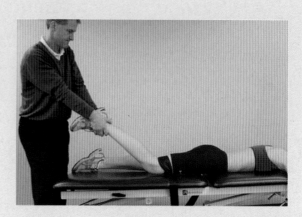

图 13.49　膝关节胫股牵引手法。

小结

● 大多数手法治疗方法都是从检查过程中总结出来的。

● 动态松动术可能会提高患者主动使用下肢朝向受限范围的运动。

● 增加联合运动(如压迫、末端移动、牵引等)会增加手法治疗的实用性。

治疗结果

证据

胫股关节的松动和推拿　B 级证据显示，非推力松动可使骨性关节炎患者的疼痛暂时缓解[43]，C 级证据表明对膝关节前侧疼痛的患者使用非推力和推力推拿都会减少其疼痛[44,45]，A 级证据表明，非推力松动有助于减轻骨性关节炎患者的疼痛并改善其残疾评分[46-48]。这些结果表明，松动术应作为膝关节骨性关节炎患者治疗方案的一部分。

Noel 等[38]报道，与未接受压迫松动的对照组相比，实施压迫松动(一种屈曲位胫骨长轴压迫技术)，明显增加了患者的关节活动范围。由于在运动范围末端进行松动会出现疼痛，此方法被许多受试者认为是不舒服的。

髌股关节松动　髌骨移动性的评估常在文献中出现，它是治疗髌股关节疼痛综合征的一个常见组成部分。研究中检查了髌骨静止方向评估，特别是对内、外侧的方向和移动性评估。除了一项研究外，其他评估均显示可靠性较差[49-52]。这一项研究使用了有经验的手法治疗医生和单一病因患者，结果表明对髌骨移动性评估结果是可靠的[53]。

很少有证据支持，手法治疗对髌股关节疼痛综合征患者是有益的(C 级)[54-56]。Crossley 和同事[54,55]报道与安慰剂治疗相比，手法治疗组患者爬楼梯时膝关节屈曲疼痛有了明显改善。虽然手法治疗中松动术是治疗的一个组成部分，但是它要与贴扎技术、生物反馈、强化训练方法相结合。费城小组指南指出，没有证据支持任何形式的手法或非手法能够治疗髌股关节疼痛综合征，特别是擦摩术在众多研究中都表明它对治疗效果没有帮助[56]。

静态拉伸　为数不多的研究表明，静态拉伸腘绳肌长期效果不错。它可增加远端或近端关节本体位置感[57]和灵活性[58]，增大膝关节活动度[59]。经过专业拉伸后,股四头肌的灵活性也得到了明显改善[60]。但是静态拉伸过程对于运动功能的延滞效应仍然是未知的,为 C 级证据。

靶向其他关节治疗膝关节　C 级证据显示对髋关节和腰椎进行推拿会在短期内(暂时的)减少膝关节疼痛[61,62]。然而,目前还没有足够的证据支持这种治疗方法。

> **小结**
> - 除了研究手法治疗膝关节骨性关节炎外,

很少有研究检测手法治疗对其他膝关节疾病的有效性。
- 虽然与其他治疗方法相结合时,手法治疗可能是有益的,但是很少有证据支持使用手法治疗髌股关节疼痛综合征的有效性。
- 有一些证据表明,髋关节或下腰背部手法治疗后,膝关节能获得短暂受益。
- 一些证据表明,与未压迫的松动术相比,压迫松动术能够使患者的关节活动范围更快恢复。

本章问题

1. 如何将膝关节生物力学因素纳入手法治疗的方法选择中?

2. 描述股骨髁病变诱发髌股疼痛综合征的可能性。

3. 简述一种松动胫骨或股骨与半月板分离的方法。

4. 描述在手法治疗膝关节的过程中,如何加压才会产生积极的效应。

5. 描述平面松动中可改变手法治疗结果的三个变量。

病例分析

病例 13.1:Wally Tiltson (36 岁男性)

诊断:膝关节内功能紊乱。

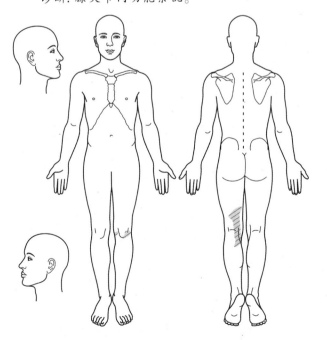

视诊:患者膝关节伸展不足 10°。

病因:20 年前,患者前交叉韧带撕裂,没有得到修复。从那时起,膝关节僵硬度增加,灵活性下降。

一致性体征:下蹲时,膝关节后侧疼痛。

目前状态:患者表示不能下蹲或进行下蹲类功能活动。多数情况下疼痛症状并不敏感,只有在蹲位时才会感到疼痛。

症状表现:虽然整个膝关节感觉僵硬,但是疼痛只发生在膝关节后侧。

相关病史:膝部前交叉韧带损伤 20 年,且伴有其他关节骨性关节炎。

患者目标:患者担心半月板撕裂,就医的目的是确定做什么动作是安全的。

基线:休息时腿痛程度为 2/10;最严重时,蹲下时疼痛程度为 7/10。

检查结果:膝关节所有方向运动均受限,关节活动度降低。完整的功能性下蹲与患者主诉的症状相符,剪切滑动测试能再现膝关节疼痛的体征。

1.根据这些结果,你还想检查什么?

2.这名患者是否适合手法治疗?

3.该患者的预期预后如何?

4.你觉得本书中介绍的哪些治疗方法可能对这个患者有益?

病例 13.2 : Rachel Robertson (72 岁女性)

诊断:膝关节骨性关节炎。

视诊:膝关节肿胀畸形。

病因:患者有多年的膝关节骨性关节炎病史。患者说疼痛是由于当服务员引发的,但是没有外伤史。

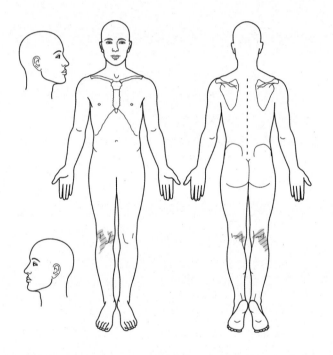

一致性体征:患者声称在行走过程中能感觉到膝关节疼痛,但不能区分是哪种运动导致的膝关节疼痛。

目前状态:患者说不能进行步行锻炼,也不能参加水上运动课程。因此,在过去的 6 个月里,她的体重增加了约 20 磅(1 磅 ≈ 0.45kg)。令人头疼的是,患者的心脏病科医生说她心脏有问题,需要进行运动锻炼。

症状表现:患者疼痛位于膝关节的前侧关节间隙,疼痛放射到患者的足部。

相关病史:患者有长期腰痛的病史。

患者目标:患者希望减轻膝关节疼痛,这样就可以开始锻炼了。

基线:目前的症状是 3/10,最疼的时候是 5/10。

检查结果:膝关节屈曲、伸展和旋转时都是疼痛的。

1.根据这些结果,你还想检查什么?

2.这名患者是否适合手法治疗?

3.该患者的预期预后如何?

4.你觉得本书中介绍的哪些治疗方法可能对这个患者有益?

参考文献

1. Selfe J. The patellofemoral joint: A review of primary research. *Crit Rev Phys Rehabil Med*. 2004;16(1):1–30.

2. Gross MT, Foxworth JL. The role of foot orthoses as an intervention for patellofemoral pain. *J Orthop Sports Phys Ther*. 2003;33(11):661–670.

3. Hinterwimmer S, von Eisenhart-Rothe R, Siebert M, Welsch F, Vogl T, Graichen H. Patella kinematics and patellofemoral contact areas in patients with genu varum and mild osteoarthritis. *Clin Biomech*. 2004;19(7):704–710.

4. Livingston LA, Mandigo JL. Bilateral rearfoot asymmetry and anterior knee pain syndrome. *J Orthop Sports Phys Ther*. 2003;33(1):48–55.

5. Otsuki T, Nawata K, Okuno M. Quantitative analysis of gait patterns in patients with osteoarthrosis of the knee before and after total knee arthroplasty: Gait analysis using a pressure measuring system. *J Orthop Sci*. 1999;4(2):99–105.

6. Lafuente R, Belda JM, Sanchez-Lacuesta J, Soler C, Poveda R, Prat J. Quantitative assessment of gait deviation contribution to the objective measurement of disability. *Gait Posture*. 2000;11(3):191–198.

7. Jackson JL, O'Malley PG, Kroenke K. Evaluation of acute knee pain in primary care. *Ann Intern Med*. 2003;139(7):575–588.

8. Chu S, Yang S, Lue K, Hsieh Y. Clinical significance of gelatinases in septic arthritis of native and replaced knees. *Clin Orthop Rel Res*. 2004;427:179–183.

9. Stratford P, Kennedy D, Pagura S, Gollish J. The relationship between self-report and performance-related measures: Questioning the content validity of timed tests. *Arthritis Rheum*. 2003;49:535–540.

10. Watson C, Propps M, Ratner J, Zeigler D, Horton P,

Smith SS. Reliability and responsiveness of the Lower Extremity Functional Scale and the anterior knee pain scale in patients with anterior knee pain. *J Orthop Sports Phys Ther.* 2005;35:136–146.

11. Binkley J, Stratford P, Lott S, Riddle D. The Lower Extremity Functional Scale (LEFS): scale development, measurement properties, and clinical application. North American Orthopaedic Rehabilitation Research Network. *Phys Ther.* 1999;79:371–383.

12. Cliborne AV, Wainner RS, Rhon DI, Judd CD, Fee TT. Clinical hip tests and a functional squat test in patients with knee osteoarthritis: Reliability, prevalence of positive test findings, and short-term response to hip mobilization. *J Orthop Sports Phys Ther.* 2004;34(11):676–683.

13. Fitzgerald GK, Lephart SM, Hwang JH, Wainner RS. Hop tests as predictors of dynamic knee stability. *J Orthop Sports Phys Ther.* 2001;31(10):588–597.

14. Hayes W, Petersen C, Falconer J. An examination of Cyriax's passive motion tests with patients having osteoarthritis of the knee including commentary by Twomey LT, with author response. *Phys Ther.* 1994;74:697–708.

15. Petersen C, Hayes K. Construct validity of Cyriax's selective tension examination: Association of end-feels with pain at the knee and shoulder. *J Orthop Sports Phys Ther.* 2000;30:512–527.

16. Ahmed AM, Duncan NA, Tanzer M. In vitro measurement of the tracking pattern of the human patella. *J Biomed Eng.* 1999;121:222–228.

17. Laprade J, Lee R. Real-time measurement of patellofemoral kinematics in asymptomatic subjects. *Knee.* 2005;12:63–72.

18. Maitland G. *Peripheral manipulation.* 3rd ed. London; Butterworth-Heinemann: 1994.

19. Malanga G, Andrus A, Nadler S, McLean J. Physical examination of the knee: A review of the original test description and scientific validity of common orthopedic tests. *Arch Phys Med Rehabil.* 2003;84:592–603.

20. Barry OCD, Smith H, McManus F, MacAuley P. Clinical assessment of suspected meniscal tears. *Ir J Med Sci.* 1983;152:149–151.

21. Noble J, Erat K. In defense of the meniscus: A prospective study of 200 meniscectomy patients. *J Bone Joint Surg.* 1980;62:7–11.

22. Fowler P, Lubliner J. The predictive value of five clinical signs in the evaluation of meniscal pathology. *Arthroscopy.* 1989;5:184–186.

23. Saengnipanthkul S, Sirichativapee W, Kowsuwon W, Rojviroj S. The effects of medial patellar plica on clinical diagnosis of medial meniscal lesion. *J Med Assoc Thai.* 1992;75(12):704–708.

24. Kurosaka M, Yagi M, Yoshiya S, Muratsu H, Mizuno K. Efficacy of the axially loaded pivot shift test for the diagnosis of a meniscal tear. *International Orthop.* 1999;23:271–274.

25. Anderson AF, Lipscomb AB. Preoperative instrumented testing of anterior and posterior knee laxity. *Am J Sports Med.* 1989;17(3):387–392.

26. Akseki D, Ozcan O, Boya H, Pinar H. A new weight-bearing meniscal test and a comparison with McMurray's test and joint line tenderness. *Arthroscopy.* 2004;20(9):951–958.

27. Karachalios T, Hantes M, Zibis AH, Zachos V, Karantanas AH, Malizos KN. Diagnostic accuracy of a new clinical test (the Thessaly test) for early detection of meniscal tears. *J Bone Joint Surg Am.* 2005;87(5):955–962.

28. Eren OT. The accuracy of joint line tenderness by physical examination in the diagnosis of meniscal tears. *Arthroscopy.* 2003;19(8):850–854.

29. Emparanza JI, Aginaga JR; Estudio Multicentro en Urgencias de Osakidetza: Reglas de Ottawa (EMUORO) Group. Validation of the Ottawa Knee Rules. *Ann Emerg Med.* 2001;38(4):364–368.

30. Escolar DM, Henricson EK, Mayhew J, et al. Clinical evaluator reliability for quantitative and manual muscle testing measures of strength in children. *Muscle Nerve.* 2001;24(6):787–793.

31. Roy MA, Doherty TJ. Reliability of hand-held dynamometry in assessment of knee extensor strength after hip fracture. *Am J Phys Med Rehabil.* 2004;83(11): 813–818.

32. Taylor NF, Dodd KJ, Graham HK. Test–retest reliability of hand-held dynamometric strength testing in young people with cerebral palsy. *Arch Phys Med Rehabil.* 2004;85(1):77–80.

33. Merlini L, Mazzone ES, Solari A, Morandi L. Reliability of hand-held dynamometry in spinal muscular atrophy. *Muscle Nerve.* 2002;26:64–70.

34. Ford-Smith CD, Wyman JF, Elswick RK Jr, Fernandez T. Reliability of stationary dynamometer muscle strength testing in community-dwelling older adults. *Arch Phys Med Rehabil.* 2001;82:1128–1132.

35. Agre JC, Magness JL, Hull SZ, et al. Strength testing with a portable dynamometer: Reliability for upper and lower extremities. *Arch Phys Med Rehabil.* 1987; 68(7):454–458.

36. Munich H, Cipriani D, Hall C, Nelson D, Falkel J. The test–retest reliability of an inclined squat strength test protocol. *J Orthop Sports Phys Ther.* 1997;26(4):209–213.

37. Mivaguchi M, Kobayashi A, Kadoya Y, Ohashi H, Yamano Y, Takaoka K. Biochemical change in joint fluid after isometric quadriceps exercise for patients with osteoarthritis of the knee. *Osteoarthritis Cartilage.* 2003;11:252–259.

38. Noel G, Verbruggen LA, Barbaix E, Duquet W. Adding compression to mobilization in a rehabilitation program after knee surgery: A preliminary clinical observational study. *Man Ther.* 2000;5:102–107.

39. Bonner BP, Deivert RG, Gould TE. The relationship between isometric contraction durations during hold–relax stretching and improvement of hamstring flexibility. *J Sports Med Phys Fitness.* 2004;44:258–261.

40. de Weijer VC, Gorniak GC, Shamus E. The effect of static stretch and warm-up exercise on hamstring length over the course of 24 hours. *J Orthop Sports Phys Ther.* 2003;33:727–733.

41. Roberts JM, Wilson K. Effect of stretching duration on active and passive range of motion in the lower extremity. *Br J Sports Med.* 1999;33:259–263.

42. Meyer JJ, Zachman ZJ, Keating JC, Traina AD. Effectiveness of chiropractic management for patellofemoral pain syndrome's symptomatic control phase: A single subject experiment. *J Manipulative Physiol Ther.* 1990;13:539–549.

43. Moss P, Sluka K, Wright A. The initial effects of knee joint mobilization on osteoarthritic hyperalgesia. *Man Ther.* 2007;12:109–118.

44. Gugel MR, Johnston WL. Osteopathic manipulative treatment of a 27-year-old man after anterior cruciate ligament reconstruction. *J Am Osteopath.* 2006;106(6): 346–349.

45. van der Dolden PA, Roberts DL. Six sessions of manual therapy increase knee flexion and improve activity in people with anterior knee pain: A randomised controlled trial. *Aust J Physiother.* 2006;52(4):261–264.

46. Deyle G, Allison S, Matekel R, et al. Physical therapy treatment effectiveness for osteoarthritis of the knee: A randomized comparison of supervised clinical exercise and manual therapy procedures versus a home exercise program. *Phys Ther.* 2005;85:1301–1317.

47. Deyle GD, Henderson NE, Matekel RL, Ryder MG, Garber MB, Allison SC. Effectiveness of manual physical therapy and exercise in osteoarthritis of the knee: A randomized, controlled trial. *Ann Intern Med.* 2000;132(3):173–181.

48. Pollard H, Ward G, Hoskins W, Hardy K. The effect of a manual therapy knee protocol on osteoarthritic knee pain: A randomised controlled trial. *JCCA J Can Chiropr Assoc.* 2008;52:229–242.

49. Manske RC, Davies DJ. A non-surgical approach to examination and treatment of the patellofemoral joint, part 1. Examination of the patellofemoral joint. *Critical Reviews in Physical & Rehabilitation Medicine.* 2003;15(2):141–166.

50. Watson CJ, Leddy HM, Dynjan TD, Parham JL. Reliability of the lateral pull test and tilt test to assess patellar alignment in subjects with symptomatic knees: student raters. *J Orthop Sports Phys Ther.* 2001;31(7): 368–374.

51. Watson CJ, Propps M, Gait W, Redding A, Dobbs D. Reliability of McConnell's classification of patellar orientation in symptomatic and asymptomatic subjects, including commentary by McConnell J and Dye SF with author responses. *J Orthop Sports Phys Ther.* 1999;29(7):379–393.

52. Powers CM, Mortenson S, Nishimoto D, Simon D. Criterion-related validity of a clinical measurement to determine the medial/lateral component of patellar orientation. *J Orthop Sports Phys Ther.* 1999;29(7):372–377.

53. Herrington LC. The inter-tester reliability of a clinical measurement used to determine the medial/lateral orientation of the patella. *Man Ther.* 2002;7(3):163–167.

54. Crossley K, Bennell K, Green S, McConnell J. A systematic review of physical interventions for patellofemoral pain syndrome. *Clin J Sport Med.* 2001;11(2):103–110.

55. Crossley KM, Cowan SM, McConnell J, Bennell KL. Physical therapy improves knee flexion during stair ambulation in patellofemoral pain. *Med Sci Sports Exerc.* 2005;37(2):176–183.

56. Harris GR, Susman JL. Managing musculoskeletal complaints with rehabilitation therapy: Summary of the Philadelphia Panel evidence-based clinical practice guidelines on musculoskeletal rehabilitation interventions. *J Fam Pract.* 2002;51(12):1042–1046.

57. Ghaffarinejad F, Taghizadeh S, Mohammadi F. Effect of static stretching of muscles surrounding the knee on knee joint position sense. *Br J Sports Med.* 2007;41: 684–687.

58. Fasen JM, O'Connor AM, Schwartz SL, et al. A randomized controlled trial of hamstring stretching: comparison of four techniques. *J Strength Cond Res.* 2009; 23:660–667.

59. Bonutti PM, McGrath MS, Ulrich SD, McKenzie SA, Seyler TM, Mont MA. Static progressive stretch for the treatment of knee stiffness. *Knee.* 2008;15:272–276.

60. Peeler J, Anderson JE. Effectiveness of static quadriceps stretching in individuals with patellofemoral joint pain. *Clin J Sports Med.* 2007;17:234–241.

61. Currier LL, Froehlich PJ, Carow SD, et al. Development of a clinical prediction rule to identify patients with knee pain and clinical evidence of knee osteoarthritis who demonstrate a favorable short-term response to hip mobilization. *Phys Ther.* 2007;87(9):1106–1119.

62. Iverson CA, Sutlive TG, Crowell MS. Lumbopelvic manipulation for the treatment of patients with patellofemoral pain syndrome: Development of a clinical prediction rule. *J Orthop Sports Phys Ther.* 2008;38(6): 297–309.

63. Brantingham JW, Globe G, Pollard H, Hicks M, Korporaal C, Hoskins W. Manipulative therapy for lower extremity conditions: expansion of literature review. *J Manipulative Physiol Ther.* 2009;32:53–71.

Ken Learman, Chad Cook

目标

- 概述足部与踝关节相关的临床解剖结构。
- 了解足部与踝关节的临床检查方法。
- 描述多种足部与踝关节损伤的有效治疗方案。
- 明确足部与踝关节手法治疗的相关效果。

临床检查

鉴别诊断或辅助诊断

足部与踝关节障碍是一些疾病(如糖尿病)中常见的表现,这些障碍可能是伴随发生的功能障碍,也可能是原发病。外周血管疾病是糖尿病患者的一个常见并发症,可能会导致皮肤破裂、疼痛、灼伤症状以及足部与踝关节的继发性肌肉骨骼疾病[1]。

神经系统疾病有些与足部和踝关节功能障碍相似,所以需要仔细鉴别。有酒精中毒、糖尿病史和维生素缺乏的个体比没有这些并发症的个体更容易表现出神经根病类症状[2]。如果患者踝关节出现放射痛或灼烧痛,就需要对患者腰椎进行一个全面检查[2,3]。表现出神经根病类症状可能与腰椎神经根压迫或神经根痛有关[2,3]。通常如跗管综合征会导致非特异性疼痛模式[2]。在大多数情况下,跗管综合征患者夜间疼痛加剧,经常因疼痛醒来。

渥太华踝关节指南

渥太华踝关节指南于 1992 年制定,其目的是为了减少足踝扭伤后拍摄 X 线片的必要性。在该规则制定之前,尽管只有少于 15% 的足踝扭伤会引起骨折,但几乎每例足踝扭伤都要进行 X 线检查[4,5]。该规则指出患者出现以下情况需要进行踝部 X 线检查:①在外踝后边缘或尖端出现骨压痛;②在内踝后边缘或尖端出现骨压痛;③受伤后疼痛立即出现和在急诊就诊时患者不能负重行走。渥太华踝关节指南同时描述了需要进行足部 X 线检查的情况,如果患者出现:①第 5 跖骨基部压痛;②舟状骨压痛;③受伤后立即出现疼痛和在急诊就诊时不能负重行走。几项研究表明,这些因素的阴性结果能有效排除骨折的可能性(−LR=0.07;CI=0.03~0.18)[5]。

> **小结**
> - 足部存在多种非机械性障碍。这些障碍包括神经性疼痛、牵涉性疼痛和心血管疾病。
> - 渥太华踝关节指南是以确定患者在足踝扭伤后是否存在骨折可能为设计初衷的特定检查方法。

视诊

起初,检查足部与踝关节疾病的视诊方法主要基于 3 个标准。第 1 个标准是患者取站立位时检查足部和踝关节。与一致性疼痛(站立期间疼痛)有关的前后足异常排列可能需要特殊干预,如矫正或稳定。足弓的状态可以帮助医生理解足部的支撑机制和相关的生物力学结果。例如,足弓消失可能会引起一种称为"假性多趾"的现象,这种现象是从患者后面看像是出现许多足趾(图 14.1),实际上是由于静止站立时塌陷的足弓增大了旋前程度。

第 2 个标准包括步态评估。要求患者来回走段距离。如果基本步态未发现异常,则要求受试者用足尖完成上述动作,然后最大背屈用足跟来走。如果这些动作没有引发症状和代偿,受试者可以用足尖和足跟完成跳跃动作以激发一致性体征[6]。

第 3 个标准包括皮肤和趾甲检查。营养状况的变化可能提示外周血管疾病。色素沉着可能与静脉功能不全有关。明显的胼胝体形成可能源于异常的步态或支撑体重时压力增加。趾甲疾病可能源于银屑病、血流不畅和(或)感染。

小结

- 踝足复合体(AFC)检查中的视诊策略包括后足和前足对齐排列的生物力学评估。
- 通常步态评估可以确定踝足复合体(AFC)中的相关异常情况。
- 皮肤和趾甲检查可以帮助确定像血管、银屑病和感染等疾病。

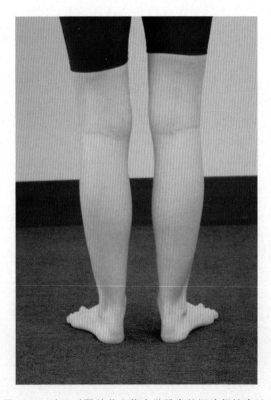

图 14.1　站立时踝关节生物力学异常的视诊假性多趾。

病史

主观检查期间收集的重要的既往史信息包括是否有并发症、踝关节疾病有关的任何既往史、手术史以及职业和业余需求[2]。确定损伤的机制可以帮助确定存在骨折的可能性。高强度损伤或严重的足踝扭伤应该立即使用前面提到的渥太华踝关节指南评估[7]。

症状的表现形式有助于描述病因。表现为间歇性模式的锁定障碍可能指示距骨剥脱性骨软骨炎(OD)[7]。OD 相关的疼痛应与踝关节前方撞击综合征区分开。踝关节前方撞击综合征中症状是在最大背屈时引发的, 而 OD 中症状可以在不同的运动平面间歇性发生。

与扭伤有关的外侧踝关节疼痛是踝关节损伤最常见的一种形式,常源于内翻扭伤[8]。通常,踝关节损伤的个体报告常有与上述情况相似的陈旧损伤。也有些可能报告受伤期间出现"啪"的一声,这可能表示周围韧带结构发生撕裂[8]。"啪"的一声也与跟腱撕裂有关,应使用适当的体格检查方法加以区分。

如足底筋膜炎的病症在中年群体中更常见,通常伴有症状的缓慢出现。疼痛通常在足底近足跟处,如果没有合适鞋具稳定足部,在行走时疼痛会加重。足底筋膜炎在病因上与中足关节炎不同, 但表现出非常相似的特征。患者也会抱怨没有鞋具支撑时走路出现疼痛,疼痛一般出现在足弓或前足区域,特别是在跖趾关节。

与踝足复合体损伤相关的功能障碍并不在少数。有报道显示康复所需的至少 1/3 的时间与踝部损伤诊疗不当有关[9]。一部分原因可能与急性踝关节扭伤的关节活动范围小幅度减少有关。关节活动范围小幅度减少可导致显著的功能障碍,增加活动受限评估测量可以提高对功能障碍持续时间和活动恢复时间的预测[9]。

小结

- 在对踝足复合体患者检查时,了解患者的既往史是分析损伤机制的一个重要组成部分。
- 患者迟迟无法恢复的一个重要原因是不能恰当测量踝足复合体患者相关的功能障碍。

体格检查

主动生理运动

　　主动生理检查的重点是运动期间再现一致性体征[7]。引发一致性体征可能需要生理运动、反应或功能性运动的变化。医生通过检查与患者主诉的疼痛相关的运动,可以提高鉴别区分疾病的可能性。

　　功能性运动检查是引发一致性体征的一个常用方法。一些运动(如站立和步态)已经在本章视诊部分讨论过,还有如跳跃、跑步、职业相关的活动,以及附加的静态姿势分析可以进一步挖掘一致性症状产生的潜在因素。因为影响踝关节功能性运动的因素很多,不可能都用图片显示。但是,功能性运动如单腿跳跃、上台阶(图 14.2)和单腿站立时的距骨旋转(图 14.3)能有助于引发一致性体征。Lark 等[10]报道了老年人所需的踝关节活动度,特别是背屈,以便实现楼梯走动。下台阶是一个有效的补充测试,可有助于确定功能性关节活动度验证的有效性。

　　在蹬地过程中腓骨长肌协助推动足部。评估腓骨长肌稳定能力的一种方法是执行双侧腓骨长肌测试。这个测试包括承重期间同时进行跖屈和外翻。腓骨长肌的弱化或损伤将导致一致性疼痛的再现或不能根据需要完成动作。

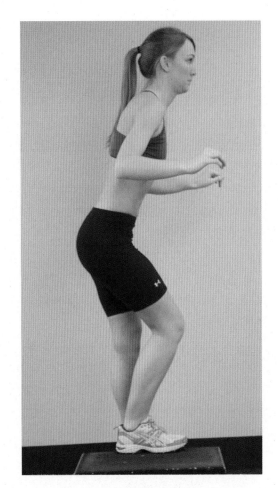

图 14.2　上台阶测试。

> **小结**
> ● 主动生理检查的重点是活动期间再现一致性体征。
> ● 功能性运动能很好地描述踝足复合体功能性相关的问题。

被动运动

　　被动生理运动　虽然足部与踝关节的被动运动涉及多维的轴向运动,但是最容易定义运动平面的运动。这些平面包括跖屈、背屈、外展、内收,以及内翻和外翻相结合的二维运动。

　　基于平面的运动　基于平面的运动是与矢状面、冠状面和横断面相一致的运动。

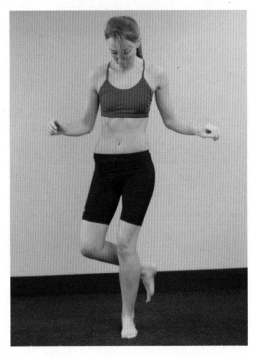

图 14.3　单腿站立时距骨旋转。

跖屈

1.患者取俯卧位,膝关节屈曲。

2.评估关节静止时的疼痛。

3.医生一只手放在患者足底跟骨后侧,一只手放在前足背部。

4.足与踝关节被动地跖屈至第一个疼痛点(如果存在)。重复运动或持续保持以确定疼痛症状的加重或减轻。

5.然后足与踝被动移向运动范围末端,重复运动或持续保持以进行相同的评估过程。整个足部的跖屈(图 14.4)和中足的跖屈(图 14.5)可以通过改变医生手放置位置而加以区分。

6.医生固定后足并被动地在中足施加跖屈力。

7.重新评估疼痛和运动范围中的疼痛行为。

8.前足跖屈可通过稳定中足、迫使前足跖屈与中足跖屈加以区分(图 14.6)。

9.重新评估疼痛和运动范围中的疼痛行为。

10.通过比较患者在各种位置对疼痛的反应,可以发现哪个解剖区域可能是疼痛的来源。

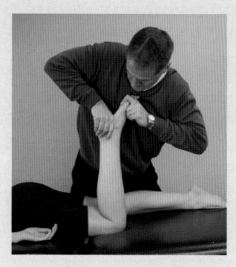

图 14.5　中足跖屈。

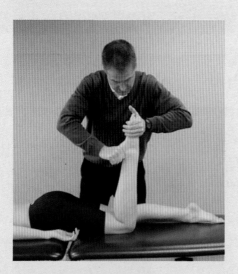

图 14.4　全足跖屈。

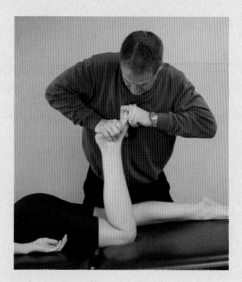

图 14.6　前足跖屈。

背屈

1.患者取俯卧位,膝关节屈曲。

2.评估关节静止时的疼痛。

3.医生一只手放在患者跟骨背侧(跟腱上),一只手放在足掌侧。

4.足与踝被动地背屈至第一个疼痛点(如果存在)(图 14.7)。重复运动或持续保持以确定症状的加重或减轻。

5.足与踝继续被动移向运动范围末端,重复运动或持续保持以进行相同的评估过程。

6.后足到中足背屈可以通过稳定后足,促使中足背屈加以区分(图 14.8)。重新评估疼痛和运动范围中的疼痛行为。

7.中足到前足背屈可以通过稳定中足对前足施加背屈力加以区分(图 14.9)。重新评估疼痛和运动范围中的疼痛行为。

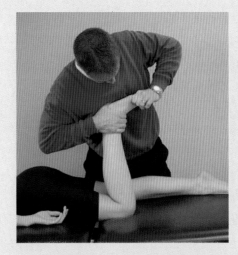

图 14.8 后足到中足背屈。

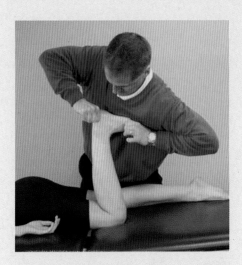

图 14.7 全足背屈。

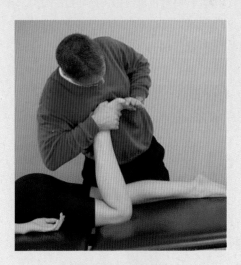

图 14.9 前足背屈。

外展

1.患者取俯卧位,膝关节屈曲。

2.评估关节静止时的疼痛。

3.医生一只手放在患者跟骨后外侧,一只手放在前足内侧。

4.足和踝被动地外展(图 14.10)至第一个疼痛点(如果存在)。重复运动或持续保持以确定症状的加重或减轻。

5.足和踝继续被动移向运动范围末端,重复运动或持续保持以进行相同的评估过程。

6.通过改变医生手放置的位置区分前足、中足和后足外展。中足外展可以通过稳定后足促使跗横关节外展进行区分(图 14.11)。重新评估疼痛和运动范围中的疼痛行为。

7.相对于中足的前足外展可以通过稳定中足使前足外展加以区分(图 14.12)。重新评估疼痛和运动范围中的疼痛行为。

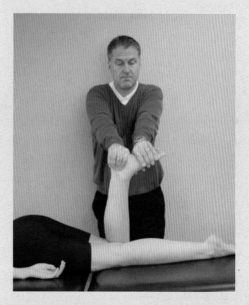

图 14.11　相对于后足的中足外展。

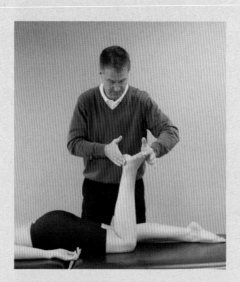

图 14.10　全足外展。

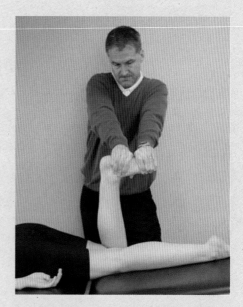

图 14.12　相对于中足的前足外展。

内收

1.患者取俯卧位,膝关节屈曲。

2.评估关节静止时的疼痛。

3.医生一只手放在患者跟骨后内侧,一只手放在前足外侧。

4.足和踝被动地内收至第一个疼痛点(如果存在)。重复运动或持续保持以确定症状的加重或减轻。

5.足和踝继续被动移向运动范围末端(图 14.13 为右腿测试),重复运动或持续保持以进行相同的评估过程。

6.通过改变医生手放置的位置区分前足、中足和后足。相对于后足的中足内收可以通过稳定后足、促使跗横关节内收进行区分(图 14.14)。重新评估疼痛和运动范围中的疼痛行为。

7.从足中段到前足的内收可以通过稳定中足、促使跖跗关节内收加以区分(图 14.15)。重新评估疼痛和运动范围中的疼痛行为。

8.通过比较患者在各种位置对疼痛的反应,可以发现哪个解剖区域可能是疼痛的来源。

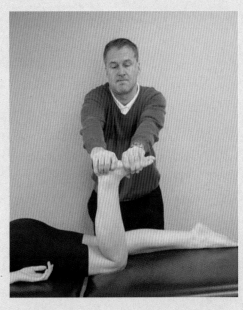

图 14.14 相对于后足的中足内收。

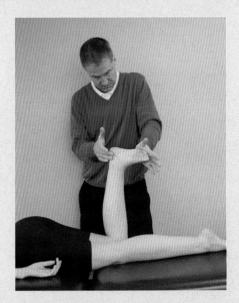

图 14.13 全足内收。

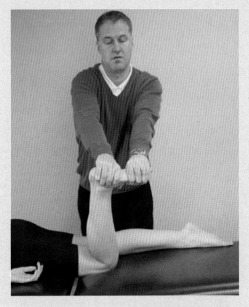

图 14.15 相对于中足的前足内收。

联合被动生理运动　联合被动生理运动对于检查关节或关节囊结构是非常有用的。内翻和外翻属于此类运动。

内翻

1.患者取俯卧位,膝关节屈曲。

2.评估关节静止时的疼痛。

3.医生一只手放在患者跟骨两侧(拇指放在外侧,其余四指放在内侧),一只手放在前足(拇指放在外侧,其余四指放在内侧)。

4.足和踝被动翻转(图 14.16),动作就像医生将患者足部以弧线方式推离自己。在第一疼痛点进行此运动,并在运动范围末端重复此运动。在重复运动或持续保持过程中记录疼痛行为。

5.通过改变医生手放置的位置区分前足、中足和后足内翻。从后足到中足的内翻可以通过稳定后足促使中足内翻进行区分(图 14.17)。重新评估疼痛和运动范围中的疼痛行为。

6.前足可以通过稳定中足促使前足内翻加以区分。重新评估疼痛和运动范围中的疼痛行为。

7.通过比较患者在各种位置对疼痛的反应,可以发现哪个解剖区域可能是疼痛的来源。

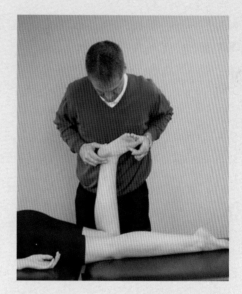

图 14.16　全足内翻。

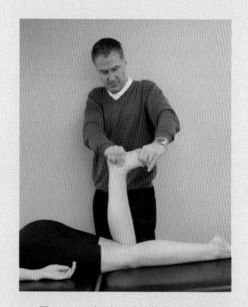

图 14.17　相对于后足的中足内翻。

外翻

1.患者取俯卧位,膝关节屈曲。

2.评估关节静止时的疼痛。

3.医生一只手放在患者跟骨两侧(拇指放在内侧,其余四指放在外侧),一只手放在前足(拇指放在内侧,其余四指放在外侧)。

4.足和踝被动翻转(图 14.18),动作就像医生将患者足部以弧线方式推离自己。在第一疼痛点进行此运动,并在运动范围末端重复此运动。在重复运动或持续保持过程中记录疼痛行为。

5.通过改变医生手放置的位置区分前、中足和后足。从后足到中足外翻可以通过稳定后足促使中足外翻进行区分(图 14.19)。重新评估疼痛和运动范围中的疼痛行为。

6.前足可以通过稳定中足段促使前足外翻加以区分。重新评估疼痛和运动范围中的疼痛行为。

7.通过比较患者在各种位置对疼痛的反应,可以发现哪个解剖区域可能是疼痛的来源。

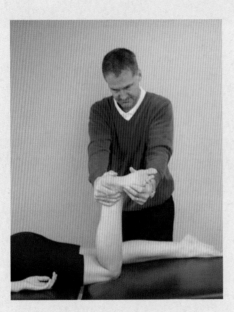

图 14.18　全足外翻

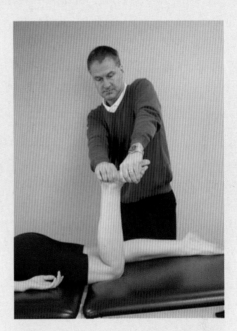

图 14.19　相对于后足的中足外翻。

小结

- 被动生理运动的目的是再现一致性体征。
- 被动生理运动能进一步定位踝足复合体的运动,有助于再现患者主诉的症状。
- 被动生理运动可能是一个平面的或联合运动,用以检查关节或周围结构。

被动附属运动　踝足复合体多个关节的关节运动学包括多平面运动、复杂旋转和滑动行为,以及可变的关节面结构。通过寻找引发疼痛的反应,医生可以跨越众多关节复杂性的边界确定相关的反应。

下胫腓关节的前向后滑动

1.患者取侧卧位,足部内侧缘置于治疗床上,医生面向足部站在患者前面。

2.评估关节静止时的症状。

3.医生将一只手拇指放在患者腓骨远端的前缘上(前缘是倾斜的,所以在此骨上停留时必须小心触诊),另一只手稳定胫骨。

4.医生通过向后直接松动腓骨远端完成关节运动(图 14.20)直至患者第一次报告有相应的不适。重复运动或持续保持,以评估运动中患者的反应。

5.然后,在运动范围末端附近完成这项运动。

重复运动或持续保持,以评估运动中一致性体征产生时的反应。

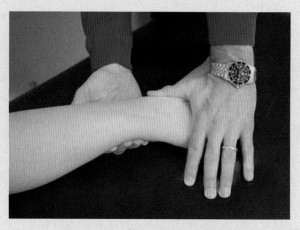

图 14.20　下胫腓关节的前向后滑动。

下胫腓关节的后向前滑动

1.患者取侧卧位,足部内侧缘置于治疗床上,医生站在患者后侧面向足跟。

2.评估关节静止时的症状。

3.医生将一只手拇指放在腓骨远端的后侧,另一只手稳定胫骨。

4.医生通过直接向前松动腓骨远端完成关节运动(图 14.21)直至患者第一次报告有相应的不适。重复运动或持续保持,以评估运动中患者的反应。

5.然后,在运动范围末端附近完成这项运动。

重复运动或持续保持,以评估运动中一致性体征产生时的反应。

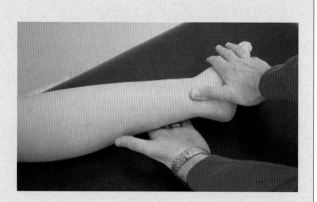

图 14.21　下胫腓关节的后向前滑动。

下胫腓关节的尾侧滑动

1.患者取侧卧位,足部内侧缘置于治疗床上。

2.医生站在患者足部处。

3.医生通过内翻后足完成腓骨尾侧滑动(图14.22)直至患者第一次报告有相应的不适。重复运动或持续保持,以评估此手法的效果。

4.然后,在运动范围末端处完成此运动,以引发一致性体征。如果出现该体征,则重复或持续保持此手法。

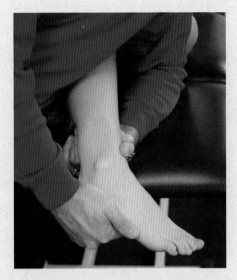

图 14.22　下胫腓关节的尾侧滑动。

下胫腓关节的头侧滑动

1.患者取侧卧位,足部内侧缘放置在治疗床上。

2.医生站在患者足部处。

3.医生通过外翻后足完成腓骨的头侧滑动直至患者第一次报告有相应的不适。重复运动或持续保持,以评估此手法的效果(图 14.23)。

4.然后,在运动范围末端处完成此运动以引发一个一致性体征。如果出现该体征,则重复或持续保持此手法。

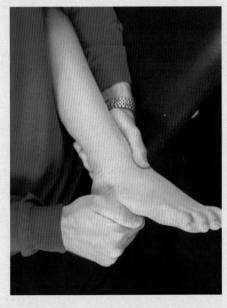

图 14.23　下胫腓关节的头侧滑动。

胫距关节的前向后滑动

背屈时，距骨向上滚动并向后移动。理论上，距骨的前向后滑动有助于被动背屈。

1.患者取俯卧位，膝关节屈曲。

2.评估关节静止时的疼痛。

3.医生一只手放在患者胫腓骨远端，一只手放在距骨头部，肘部相互远离（图14.24）。

4.稳定胫腓骨，在距骨上施加一个前向后的力，直至患者报告疼痛。如果所报告的疼痛是一致性的，重复运动或持续保持以明确此手法的效果。

5.然后，继第一疼痛点之后向运动范围末端完成此运动。如果疼痛是一致性的，在运动范围末端重复或持续保持此手法。

该手法减轻相关症状可表明此手法是一个合理的治疗过程。

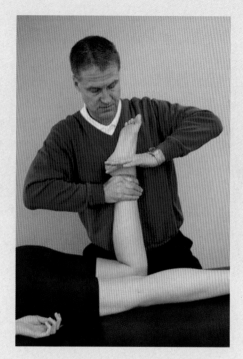

图14.24　胫距关节的前向后滑动。

胫距关节的后向前滑动

跖屈时，距骨的关节面向前滑动，而距骨远端向后旋转。理论上，跟骨上距骨的后向前滑动应该有助于改善被动跖屈。

1.患者取俯卧位，膝关节屈曲。

2.评估关节静止时的疼痛。

3.医生一只手放在患者距骨头部，一只手放在胫腓骨远端，肘部相互远离（图14.25）。

4.稳定胫腓骨，在距骨上施加一个后向前的力，直至患者报告疼痛。如果所报告的疼痛是一致性的，重复运动或持续保持以明确此手法的效果。

5.然后，继第一疼痛点之后向运动范围末端完成此运动。如果疼痛是一致性的，在运动范围末端重复或持续保持此手法。

该手法减轻相关症状可表明该手法是一个合理的治疗过程。

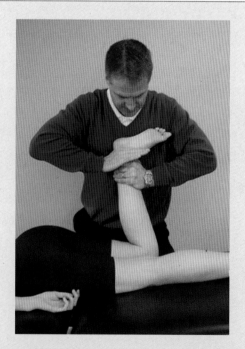

图14.25　胫距关节的后向前滑动。

胫距关节的内旋

1.患者取俯卧位,膝关节屈曲。

2.评估关节静止时的疼痛。

3.医生一只手放在患者胫腓骨远端,一只手放在距骨头部,肘部相互远离。

4.稳定胫腓骨,完成距骨的内旋运动,直至患者报告疼痛(图 14.26)。如果所报告的疼痛是一致性的,重复运动或持续保持以明确此手法的效果。

5.然后,继第一疼痛点之后向运动范围末端完成此运动。如果疼痛是一致性的,在运动范围末端重复或持续保持此手法。

该手法减轻相关症状可表明该手法是一个合理的治疗过程。

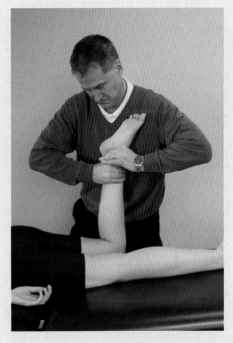

图 14.26　胫距关节的内旋。

胫距关节的外旋

1.患者取俯卧位,膝关节屈曲。

2.评估关节静止时的疼痛。

3.医生一只手放在患者胫腓骨远端,一只手放在距骨头部,肘部相互远离。

4.稳定胫腓骨,完成距骨的外旋运动,直至患者报告疼痛(图 14.27)。如果所报告的疼痛是一致性的,重复运动或持续保持以明确此手法的效果。

5.然后,继第一痛点之后向运动范围末端完成此运动。如果疼痛是一致性的,在运动范围末端重复或持续保持此手法。

该手法减轻相关症状可表明该手法是一个合理的治疗过程。

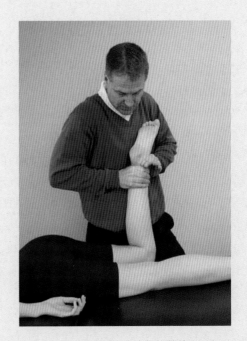

图 14.27　胫距关节的外旋。

胫距关节的纵向牵引

1.患者取俯卧位,膝关节屈曲至90°。

2.医生的膝关节放在患者大腿后侧以固定患者。

3.医生一只手放在足部下方,成杯状环绕跟骨,另一只手放在足背上,第5个手指放在距骨头部(图14.28)。医生抬起自己的身体以牵引距小腿关节。

4.然后,继第一疼痛点之后向运动范围末端完成此运动。如果疼痛是一致性的,在运动范围末端重复或持续保持此手法。

该手法减轻相关症状可表明该手法是一个合理的治疗过程。

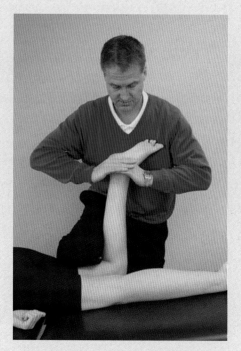

图 14.28 胫距关节的纵向牵引。

距下关节的后向前滑动

1.患者取俯卧位,膝关节屈曲。

2.评估关节静止时的疼痛。

3.医生一只手放在患者跟骨上,另一只手放在距骨头部,肘部相互远离。

4.向前稳定距骨,在跟骨上施加一个后向前的力,直至患者报告疼痛(图14.29)。如果所报告的疼痛是一致性的,重复运动或持续保持以明确此手法的效果。

5.然后,继第一疼痛点之后向运动范围末端完成此运动。如果疼痛是一致性的,在运动范围末端重复或持续保持此手法。

该手法减轻相关症状可表明该手法是一个合理的治疗过程。

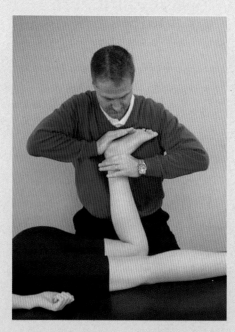

图 14.29 距下关节的后向前滑动。

距下关节的前向后滑动

1.患者取俯卧位,膝关节屈曲。

2.评估关节静止时的疼痛。

3.医生一只手放在患者距骨上,一只手放在跟骨前侧,肘部相互远离。

4.稳定跟骨,使距骨向前移动(从后侧接触位置)(图 14.30)。如果所报告的疼痛是一致性的,重复运动或持续保持以明确此手法的效果。

5.然后,继第一疼痛点之后向运动范围末端完成此运动。如果疼痛是一致性的,在运动范围末端重复或持续保持此手法。

该手法减轻相关症状可表明该手法是一个合理的治疗过程。

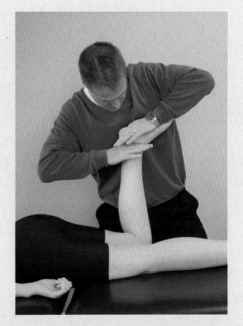

图 14.30　距下关节的前向后滑动。

距下关节的内旋

1.患者取俯卧位,膝关节屈曲。

2.评估关节静止时的疼痛。

3.医生一只手放在患者跟骨上,一只手放在距骨头部,肘部相互远离。

4.稳定距骨,使跟骨内旋(参考点是足跟部)直至患者报告疼痛(图 14.31)。如果所报告的疼痛是一致性的,重复运动或持续保持以明确此手法的效果。

5.然后,继第一疼痛点之后向运动范围末端完成此运动。如果疼痛是一致性的,在运动范围末端重复或持续保持此手法。

该手法减轻相关症状可表明该手法是一个合理的治疗过程。

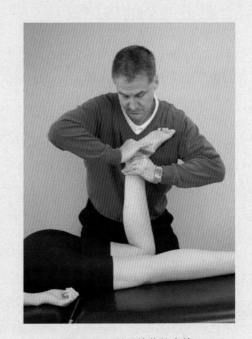

图 14.31　距下关节的内旋。

距下关节的外旋

1.患者取俯卧位,膝关节屈曲。

2.评估关节静止时的疼痛。

3.医生一只手放在患者跟骨上,一只手放在距骨头部,肘部相互远离(图14.32)。

4.稳定距骨,使跟骨外旋(参考点是足跟部)直至患者报告疼痛。如果所报告的疼痛是一致性的,重复运动或持续保持以明确此手法的效果。

5.然后,继第一疼痛点之后向运动范围末端完成此运动。如果疼痛是一致性的,在运动范围末端重复或持续保持此手法。

该手法减轻相关症状可能表明该手法是一个合理的治疗过程。

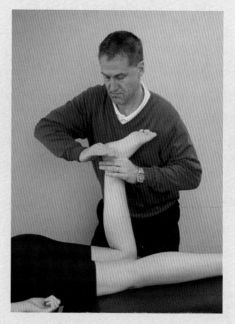

图14.32　距下关节的外旋。

距下关节的内侧滑动

1.患者取侧卧位,将腿内侧缘放在医生的前臂上,足部悬在治疗床外,医生面向患者的足部站立。

2.评估患者静止时的症状。

3.医生一只手抓住患者后足部,手掌鱼际区牢牢靠在跟骨外侧;另一只手稳定小腿(从下面),示指放在足踝和距骨内侧(图14.33)。

4.医生向地面进行内侧滑动,同时进行外翻运动,防止运动变成内翻曲线运动而不是跟骨内侧滑动,直至患者报告疼痛。如果所报告的疼痛是一致性的,重复运动或持续保持以明确此手法的效果。

5.然后,继第一疼痛点之后向运动范围末端完成此运动。如果疼痛是一致性的,在运动范围末端重复或持续保持此手法。

该手法减轻相关症状可表明该手法是一个合理的治疗过程。

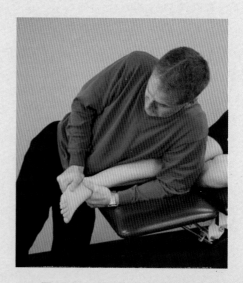

图14.33　距下关节的内侧滑动。

距下关节的外侧滑动

1.患者取侧卧位,将腿外侧缘放在医生的前臂上,足部悬在治疗床外,医生面向患者的足部站立。

2.评估患者静止时的症状。

3.医生一只手抓住患者后足部,手掌鱼际区牢牢靠在跟骨内侧;另一只手稳定小腿(从下面),示指放在足踝和距骨外侧。

4.医生向地面进行外侧滑动,同时进行内翻运动(图 14.34),防止运动变成外翻曲线运动而不是跟骨外侧滑动。直至患者报告疼痛。如果所报告的疼痛是一致性的,重复运动或持续保持以明确此手法的效果。

5.然后,继第一疼痛点之后向运动范围末端完成此运动。如果疼痛是一致性的,在运动范围末端

重复或持续保持此手法。

　　该手法减轻相关症状可表明该手法是一个合理的治疗过程。

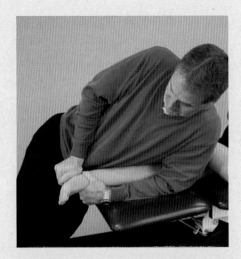

图 14.34　距下关节的外侧滑动。

前足的水平方向屈曲

1.患者取俯卧位,膝关节屈曲。

2.评估关节静止时的疼痛。

3.医生双手交叉放在足背面,双手拇指放在足跖面。

4.医生用拇指大鱼际进行足底至足背部方向的按压松动(图 14.35),同时其余四指施力增加横弓直至患者报告疼痛。如果所报告的疼痛是一致性的,重复运动或持续保持以明确此手法的效果。

5.然后,继第一疼痛点之后向运动范围末端完成此运动。如果疼痛是一致性的,在运动范围末端重复或持续保持此手法。

　　该手法减轻相关症状可表明该手法是一个合理的治疗过程。

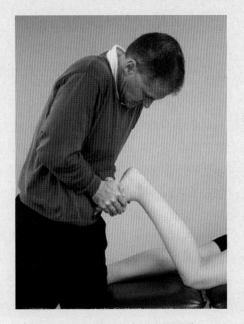

图 14.35　前足的水平方向屈曲。

前足的水平伸展

1.患者取俯卧位,膝关节屈曲。

2.评估关节静息时的疼痛。

3.医生双手交叉放在足背面,双手拇指放在足跖面。

4.拇指进行足背至足底方向的按压松动(图14.36),同时其余四指施力以降低横弓直至患者报告疼痛。如果所报告的疼痛是一致性的,重复运动或持续保持以明确此手法的效果。

5.然后,继第一疼痛点之后向运动范围末端完成此运动。如果疼痛是一致性的,在运动范围末端重复或持续保持此手法。

该手法减轻相关症状可表明该手法是一个合理的治疗过程。

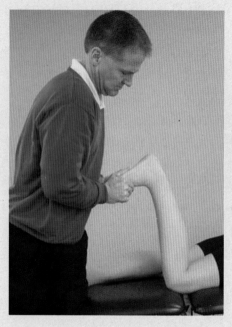

图 14.36 前足的水平伸展。

跖骨-趾骨和趾骨间关节(MTP) 的后向前滑动

1.患者取俯卧位,膝关节屈曲。

2.评估关节静止时的疼痛。

3.医生一只手稳住关节近端,另一只手抓住需要进行评估的关节远端。

4.利用拇指产生压力,进行从足底至足背关节面的剪切运动,直到患者报告疼痛(图14.37)。如果所报告的疼痛是一致性的,重复运动或持续保持以明确此手法的效果。

5.然后,继第一疼痛点之后向运动范围末端完成此运动。如果疼痛是一致性的,在运动范围末端重复或持续保持此手法。

该手法减轻相关症状可表明该手法是一个合理的治疗过程。

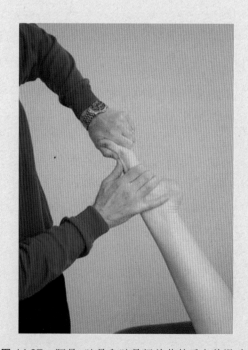

图 14.37 跖骨-趾骨和趾骨间关节的后向前滑动。

跖骨－趾骨和趾骨间关节的前向后滑动

1.患者取俯卧位,膝关节屈曲。

2.评估关节静止时的疼痛。

3.医生一只手稳住关节近端,另一只手抓住需要进行评估的关节远端。

4.利用拇指产生压力,进行从足背至足底的关节面剪切运动,直到患者报告疼痛(图 14.38)。如果所报告的疼痛是一致性的,重复运动或持续保持以明确此手法的效果。

5.然后,继第一疼痛点之后向运动范围末端完成此运动。如果疼痛是一致性的,在运动范围末端重复运动或持续保持此手法。

该手法减轻相关症状可表明该手法是一个合理的治疗过程。

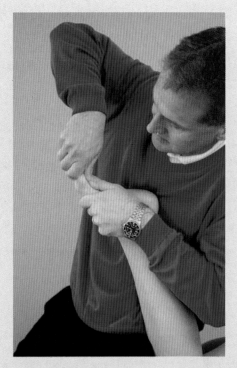

图 14.38　跖骨－趾骨和趾骨间关节的前向后滑动。

跖骨－趾骨和趾骨间关节的内收

1.患者取俯卧位,膝关节屈曲。

2.评估关节静止时的疼痛。

3.医生一只手稳住关节近端,另一只手抓住跗骨的远端。

4.利用拇指产生压力,进行内收(角度)运动直至患者报告疼痛(图 14.39)。如果所报告的疼痛是一致性的,重复运动或持续保持以明确此手法的效果。

5.然后,继第一疼痛点之后向运动范围末端完成此手法。如果疼痛是一致性的,在运动范围末端重复或持续保持此手法。

该手法减轻相关症状可表明该手法是一个合理的治疗过程。

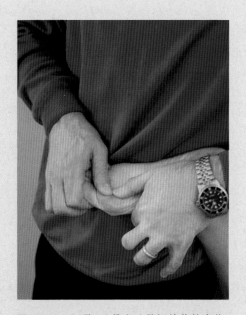

图 14.39　跖骨－趾骨和趾骨间关节的内收。

跖骨-趾骨和趾骨间关节的外展

1.患者取俯卧位,膝关节屈曲。

2.评估关节静止时的疼痛。

3.医生一只手稳住关节近端,另一只手抓住需要进行评估的关节远端。

4.利用拇指产生压力,进行外展(角度)运动直到患者报告疼痛(图 14.40)。如果所报告的疼痛是一致性的,重复运动或持续保持以明确此手法的效果。

5.然后,继第一疼痛点之后向运动范围末端完成此运动。如果疼痛是一致性的,在运动范围末端重复或持续保持此手法。

该手法减轻相关症状可表明该手法是一个合理的治疗过程。

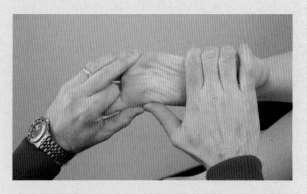

图 14.40   跖骨-趾骨和趾骨间关节的外展。

跖骨-趾骨和趾骨间关节的内旋

1.患者取俯卧位,膝关节屈曲。

2.评估关节静止时的疼痛。

3.医生一只手稳住关节近端,另一只手抓住需要进行评估的关节远端(图 14.41)。

4.利用拇指和示指产生压力,进行内旋运动直至患者报告疼痛。如果所报告的疼痛是一致性的,重复运动或持续保持以明确此手法的效果。

5.然后,继第一疼痛点之后向运动范围末端完成此运动。如果疼痛是一致性的,在运动范围末端重复或持续保持此手法。

该手法减轻相关症状可表明该手法是一个合理的治疗过程。

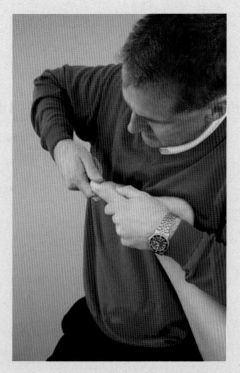

图 14.41   跖骨-趾骨和趾骨间关节的内旋。

跖骨-趾骨和趾骨间关节的外旋

1.患者取俯卧位,膝关节屈曲。

2.评估关节静止时的疼痛。

3.医生一只手稳住关节近端,另一只手抓住需要进行评估的关节远端。

4.利用拇指和示指产生压力,进行外旋运动直至患者报告疼痛(图 14.42)。如果所报告的疼痛是一致性的,重复运动或持续保持以明确此手法的效果。

5.然后,继第一疼痛点之后向运动范围末端完成此运动。如果疼痛是一致性的,在运动范围末端重复或持续保持此手法。

该手法减轻相关症状可表明该手法是一个合理的治疗过程。

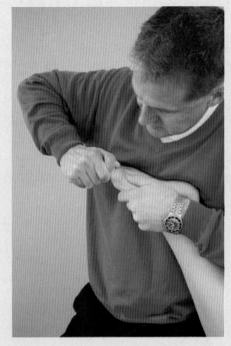

图 14.42　跖骨-趾骨和趾骨间关节的外旋。

跖骨-趾骨和趾骨间关节的压迫和牵引

1.患者取俯卧位,膝关节屈曲。

2.评估关节静止时的疼痛。

3.医生一只手稳住关节近端,另一只手抓住需要进行评估的关节远端。

4.利用拇指和示指产生压力,进行压迫运动直至患者报告疼痛。如果所报告的疼痛是一致性的,重复运动或持续保持以明确此手法的效果。

5.然后,继第一疼痛点之后向运动范围末端完成此运动。如果疼痛是一致性的,在运动范围末端重复或持续保持此手法。

该手法减轻相关症状可表明该手法是一个合理的治疗过程。

跖骨－趾骨和趾骨间关节的牵引

　　1.患者取俯卧位,膝关节屈曲。

　　2.评估关节静止时的疼痛。

　　3.医生一只手稳住关节近端,另一只手抓住需要进行评估的关节远端。

　　4.利用拇指和示指产生压力,进行牵引运动直至患者报告疼痛(图 14.43)。如果所报告的疼痛是一致性的,重复运动或持续保持以明确此手法的效果。

　　5.然后,继第一疼痛点之后向运动范围末端完成此运动。如果疼痛是一致性的,在运动范围末端重复或持续保持此手法。

　　该手法减轻相关症状可表明该手法是一个合理的治疗过程。

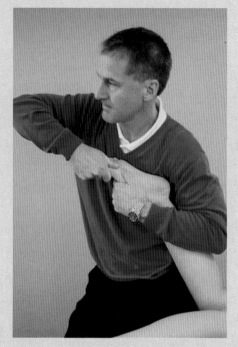

图 14.43　跖骨－趾骨和趾骨间关节的牵引。

小结

　　● 被动附属运动的目的是再现一致性体征。

　　● 与患者再现的一致性体征相结合的被动附属运动是可靠和有用的评估方法。

　　● 不能引发患者一致性体征的被动附属运动对治疗的有用性和适用性帮助不大。

特殊临床测试

触诊

　　包括触诊在内的客观检查应该帮助医生确定涉及的结构。医生必须认真判断患者主诉症状是否与一致性体征一致。触诊是渥太华踝关节指南中的一个评估要素[5],具有重要的参考价值。

小结

　　● 通常来说,触诊和肌肉力量评估能够提供额外的数据,而临床测试提供诊断信息。

治疗技术

　　如本书所述,基于患者反应的方法是通过分析相关运动和患者对施加或重复运动导致疼痛的反应以明确患者疼痛和(或)损伤。优先选择能够改变患者体征和症状时所施加的或重复性运动,并应与之前的相关检查运动类似。未能引起患者反应的检查方法可能并没有实际价值,因为这些方法仅关注于单一诊断标准的治疗决策。

　　推拿不是一个单纯的检查过程。除了推拿,大多数主动和被动治疗手法几乎与检查流程相同。在所有手法治疗中,检查和治疗所选择的治疗手法之间应存在直接的关系。

主动生理运动

　　踝关节的主动生理运动在早期缓和地增加关节活动度的运动中被广泛地使用。在积极的被动治疗之后,主动运动可以作为一个家庭锻炼项目被使用,它可用来增加关节活动范围。足部与踝关节的强化项目可以分为单腿或双腿。对于单腿强化训练研究显示，当患肢活动受限后通过训练未受伤的腿有可能对受伤的腿产生训练强化效果[5]。

踝关节扭伤的患者似乎也受益于本体感觉和平衡训练[11,12]。如踝关节扭伤的损伤会导致姿势稳定性差，可通过姿势练习进行训练纠正。

结合自我拉伸的主动松动术运动也对患者有益。如果患者在相关运动中出现肌筋膜紧张和关节囊引起的运动受限，用足部支撑体重来增加训练强度的主动运动可能是有效的自我松动术(图 14.44)。

本体感觉神经肌肉促进技术(PNF)是利用本体感觉刺激来加强或抑制特定的肌肉群[13]。两者都是手法治疗的辅助方法，且在手法治疗期间有明显益处。PNF 技术的益处表现在 3 个方面：提高力量、提高关节活动度(ROM)、提高平衡和本体感觉方面是有效的[13]。

被动生理运动

在外侧踝关节扭伤后，负重活动时背屈经常会受限，这可能会增加反复内翻性扭伤的风险。因此，在急性期，结合生理背屈的被动拉伸运动可能对背屈受限有益[7,14]。在检查中任何与其运动一致的相关被动生理运动都可能是有用的治疗方法。

静态拉伸

背屈拉伸　在急性踝关节扭伤时通过重复的自我关节松动以达到背屈位拉伸，这对于增大关节活动度有益[15]。该技术在有或者没有倾斜板的情况下都可以进行，因为患者可以调节拉伸的力度，所以本技术被认为是一种自我关节松动技术。为了完成该操作，指示患者将目标腿置于负重状态。患者前置的足部处于完全背屈状态。指示患者通过旋转及关节滑动到最大背屈(图 14.45)。在此运动期间应该注意最能再现疼痛的运动。

外翻拉伸　踝关节外翻的曲线拉伸通常用于抵消过度的踝关节内翻。此手法可由医生或者患者实施(图 14.46)。通过振动或被动持续牵拉能完成该手法。

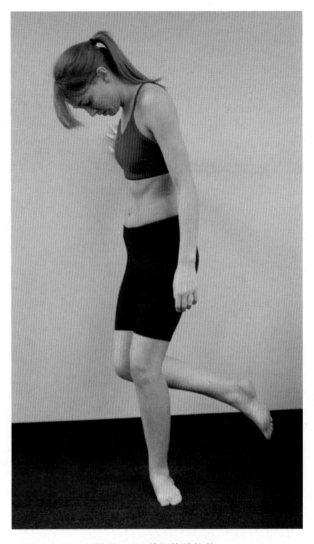

图 14.44　单腿旋转拉伸。

足底拉伸　足底拉伸是一种用于拉伸足底的手法。该手法通常被认为能够缓解疼痛，但是实际上可能不会增加关节活动度。为了完成该手法，患者取俯卧或仰卧位。医生在患者身后推拿足底表面。医生对足部内外侧分别施加侧向力，以便拉伸足底组织(图 14.47)。

松动术　上述检查方法也可作为足部与踝关节的治疗手法。每种检查方法应该再现患者的一致性体征，并且在重复运动或维持保持的情况下能够减轻疼痛。以下过程展示了检查中预位的改变可有助于区分目标节段。

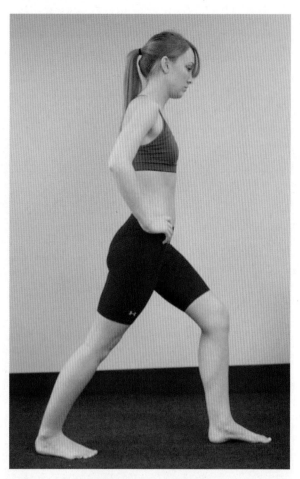

图 14.45　重复运动至背屈。

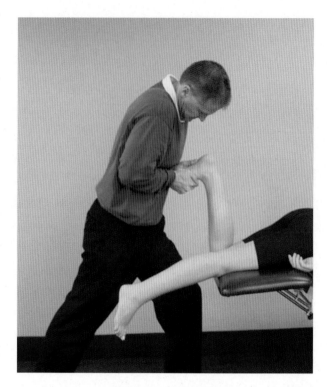

图 14.47　足底拉伸。

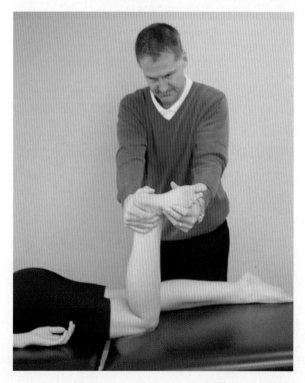

图 14.46　踝关节被动生理外翻。

距下关节的外侧滑动

1.患者取侧卧位。

2.患肢置于接近治疗床处。

3.医生用一只手臂环抱患者小腿,示指和拇指握住距骨体来稳定距骨(图 14.48)。

4.另一只手完成外侧滑动的动作。

5.与所有松动手法一样,在第一疼痛点和接近运动范围末端处进行重复运动,以最大限度地降低疼痛症状。

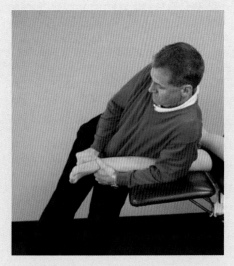

图 14.48　距下关节的外侧滑动。

距下关节的内侧滑动

1.患者取侧卧位。

2.患肢置于远离治疗床处。

3.医生用一只手臂环抱患者小腿,示指和拇指握住距骨体来稳定距骨(图 14.49)。

4.另一只手完成内侧滑动的动作。

5.与所有松动手法一样,在第一疼痛点和接近运动范围末端处进行重复运动,以最大限度地降低疼痛症状。

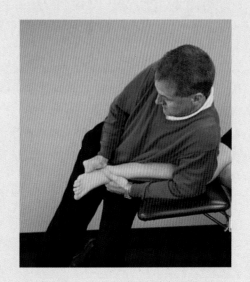

图 14.49　距下关节的内侧滑动。

胫距关节距骨的向后滑动

1.患者取仰卧位或屈膝卧位。

2.医生用虎口对着距骨体前部施加从前向后的力(图14.50),直接向距骨后侧滑动。

3.与所有松动手法一样,在第一疼痛点和接近运动范围末端处进行重复运动,以最大限度地降低疼痛症状。

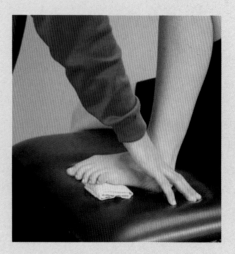

图14.50 距骨的向后滑动。

仰卧位的胫距关节牵引

1.患者取仰卧位。

2.医生抓住患者距骨远端的足部。

3.医生通过将自己的身体远离患者的方式在患者胫距关节处施加一个牵引力(图14.51)。

4.与所有松动手法一样,在第一疼痛点和接近运动范围末端处进行重复运动,以最大限度地降低疼痛症状。

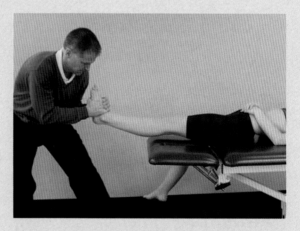

图14.51 胫距关节的牵引松动。

动态松动术

动态松动术包括患者主动运动的同时医生使用的被动运动治疗手法。

距骨前向后滑动-辅助主动背屈

当患者背屈受限时,此手法是有用的。

1.患者保持坐姿。

2.患者用双手拉住治疗带的两端,将治疗带环绕于前足。患者使用治疗带帮助自己拉伸足部至背屈状态。

3.医生在患者胫骨和腓骨后放置一条卷状的毛巾以稳定胫骨和腓骨。

4.在背屈时,医生用虎口向后推距骨。本手法在开链运动中进行(图 14.52)。

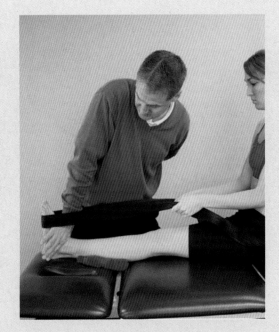

图 14.52　距骨前向后滑动-辅助主动背屈。

闭链距骨前向后滑动-辅助主动背屈

此动态松动术对背屈受限的患者来说也是有用的。

1.患者取站立半弓步位,患肢在前。

2.指示患者弓步,踝关节背屈,同时医生完成距骨的前向后滑动(图 14.53)。

3.医生用虎口向后推距骨。

4.用治疗带环绕检查者臀部与患者踝关节完成胫腓骨远端的后向前滑动可以增强松动的效果。

该手法也可以在主动背屈时进行腓骨相对于胫骨的后向前滑动。将患者的足部置于椅子上能更好地松动下胫腓关节(图 14.54)。

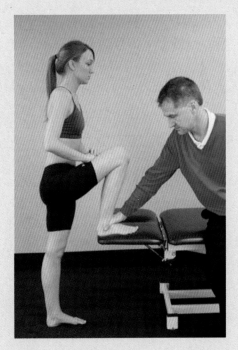

图 14.53　闭链距骨前向后滑动-辅助主动背屈。

(待续)

（续）

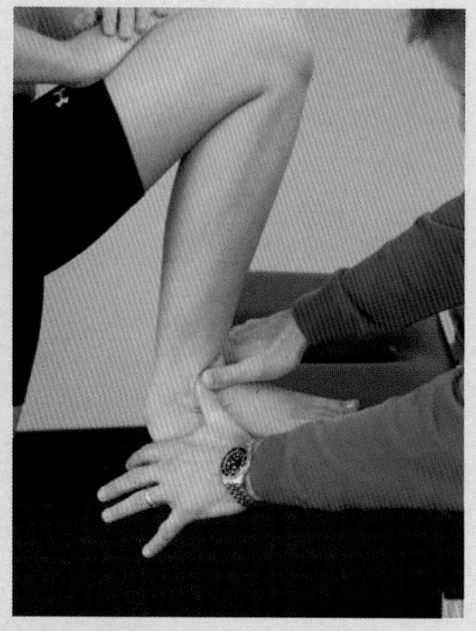

图 14.54　闭链腓骨前向后滑动-辅助主动背屈。

胫骨后向滑动-辅助踝关节跖屈

如果跖屈受限，相对于距骨的胫骨后向滑动的动态松动术可能有用。

1.患者取屈膝卧位,足跟紧贴治疗床面。

2.在医生进行胫骨后向滑动的同时,指导患者移动足部完成主动跖屈(图 14.55)。

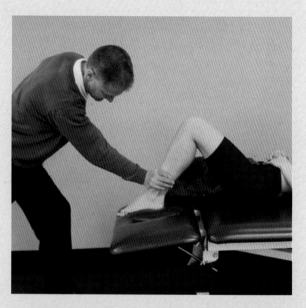

图 14.55　胫骨后向滑动-辅助踝关节主动跖屈。

闭链第一跖骨外侧滑动-辅助跖趾关节和趾间关节主动伸展

如果患者在步态周期起蹬的过程中报告疼痛和(或)僵硬,进行一个提高第一跖列伸展的闭合链运动可能有用。

1.患者取半弓步位,足部置于治疗床上。

2.患者踇趾的趾骨部紧贴于治疗床上。

3.将治疗带缠绕于第一跖列,在外侧施加一个拉力。

4.伴随治疗带外侧滑动同时,指示患者主动伸展踇趾(在承重状态)(图 14.56)。

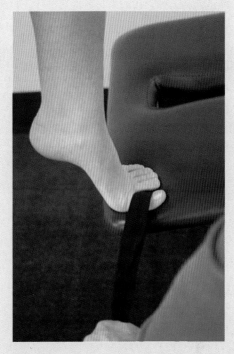

图 14.56　闭链第一跖骨外侧滑动-辅助跖趾关节和趾间关节主动伸展。

籽骨松动术-辅助第一跖趾关节和趾间关节主动伸展

籽骨松动过程涉及稳定跖骨(近端籽骨)远端同时患者主动进行跖趾和趾间关节伸展 (图 14.57)。该过程可能在籽骨手术后特别有效。对于踇囊炎患者,跖骨外侧运动可能是有用的。

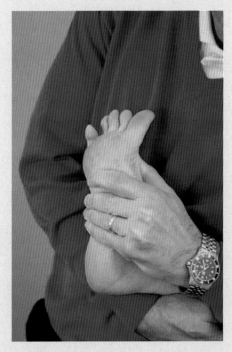

图 14.57　籽骨松动术-辅助第一跖趾关节和趾间关节主动伸展。

推拿手法

在许多研究中都有报道推拿手法[16-21]，使用推拿

的大多数研究是为了改善缺失的关节背屈活动范围。

胫距关节牵引推拿

1.患者取仰卧位。

2.医生抓住距骨头远端的足部。

3.医生通过将自己的身体远离患者的方式在患者胫距关节处施加一个牵引力(图 14.58)。

4.实施此运动,在牵引的末端范围保持一个持续牵引力。

5.在运动范围末端施加一个快速拉力完成推拿。

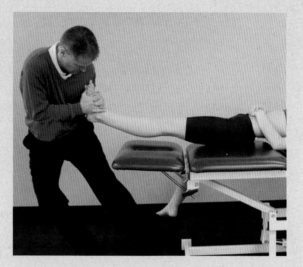

图 14.58　胫距关节的牵引推拿。

骰骨推拿

Jennings 和 Davies[16]描述了治疗中足不稳定的中足推拿流程。

1.患者取俯卧位。

2.医生抓住患者足部,利用虎口稳定患者足部内侧和外侧。

3.医生的拇指放在患者足底的骰骨上。

4.膝关节屈曲约 70°,踝关节背屈至运动范围末端。

5.医生快速将患者膝关节移动至伸展状态,踝关节处于跖屈和旋后状态(图 14.59)。伴随着生理运动,医生用拇指施加一个从足底向足背方向的推力。

6.如果需要,可重复该流程。

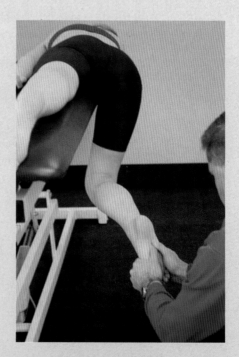

图 14.59　骰骨推拿。

小结

- 检查与治疗之间建立有效的关联应该能够提高专有治疗项目的效果。
- 主动生理运动对家庭锻炼计划的建立、纠正异常姿势工作，或增强下肢肌肉力量有益。
- 被动生理和附属运动手法反映了检查结果。
- 推拿手法对未呈现出结构性松弛状态的急性踝关节扭伤是普遍适用的。

治疗结果

证据

锻炼（家庭或临床使用） 最有效的治疗流程之一包括损伤后简单的早期运动。虽然大多数试验调查显示损伤后简单的早期运动的作用不明显，但是与不运动和非承重的运动相比，早期主动运动能改善效果[23,24]。通常来说，主动运动包含在辅助的被动治疗中，如松动术和平衡相关治疗。有限证据支持在踝关节骨折患者固定期间，在进行锻炼的同时，可使用便携式的固定支具[22]。另有一些有限证据支持在这类人群在固定期间或之后采用手法治疗[25]。总之，这些证据为 B 级。

本体感觉训练 其可以改善关节位置感，减少姿势不稳，并减少腓骨肌的反应时间[26]。此外，本体感受训练还可以减少未来踝内翻扭伤的风险[26]，并可以提高下肢的力量[27]。虽然一个 4 周的敏捷训练计划不能改善单腿站立时对姿势的控制情况[28]，但是这些研究都没有测试对踝关节扭伤复发率的影响。另一项研究表明，与对照组相比，一个包含平衡本体感觉相关活动在内的监督锻炼计划，虽然与包含姿势不稳、等长踝关节力量和关节位置感觉等在内的教育计划有相似的效果[29]。但是，该监督计划确实在未来 12 个月内减少了踝关节扭伤的复发率[29,30]。

一项研究表明，经常练习太极拳的老年人比那些与他们同龄的久坐者、游泳者和跑步者的膝关节和踝关节运动感觉更好[31]。这些变化伴随着老年人不稳定性的改善，在一些研究中这些特性被用于踝关节本体感觉的评估。这项研究结果直接应用于外侧踝关节不稳定的治疗是有问题的，因为该研究没有直接评估踝关节，但关节间本体感觉的叠加，以及通过皮肤和其他全身信号增加本体感觉，这些都表明太极拳是一种值得研究的潜在本体感觉促进方法。

使用一个模拟不稳定表面的平衡盘进行训练能改善平衡和本体感觉，这项训练已经被证明能够减少肌电图（EMG）肌肉反应潜伏时间[32]。对欧洲女性手球运动员来说，在 10 个月内每天进行 10~15 分钟的训练计划，踝部损伤的发生率可以降低[33]。Wester 等也发现，在平衡板上训练可以减少踝关节扭伤的复发率，但不能加快初始症状的缓解过程[34]。

对健康人群进行胫距关节的推拿不会影响其站立稳定性[35]，但胫距关节推拿能够短期改变踝关节扭伤受试者的后足负荷[36]。没有研究发现胫距关节推拿对本体感觉的改善具有长期效果。总的来说，对本体感觉训练的证据水平也是 B 级。

静态拉伸 踝关节的被动拉伸能够减少跖屈肌的静息张力[37]。被动拉伸也可能改善老年患者的步速和步态模式[38]。C 级证据支持这一观点。

松动术 大多数调查踝足复合体松动术益处的研究都是病例报告或病例分析。可惜的是，这些研究方法学较差，不能直接转移应用到患病人群中[15]。试验设计最好的一项研究认为：在急性踝关节内翻扭伤治疗中引入松动术治疗能减少就诊次数、加快恢复关节活动度[39]。

最近的一个随机对照试验探讨了使用 Mulligan 手法（称为动态松动术）对负重背屈和压痛阈值的影响。Mulligan 报道，97%的人在使用此手法治疗后主动、无痛背屈有了显著改善[40]。在另一项研究中，背屈关节活动度确实增加了（$P<0.002$），但是压痛阈值没有改变，这意味着关节活动度是通过机械手段增加的，而不是通过缓解疼痛增加的[17]。

Mulligan 倡导位置断层理论。Landrum 等近期研究确实表明：距骨向后松动术与背屈增强相关。研究中的受试者踝关节功能不全与最少 14 天踝关节固定时间有关[41]。与对照组相比，闭链或开链动态松动术治疗使距骨滑动提高了 55%[42]。这项研究结果只是短期研究。对于短期益处，存在 B 级证据。对于长期益处，证据为 C 级。

关于足跟痛的治疗,临床实践指南表明手法治疗干预有效的证据很少[43]。支持性文献包括有理论或基础支撑的病例报告和病例分析。在随后的随机对照试验(RCT)中,Cleland 等检查了足跟痛的受试者,并将接受电疗法模式和拉伸运动的治疗组与接受小腿三头肌和足底筋膜的软组织松动术、针对距下关节外翻的积极的松动术以及针对下肢每个关节的基于损伤的手法治疗相比较[44]。结果表明,手法治疗组在 4 周的试验中疼痛改善更多,并且在 6 个月随访中一直保持改善的状态,这些是通过足踝测量量表(FAAM),下肢功能量表(LEFS),结果测量和数字疼痛评价量表进行评估的[44]。另外,在手法治疗组的 4 周和 6 个月时间段里,所采用的总体变化等级评定(GRoC)数值更高并具有显著意义。值得注意的是,在 4 周的时间段里,电疗和拉伸组的改善并没有达到最小临床重要差异值,这意味着根据推荐的指南进行治疗并没有产生临床上重要的结果。这项研究的结果表明,手法治疗和功能锻炼能产生 Ⅱ-A 级的短期和长期益处。

推拿 推拿作为踝关节相关病理学的治疗已经被深入研究。大多数研究已经证明,与对照组相比,接受推拿操作的患者症状明显改善[16-21]。不同的验证方法已经证明了推拿的功效,大多数研究设计的目的是更多地减少神经生理上的疼痛,而不是增加关节活动度[21,45]。一项研究确定了与踝关节内翻位扭伤患者进行推拿的阳性结果相关 4 个变量[46]:①站立时的症状;②夜晚症状加重;③舟骨下降高度测试结果小于或等于 5mm;④下胫腓关节活动性减弱。当 4 个变量中的 3 个为阳性时,临床预测结果产生的 LR+为 5.9。使用时必须注意,因为置信区间非常宽。目前,推拿短期收益的证据水平是 B 级。

贴扎和支具 贴扎的主要益处是增加踝部支撑稳定性,这与通过皮肤的机械性刺激感受器放大本体感觉有关,虽然肌肉仍然处于绷张状态,但是增加了功能性踝关节的功能稳定性[47]。近期研究表明,应用于踝关节的半刚性支架可以给小腿肌肉带来更有利的保护模式,能够为内翻扭伤的踝部提供更多保护。这项研究表明之前关于使用支具导致的肌肉功能减弱的担忧可能在临床实践中是没有根据的[31,48-50]。在没有受伤史的受试者中,半刚性踝支具增强了腓总神经相关的运动神经元的兴奋性,激活了腓骨长肌肌肉[51]。可能这种作用机制与通过皮肤传导刺激改变感觉运动系统有关。使用定制的足部矫正器矫正踝关节内翻扭伤后的异常距骨排列,通过测力板检测发现足部矫正器的使用能够降低单腿站立时的姿势性晃动不稳。这表明定制的矫正器有助于促进踝扭伤后的恢复[52]。总之,该证据水平是 C 级。

> **小结**
>
> ● 有限的试验证据和显著的病例证据表明包含矫正手法治疗的治疗方法与阳性结果有关。
>
> ● 对多种踝足复合体障碍的患者进行结合强化训练和松动术研究或者个性化治疗过程的研究中缺乏对照研究。

本章问题

1. 描述软组织和非软组织与踝关节稳定的关系。

2. 描述运动期间本体感受怎样改变一个患者的功能稳定性。

3. 概述背屈和跖屈时胫距关节的关节运动。

4. 鉴别与踝足复合体被动辅助运动相关的变化。

5. 描述与踝关节松动和推拿相关的结果。

病例分析

病例 14.1:Timothy Hutchins (16 岁男性)

诊断:胫骨远端骨折后。

视诊:患者足部明显肿胀,典型的外固定物移除后的症状。

病因:8 周前在一个 ATV 事故中患者胫骨远端骨折,他接受了石膏固定于骨折处,现在移除固定后踝关节运动受限。

一致性体征:背屈和内翻。

目前状态:患者是一名足球运动员,但是现在他不能跑也不能参加任何足球训练。

症状表现:患者报告僵硬但是没有牵涉性疼痛。

相关病史:无。

患者目标:患者想在没有痛感的情况下活动踝关节。

基线:休息时踝关节疼痛程度为 1/10;最严重时疼痛程度为 3/10。

检查结果:所有运动都受限。背屈限制到−5°。所有的运动都与僵硬有关。

1.根据这些结果,你还想检查什么?

2.这名患者是否适合手法治疗?

3.该患者的预期预后如何?

4.你觉得本书中介绍的哪些治疗方法可能对这个患者有益?

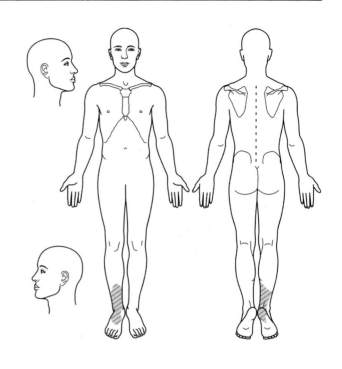

病例 14.2:Precious Johnson (52 岁女性)

诊断:中足扭伤。

视诊:患者超重、扁平足和疼痛步态。

病因:患者整天在公园中走动,现在主诉足中部区域明显疼痛。

一致性体征:在站立中期和发力时疼痛更加严重。

目前状态:患者主诉因为不能忍受站立,所以她不能再工作了(她是一名杂货店的收银员)。她对于出现的这种残疾状态感兴趣。

症状表现:患者跗骨间关节附近足部疼痛加剧,疼痛也辐射到了足弓。

相关病史:患者有肥胖、糖尿病和下腰痛。

患者目标:患者认为自己的症状是无法治疗的。她的目的是考量目前的问题以获得一个残疾证明。

基线:目前的疼痛程度为 5/10;最严重时,疼痛程度为 9/10。

检查结果:进行所有运动均表现出疼痛。承重时疼痛。患者行走非常慢且出现疼痛步态。

1.根据这些结果,你还想检查什么?

2.这名患者是否适合手法治疗?

3.该患者的预期预后如何?

4.你觉得本书中介绍的哪些治疗方法可能对这个患者有益?

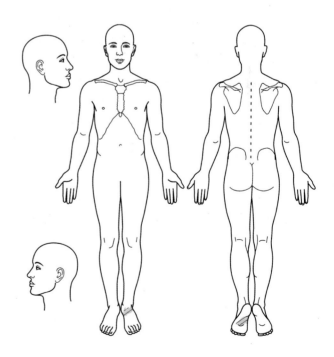

参考文献

1. Boyko EJ, Ahroni JH, Daviqnon D, Stensel V, Prigeon RL, Smith DG. Diagnostic utility of the history and physical examination for peripheral vascular disease among patients with diabetes mellitus. *J Clin Epidemiol.* 1997;50(6):659–668.

2. Thordarson D. *Orthopedic surgery essentials: Foot and ankle.* Philadelphia; Lippincott Williams and Wilkins: 2004.

3. Meyer J, Kulig K, Landel R. Differential diagnosis and treatment of subcalcaneal heel pain: A case report. *J Orthop Sports Phys Ther.* 2002;32(3):114–122.

4. Sujitkumar P, Hadfield JM, Yates DW. Sprain or fracture?: An analysis of 2000 ankle injuries. *Arch Emerg Med.* 1986;3(2):101–106.

5. Bachmann LM, Kolb E, Koller MT, Steurer J, ter Riet G. Accuracy of Ottawa ankle rules to exclude fractures of the ankle and mid-foot: systematic review. *BMJ.* 2003; 326(7386):417.

6. Maitland GD. *Peripheral manipulation.* Oxford; Butterworth-Heinemann: 1991.

7. Young B, Walker M, Strunce J, Boyles R. A combined treatment approach emphasizing impairment-based manual physical therapy for plantar heel pain: A case series. *J Orthop Sports Phys Ther.* 2004;34:725–733.

8. Rubin A, Sallis R. Evaluation and diagnosis of ankle injuries. *Am Fam Phys.* 1996;54:1609–1618.

9. Wilson RW, Gansneder BM. Measures of functional limitation as predictors of disablement in athletes with acute ankle sprains. *J Ortho Sports Phys Ther.* 2000;30:528–535.

10. Lark SD, Buckley JG, Bennett S, Jones D, Sargeant AJ. Joint torques and dynamic joint stiffness in elderly and young men during stepping down. *Clin Biomech.* 2003;18(9):848–855.

11. Uh BS, Beynnon BD, Helie BV, Alosa DM, Renstrom PA. The benefit of a single-leg strength training program for the muscles around the untrained ankle: A prospective, randomized, controlled study. *Am J Sports Med.* 2000;28:568–573.

12. Goldie PA, Evans OM, Bach TM. Postural control following inversion injuries of the ankle. *Arch Phys Med Rehabil.* 1994;75(9):969–975.

13. Etnyre BR, Abraham LD. Gains in range of ankle dorsiflexion using three population stretching techniques. *Am J Phys Med.* 1986;65:189–196.

14. Porter D, Barrill E, Oneacre K, May BD. The effects of duration and frequency of Achilles tendon stretching on dorsiflexion and outcome in painful hell syndrome: A randomized, blinded control study. *Foot Ankle Int.* 2002;23:619–624.

15. Whitman JM, Childs JD, Walker V. The use of manipulation in a patient with an ankle sprain injury not responding to conventional management: A case report. *Man Ther.* 2005;10:224–231.

16. Jennings J, Davies GJ. Treatment of cuboid syndrome secondary to lateral ankle sprains: A case series.

J Orthop Sports Phys Ther. 2005;35:409–415.

17. Collins N, Teys P, Vicenzino B. The initial effects of a Mulligan's mobilization technique on dorsiflexion and pain in subacute ankle sprains. *Man Ther.* 2004;9:77–82.

18. Eisenhart AW, Gaeta TJ, Yeus DP. Osteopathic manipulative treatment in the emergency department for patients with acute ankle sprains. *J Am Ostepath Assoc.* 2003;103:417–421.

19. Fryer GA, Mudge JM, McLaughlin PA. The effect of talocrural joint manipulation on range of motion at the ankle. *J Manipulative Physiol Ther.* 2002;25(6):384–390.

20. Pellow JE, Brantingham JW. The efficacy of adjusting the ankle in the treatment of subacute and chronic grade I and grade II ankle inversion sprains. *J Manipulative Physiol Ther.* 2001;24:17–24.

21. Nield S, Davis K, Latimer J, Maher C, Adams R. The effect of manipulation on range of movement at the ankle joint. *Scand J Rehabil Med.* 1993;25:161–166.

22. Lin CW, Moseley AM, Refshauge KM. Rehabilitation for ankle fractures in adults. *Cochrane Database Syst Rev.* 2008;16:CD005595.

23. Eiff MP, Smith AT, Smith GE. Early mobilization versus immobilization in the treatment of lateral ankle sprains. *Am J Sports Med.* 1994;22:83–88.

24. Karlsson J, Eriksson BI, Sward L. Early functional treatment for acute ligament injuries of the ankle joint. *Scand J Med Science Sports.* 1996;6:341–345.

25. Lin CW, Moseley AM, Haas M, Refshauge KM, Herbert RD. Manual therapy in addition to physiotherapy does not improve clinical or economic outcomes after ankle fracture. *J Rehabil Med.* 2008;40:433–439.

26. De Carlo MS, Talbot RW. Evaluation of ankle joint proprioception following injection of the anterior talofibular ligament. *J Orthop Sports Phys Ther.* 1986;8:70–76.

27. Powers ME, Buckley BD, Kaminski TW, Hubbard TJ, Ortiz C. Six weeks of strength and proprioception training does not affect muscle fatigue and static balance in functional ankle instability. *J Sport Rehabil.* 2004;13: 201–227.

28. Hess DM, Joyce CJ, Arnold BL, Gansneder BM. Effect of a 4-week agility-training program on postural sway in the functionally unstable ankle. *J Sport Rehabil.* 2001;10:24–35.

29. Holme E, Magnusson SP, Becher K, Bieler T, Aagaard B, Kjaer M. The effect of supervised rehabilitation on strength, postural sway, position sense and re-injury risk after acute ankle ligament sprain. *Scand J Med Science Sports.* 1999;9:104–109.

30. Verhagen E, Mechelen W, de Vente W. The effect of preventive measures on the incidence of ankle sprains. *Clin J Sport Med.* 2000;10:291–296.

31. Xu D HY, Li J, Chan K. Effect of tai chi exercise on proprioception on ankle and knee joints in old people. *Br J Sports Med.* 2004;38:50–54.

32. Osborne MD CL, Laskowski ER, Smith J, Kaufman KR. The effect of ankle disk training on muscle reaction time in subjects with a history of ankle sprain. *Am J Sports Med.* 2001;29:627–632.

33. Wedderkopp N, Kaltoft M, Lundgaard B, Rosendahl M, Froberg K. Prevention of injuries in young female players in European team handball: A prospective intervention study. *Scand J Med Science Sports.* 1999;9:41–47.

34. Wester JU, Jespersen SM, Nielsen KD, Neumann L. Wobble board training after partial sprains of the lateral ligaments of the ankle: A prospective randomized study. *J Orthop Sports Phys Ther.* 1996;23:332–336.

35. Alburquerque-Sendin F, Fernandez-de-las-Penas C, Santos-del-Rey M, Martin-Vallejo FJ. Immediate effects of bilateral manipuation of talocrural joints on standing stability in healthy subjects. *Man Ther.* 2009;14:75–80.

36. Lopez-Rodriquez, Fernandez-de-las-Penas C, Alburquerque-Sendin F, Rodriquez-Blanco C, Palomeque-del-Cerro L. Immediate effects of manipulation of the talocrural joint on stabilometry and baropodometry in patients with ankle sprains. *J Manipulative Physiol Ther.* 2007;30:186–192.

37. Reisman S, Allen TJ, Proske U. Changes in passive tension after stretch of unexercised and eccentrically exercised human plantarflexor muscles. *Exp Brain Res.* 2009;193:545–554.

38. Christiansen CL. The effects of hip and ankle strengthening on gait function of older people. *Arch Phys Med Rehabil.* 2008;89:1421–1428.

39. Green T, Refshauge K, Crosbie J, Adams R. A randomized controlled trial of a passive accessory joint mobilization on acute ankle inversion sprains. *Phys Ther.* 2001;81:984–994.

40. Mulligan BR. *Manual therapy "nags", "snags", "mwms" etc.* Wellington; Plane View Services Ltd.: 1995.

41. Landrum EL, Kelln CB, Parente WR, Ingersoll CD, Hertel J. Immediate effects of anterior-to-posterior talocrural joint mobilization after prolonged ankle immobilization: A preliminary study. *J Man Manip Ther.* 2008;16(2): 100–105.

42. Vicenzino B, Branjerdporn M, Teys P, Jordan K. Initial changes in posterior talar glide and dorsiflexion of the ankle after mobilization with movement in individuals with recurrent ankle sprain. *J Orthop Sports Phys Ther.* 2006;36:464–471.

43. McPoil TG, Martin RL, Cornwall MW, Wukich DK, Irrgang JJ, Godges JJ. Heel pain – plantar fasciitis: Clinical practice guidelines linked to the international classification of function, disability, and health from the orthopaedic section of the American physical therapy association. *J Orthop Sports Phys Ther.* 2008;38(4): A1–18.

44. Cleland JA, Abbott JH, Kidd MO, et al. Manual physical therapy and exercise versus electrophysical agents and exercise in the management of plantar heel pain: A multicenter randomized clinical trial. *J Orthop Sports Phys Ther.* 2009;39(8):573–585.

45. Malisza KL, Gregorash L, Turner A, et al. Functional MRI involving painful stimulation of the ankle and the effect of physiotherapy joint mobilization. *Magn Reson Imaging.* 2003;21:489–496.

46. Whitman JM, Cleland JA, Mintken PE, et al. Predicting short-term response to thrust and nonthrust manipulation and exercise in patients post inversion ankle sprain. *J Orthop Sports Phys Ther.* 2009;39(3):188–200.

47. Lohrer H, Alt W, Gollhofer A. Neuromuscular properties and functional aspects of taped ankles. *Am J Sports Med.* 1999;27:69–75.

48. Conley K. The effects of selected modes of prophylactic support on reflex muscle firing following dynamic perturbation of the ankle. School of Health and Rehabilitation Science. 2005.

49. Cordova ML, Ingersoll CD. Peroneus longus stretch reflex amplitude increases after ankle brace application. *Br J Sports Med.* 2003;37:258–262.

50. Cordova ML, Cardona C, Ingersoll CD. Long-term ankle brace use does not affect peroneus longus muscle latency during sudden inversion in normal subjects. *J Athl Train.* 2000;35:407–411.

51. Nishikawa T, Grabiner MD. Peroneal motoneuron excitability increases immediately following application of a semirigid ankle brace. *J Orthop Sports Phys Ther.* 1999;29:168–173.

52. Guskiewicz KM, Perrin DH. Effect of orthotics on postural sway following inversion ankle sprain. *J Ortho Sports Phys Ther.* 1996;23:326–331.

第 15 章
神经动力学技术

Ken Learman，Chad Cook

目标

- 概述临床上神经系统相关的解剖结构。
- 了解周围神经系统和脊髓的力学特征。
- 了解神经系统的临床检查方法。
- 概述神经系统病理学的有效治疗方案。
- 明确对神经系统进行骨科手法治疗的相关结果。

临床检查

定义

神经动力学是包括周围神经系统的机械和生理特性之间的动态相互作用的一个概念[1]。该概念认为这些特性是相互依赖的，并且通过观察和患者报告的症状和体征可证实这些特征的改变可以临床导向的方式影响外周和中枢神经系统[2]。术语"不利的神经张力(ANT)"是临床导向效应的结果，这是来自神经系统的异常生理或机械反应，这种反应限制了神经系统的拉伸或影响到神经系统的支配范围。神经动力学改变的结果表现为不利的神经张力[3]，其他人建议使用术语"周围神经性疼痛"来反映与患者外周神经或神经根的病理变化或功能障碍有关的疼痛的阳性和阴性体征。在本书中，术语"不利的神经张力"和"周围神经性疼痛"反映外周和(或)中枢神经系统病变的并发症。

可惜，"不利的神经张力"相关术语强调外周神经性疼痛机制，常常反映与神经根张力相关的并发症[5]。通常与治疗相关的术语也包括如神经张力测试或者医生设定的拉伸神经及其支撑组织的过程。因为区分机械与神经相关的结构是非常困难的，所以要更加注意对 ANT 相关的特定位置的反应。Lew 和 Briggs[6]认为在 Slump 测试中大腿后侧疼痛的加重是神经组织参与的体现。然而,利用这些敏化策略找出有问题的确切组织的能力已被其他作者驳斥[7,8]。Barker 和 Briggs[7]质疑非神经结构(如筋膜)在 Slump 测试中参与反应的程度。他们发现在 Slump 测试中,筋膜可以模拟神经结构的反应。Barker 和 Briggs[7]推测,在与头部、脊柱和四肢相关的测验中(如 Slump 测试),腰椎筋膜的后层可能会产生张力。最终通过神经张力测试难以精确定位症状来源[6-8]。由于这个原因，本书提到的神经组织检查的测试为激发测试(或神经动力学测试)而不是神经张力测试[5]。

神经组织激发测试(NTPT)的正常生理反应

当进行 NTPT 时[5,9],无症状受试者也常出现自身局限或不适。例如,在上肢 NTPT 测试中,100位正常受试者中，超过80%受试者的前端四个手指以及前臂桡侧会出现疼痛感、拉伸感和轻度感觉异常。类似地,对正常成年人进行 Slump 测试常会出现大腿后部、膝盖和小腿的不适,这些症状也可能向足部辐射[10]。

另一项研究应用对肩颈与上肢改良的 NTPT 手法测试了 50 个正常受试者,发现前臂桡侧和上臂疼痛是最常见的症状[11]。Yaxley 和 Jull[11]发现,当对侧颈侧屈时他们的症状增加,90%的正常受试者比较敏感。正常受试者对下肢 NTPT 也比较敏感。同样地,当研究者试图进行一个敏化策略如背屈(DF)内翻时,正常受试者在直腿抬高时表现比较敏感;疼痛常常在足部后外侧边缘的腓肠神经分布区更明显[12]。除了激发症状之外,在上肢[13]和下肢[14]的神经组织激发测试(NTPT)末端范围还发现了肌电图(EMG)活动的改变,而且相较僵硬的个体,比较灵活的个体表现出了更大的肌肉兴奋性。由于对 NTPT 测试的正常生理反应是在相应的神经组织分布区出现不适症状,因此在推拿层面定义什么反应是神经性相关的阳性反应是很必要的。Elvey 和 Hall[15]提出了一系列的 6 项标准,用于定义神经组织机械敏感性的阳性指标,如表 15.1 所示。

确定神经组织激发测试阳性的另一种方法如下:①如果症状可再现;②如果患侧的反应与健侧或已知正常反应不同;以及③如果结构差异是神经源性变化[16]。在临床上,这些标准可以按照以下步骤实施:

1.再现患者的症状(一致性疼痛)。

注意:这也不完全表明与神经系统有关,因为神经激发也可能引起正常的生理反应,可能需要进一步测试。

2.测试反应会随着活动远处的身体部位而改变,除了神经组织之外,这些部位通常被认为是与其他任何组织不相连的。

注意:此特性被称为敏化,并与结构差异相符。

如前所述,敏化作用也可能是正常生理反应的一部分,因此研究者据此得出任何确定的结论时必须谨慎。

3.从左侧到右侧和正常的测试不同。

这些差异可能是运动范围、运动过程中的阻力和症状反应。

如果用于比较,要注意好的一侧,因为它也可能受到同一疾病同等程度的影响,也可能较少累及。

由于双侧都可能累及,两侧反应没有差异,在这种情况下,医生必须依靠充分的临床推理。根据患者整个临床表现,进行准确的鉴别诊断。

简要概述一个临床实例,如果一例下腰部和腿部疼痛的受试者接受临床检查,并且医生进行一个直腿抬高(SLR)测试,在背部和大腿后部产生疼痛反应很常见。为了满足标准[11],我们希望看到由 SLR 产生的疼痛能够准确反映受试者在病史中报告的一致性疼痛。这个一致性的发现可能涉及或不涉及神经组织,因为我们知道无症状的受试者在 SLR 测试中大腿后侧也会出现疼痛。

敏化策略在神经组织激发测试中使用,能使医生区分神经张力和其他非神经张力或者肌肉骨骼病变[3,17,18]。敏化策略包括在神经系统中施加额外的张力,而不是直接作用在出现问题的局部区域。例如,如果受试者患有神经源性背痛,则他们可能在直腿抬高测试中出现疼痛。如果疼痛与坐骨神经相关,增加踝关节背屈可能使腰痛加重。如果疼痛是关节炎引起的,踝关节背屈对该疼痛无影响;但坐骨神经机械地受到髋和踝关节运动的影响。敏化策略也可以用于进一步区分涉及外周神经的哪个部分。在前面的例子中,受试者的神经源性背痛可以通过背屈和外翻而敏化,表明此疼痛涉及胫神经受累,而如果背屈和外翻不能改变症状,则对腓肠神经是否受累产生怀疑。如果增加背屈和外翻使症状加重,提示此测试更可能与临床相关,因为它出现了敏化反应;但

表 15.1　神经组织相关的生理体征

1.止痛体位

2.主动运动功能障碍

3.被动运动功能障碍,其与主动运动功能障碍相关

4.对神经组织激发测试的不良反应,其必须特异地并在解剖学上与 2 和 3 相关

5.特定神经干触诊引起的机械性触摸痛特异地并在解剖学上与 2 和 4 相关

6.为获取神经源性疼痛的局部原因进行的体格检查,应该包含出现 4 和 5 反应的神经组织

是,医生仍需细心判别,因为致敏也是正常生理反应的特征性标志。如果额外的被动颈部屈曲(PNF)改变了 SLR 测试的大腿疼痛反应,那么 SLR 是一个与神经系统力学更相关的测试,因为 PNF 比背屈和外翻对硬脑膜管施加更大的张力。如果更远的敏化运动能激发症状,则该病症更可能是神经源性的,因为远距离运动对神经张力的直接作用较小。

最后,同样的 SLR 检查应当以相同的方式对健侧进行检查,以判定不同侧 SLR 的反应。如果另一条腿对疼痛侧或非疼痛侧没有影响,则 SLR 的结果可以被判断为具有更高信度的阳性 NTPT 反应。如果受试者健侧腿与患侧腿的反应完全相同,则暗示疼痛反应可能是其正常生理反应。与任何临床表现一样,在临床推理过程中,不应将重点过多地放在检查的任何一个方面,而应该在检查的整体情况下判断每一方面的临床价值。这些能够引导医生进行合理的推理。

> **小结**
> - 神经动力学是包括周围神经系统的机械和生理特性之间的动态相互作用的一个概念。
> - 敏化策略一般用于神经组织激发测试中,使医生能够区分神经张力与其他非神经张力或肌肉骨骼病变。
> - 因为区分机械与神经相关的结构是非常困难的,所以要更加注意不利的神经张力相关位置的反应。

视诊

对于神经相关疾病的患者没有特异的观测特征。在一些情况下,患者表现为改变体位以避免神经张力,但并不是一直保持这种情况。一些观察结果发现可能在活动期间出现某些特征,但在静止站立期间可能不存在。本质上讲,视诊结果在评估神经动力学时作用甚微。

不利的神经张力可能改变受试者姿势,以消除周围神经系统内的过度张力。最初观察到姿势改变可能是相当明显的、轻微的或以一种消除神经系统或周围结构压力的形式运动。为了寻找这些改变的

姿势,医生必须清楚测试每个周围神经的位置,并使患者处于神经缩短体位作为姿势代偿,以减轻对病患神经的压力。例如,左上肢正中神经较敏感的患者可能出现手腕和手的屈曲、肘的内翻和屈曲、肩的内旋和内收,以及颈部向左侧屈曲。这种姿势改变类似脑血管意外后影响了患者左上肢,使患者表现出的屈曲协同运动模式。这种姿势使先前的研究者认为中风后可能存在神经动力组成的改变[19]。SLR 测试坐骨神经痛阳性的患者患侧会出现非常微妙的代偿。

病史

症状常包括异常性疼痛、痛觉过敏、感觉过度和感觉迟钝[2]。所述症状可能是持续的或与特定刺激相关,这些刺激常与体位或活动方式相关。疼痛的报告可能包含深度绞痛、疼痛、悸动和(或)表面烧灼、挤压和刺伤似的疼痛,并且可以存在于身体的多个部位。症状也可能在刺激之后持续一段时间[2]。在活动中,机械感受器阈值的变化也可能导致对不适放电更快和阈值降低。

> **小结**
> - 总的来说,视诊评估在检查疑似不利的神经张力的患者时用处不大。
> - 与不利的神经张力相关的症状通常包括异常性疼痛、痛觉过敏、感觉过度和感觉迟钝。

体格检查

主动生理运动

不利的神经张力可能引起运动和疼痛受限[9,20]。应该询问患者哪些功能运动模式能激发其主诉的症状。让患者进行这些运动以便医生分析患者如何运动,在运动期间哪些点可以激发症状,以及这些位置是否可能与神经结构的激发相一致。采取包括致敏操作的几个激发测试区分 ANT 和其他肌肉骨骼病变。一些经典的神经动力学测试不能特异性地报告所有可能的敏化策略,但是单纯应用每根神经穿过

的解剖路径可使研究者确定各自可用的多种敏化策略。与下面描述更加详细的被动生理运动类似，主动生理运动可以用于评估上肢和下肢的神经组织。

被动生理运动

神经动力学测试，也称神经激发测试[15]，是一序列用于评估部分神经系统的力学和生理功能的运动[16,21]。力学方面包括相对于周围组织，神经移动和应变的能力以及神经元之间的相互运动。生理功能方面涉及局部炎症、缺血和导致异常脉冲产生（AIGS）部位的离子通道活性改变。这些测试的基本理念是致敏和疼痛的神经组织可能持续增加神经的相对长度到其适应的长度[15]。

已进一步假设敏化策略可以用于通过改变神经的生理活动范围来改变施加在神经上的拉力。例如，在修正的 SLR 测试中，在完全背屈后进行髋部屈曲将进一步拉伸胫骨神经，帮助区分远端神经病变与足底跟部疼痛。Coppieters 等发现主动活动近端关节会最大地拉伸活动的关节，额外的拉伸被转移到远

远超过该关节的地方。这可能为诊断远端病变提供有用的信息[18]。他们还发现，颈部屈曲与髋关节屈曲将增加腰神经根的偏移[2]。表 15.2 列出了文献中报道的 9 项总体测试。还应该注意，对于所描述的一些测试存在多种变化。

上肢测试 上肢测试包括多种操作，其中大多数运动主要发生在肩、肘或手腕/手上。

表 15.2　神经动力学测试和测试结构

神经动力学测试	测试结构
1. ULNT 1	正中神经
2. ULNT 2a	正中神经
3. ULNT 2b	桡神经
4. ULNT 3	尺神经
5. 端坐位 Slump	坐骨神经
6. 长坐位 Slump	交感神经
7. 直腿抬高	坐骨神经
8. 俯卧屈膝	股神经
9. 被动屈颈	脊髓硬膜管或可用于敏化的其他神经动力学测试

ULNT 1 测试

已经发现 ULNT 1 测试（也称 ULTT 1）是临床预测规则（CPR）的一个组成部分，用于确诊颈神经根病变患者[23]。ULTT 1 和椎间孔挤压测试、颈椎牵引测试、同侧颈椎旋转<60°，4 个测试全部为阳性时，LR+为 30.3。如果只有 3 项测试为阳性，LR+下降到 6.1。必须强调的是，所述的 CPR 可以提示存在神经根病变，但却不能提示该病症是原发性神经病变。

ULNT 1 是正中神经偏倚测试，但已经报道它能够对上肢所有的主要神经产生压力[24]。因此，这个测试被称为肩颈与上肢通用的神经动力学测试方法。

1. 受试者取仰卧位，医生站在被测试的一侧，面向受试者的头部。

2. 医生首先询问受试者的症状以确定比较基线，然后用一只手阻挡受试者肩胛带抬高，然后按照下面的顺序施加动作：肩外旋、外展至 110°（或受试者的最大限度），前臂旋后，手腕和手伸展，最后肘伸展（图 15.1~图 15.6）。

3. 在施加每个测试动作后，应该询问受试者是否出现症状。如果在检查中的任何点，受试者出现可比较的体征，就应进行致敏操作来确定这些症状是否是神经病变引起的。

4. 对于 ULNT 1 测试，常看到颈向对侧屈曲会加重症状，颈向同侧屈曲会减轻症状（图 15.7）。应该注意，任何延长或缩短硬膜管的操作都会影响到症状的改变，但是通常作用于更接近病患神经的操作可能具有更大的效果。

图 15.1~图 15.7 概述了 ULNT 1 测试，表 15.3 描述了每个步骤的各个组成部分。

（待续）

（续）

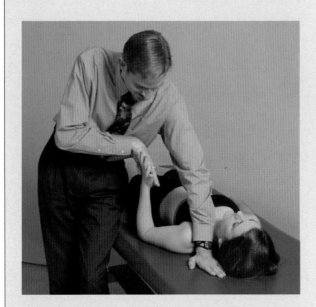

图 15.1　ULNT 1 偏倚测试步骤 1。

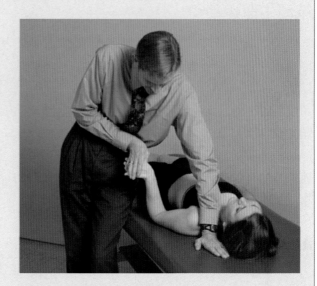

图 15.3　ULNT 1 偏倚测试步骤 3。

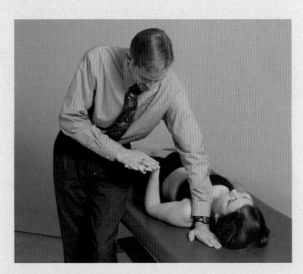

图 15.2　ULNT 1 偏倚测试步骤 2。

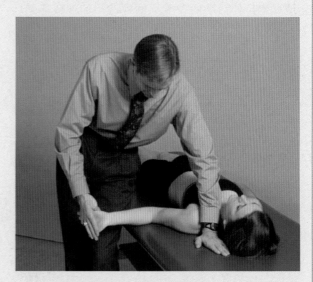

图 15.4　ULNT 1 偏倚测试步骤 4。

（待续）

（续）

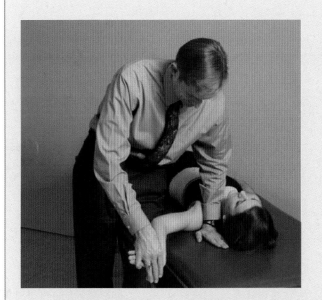

图 15.5　ULNT 1 偏倚测试步骤 5。

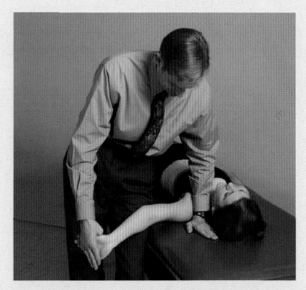

图 15.6　ULNT 1 偏倚测试步骤 6。

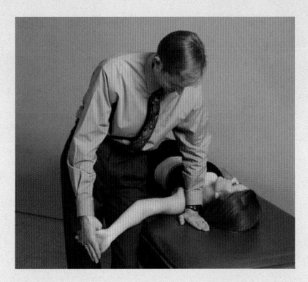

图 15.7　ULNT 1 偏倚测试步骤 7。

ULNT 2a 测试

ULNT 2a 测试(也称 ULTT 2a)也是正中神经偏倚测试。

1.受试者取仰卧位,医生站在被测试的一侧,面向受试者的足部。

2.医生询问受试者的症状,然后用一只手按压受试者的肩胛带(图 15.8)。

3.然后,按照以下顺序施加被动运动:肩部外旋、肘伸展、前臂旋后、手腕和手伸展,以及肩外展(图 15.9~图 15.13)。

4.再次,在施加测试的各个动作之间,询问受试者的症状,当引出一致性体征时,增加如颈部向对侧屈曲的敏化策略(图 15.14)以进一步影响神经组织,增加产生这些症状的可能性。

ULNT 2a 测试的步骤在图 15.8~图 15.14 列出,表 15.3 描述了每个步骤的各个组成部分。

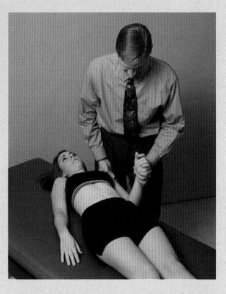

图 15.8　ULNT 2a 偏倚测试步骤 1。

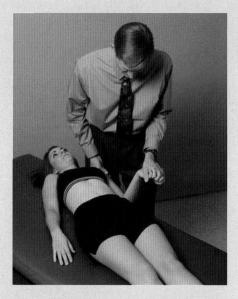

图 15.10　ULNT 2a 偏倚测试步骤 3。

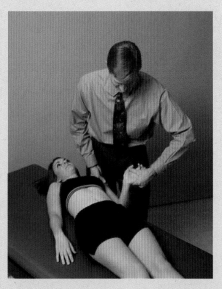

图 15.9　ULNT 2a 偏倚测试步骤 2。

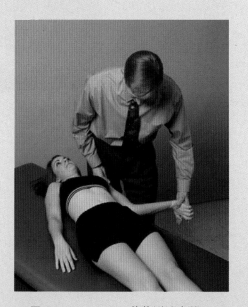

图 15.11　ULNT 2a 偏倚测试步骤 4。

(待续)

（续）

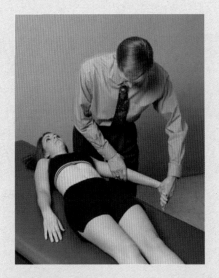

图 15.12 ULNT 2a 偏倚测试步骤 5。

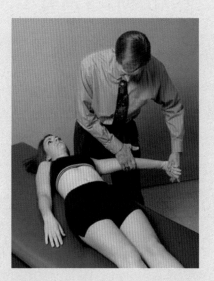

图 15.13 ULNT 2a 偏倚测试步骤 6。

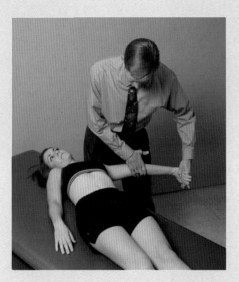

图 15.14 ULNT 2a 偏倚测试步骤 7。

ULNT 2b 测试

ULNT 2b 测试(也称 ULTT 2b)被用于桡神经偏倚测试。

1.初始操作类似于 ULNT 2a 测试,受试者取仰卧位,医生站在被测试的一侧,面对受试者的足部。

2.首先询问受试者的症状,然后医生用一只手

按压受试者的肩胛带(图 15.15),施加前臂旋前的测试动作,然后手腕和手屈曲、肩内旋、轻微伸展,最后外展(图 15.16~图 15.19)。

3.在测试的各个动作之间询问受试者的症状变化。如果在测试期间的任何点出现症状,则不再进行之后的测试动作,接着进行如颈部向对侧屈曲的敏化策略(图 15.20)。

ULNT 2b 测试的步骤在图 15.15~图 15.20 列出,表 15.3 描述了每个步骤的各个组成部分。

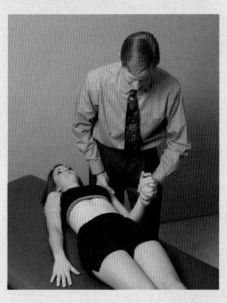

图 15.15　ULNT 2b 偏倚测试步骤 1。

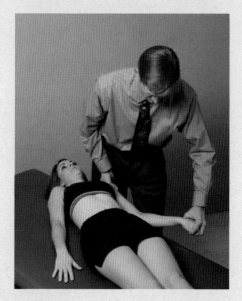

图 15.17　ULNT 2b 偏倚测试步骤 3。

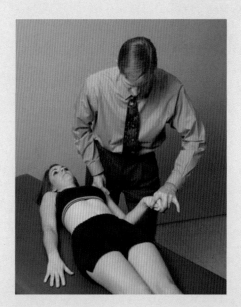

图 15.16　ULNT 2b 偏倚测试步骤 2。

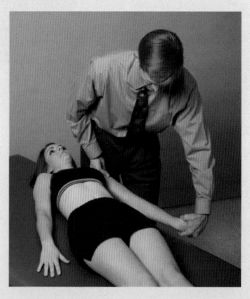

图 15.18　ULNT 2b 偏倚测试步骤 4。

(待续)

（续）

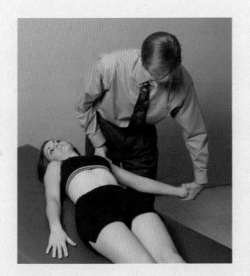

图 15.19　ULNT 2b 偏倚测试步骤 5。

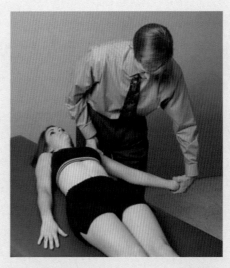

图 15.20　ULNT 2b 偏倚测试步骤 6。

ULNT 3 测试

ULNT 3 测试主要是尺神经偏倚测试。

1.受试者取仰卧位,医生站在被测试的一侧,面对受试者的头部。

2.在开始测试之前,询问受试者的症状。

3.向下向后拉受试者的肩部使受试者的肩胛带轻轻下压(图 15.21),肩外展至 110°,最大程度外旋,肘关节弯曲,前臂旋前,手腕和手伸展(图 15.22～图 15.25)。

4.再次,在增加每一个测试动作之前,询问受试者的症状变化。如果症状加重,就执行如颈部侧屈的敏化策略(图 15.26),以进一步查明可能导致

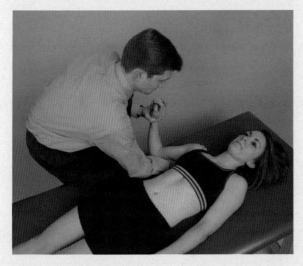

图 15.21　ULNT 3 偏倚测试步骤 1。

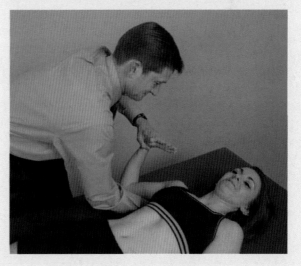

图 15.22　ULNT 3 偏倚测试步骤 2。

（待续）

(续)

这些症状的神经组织。颈部向对侧屈曲症状加重，向同侧屈曲症状减轻是经常使用的方法，但也可以使用增加肩部受压的程度。

上肢神经动力学测试的步骤见图 15.21~图 15.26，测试的组成部分在表 15.3 中列出。

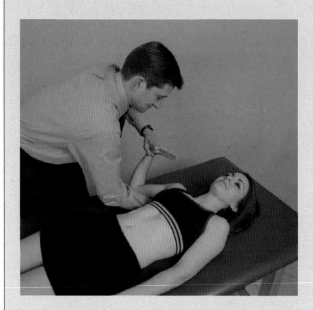

图 15.23　ULNT 3 偏倚测试步骤 3。

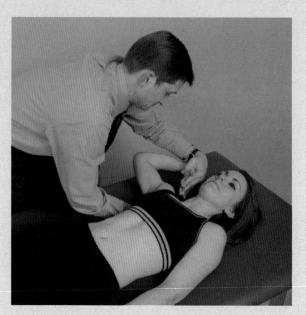

图 15.25　ULNT 3 偏倚测试步骤 5。

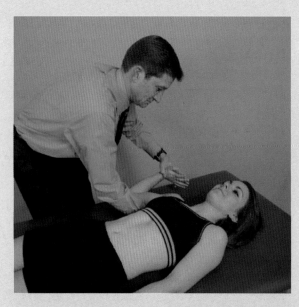

图 15.24　ULNT 3 偏倚测试步骤 4。

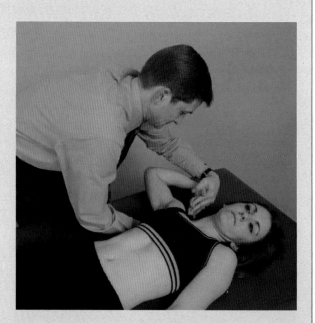

图 15.26　ULNT 3 偏倚测试步骤 6。

表 15.3 上肢神经动力学测试的组成

ULNT 1

- 按压肩胛带
- 肩外展至 110°
- 前臂旋后
- 手腕和手指伸展
- 肩外旋
- 肘伸展
- 颈对侧屈曲

ULNT 2a

- 用手按压肩胛带(+/−前/后)
- 整个手臂外旋
- 前臂旋后
- 手腕和手指伸展
- 肘伸展
- 颈对侧屈曲

ULNT 2b

- 用手按压肩部(+/−前/后)
- 肘伸展
- 整个手臂内旋
- 前臂旋前
- 腕关节屈曲和尺侧偏离
- 屈曲手指
- 颈对侧屈曲

ULNT 3

- 伸展腕关节,前臂旋前
- 屈曲肘关节
- 按压肩胛带
- 肩外旋
- 肩外展
- 颈对侧屈曲

下肢神经动力学测试 下肢测试包括许多操作,其中大多数动作发生在髋关节、膝关节或踝关节/足部。

小结

- 通常上肢的被动评估测试包括 ULNT 1、ULNT 2a、ULNT 2b 和 ULNT 3 偏倚测试。
- ULNT 1 是上肢神经动力学测试通用的方法。

Slump 测试

1.Slump 测试是在受试者坐在高度适中的桌子边缘进行的,使脚离开地面,并且医生站立时可以容易地接触到受试者的腿。该测试通常被认为是由 Maitland 提出的在功能位开展的, 此位置一般可再现个体的下背部和腿部疼痛。

2.询问受试者的初始症状。

3.让受试者将手放到背后,这部分不是必须的, 但此操作能防止受试者在测试过程中用手承重,从而导致所激发的症状改变。

4.然后要求受试者做躯干弯曲动作,此操作从本质上是在腰部弯曲腰椎;然后使下巴贴近胸部以增加颈部屈曲(图 15.27)。在后续的测试动作中,医生最好将自己的手放到受试者的颈部,轻轻地协助其保持当前的躯干姿势。

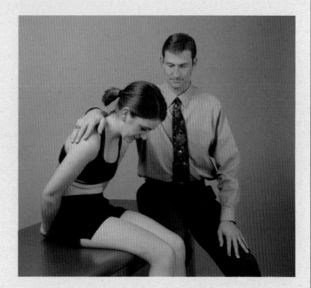

图 15.27　Slump 测试:初始状态。

5.然后要求受试者伸膝,踝背屈。当测试开始出现症状改变或可能感觉到腘绳肌拉紧时,受试者试图向后倾斜是很常见的。医生将一只手放在受试者的上背部和颈部,将有助于感受这种代偿的发生(图 15.28)。

6.在每个测试动作之间询问受试者症状是否改变。

7.当受试者的症状再现时,可以增加敏化策略以进一步查明可能导致这些症状的神经组织。对于 Slump 测试,敏化策略包括髋关节内旋(IR)、髋关节内收、躯干远离疼痛侧屈曲和减少颈部屈曲,这些动作通常能减轻症状。如果受试者是过度灵活者(像跳舞者、体操运动员以及其他灵活性较好者),对于这些患者坐位伸膝不能对坐骨神经产生充分的压力;因此,医生可通过在膝关节伸展后,将髋关节被动屈曲至离开桌子来进一步拉长神经。

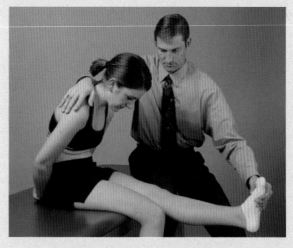

图 15.28　Slump 测试:最终状态。

直腿抬高测试

直腿抬高(SLR)是评估下腰痛的常用测试方法。

1.受试者仰卧在治疗床上,医生立于一侧,面向测试侧。由于颈椎屈曲可改变腰椎硬膜管长度,为了测试的可靠性,头部位置很关键;因此,测试中最好不要使用枕头,但是如果为了受试者的舒适需要枕头,一定要确保在整个测试阶段使用相同的枕头以保持测试的一致性。

2.询问受试者的症状作为基线水平。被动抬高受试者的膝关节至完全伸展状态,然后抬高受试者的腿直到症状再现或无法再举高为止(图15.29)。

3.一旦症状被引发,可以进行致敏操作。包括踝关节位置改变和背屈以增加胫骨和腓肠神经的紧张度。如果在背屈时内翻,腓肠神经将受到更大

的压力,而背屈时外翻会对胫神经产生更大的压力。有时跖屈内翻将使症状加重,这种活动与腓总神经相关。髋关节内旋、髋内收、改变颈部屈曲以及躯干向外侧屈曲的动作也可进一步使 SLR 测试敏感。

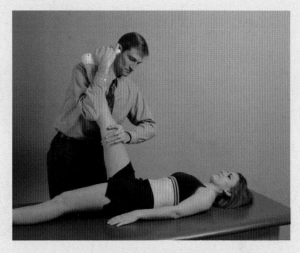

图 15.29　直腿抬高测试。

被动屈颈测试

被动颈部屈曲已被用作 SLR 期间的敏化策略,但是仰卧位膝关节屈曲和端坐位 Slump 测试也可单独用于 ANT 的测试。

1.该测试可以在坐位(图 15.30)或仰卧位(图15.31)进行。

2.测试动作可以是主动的或被动的,只要与颈部屈曲相关均可。

3.作为 Lhermitte 征,被动颈部屈曲已被用于判定颈部屈曲末端脊柱下部是否出现闪电样痛。

如果单独颈部屈曲未能刺激受试者出现可比较的体征,可以在一定程度上增加直腿抬高以对神经系统产生额外的压力,刺激出现 ANT 症状。

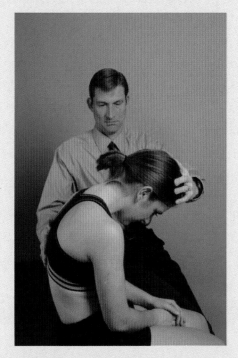

图 15.30　坐位被动颈部屈曲测试。

(待续)

（续）

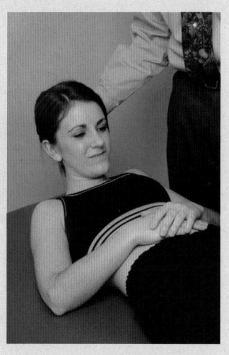

图 15.31　仰卧位被动颈部屈曲测试。

长坐位 Slump（交感神经 Slump）测试

长坐位 Slump 测试是 Maitland[25]提出的，是在传统 Slump 测试基础上改良的，可更大程度地拉伸胸椎，使研究人员能对胸部和上腰部的交感神经链的神经节施加更大的压力。

1.在治疗床上进行测试，让受试者保持长坐位，双腿屈曲，髋部和膝关节约呈 60°。

2.测试人员坐在受试者患侧的对侧。

3.受试者将双手放在背后，防止测试过程中用手臂承重（图 15.32）。

4.询问受试者目前的症状，然后要求受试者采取低头垂肩的坐姿。

5.再次询问受试者有关症状变化，然后颈部屈曲（图 15.33），躯干转向测试人员，躯干转离测试人员，伸直患侧下肢，踝关节背屈。在施加每一个测试动作前，询问受试者可比较的体征变化。在测试过程中任何点只要受试者的症状被激发，测试人员就可以实施敏化操作，通过改变远端的动作（如降低颈屈曲程度），检测症状是否减轻，在约胸部水平实施单边或横向滑动（图 15.34）。

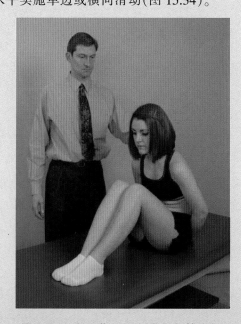

图 15.32　长坐位 Slump 测试：初始阶段。

（待续）

（续）

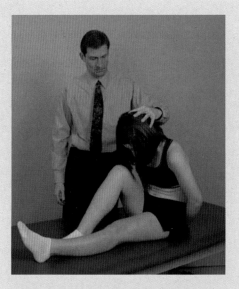

图 15.33　长坐位 Slump 测试：最终阶段。

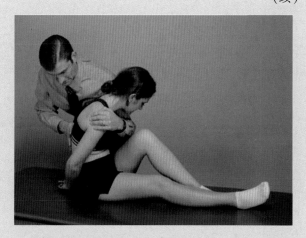

图 15.34　长坐位 Slump 测试：结合后向前的滑动。

俯卧屈膝测试

俯卧屈膝实质上相当于上腰椎的 SLR。它通过股神经施加张力。

1.受试者俯卧在治疗床上，询问其目前的症状水平。

2.测试人员对受试者实施膝关节屈曲，髋关节伸展至运动范围末端，直到引发可比较的体征（图 15.35）。然后可以应用颈部屈曲、伸展或侧弯来致敏。

3.其他的敏化策略包括躯干侧屈，见表 15.4。

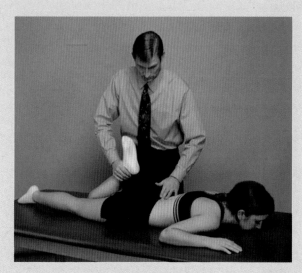

图 15.35　俯卧屈膝测试。

表 15.4 下肢神经动力学测试和组成

Slump 测试

- 按顺序添加多个测试动作
  - 胸腰椎 Slump
  - 屈颈
  - 伸膝
  - 背屈
  - 降低颈椎屈曲度

直腿提高测试

- SLR 伴随髋关节内旋和内收
- 增加踝关节背屈
- 增加跖屈
- 增加内翻或外翻
- 增加被动颈部屈曲和(或)伸展
- 增加颈椎侧弯
- 改变另一条腿的位置
  - 髋关节内旋
  - 髋关节内收
- 测试双侧 SLR 的位置
- 增加 ULNT

被动屈颈

- 患者可以取坐位、长坐位或仰卧位
- 增加被动屈颈
- 髋关节屈曲以增加效果
- 可以增加踝关节背屈
- 改变另一条腿的位置
  - 髋关节内旋
  - 髋关节内收

长坐位 Slump

- 长坐位,髋关节和膝关节屈曲
- 头前倾,手置于背后
- 胸椎背向测试人员旋转
- 胸椎向测试人员旋转
- 伸膝
- 颈前伸
- 颈伸展和向对侧屈曲

俯卧屈膝测试

- 增加颈部屈曲和伸展
- 增加腰椎侧弯
- 增加踝关节背屈
- 加压和减压
- 与对侧比较
- 维持或摆动拉伸
- 在运动范围末端不断做卧位重复伸展

小结

- 下肢主要的神经动力学测试包括端坐位 Slump 测试、直腿抬高测试、长坐位 Slump 测试、被动屈膝测试和被动屈颈测试。
- 下肢测试可与上肢测试一起进行以进一步判定涉及的 ANT。

临床应用

上述每项神经组织激发测试都是按顺序执行多种测试动作。一直在讨论对于一项给定的测试是否有一个合适的动作顺序。对于任何一个个体,测试动作的顺序可能改变拉紧和疼痛的感觉, 使特定的动作顺序更具有临床意义。因此,对于特定的患者按照特定的动作顺序进行评估和重新评估在临床上是有用的。如果每次测试按照不同的测试顺序,不同顺序可能导致测试结果的改变, 这会误导医生判断是否存在临床变化。同样,敏化策略应以一致的方式进行以提高测试的可靠性。当进行特定的神经组织测试时,也要考虑一致的体位。颈椎的体位位置已被分类并且有证据支持颈椎的位置对上肢症状有影响;因此,测试中保持一致的颈椎位置至关重要。如果为了患者舒适选择使用枕头, 在再次检查时一定要使用相同厚度和软硬度的枕头,使颈椎位置不影响结果。表 15.5 列出了敏化评估的多种影响。

信度和效度

被动 SLR 测试已被多名学者研究。在一项 15 名健康志愿者的研究中,评分者间信度是 0.93,95% 置信区间为 0.80~0.97,标准差(SEM)为 4[27]。Gabbe 等[27]在研究中使用的是无症状的受试者,其结果外推到疼痛病例可能存在问题。Bertilson 等[28]检测了多种常用的下腰痛病例检查方法的可靠性,包括 SLR, 发现 κ 值为 0.92,95% 置信区间为 0.65~1.00, 标准差为 0.141。同样,Strender 等[29]检测了 50 例下腰痛患者,证实了医生之间的评分者间信度为 0.83,标准差为 0.093。Gabbe 等[27]报道在主动 Slump 测试中,组内相关系数 (ICC) 为 0.92,95% 置信区间为 0.77~0.97,标准差为 3。

表 15.5 敏化策略及其对临床症状的影响

手法	敏化策略	预期反应
SLR	踝背屈(DF)	症状增加
	髋关节内旋(IR)	症状增加
	髋关节内收	症状增加
	颈屈曲	症状增加
	跖屈(PF)和内翻	如果涉及胫神经症状增加,如果涉及腓神经症状降低
	ULNT	症状增加
Slump	踝关节 DF	症状增加
	减少颈屈曲	症状降低
	PF 和内翻	如果涉及胫神经症状增加,如果涉及腓神经症状降低
	ULNT	症状增加
ULNT 1	颈向对侧屈曲	症状增加
	颈向同侧屈曲	症状降低
	下压肩膀	症状增加
	同侧 SLR	症状增加
ULNT 2a	颈向对侧屈曲	症状增加
	颈向同侧屈曲	症状降低
	同侧 SLR	症状增加
ULNT 2b	颈向对侧屈曲	症状增加
	颈向同侧屈曲	症状降低
	同侧 SLR	症状增加
ULNT 3	颈向对侧屈曲	症状增加
	颈向同侧屈曲	症状降低
	同侧 SLR	症状增加
股神经紧张度测试	对侧躯干屈曲	症状增加
	颈屈曲	症状增加
长坐位 Slump	踝关节 DF	症状增加
	颈屈曲	症状增加
被动屈颈	SLR	症状增加
	踝关节 DF	症状增加

SLR,直腿抬高。

一项应用改良后的坐位 Slump 测试评估儿童慢性头痛患者的研究结果为评分者间 ICC 为 0.96,标准差为 2.83。统计分析结果显示,颈源性头痛组儿童感觉到症状在脊柱区域(82%),而偏头痛组儿童感觉到症状在腿部(80%)。对照组 36% 的儿童感觉到症状在腿部,46% 感觉完全没有症状。Von Piekartz 和同事们[30]还发现与对照组比较,头痛组骶椎位置明显不同。长坐位 Slump 测试中,颈源性头痛组颈椎 ROM 明显低于对照组和偏头痛组。

小结

- 对于特定的患者按照特定的动作顺序进行评估和重新评估在临床上是有用的。
- 如果每次测试按照不同的测试顺序,不同顺序可能导致测试结果改变,这会误导医生判断是否存在临床变化。
- 同样,敏化策略应该按一致的方式进行以提高测试的可靠性。
- 在特定的神经组织测试时还应该考虑一致的体位。
- 总之,这些测试在临床上应用是可靠的。

被动附属运动

除了生理运动模式,被动附属运动也可能影响临床症状表现。在几项研究中提到一项附属运动是颈侧向滑动手法[9,18]。单边后向前滑动在一个案例报告中被讨论过[31]。在三点测试中发现此手法可能对神经根的刺激很微弱,仅次于对邻近组织的作用。

特殊临床测试

神经组织触诊

在很多部位,可以直接对周围神经进行触诊。此外,还可以间接地对神经进行触诊,也就是说,临床上在不触碰神经的情况下,神经可以受到医生接触的影响,比如通过触诊桡管来感知桡神经深支[32]。在可能的情况下,医生应该尽可能通过触诊神经来确定其是否能改变受试者的一致性体征。如 Goldner 和 Hall[33]所述,Butler 建议轻轻地"拨动"神经,"像弹吉他"那样。还建议触诊时约应用 10 磅(1 磅≈4.45 牛)的压力可刺激到该区域 1 英寸(2.54cm)远端的神经,用于检查远端感觉异常[33]。一项类似的用于近端诱发测试的手法也被提出[34]。叩击测试被推荐用于周围神经的评估已近 100 年[35]。此测试局限于浅表神经,在神经上轻轻敲动 4~6 下[34],通过轻敲寻找再现的症状。许多学者报道叩击测试在诊断腕管综合征的准确性中,发现多种结果,并且诊断准确性的研究质量参差不齐。最近的一篇综述性文章做出结论:中等证据支持将叩击测试用于肘关节和腕关节[36]。

治疗技术

治疗理念

机械结构的不同　因为一个关节的所有组织在关节运动时其机械性会产生相互影响,因此很有必要针对目标神经组织运用手法,使治疗效果最大化,这可以在重新评估时显现出来。一些手法治疗策略是有效的。用牵张力手法为神经组织提供张力,一般的治疗策略是通过牵拉神经两端对神经结构提供牵张力[16]。重复次数包括了重复施加张力和紧张放松。一个应用牵张力的替代方法是保持一定时间的静态拉伸,而不是缓慢重复的拉伸。滑动技术,其功能原理是减少神经本身的整体张力,但通过在神经一侧施加张力促使神经在鞘膜内产生滑动,而在另一侧释放张力[16]。反复改变神经紧张和放松状态,用于在神经鞘膜内产生反复运动,促进正常轴突的生理功能恢复。滑动手法的开始和结束步骤见图 15.36 和图 15.37。

另一种治疗神经组织损伤的方法是以最小负荷应用于神经组织并在整个治疗过程中一直维持这种负荷。拉力一般保持在很低的水平,避免激发患者的症状。然后以分级变化的方式摆动适当的节段,使神经与周围的神经鞘膜间产生移动,这项技术在很多方面可以适当模拟人体运动期间的正常功能,因为

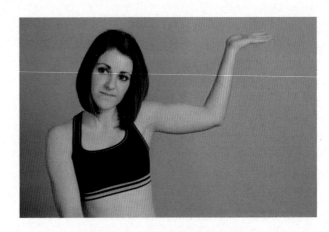

图 15.36　滑动手法:初始阶段。

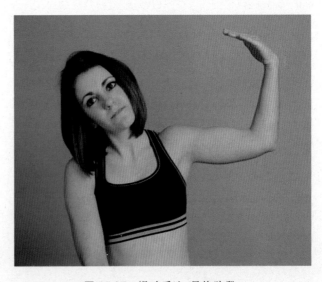

图 15.37　滑动手法:最终阶段。

表 15.6　文献中描述的潜在神经动力学治疗手法

手法	描述
张力手法	患者取一个舒适且便于接受神经动力加载的体位。通过活动要治疗神经两端的张力来加载负荷到损伤的神经组织上。以摆动的方式重复施加负荷
滑动手法	患者取一个舒适且便于接受神经动力加载的体位。通过活动、拉紧治疗神经一端而放松另一端加载适当负荷到损伤的神经组织,产生滑动
拉伸手法	患者取适当的体位,接受神经动力加载。施加压力于神经系统并持续一段预定的时间
节段松动手法	患者取适当的体位,施加一个预定量的神经动力加载,医生对适当的节段施加一个适当的摆动手法来活动神经周围的部分

当手臂抬高到一定位置时, 脊髓节段也通常是伴随活动的。这些治疗手法在表 15.6 中描述。

　　需要指出的是, 前面描述的治疗手法并不仅仅针对目标神经组织, 还包括其他组织。病患神经节段周围的所有组织的活动彼此互相关联。两个远距离的神经节段同时产生活动, 但与症状变化有关的神经组织的数量和类型是有限的, 因为颈椎和腕关节的肌肉、韧带或肌腱都不是独立的, 许多节段的结构都是互相交叉的, 包括神经脑膜、筋膜和皮肤。

指导原则

　　患者的反应和敏感　必须指出, 根据症状的持续时间不同, 通过神经动力学治疗达到临床上有意义的改变所需的时间也是不一样的。病例报告已经明确, 适当缓解症状可能需要几个月的时间[2]。根据临床表现和神经受损程度可以确定治疗的剂量, 包括施加力的大小, 这反过来对治疗反应产生的速度有影响。

　　一个改变治疗过程中施力强度的方法包括对受损神经涉及区域进行定位。因为有证据支持这一假说, 在力施加的范围内, 神经发生的偏移/变形越多, 所需要施加的力也越大[38,39]。因此, 将这一假说应用到干预剂量的选择中是合理的。在临床上表现较为敏感时, 在可疑病变节段的远端施加运动, 但在病理可能发生层面上最小化施力。例如, 对于怀疑患颈神经根病变的患者, 在运动中施加的力应低于疼痛阈值, 治疗中可以应用摆动腕关节来改变所施加张力的大小。如果涉及的节段不是特别敏感, 在病理可能发生层面施加运动, 以达到最大化施加张力到病变区域。在前面提到的病例中, 负荷阈值可能被运用到

运动中, 治疗包括活动颈椎, 直接在神经根水平影响神经组织。

　　一般来说, 相对温和地治疗神经组织对于防止病情恶化是一个不错的选择[2]。在某些情况下, 很难评估敏感的程度, 这容易导致过度治疗以及随着时间的延长使症状恶化。采取激进的治疗可能会进一步减少血流量或对神经产生更大的机械压迫, 造成进一步的神经轴索破坏或更严重的缺氧, 导致情况恶化[2]。拉伸手法的使用也容易导致过度治疗;因此, 滑动手法可能更适合作为初期的治疗选择, 直到出现一致性的症状表现以选择下面治疗。一旦治疗开始, 可以通过患者的反应来监测治疗反应的强度, 并且这种反应可用于调整后续治疗的强度。

　　如果患者敏感程度相对较低, 并且临床推断显示组织床易受损(比如短暂阵痛,全身性疼痛和通过张力测试证明的阻力), 患者可能受益于拉伸治疗。在直接进行神经松动之前, 首先考虑拉伸非神经结构, 不要过度刺激神经组织, 然后进行直接的神经松动。

　　目前, 几乎没有证据明确神经动力治疗的最佳剂量的指导方案。大多数的干预研究聚焦于特殊的治疗手法而不是那些手法不同的强度剂量水平。由于这个原因, 对医生来说, 依据合理的临床推理来选择治疗强度剂量是很必要的。医生可以检索目前文献中使用的剂量, 但是要根据患者的反应调整剂量, 千万要记住过度治疗很容易造成神经紊乱。

　　因为不利的神经张力(ANT)表现为运动功能受限或丧失, 所以专注于运动的治疗项目是很重要的。在治疗过程中, 患者在诊所中的时间很少, 而基于神经组织活动的家庭锻炼项目是治疗的根本, 可在促进快速康复方面发挥关键作用。为了使家庭锻炼项

目能最大化地发挥作用,医生向患者强调全面理解神经力学及其在患者治疗中的作用是很有必要的[2]。

最近的一项研究[40]证实了一种临床假设,那就是滑动手法比张力手法更能引起较大的神经组织运动。在一项针对两具防腐剂保存的男性尸体的研究中,发现滑动手法在手腕正中神经 (12.6mm 比 6.1mm)和肘部尺神经(8.3mm 比 3.8mm)中的偏移是张力手法的两倍多。此外,较大的偏移伴随着较小的力度增加。滑动手法中手腕正中神经的张力变化是0.8%,而张力手法为 6.8%。作者得出结论,不同类型的神经组织锻炼对周围神经组织效果不同[40]。这项结果主要由针对尸体进行上肢运动过程中,神经鞘膜内正中神经[38]和尺神经的运动幅度[39]所支持。Dilley 等的研究[38,39]采用主动运动的方式为神经组织提供一个张应力,他们报道神经长度的改变与 Coppieters 等在张力组的研究结果[18]相似。对这些研究进行直接比较时应该非常谨慎,因为这些活体研究使用了不同的仪器,且神经运动的运动位点也不同。最重要的一点是,活体研究支持神经出现位移的情况并具有与尸体研究相似的价值。

尽管假设滑动手法提供较大的神经运动并额外产生较少的神经张力,但是在随机对照试验中,拉伸运动已经被作为是一个有效神经松动方法[41]。在 Cleland 等的研究中[41],16 个研究对象被随机分配到 Slump 拉伸组并接受超过 3 周的 6 次治疗,对照组包括标准化教育、松动术和稳定练习,而试验组另外接受神经松动,包括 5 次重复的保持 30 秒长坐 Slump 拉伸,在拉伸位点医生加压使患者颈屈曲到激发症状点。尽管在 ANT 治疗中,其预防效果并不明确,但是试验组的受试者在减少疼痛和改善功能障碍指数方面均明显优于对照组。功能障碍指数的改善满足了最小临床重要变化评分值,这个手法比对照组改善分数大于 9 分。这项研究表明,包含神经松动的综合治疗项目提高了治疗的整体效果。此外,最近的一项研究在 30 名健康女性受试者中比较了张力手法与滑动手法的作用,发现这两种手法在 Slump 测试中均能明显增加膝关节伸展功能。尽管滑动组均值变化大于张力组,但两组之间的实际差异无显著性意义[42]。

最近的一项关于无症状个体的研究表明,使用

张力手法的神经松动比不使用此手法的治疗产生更优的痛觉减轻效果[43]。本研究先前设计用于研究 Aδ 纤维和 C 纤维活性的差异。在 C 纤维反应中痛觉立即减退,在 Aδ 纤维反应中却没有,但对于 C 纤维的反应没有出现延滞效应。然而,在神经动力学测试过程中,张力手法在对肘关节伸展活动范围的治疗效果和感觉描述中具有延滞效应[43]。

禁忌证和注意事项

在神经动力治疗中要特别注意可能的禁忌证和注意事项[2]。如前所述,不加选择地采取治疗容易加重神经组织的疼痛或敏感性。脊髓或神经根出现的症状可能提示患者中枢神经系统存在不良的神经张力,对于这种患者应该用温和方式治疗。对具有内脏源性疼痛,并通过机械性刺激不能改变的夜间持续性疼痛患者,进行检查时也需要特别小心。慢性区域疼痛综合征可能在神经源性疼痛中发挥很大作用,并且这种病症的存在给患者康复带来了很大的困扰,还容易导致病症的恶化。除了上面提到的特殊情况以外,进一步的注意事项和禁忌证在表 15.7 中列出[2]。

强化手法

有些辅助干预措施可与神经组织松动疗法协同作用增强治疗效果[2]。尽管包括手法和强度剂量在内的干预技术的完整细节描述超出了本书的范围,值得注意的是,这些辅助干预措施是有用的。可能的辅助措施包括但不限于表面和深层热疗因素,如湿热、

表 15.7　神经动力治疗手法中可能的禁忌证和注意事项

禁忌证

- 近期修复的周围神经
- 恶性肿瘤
- 活动的炎症情况
- 神经学上:急性炎性脱髓鞘疾病

注意事项

- 敏感情况
- 脊髓症状
- 神经根症状
- 严重的夜间持续性疼痛(没有确诊)
- 最近感觉异常/麻木
- 伴随周围神经疼痛症状的机械性脊髓疼痛

超声波和透热。也可考虑电刺激干预措施，如皮肤神经电刺激和高电压脉冲电流或干扰电流。按摩、针灸、针压和肌筋膜手法也是可行的辅助方法。不过，每项干预措施和神经松动术联合应用的确切效果还没有被严格检测，所以不能提出具体建议。Coppieters 等[9]比较了颈椎侧向滑动手法和超声波对神经源性颈臂痛患者的治疗效果，发现超声治疗对 ULNT ROM 无改变，并且在疼痛区域或疼痛水平上无显著性改变。超声(US)治疗剂量为 5 分钟 1mHz，0.5W/cm²，20%占空比。这个剂量满足了非热效应治疗效果的要求。医生必须谨慎解释这些发现，因为没有证据表明非热效应剂量的 US 使用有很大的治疗价值，而且我们提出的超声非热效应治疗益处，空化效应可改变膜渗透性，缺乏体内试验支持[44]。值得注意的是，还没有发现单独采用一项干预措施具有明显的治疗效果，但是当与其他干预措施联合应用作为全面治疗时是有益的[45]。

关节松动术

颈椎侧向滑动(图 15.38)被认为是一项用于治疗颈臂痛的手法[9,46,47]。有几篇文献记录了颈椎侧向滑动的效果。在对 20 例无症状的受试者开展的安慰剂对照研究中，颈椎侧向滑动增加了肘关节伸展活动范围[48]。这项研究的结果无法表明运动度改变与疼痛阈值改变有关，因为在测试过程中受试者是无症状的。这些结果支持 Vicenzino 和同事们提出的神经生理学效应[49]，他们发现在双盲安慰剂对照设计中，颈椎侧向滑动是临床上一种有效的治疗方法，能减少感知性疼痛、疼痛分布区域以及增加关节活动范围。但是，到目前为止，作用机制还不完全清楚。颈侧向滑动也被用于强化技术，如 ULNT 2a(图 15.39)。

已经研究报道了单侧后–前滑动手法 (UPA)在颈臂痛治疗中的效果[31]。这个特殊的干预措施并没有设置对照，而是一个前瞻性病例报告设计。但其结果信度受这样一个事实影响，受试者在肩峰下注射药物 1 周后进行物理治疗，但临床上肩峰下注射通常在注射后不久就会出现明显效果改善。因为公布的参考标准是在 30 分钟改善症状，所以注射 1 周时间内没有效果提示肩峰下注射治疗无效[50]。另外，我们还可以做一些改进，每周重复实施神经动力学测试，但测试的剂量强度要远远低于测试神经动力学张力技术效果的剂量强度。

> **小结**
> ● 必须指出，随产生症状的持续时间不同，通过神经动力学治疗达到有意义的临床变化所需要的时间是不定的。
> ● 使用之前应该考虑神经动力学的禁忌证。
> ● 尽管假设滑动提供较大的神经运动并产生较少的神经张力，在随机对照试验中，拉伸运动已经被认为是一个有效的神经动力学治疗方法。

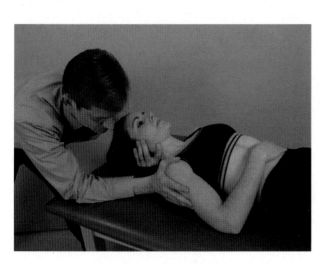

图 15.38　颈椎侧向滑动。

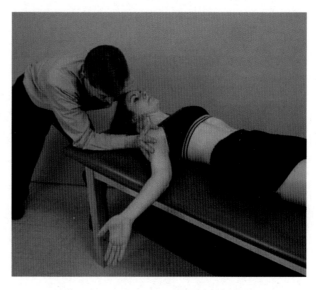

图 15.39　伴随 ULNT 2a 的颈椎侧向滑动。

治疗结果

　　一个文献综述表明神经动力技术对各种疾病的治疗效果不同。最近一个针对多个随机对照试验的系统回顾文献指出，神经松动术用于许多常见的神经系统病变证据不足或有限[51]，这个综述特别指出在探究神经动力技术的有效性中，高质量研究的数量不足[51]。

　　尽管相对缺乏高质量的随机对照试验，且在多种研究中应用的方法、病理改变和治疗手法不同，仍有许多研究发现这些治疗手法在神经性疾病的治疗中是有用的。

证据

　　神经的静态拉伸　有 C 级水平的证据证明静态拉伸在 Slump 测试阳性受试者中应用的有效性。Cleland 等[41]发现超过 3 周的 6 次治疗，外加 5 次每次 30 秒维持治疗，以及每天的家庭运动项目，其中包括 2 次每次 30 秒的 Slump 拉伸，其治疗效果超过了单纯的关节松动和标准锻炼方式。这些数据支持之前病例系列设计的结果，发现 Slump 拉伸对 Slump 测试阳性且无神经根损伤症状的受试者有益[52]。

　　神经滑动　C 级水平的证据认为滑动手法不应用于腕管综合征。3 项研究发现与夹板固定方法相比，包括神经松动在内的滑动手法治疗不能提高治疗效果[53-55]。其中每项研究均显示这两个治疗组在改善疼痛、增强力量和功能方面有效果且具有统计学意义，但两组之间没有差别。

　　神经张力技术　回顾张力手法研究显示张力手法对于有害的神经张力具有 C 级水平的证据证实其有效性。Tal-Akabi 和 Rushton[56]发现神经松动术比无任何治疗的对照组效果要好，但是对于神经动力学评估阳性和疑似腕管综合征的受试者来说，神经松动术与应用关节松动术结果类似。此外，Drechsler 等[57]发现张力手法作为综合手法治疗的一部分，在临床上可能对肱骨外上髁炎有作用。这项研究对于确定张力手法是否具有积极的治疗效果提供了一定依据。

　　椎骨张拉松动　有 C 级水平证据支持使用针对脊髓的神经松动术治疗疑似神经动力学病变的疾病。一项研究比较了神经动力负荷下，颈椎侧向滑动（ULNT 1）与超声对疼痛程度和疼痛区域改变的效果[9]。Coppieters 等[9]发现手法治疗组肘关节活动范围增加，疼痛程度降低并且疼痛区域减小，而超声组关节活动范围、疼痛强度、疼痛区域没有显著变化。

　　与上述研究类似，Allison 等的研究实施了一个包含颈相侧向滑动手法的综合治疗项目[58]。在 Allison 等的研究中，在颈椎侧向滑动时施加了一个较小的神经动力负荷，将较多的手法治疗与运动疗法相结合。对照组 8 周后接受手法治疗。对照组受试者在加入手法治疗后症状有相似程度的减轻[58]。

　　有 D 级水平的证据支持对神经动力学测试阳性和颈臂痛患者使用患侧单侧后-前滑动手法[31]。Haddick[31]专门用单侧后-前滑动手法，并重新评估在持续 5 周的 5 个疗程中的 ULNT、疼痛和功能障碍水平变化。虽然在这一病例报告中松动手法与之前提到的对侧滑动手法不同[9,47,57]，但是期望出现类似的结果未必不合理。因为之前的工作已表明使用特定的手法治疗技术可能不如提供合理运动重要[59]。

　　总结支持神经动力技术的证据见表 15.8。

小结

　　●当评估神经动力学证据时，对于许多常见的神经系统疾病应用神经松动术证据不足或有限。

　　●有 C 或 D 级证据支持拉伸、滑动和松动在治疗过程中可发挥积极作用。

表 15.8　神经动力技术检查和治疗效果的文献

作者	神经评估	干预	结果	证据水平
Haddick 等[31]	ULNT 1	UPA 滑动	↓疼痛和 SPADI	D 水平 CR
Coppieters 等[9]	ULNT 1	颈椎侧向滑动	↓疼痛,↓疼痛区域和 SPADI	C 水平
Coppieters 等[9]	ULNT 1	颈椎侧向滑动	↓疼痛	C 水平
Vicenzino 等[49]	ULNT 2b	颈椎侧向滑动	↓疼痛,↑ROM ↑压痛阈值和强度	C 水平
Cowell 等[47]	ULNT 1	颈椎侧向滑动	↓疼痛和诺思威克功能问卷	D 水平 单一受试者
Ekstrom 和 Holden[32]	ULNT 1 和 2b	ULNT 1 和 2b 肘关节伸展拉伸,US 和 HEP	↓疼痛,↑ROM 和强度	D 水平 CR
Cleland 等[41]	Slump	在锻炼项目后,Slump 拉伸 5 次每次 30 秒	↓疼痛,↑功能和症状集中	C 水平
Allison 等[58]	神经源性标准	对侧颈椎滑动,肩胛带摆动下压,GH 外展和 ER 的收缩-放松手法,以及 HEP	↓疼痛(VAS-1 周和 MPQ),诺思威克功能问卷	C 水平

US,超声;ER,外旋;UPA,单侧后前位;ROM,关节活动度。

本章问题

1.描述神经的三层膜性结构,讨论如何活动神经本身。

2.请说明在评估和治疗时"神经偏向滑动"的意思。

3.比较和对比滑动和张力手法。

4.描述预位强化手法的效果。

病例分析

病例 15.1：Thomas Brown (66 岁男性)

诊断:下腰痛和坐骨神经痛。

视诊:患者背部屈曲不足与腰椎活动受限。

病因:患者主诉约 9 个月前在自家车库提重物时受伤。自此他又出现了腿部疼痛。

一致性体征:前屈触碰足趾受限。

目前状态:患者认为这个问题很麻烦,但他表明如果腰背和腿部疼痛无法缓解,他将不能继续在车库工作。腿痛处于可忍受的程度,但严重时需服用布洛芬。

症状表现:患者无法判断背部和腿部疼痛是否有关联。疼痛常单独出现。

相关病史:患者慢性下腰痛超过 25 年。

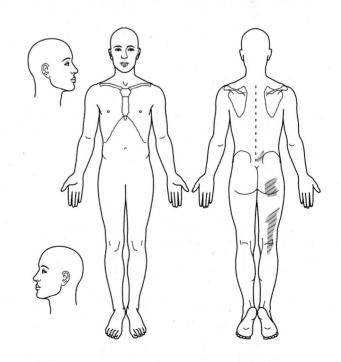

患者目标:患者想摆脱腿部疼痛。

基线:休息时腿部疼痛程度为 1/10 NAS;最严重时疼痛程度为 3/10。

检查结果:前屈时腰背部和腿部的疼痛加剧。后向前滑动不能再现症状,但 Slump 测试可以。

1.根据这些结果,你还想检查什么?

2.这名患者是否适合手法治疗?

3.该患者的预期预后如何?

4.你觉得本书中介绍的哪些治疗方法可能对这个患者有益?

病例 15.2:Carla Fortiner (49 岁女性)

诊断:肩颈疼痛。

视诊:患者呈现颈前屈姿势并且活动受限。

病因:重新装修厨房时,患者被一个木板击中头

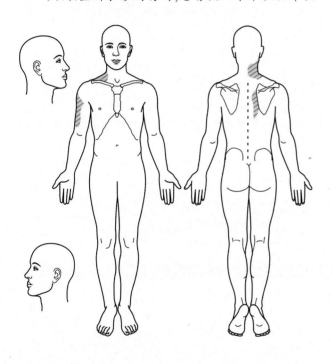

部。从那时起她颈部就开始疼痛并延伸到肩部。

一致性体征:患者声称颈部向受累的肩部外侧屈曲时,活动最受限。

目前状态:患者提到她的伤病是一个麻烦事,疼痛会影响她白天的工作效率。她用布洛芬控制症状。

症状表现:患者感觉颈部疼痛和肩痛相关。她表示颈部受伤之后肩部很快开始疼痛。

相关病史:患者患有乳腺癌,7 年前行乳腺切除术。

患者目标:患者担心出现"椎间盘突出",因为她现在有肩痛,并且最近被医生诊断为肩袖撕裂。她没有肩部无力的症状。

基线:患者目前的症状为 2/10;严重时为 5/10。

检查结果:颈椎向外侧和前侧屈曲时颈部和肩部出现症状。后向前滑动到右侧 C5–C6 时肩部也会出现症状。

1.根据这些结果,你还想检查什么?

2.这名患者是否适合手法治疗?

3.该患者的预期预后如何?

4.你觉得本书中介绍的哪些治疗方法可能对这个患者有益?

参考文献

1. Shacklock MO. Positive upper limb tension test in a case of surgically proven neuropathy: Analysis and validity. *Man Ther.* 1996;1:154–161.
2. Walsh MT. Upper limb neural tension testing and mobilization: Fact, fiction, and a practical approach. *J Hand Ther.* 2005;18:241–258.
3. Breig A. *Adverse mechanical tension in the central nervous system: An analysis of cause and effect, relief by functional neursurgery.* Stockholm; A and W International/John Wiley & Sons: 1978.
4. Devor M, Rappaport ZH. Pain and pathophysiology of damaged nerves. In: Fields HL (ed). *Pain syndromes in neurology.* Oxford: Butterworth Heinemann: 1990, 47–83.
5. Hall TM, Elvey RL. Nerve trunk pain: Physical diagnosis and treatment. *Man Ther.* 1999;4:63–73.
6. Lew PC, Briggs CA. Relationship between the cervical component of the slump test and change in hamstring muscle tension. *Man Ther.* 1997;2:98–105.
7. Barker PJ, Briggs CA. Attachments of the posterior layer of lumbar fascia. *Spine.* 1999;24:1757–1764.
8. DiFabio RP. Neural mobilization: The impossible. *J Orthop Sports Phys Ther.* 2001;31:224–225.
9. Coppieters MW, Stappaerts KH, Wouters LL, Janssens K. The immediate effects of a cervical lateral glide treatment technique in patients with neurogenic cervico-brachial pain. *J Orthop Sports Phys Ther.* 2003;33:

369–378.

10. Walsh J, Flatley M, Johnston N, Bennett K. Slump test: Sensory responses in asymptomatic subjects. *J Man Manip Ther.* 2007;15:231–238.

11. Yaxley G, Jull GA. A modified upper limb tension test: An investigation of responses in normal subjects. *Aust J Physiother.* 1991;37:143–152.

12. Molesworth J. The effect of chronic inversion ankle sprains on the dorsiflexion–inversion straight leg raise test and the plantarflexion–inversion straight leg raise test. Thesis, University of South Australia, Adelaide: 1992.

13. Balster SM, Jull GA. Upper trapezius muscle activity during the brachial plexus tension test in asymptomatic subjects. *Man Ther.* 1997;2:144–149.

14. Goeken LN, Hof AL. Instrumental straight-leg raising: Results in healthy subjects. *Arch Phys Med Rehabil.* 1993;74:194–203.

15. Elvey RL, Hall TM. Neural tissue evaluation and treatment. In: Donatelli RA (ed)., *Physical therapy of the shoulder.* New York; Churchill Livingstone: 1997.

16. Butler DS. *The sensitive nervous system.* Adelaide; Noigroup Publications: 2000.

17. Lewis J, Ramot R, Green A. Changes in mechanical tension in the median nerve: Possible implications for the upper limb tension test. *Physiother.* 1998;84:254–261.

18. Coppieters MW, Alshami AM, Babri AS, Souvlis T, Kippers V, Hodges PW. Strain and excursion of the sciatic, tibial, and plantar nerves during a modified straight leg raising test. *J Orthop Res.* 2006;24:1883–1889.

19. McKibbin H. Neurodynamics related to the treatment of patients following a cerebral vascular accident. In: Harrison MA (ed)., *Physiotherapy in stroke management.* New York; Churchill Livingstone: 1995.

20. Quintner JL. A study of upper limb pain and paraesthesiae following neck injury in motor vehicle accidents: Assessment of the brachial plexus tension test of elvey. *Br J Rheumatol.* 1989;28:528–533.

21. Shacklock MO. Neurodynamics. *Physiother.* 1995;81:9–16.

22. Lew PC, Morrow CJ, Lew AM. The effect of neck and leg flexion and their sequence on the lumbar spinal cord. Implications in low back pain and sciatica. *Spine (Phila Pa 1976).* 1994;19:2421–2424.

23. Wainner RS, Fritz JM, Irrgang JJ, Boninger ML, Delitto A, Allison S. Reliability and diagnostic accuracy of the clinical examination and patient self-report measures for cervical radiculopathy. *Spine.* 2003;28:52–62.

24. Kleinrensink GJ, Stoeckart R, Mulder PG, et al. Upper limb tension tests as tools in the diagnosis of nerve and plexus lesions. Anatomical and biomechanical aspects. *Clin Biomech* (Bristol, Avon). 2000;15(1):9–14.

25. Maitland GD. The slump test: Examination and treatment. *Aust J Physiother.* 1985;31:215–219.

26. Magee DJ. *Orthopedic physical assessment.* 4th ed. Philadelphia; WB Saunders: 2008.

27. Gabbe BJ, Bennell KL, Wajswelner H, Finch CF. Reliability of common lower extremity musculoskeletal screening tests. *Phys Ther Sport.* 2004;5:90–97.

28. Bertilson BC, Bring J, Sjoblom A, Sundell K, Strender LE. Inter-examiner reliability in the assessment of low back pain (lbp) using the Kirkaldy-Willis classification

(kwc). *Eur Spine J.* 2006;15:1695–1703.

29. Strender LE, Sjoblom A, Sundell K, Ludwig R, Taube A. Interexaminer reliability in physical examination of patients with low back pain. *Spine (Phila Pa 1976).* 1997;22:814–820.

30. von Piekartz HJ, Schouten S, Aufdemkampe G. Neurodynamic responses in children with migraine or cervicogenic headache versus a control group: A comparative study. *Man Ther.* 2007;12:153–160.

31. Haddick E. Management of a patient with shoulder pain and disability: A manual physical therapy approach addressing impairments of the cervical spine and upper limb neural tissue. *J Orthop Sports Phys Ther.* 2007;37:342–350.

32. Ekstrom RA, Holden K. Examination of and intervention for a patient with chronic lateral elbow pain with signs of nerve entrapment. *Phys Ther.* 2002;82:1077–1086.

33. Goldner JL, Hall RL. Nerve entrapment syndromes of the lower back and lower extremities. In: Omer GE, Spinner M, Van Beek AL (eds)., *Management of peripheral nerve problems.* Philadelphia; W.B. Saunders: 1997.

34. Mackinnon SC, Dellon AL. *Surgery of the peripheral nerve.* New York; Thieme: 1988.

35. Tinel J. Le signe du "Fourmillement" Dans les lesions des nerfs peripheriques. *Presse Medicale.* 1915;47:388–389.

36. Cook C, Hegedus E. *Orthopedic physical examination tests: An evidence-based approach.* Upper Saddle River, NJ; Prentice Hall: 2008.

37. Maitland GD, Hengeveld E, Banks K, English K. *Maitland's vertebral manipulation.* London; Butterworth-Heinemann: 2001.

38. Dilley A, Lynn B, Greening J, DeLeon N. Quantitative in vivo studies of median nerve sliding in response to wrist, elbow, shoulder and neck movements. *Clin Biomech (Bristol, Avon).* 2003;18:899–907.

39. Dilley A, Summerhayes C, Lynn B. An in vivo investigation of ulnar nerve sliding during upper limb movements. *Clin Biomech (Bristol, Avon).* 2007;22:774–779.

40. Coppieters MW, Butler DS. Do 'sliders' slide and 'tensioners' tension?: An analysis of neurodynamic techniques and considerations regarding their application. *Man Ther.* 2008;13:213–221.

41. Cleland JA, Childs JD, Palmer JA, Eberhart S. Slump stretching in the management of non-radicular low back pain: A pilot clinical trial. *Man Ther.* 2006;11:279–286.

42. Herrington L. Effect of different neurodynamic mobilization techniques on knee extension range of motion in the slump position. *J Man Manip Ther.* 2006;14:101–107.

43. Beneciuk JM, Bishop MD, George SZ. Effects of upper extremity neural mobilization on thermal pain sensitivity: A sham-controlled study in asymptomatic participants. *J Orthop Sports Phys Ther.* 2009;39:428–438.

44. Baker KG, Robertson VJ, Duck FA. A review of therapeutic ultrasound: Biophysical effects. *Phys Ther.* 2001;81:1351–1358.

45. Cleland JA, Fritz JM, Whitman JM, Heath R. Predictors of short-term outcome in people with a clinical diagno-

sis of cervical radiculopathy. *Phys Ther.* 2007;87: 1619–1632.

46. Elvey RL. Treatment of arm pain associated with abnormal brachial plexus tension. *Aust J Physiother.* 1986; 32:225–230.

47. Cowell IM, Phillips DR. Effectiveness of manipulative physiotherapy for the treatment of a neurogenic cervicobrachial pain syndrome: A single case study–experimental design. *Man Ther.* 2002;7:31–38.

48. Saranja J, Green A, Lewis J, Worsfold C. Effect of a cervical lateral glide on the upper limb neurodynamic test 1: A blinded placebo-controlled investigation. *Physiotherapy.* 2003;89:678–684.

49. Vicenzino B, Collins D, Wright A. The initial effects of a cervical spine manipulative physiotherapy treatment on the pain and dysfunction of lateral epicondylalgia. *Pain.* 1996;68:69–74.

50. Calis M, Akgun K, Birtane M, Karacan I, Calis H, Tuzun F. Diagnostic values of clinical diagnostic tests in subacromial impingement syndrome. *Ann Rheum Dis.* 2000;59:44–47.

51. Ellis RF, Hing WA. Neural mobilization: A systematic review of randomized controlled trials with an analysis of therapeutic efficacy. *J Man Manip Ther.* 2008;16: 8–22.

52. George SZ. Characteristics of patients with lower extremity symptoms treated with slump stretching: A case series. *J Orthop Sports Phys Ther.* 2002;32:391–398.

53. Baysal O, Altay Z, Ozcan C, Ertem K, Yologlu S, Kayhan A. Comparison of three conservative treatment protocols in carpal tunnel syndrome. *Int J Clin Pract.* 2006;60:820–828.

54. Pinar L, Enhos A, Ada S, Gungor N. Can we use nerve gliding exercises in women with carpal tunnel syndrome? *Adv Ther.* 2005;22:467–475.

55. Akalin E, El O, Peker O, Senocak O, Tamci S, Gulbahar S, Cakmur R, Oncel S. Treatment of carpal tunnel syndrome with nerve and tendon gliding exercises. *Am J Phys Med Rehabil.* 2002;81:108–113.

56. Tal-Akabi A, Rushton A. An investigation to compare the effectiveness of carpal bone mobilisation and neurodynamic mobilisation as methods of treatment for carpal tunnel syndrome. *Man Ther.* 2000;5:214–222.

57. Drechsler WI, Knarr JF, Snyder-Mackler LA. A comparison of two treatment regimens for lateral epicondylitis: A randomized trial of clinical interventions. *J Sport Rehabil.* 1997;6:226–234.

58. Allison GT, Nagy BM, Hall T. A randomized clinical trial of manual therapy for cervico-brachial pain syndrome: A pilot study. *Man Ther.* 2002;7:95–102.

59. Chiradejnant A, Maher CG, Latimer J, Stepkovitch N. Efficacy of "therapist-selected" versus "randomly selected" mobilisation techniques for the treatment of low back pain: A randomised controlled trial. *Aust J Physiother.* 2003;49:233–241.

第 **16** 章
软组织松动术

Megan Donaldson

目标

- 了解软组织的解剖学和相关的关节运动学。
- 认识与肌筋膜损伤相关的一些独特视诊方法和患者病史特征。
- 应用和描述软组织松动术的多种形式。
- 认识在文献中取得最大成功的治疗手法。

软组织松动术概念

软组织松动术(STM)是一种手法治疗技术,是用类似关节松动的方法将力量施加在结缔组织和肌肉组织上,从而使之产生特定运动。施加的力量在速度、深度和方向上可以有所不同。STM 两个主要的解剖靶标包括结缔组织和肌肉。

有人可能认为在这本循证的书中软组织松动术这一章是相对容易的。目前,支持软组织松动术应用的证据与关节或神经相关疗法不同,软组织松动术的证据不足或结果不一致[1]。关于这一结果可能在于基于软组织手法的研究者没有进行持续的工作来跟进评估疗效。公平地说,虽然也存在有限的证据支持在测试评估或其他相对宽松的设计中使用软组织松动术,但是很难设计一个相当有效的研究来充分评估软组织松动术的优点。因此,本章的以下内容是在多模式治疗过程中可能提供支持的方法。

临床检查

目的

当进行临床检查以便评估软组织松动术的需要时,手法治疗师要考虑许多因素。理论上软组织松动术是在不造成再次损伤的情况下,最大化地促进肌肉骨骼的修复过程,并能够尽快帮助其功能恢复。软组织松动术是手法治疗的一种形式,可通过增强功能性组织愈合和对机械感受器的刺激来帮助调节疼痛。

软组织松动术的临床效果将在本章节后面讨论。软组织松动术的许多临床益处得益于心理干预和额外的理疗技术辅助的组织恢复,包括(但不限于)放松拉伸训练、关节松动术、收缩/放松、本体感受神经肌肉促进技术、主动运动,姿势再训练和教育。在触诊期间或手法肌肉测试中经常出现的一些临床表现(如肌肉不平衡,肌肉紧张和炎症)可能会提高用适当的软组织松动术干预特定患者病理过程的可能性。

视诊

虽然没有特异因素将软组织松动术与特定的临床检查过程相联系,但是其独特性特点可能使软组织松动术成为一种有用的治疗方法。视诊检查结果包括有无肿胀,阳性表明有潜在的炎症机制,软组织松动术能帮助缓解这一症状。有两种主要类型的炎症:急性和慢性。慢性炎症可能继发于没有得到有效缓解的急性炎症。急性炎症可能在创伤、手术或其他导致软组织损伤或功能障碍的情况后发生。慢性和急性炎症可导致的结果包括发热、疼痛、四肢肿胀(与淋巴相关)或局部肿胀(与局部损伤相关)、功能受损或丧失。水肿肿胀与淋巴释放相关(超出此书范围),而非凹陷性水肿可能与急性炎症过程相关。

如果患者出现肤色的改变,那么可以认为患者局部的循环较差并存在潜在的水肿。尽管如此,肤色的改变也可能涉及出血和损伤,反映了特定区域内的严重病理变化。在进行任何软组织松动术之前应先对该区域进行仔细检查。

在视诊检查中,注意个人的姿势很重要,因为它对于鉴定肌肉失衡有所帮助。发现表现为姿势紊乱的肌肉失衡更具挑战性。进行姿势检查的目的是对患者的肌肉功能有一个全面的了解。最常见的上半身姿势性障碍,也被称为上交叉综合征,涉及包括颈前深屈肌、上肢伸肌、胸部伸肌在内的肌群薄弱或拉长以及包括颈伸肌和胸部屈肌在内的其他肌肉群的缩短或收紧。

下交叉综合征涉及包括腹肌、臀肌和股内侧肌和小腿外侧肌肉组织减弱或拉长;而包括髋关节屈肌、髂腰肌、腹直肌、阔筋膜张肌、内收肌以及竖脊肌在内的其他肌肉组织群收紧并缩短[2]。有多种原因会引起肌肉缩短/收紧,包括过度使用、受伤、和(或)肌肉弹性的改变。检查可指出上述提到的特定的综合征,并可用于指导评估哪块肌肉不足。

病史

多数肌筋膜引起的软组织功能障碍会引起起始点以外的部位疼痛。例如,下斜方肌可以将疼痛转移到上半身和颈部外侧;比目鱼肌痛可以表现为跟腱疼痛;冈上肌可能将疼痛转移到三角肌止点和肘部的外侧;臀小肌损伤可能引起膝关节两侧、小腿后侧和小腿内侧的疼痛[3]。要重点注意的是,患者主诉的区域可能不是引起不适的起始区域。

许多肌筋膜引起的功能障碍常伴随与压力相关的疾病,如抑郁或焦虑[4]。肌筋膜引起的疼痛可能是炎症性或非炎症性的[5]。大多数肌筋膜疼痛综合征在骨骼肌和韧带部位具有扳机点(触发点)[6]。其他情况如纤维肌痛,肌炎和肌痛可能表现为肌筋膜功能障碍,但实际上此类疾病是中枢介导引发的疼痛综合征,并且最好使用药物治疗[7]。患有这些病症的患者经常会在运动、用力或维持长期姿势时抱怨疼痛[8]。越来越多的证据表明,纤维肌痛综合征产生的疼痛是由深层组织(如肌肉和关节)产生的强直脉冲输入

与中枢致敏机制结合导致的。这种伤害性输入可能起源于外周组织(如创伤和感染),导致痛觉过敏/疼痛异常和(或)中枢致敏[9]。

姿势综合征和其他肌肉失衡相关的疼痛综合征是软组织松动术的适当靶向目标。最常遇到的姿势综合征常出现在颈部和下腰部,颈部出现的频率最高[10]。在大多数情况下,患者自身疼痛不是单一的。检查结果经常证实症状比较模糊,没有明确靶点。

> **小结**
> - 在评估是否可以用软组织松动术时,患者的病史和视诊可能是两个有用的依据。
> - 姿势或位置引起的不适与软组织有关。
> - 与软组织异常相关的视诊检查结果可能包括肿胀,这表明具有潜在的炎症机制,使用软组织松动术可有助于减轻该症状。

体格检查

主动生理运动,被动生理运动和被动附属运动

考虑到软组织松动术的体格检查超出了关节特定章节的范围,所以软组织松动术没有特定的体格检查程序。第5~14章中对身体每个区域进行的所有主动生理运动,被动生理运动和被动附属运动检查进行了描述,但是这些运动不是单独的,它对于医生推断软组织在检查顺序中鉴定损伤的作用是必要的。

特殊临床测试

触诊

在触诊期间,医生收集患者的皮肤和软组织相关的阻力、弹性、粗糙程度、温度、活动性、性状和湿度等信息。扳机点(TrP)已被定义为位于肌肉紧缩带内的高易激性病灶,它们在受到压迫时产生疼痛,并持续将疼痛从起点转移到远端部位或其他远离起始点部位[11]。扳机点可能发生在整个身体几乎任何肌肉部位,通常表现为收缩时产生疼痛。扳机点可能表

现为紧张性头痛、耳鸣或颞下颌关节疼痛[12]，通常（但不总是）位于神经肌肉接头处。

活动性扳机点可引起肌肉痛觉感受器的末梢区域致敏，增强患者的疼痛感。扳机点与压痛点不同，压痛点是可预测的，身体中的压痛点不会引起牵涉性疼痛。扳机点通常发生在活动受限的区域，更能表现出肌筋膜疼痛综合征。肌筋膜疼痛综合征是在普通人群中非常常见，其在女性中的发病率高达 45%，在男性高达 54%，患者咀嚼肌上出现扳机点的概率则不超过 25%[13]。

扳机点被定义为触诊时产生疼痛的肌肉区域，其特征在于出现紧张带和产生牵涉性疼痛。因为在骨骼肌紧张带内出现高应激性结节，所以通常使用触诊可鉴别出扳机点。触诊包括将一个固定压力直接施加在扳机点上，此压力通常垂直于肌肉。

在某些情况下，当施加压力时，由于扳机点处紧张的肌纤维（紧张带）收缩，会产生短暂可见的或明显的收缩或肌肉和皮肤的凹陷[14]。这个反应是通过高应力刺激扳机点导致扳机点突然发生压力变化引起的。潜在的扳机点是压痛和肌肉紧张的区域，不会导致自发疼痛。然而，潜在的扳机点可能限制运动范围并导致所涉及的肌肉的进一步弱化。

另一方面，压痛点通常是小而明确的区域，主要位于肌腹远端或筋膜层内。压痛点往往与整体痛阈下降有关，而扳机点可以是单侧的，涉及一个肌肉群，可以直接进行治疗。压痛点广泛存在于肌肉、肌腱交界处、黏液囊或脂肪垫中。在一些患者中，两种现象可能同时存在，而且可能发生重叠综合征。

主观症状的可靠性估计值一般较高，如点压痛（kappa 范围 0.22~1.0）和疼痛再现（kappa 范围 0.57~1.00），而客观体征的可靠性估计值一般较低，如紧张带的识别（kappa 范围 −0.08~0.75）或局部抽搐反应（kappa 范围 −0.05~0.57）[15]。由于可靠性的变化，关于肌筋膜疼痛特征和同质性的争议还在继续。

扳机点评估手法

为了确定肌筋膜痛扳机点的存在，在检查期间应该寻找一些临床诊断特征，如紧张带、点压痛或跳跃反射、疼痛重现、牵涉性痛和局部抽搐反应[17]。在触诊时，当观察到或找到一个绷紧索状带时，即可将其认定为一个明显的紧张带。触诊时，患者感觉疼痛即可认定为压痛点。局部抽搐反应是由于紧张带瞬间收缩，可以在扳机点触诊或挤压触诊时通过触摸或观察患者的皮肤确认。疼痛再现与前几章描述的其他激发手法相似；它是患者一致性疼痛症状的再现[18]。扳机点牵涉性疼痛可能遵循远离扳机点的皮肤分布模式[19]。大多数情况下，扳机点遵循特定的肌筋膜疼痛模式，这对于每一个扳机点都是唯一的和特异的。

颈部区域扳机点评估手法

胸锁乳突肌（图 16.1）扳机点可能引起面部和眼眶上部区域的疼痛。肩胛提肌扳机点（图 16.2）通常在颈部和肩部引起疼痛。

上斜方肌扳机点（图 16.3）可引起额头及太阳穴的疼痛；然而，它也可引起颈后部的疼痛，偶见下颌角疼痛[3]。斜角肌前部，中部及后部（图 16.4）可能在肩前部和上臂与前臂的前后侧区域产生疼痛。斜角肌扳机点可能引起肱二头肌外侧区域和手腕背侧和

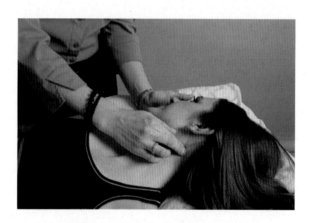

图 16.1　胸锁乳突肌扳机点触诊。

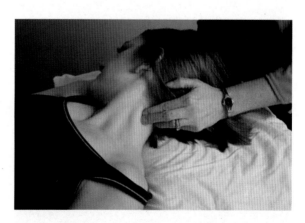

图 16.2　肩胛提肌扳机点触诊。

手部区域的疼痛。

下腰部和臀部区域扳机点评估手法

多裂肌扳机点(图 16.5)是引起骶骨及臀部区域下腰部疼痛的主要原因。腓肠肌的扳机点(图 16.6)可引起膝关节后部和踝关节的疼痛[3]。臀中肌扳机点(图 16.7)也是引起骶骨和臀部区域腰痛的常见原因,会引起臀部外侧区域疼痛。股内侧肌扳机点(图 16.8)引起膝关节前部疼痛。臀小肌扳机点(图 16.9)引起臀部外侧疼痛[3]。

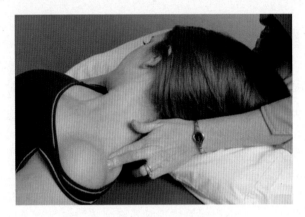

图 16.3　上斜方肌扳机点触诊。

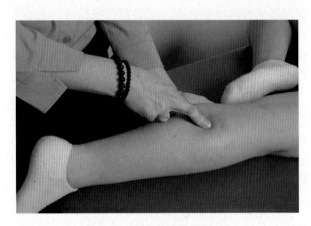

图 16.6　腓肠肌扳机点触诊。

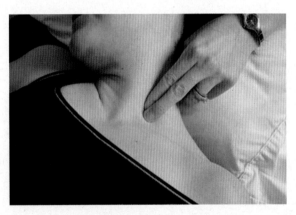

图 16.4　斜角肌扳机点触诊。

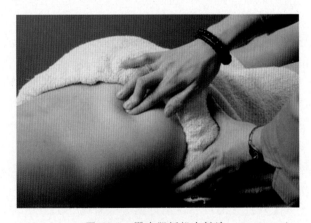

图 16.7　臀中肌扳机点触诊。

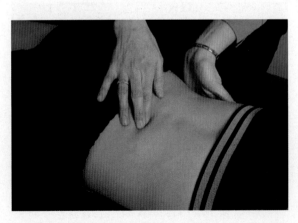

图 16.5　多裂肌扳机点触诊。

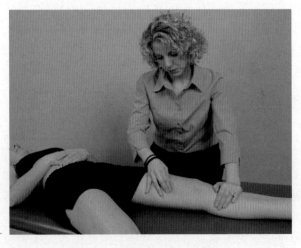

图 16.8　股内侧肌扳机点触诊。

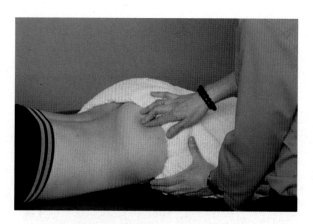

图 16.9　臀小肌扳机点触诊。

表 16.1　下肢肌肉中肌肉长度测试的可靠性	
健康或受伤的组内相关系数的可靠性	
Thomas 髋关节屈肌测试[20,21]	
	健康
	0.52 至 0.96
股直肌[21,22]	
	健康
	0.53 至 0.97
腘绳肌长度 (SLR)[23–25]	
	未知
	0.83 至 0.98
腘绳肌长度 (主动伸展)[24,25]	
	未知
	0.86 至 0.99
腘绳肌长度 (膝关节被动伸展)[25,26]	
	未知
	0.90 至 0.99
Ober 测试[27–29]	
	受伤和健康
	0.83 至 0.90
改良 Ober 测试[27–29]	
	受伤和健康
	0.82 至 0.92
腓肠肌[30]	
	健康
	0.74
比目鱼肌[31]	
	健康
	0.98

小结

　　●触诊可能是确定软组织松动术干预是否有效最有用的工具。

　　●扳机点可以引起肌肉痛觉感受器末梢区域的敏感度增高,增强患者的疼痛感。

　　●扳机点不同于压痛点,压痛点是可预测的,身体对称的压痛点不会引起牵涉性疼痛。

　　●扳机点被定义为触诊时肌肉疼痛的区域,其特征在于出现紧带并产生牵涉性疼痛。

肌肉长度测试

　　肌肉长度测试用于识别紧张肌肉,其与肌肉兴奋阈值下降、黏弹性下降相关,并与扳机点产生有关[19]。肌群紧张也可能导致错误的运动模式,姿势综合征和较差的身体运动能力。尽管关节活动范围的下降往往与年龄增加有关,但是针对肌肉长度评估的研究却相对少见。一项仅针对小腿三头肌柔韧性的研究表明,随着年龄增加,肌肉长度没有显著变化[20]。目前没有研究探讨上肢肌肉长度测试的可靠性,表 16.1 概述了下肢特定肌肉长度测试的可靠性。更高水平的可靠性研究可能会促进医生间互相传递研究结果。

颈部和上部肌肉长度测试

上斜方肌肌肉长度测试

1.患者取坐位，双臂置于体侧放松。患者的脊椎应保持中立不可屈曲和伸展。

2.患者向一侧弯颈部使耳朵接近肩峰。

3. 医生可以用卷尺测量枕骨乳突到肩峰外侧的距离(图16.10)。

4.为了确定出现问题的结构是关节源性还是软组织源性，医生可以协助患者抬高双侧肩部并重新评估乳突到肩峰之间的距离。

肩胛提肌肌肉长度测试

1.患者取坐位，手臂伸过头顶置于颈部后侧，如果伸至头顶出现疼痛，可以将手臂固定在患者一侧(图16.11)。

2.开始时患者的脊柱应保持中立不可屈曲和伸展。

3.患者屈曲颈椎至运动范围末端，然后从测试侧向对侧旋转。目前此技术没有确定的度量。

斜角肌肌肉长度测试

1.患者取坐位或仰卧位(头部由治疗床的边缘支撑)，被测试侧手臂的手固定在大腿下面。

2.开始时患者的脊柱应保持中立不可屈曲和伸展。

3.患者侧屈头颈部，将耳朵接近非测试侧的肩峰。

4.然后，患者向侧屈一侧(非测试侧)旋转并轻微地延伸颈部到极限位置(图16.12)。目前此技术没有确定的度量。

胸大肌肌肉长度测试

1.患者取仰卧位，双手紧扣置于头后面，颈椎在中立位。

2.医生应确保患者保持手紧扣在一起并放松肩部肌肉，患者的脊柱应保持中立，腰椎紧靠桌面。

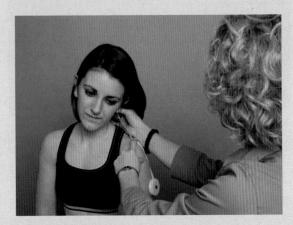

图 16.10　上斜方肌肌肉长度测试。

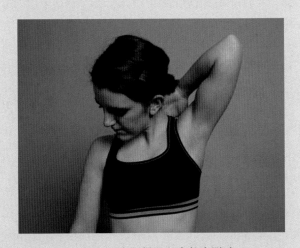

图 16.11　肩胛提肌肌肉长度测试。

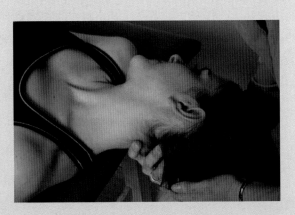

图 16.12　斜角肌肌肉长度测试。

(待续)

（续）

3.医生可以用卷尺测量从支撑面到肱骨鹰嘴的距离(图 16.13)。

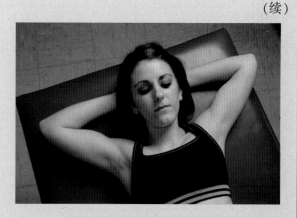

图 16.13　胸大肌肌肉长度测试。

躯干和臀部肌肉长度测试

竖脊肌肌肉长度测试

1.患者取站立位,要求其手放在大腿前面。

2.医生应该在躯干屈曲时支撑其髋部防止向后移动。

3.应指示患者沿着腿的前部滑动双手,直到臀部开始移动。竖脊肌的长度可以通过用卷尺测量髂后上棘(PSIS)中线到 C7 椎骨棘突的长度来估计(图 16.14)。

腰方肌肌肉长度测试

1.患者取仰卧位,双腿伸展,使脊柱位于中立位。

2.医生抓住踝关节远端并轻微拉动,评估腰方肌的长度(图 16.15)。此技术无确定的度量。

3.躯干可置于轻度侧屈位,以评估最外侧的肌纤维。

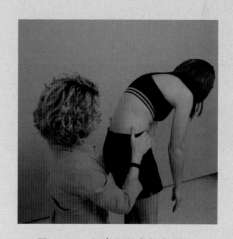

图 16.14　竖脊肌肌肉长度测试。

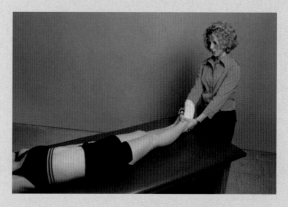

图 16.15　腰方肌肌肉长度测试。

（待续）

（续）

髋关节外侧肌肉长度测试

与腘绳肌长度测试相似，髋关节外侧肌群可以通过 Ober 测试或改良 Ober 测试进行。另一种肌肉长度评估方法需要患者取俯卧位，这减少了在 Ober 测试中常见的内旋屈曲补偿。

1.患者被测试的髋关节保持伸展,膝关节屈曲呈 90°。

2.医生用一只手稳定髋关节外侧骨盆,同时膝关节保持 90°屈曲时内收髋关节。

3.在骨盆运动开始时,医生应注意或检测骨盆的运动并确定终末点时外侧髋关节末端肌肉的柔韧性程度(图 16.16)。测角仪以同侧髂后上棘为轴,移动轴与同侧股骨对齐,固定轴与对侧髂后上棘对齐。

髋关节屈肌肌肉长度测试

1.指导患者使臀部位于治疗床或桌子边缘,并且帮助患者呈仰卧位。测试侧下肢髋关节伸展。

2. 患者应抓住非测试侧下肢,尽量使其屈曲(髋和膝)以使脊柱变平,靠在治疗床上。

3.患者的测试侧膝关节需在桌子的边缘屈曲呈 90°(图 16.17)。

4.在股骨大转子(轴)处测量,测角仪的移动轴与股骨外髁对齐,固定轴与躯干的外侧中线对齐。

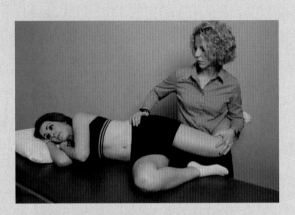

图 16.16　髋关节外侧肌肉长度测试。

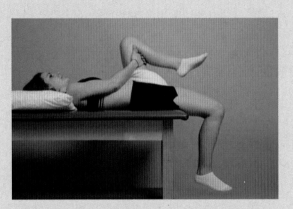

图 16.17　髋关节屈肌肌肉长度测试。

下肢肌肉长度测试

股直肌肌肉长度测试

1.患者取俯卧位,非测试侧腿靠近医生。

2.膝关节屈曲成 90°,医生协助患者最大限度地伸展髋关节(避免代偿)。

3.医生还必须用一只手握住患者下肢末端维持膝关节屈曲呈 90°,另一只手固定同侧的骨盆(图 16.18)。

4.将测角仪放在股骨(轴)外侧上髁进行测量,移动轴与外踝对齐,而固定轴与股骨大转子对齐。

腘绳肌肌肉长度测试

有几种方法可以用于腘绳肌长度测试,包括直腿抬高(SLR)测试、膝关节主动伸展测试,或膝关节被动伸展测试。

1.患者取仰卧位,双侧髋关节和膝关节保持伸展。

2.医生指导患者通过全方位的运动屈曲臀部,将手放置在大腿前侧远端以维持膝关节伸展 (图 16.19)。

3.用测角仪在股骨大转子(轴)上进行测量;测角仪的移动轴与股骨外侧上髁对齐,固定轴与躯干的外侧中线对齐。主动和被动膝关节伸展测试都要求患者取仰卧位,髋关节屈曲至 90°,并且对侧腿保持伸展。

4.医生指导患者进行主动膝关节伸展测试,伸展膝关节,直到出现疼痛或软组织受限。被动膝关节伸展需要医生被动地伸展膝关节,直到感觉到患者对附加运动产生肌肉抵抗或抱怨疼痛。

主动和被动膝关节伸展测试都可以通过将测角仪放在股骨外上髁(轴)上进行评估,移动轴与外踝对齐,固定轴与股骨大转子对齐。

比目鱼肌肌肉长度测试

1.患者取俯卧位,测试腿膝关节应屈曲到 90°,另一侧腿需放在治疗床上保持完全伸展(图 16.20)。

2.当保持膝关节屈曲呈 90°时,医生应指导患者踝关节背屈。将测角仪放置在外踝(轴)上,可以用其评估比目鱼肌的运动;移动轴与第五跖骨平行,固定轴与腓骨头对齐。

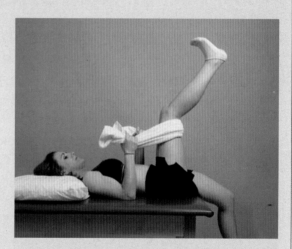

图 16.19 腘绳肌肌肉长度测试。

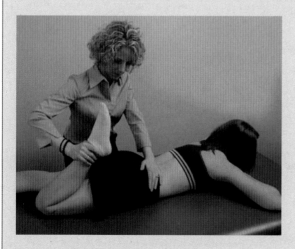

图 16.18 股直肌肌肉长度测试。

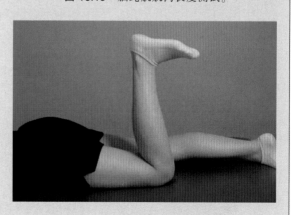

图 16.20 屈膝比目鱼肌肌肉长度测试。

过度活动测试

有些情况下，过度活动的患者会出现错误的姿势，作为对肌肉无力或松弛的代偿。肌肉的紧张和无力导致运动模式发生改变，也造成关节的生物力学发生改变，引起继发性退行性病变。另外，由于慢性肌肉紧张引起的关节活动度受限，可能会产生继发性关节过度活动问题。

超过一个或两个关节的过度活动可能需要评估总体的活动性。Beighton 活动性测试涉及对身体总体过度活动的评估和对过度运动功能障碍的倾向性进行评估。对于整体韧带松弛情况检测的 Beighton 韧带松弛量表(LLS)组内相关系数=0.79[31]，可靠性较高，但还需要进一步的研究来验证该测试的有效性和标准性[32]。该测试包含以下 9 个具体步骤：

1.站姿，手臂和手腕保持中立，向后拉小指至 90°(测试两侧)(图 16.21)。如果可以将手指拉动超过 90°，测试成功的一侧得 1 分。

2.站姿，手臂和手腕保持中立，向手腕拉拇指，使其试图触摸手腕(测试两侧)(图 16.22)。如果拇指接触到手腕，测试成功的一侧得 1 分。

3.尝试过伸肘部(测试两侧)。如果可以过度伸展肘部，测试成功的一侧得 1 分(图 16.23)。

4.尝试过伸膝关节(测试两侧)，取站立位或仰卧位；如果可以过度伸展膝关节，测试成功的一侧得 1 分(图 16.24)。

5.弯腰以触摸地板(不热身)。如果手掌可以触摸到地板，则得 1 分(图 16.25)。

5 分及以上被认为是阳性检查结果。常规检查中评估患者的过度活动可以排除不必要的诊断和治疗[32]。

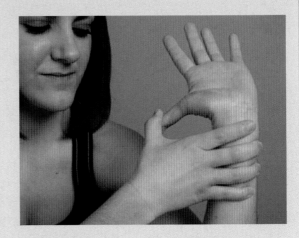

图 16.22　Beighton 过度活动测试第二步。

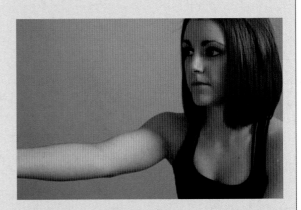

图 16.23　Beighton 过度活动测试第三步。

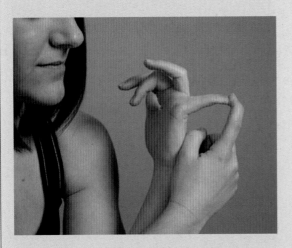

图 16.21　Beighton 过度活动测试第一步。

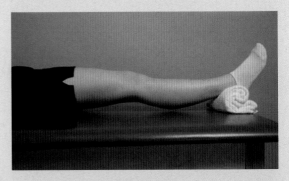

图 16.24　Beighton 过度活动测试第四步。

(待续)

（续）

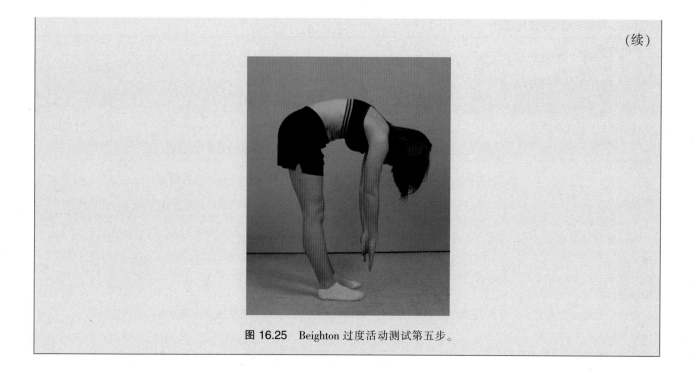

图 16.25　Beighton 过度活动测试第五步。

小结

• 肌肉长度测试可以用于检测姿势的异常。

• 肌肉长度测试用于识别可导致肌肉兴奋性阈值下降、黏弹性降低、并与扳机点有关联的紧张肌肉。

• Beighton 韧带松弛量表是对身体所有过度活动的评估，可以估计过度活动功能障碍的倾向性。

治疗技术

定义

在文献中，软组织松动术这项技术通过一些核心性定义和原理假设所提出，但其受到起源使用地区和使用人员的影响较为明显。这些手法包括肌筋膜放松疗法、神经肌肉治疗扳机点松解、按摩、擦摩术、指压、淋巴排毒、罗尔夫按摩疗法和仪器辅助方法（表 16.2）。

生理变化

有很多与软组织松动术相关的生理变化与软组织激活有关。与安慰组比较，肌筋膜放松疗法会伴随产生肌肉力量的短期下降，这与肌筋膜张力释放有关[33]。对于运动后恢复，与安慰剂组比，肌筋膜放松疗法已被证明有助于运动后的心率和血压水平的恢复[34]。

特定的肌筋膜放松和拉伸技术可以改变腕管综合征和胸廓出口综合征患者的血管和反射的自主神经反应（短期）[35]。擦摩术，虽然在测试中对于减少疼痛无明显益处，但可以减少按摩处的运动神经元活动[36]和 H 反射[37]。这种通过运动神经元变化产生的益处没有脊柱推拿术产生的益处大[38]。

治疗理念

值得注意的是，在所有情况下，软组织松动术本质上都是辅助性的，是综合运动计划、行为改变以及可能的关节和神经相关手法的一部分。软组织松动术与其他手法并不相互排斥。

选定的软组织松动术（例如，罗尔夫按摩治疗法和肌筋膜放松疗法）旨在拉伸受限制的组织并帮助其达到正常的肌肉长度[38]。其他方法旨在：①减轻疼痛；②增加伸展性；③改善循环；④提高整体活性；⑤打开粘连或限制区域；⑥促进姿势恢复。实际上，如果医生遇到这些情况中的任何一个，软组织松动术都可能是一个有用且相关的干预措施。

表 16.2　软组织松动手法和描述

手法和描述

肌筋膜放松疗法

一种软组织松动术，包括拉伸筋膜、释放筋膜内键性链接及限制因素。肌筋膜放松疗法的假说是，有力的松动术可使结缔组织
纤维以更灵活、具有功能性的方式重组

神经肌肉治疗扳机点释放

使用不同形式方法对骨骼肌扳机点的综合干预，包括冷喷雾和拉伸、缺血性压迫或持续的压力、干针疗法、超声波或按摩疗法

按摩

其是描述肌肉、皮肤或筋膜等组织的手法治疗的通用术语。手法可能包括轻抚按摩法、揉捏法或摩擦

擦摩术

其是一种在表面重复摩擦，以减少炎症并促进恢复的按摩运动。在韧带损伤后，能够产生胶原和形成瘢痕的修复性细胞（成纤
维细胞）具有机械敏感性。擦摩术理论上可以促进基质的生成并恢复组织的机械性能

指压法

针灸的一种变化形式，由医生的手、肘部或外部装置对身体的特定点施加压力

淋巴引流

一种按摩技术，旨在通过应用缓慢、轻柔和重复性的动作促进淋巴液在淋巴系统内通过血管系统和淋巴结回流畅通

仪器辅助方法

仪器辅助摩擦技术旨在通过对胶原蛋白形成与重组产生有利的影响，促进组织恢复

罗尔夫结构整合法

一种侧重于筋膜的按摩形式，通过拉伸和纠正筋膜位置来调整和平衡身体

禁忌证

　　与所有手法操作一样，软组织松动术有针对性
的禁忌证（相对和绝对）。表 16.3 概述了软组织松动
术的禁忌证。

小结

　　●软组织松动术包括多种手法，如肌筋膜放
松疗法、神经肌肉治疗扳机点释放、按摩、擦摩术、
指压、淋巴引流、罗尔夫按摩治疗法和仪器辅助方
法。

　　●软组织松动术禁忌证不是很多，但在干预
之前应该考虑。

　　●软组织松动术本质上起辅助作用，是综合
运动计划、行为矫正以及潜在的关节神经相关手
法的一部分。

　　●软组织松动术手法与其他手法形式不相互
排斥。

表 16.3　软组织松动术相关的绝对和相对禁忌证

绝对禁忌证

- 传染性疾病
- 皮肤疾病或特定情况，如痈、痤疮或其他病变
- 恶性肿瘤
- 动脉瘤
- 皮肤或骨受损
- 骨髓炎

相对禁忌证

- 神经症
- 静脉炎或静脉曲张
- 淋巴管炎
- 血友病
- 药物或年龄继发的组织完整性缺失
- 感觉损伤
- 深静脉血栓形成
- 明显的炎症
- 血肿
- 应激状态

擦摩术

擦摩术是一种针对软组织结构(如肌腱)进行精准的结缔组织按摩的特定形式。重要的是,擦摩术是以患者可忍受的摩擦强度为参考,针对病变的确切位置来进行。理论上说,其干预的效果是局部化的,除非手指施力到正确的位置并以正确的方向摩擦,否则不能产生预期的效果。应对涉及的包括肌肉、肌腱、腱鞘和韧带在内的特定组织采用横向深层擦摩术。虽然理论上擦摩术有助于缓解疼痛和创伤性充血肿胀,并减少瘢痕组织[40],但是支持其治疗效果的证据有限[39]。

擦摩术与表面按摩不同,因为擦摩术不使用润滑剂并且其以与血管平行的方向纵向施力,增强了体液循环和回流。这需要医生的手指和患者皮肤作为一个整体单位移动,否则可能引起浅筋膜起泡或瘀伤。另外,进行擦摩术的组织应保持轻度至中度伸展(肌腹除外,它应该是放松的)。一般来讲,深部肌腱摩擦应在轻度麻醉状态下进行,每次10分钟,隔天1次,或者以48小时为最小间隔(因为会引起创伤性充血)来进行。

目前只有试验性证据支持上面提到的治疗时间[41]。不过该手法被认为非常疼痛。擦摩术期间的疼痛可能是错误的指示、错误的手法,或不适应的指压力量导致的。医生在使用该手法治疗时应从较轻的指压力量开始[42]。

外侧上髁区擦摩术

许多研究已经表明针对外上髁炎患者的外侧上髁区使用擦摩术的方法对减轻疼痛或改善功能有积极作用[43]。

1.患者取坐位,手臂处于伸展、内旋的位置。

2.医生坐在患者旁边的椅子或凳子上,保持患者肘部伸展/内旋。

3.医生的拇指/指尖位置稍微弯曲,通过医生手腕运动而产生摩擦运动,方向与肌腱垂直(图16.26)。

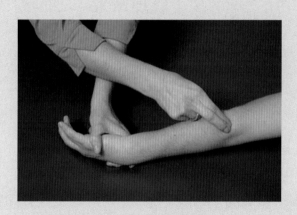

图16.26　外侧上髁区擦摩术。

内上髁擦摩术

1.患者取坐位,手臂处于伸展、外旋的位置。

2.医生坐在患者旁边的椅子或凳子上,保持患者肘部伸展/外旋。

3.医生的拇指/指尖位置稍微弯曲,通过医生手腕运动而产生摩擦运动,方向与肌腱垂直(图16.27)。

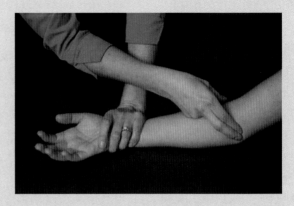

图 16.27　内上髁擦摩术。

冈上肌擦摩术

对于粘连性囊炎[44]、筋膜炎和撞击综合征[45,46]患者,使用包括冈上肌擦摩术在内的多模式治疗方法能够改善患者的功能。这种手法施加于肩峰前外侧角远端的冈上肌腱。

1.患者通过将手腕/手放在背后,使肩部轻微伸展(使肌腱更突出)。

2.医生的拇指/指尖位置稍微弯曲,通过医生手腕运动而产生摩擦运动,方向与肌腱垂直。医生也可以冈上肌的肌腱连接处为擦摩术的目标。

3.这种手法要求患者坐位时手臂外展约90°。

4.医生站在治疗侧的对侧。利用示指加强中指的力度,并将中指置于锁骨和肩峰之间(图16.28)。

5.医生直接在缝隙处进行触诊,寻找此处压痛或激发的症状。通过将手指旋前/旋后的旋转方式进行擦摩术。在这种手法中,没有活动和放松阶段,只有在两个方向上的手法活动阶段。

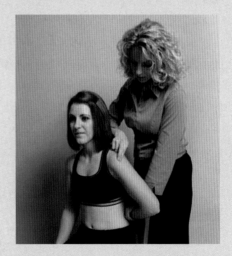

图 16.28　冈上肌擦摩术。

冈下肌擦摩术

通常这种手法应用于冈下肌的肌腹，但也可应用于肌腱。

1.如果将擦摩术应用于肌腹,则患者可以取坐位,手臂置于身体两侧。

2.如果肌腱是治疗的目标,则手臂需要轻微内旋和内收。

3.医生的拇指/指尖位置稍微弯曲,通过医生手腕运动而产生摩擦运动, 运动方向与肌腱或肌纤维垂直(图16.29)。

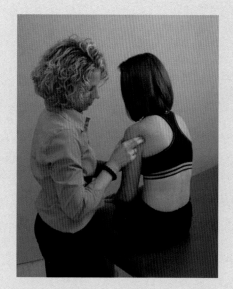

图 16.29 冈下肌擦摩术。

肱二头肌肌腱擦摩术

有一些文献报道,与对照组相比,2周以上的肱二头肌擦摩术可以增加关节活动度。

1.患者肩部外展至25°~30°,然后轻微伸展。

2. 医生将拇指/指尖放在肱二头肌肌腱上面,然后针对肌腱交替进行内侧和外侧滑动摩擦(图16.30)。

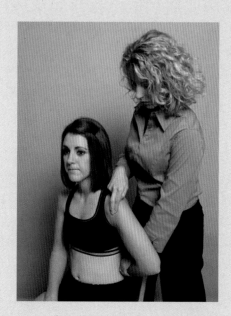

图 16.30 肱骨结节间沟内肱二头肌肌腱擦摩术。

腘绳肌肌腱擦摩术

如果腘绳肌有撕裂，通常可以在腘绳肌肌腹使用这种手法，但也可以应用于其中的某个肌腱。

1.如果将这种干预手法应用于肌肉，那么患者可以取俯卧位，利用枕头或垫枕支撑下肢。如果肌腱是干预的目标，那么患者取俯卧位，无需支撑下肢。尽量保持膝盖伸展以增加目标肌腱的拉伸，医生可能还要支撑其下肢使患者舒适。

2.医生的拇指/指尖位置稍微弯曲，通过医生手腕运动而产生摩擦运动，运动方向与肌腱或肌纤维（内侧到外侧）垂直（图 16.31）。

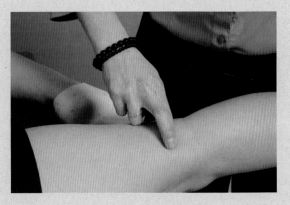

图 16.31　腘绳肌肌腱擦摩术。

阔筋膜张肌(TFL)和髂胫束(ITB)擦摩术

深部肌腱擦摩术结合其他物理治疗方式对于有髂胫束综合征的跑步者疼痛的控制具有的益处[47]。

1.患者应处于 Ober 测试或改良 Ober 测试的测试位置以使目标肌腱伸展。然而，如果阔筋膜张肌的肌腹是干预目标，患者应该取侧卧位，疼痛的一面朝上，髋部屈曲至约 30°，固定在治疗床上。

2.医生的拇指/指尖位置稍微弯曲，通过医生手腕运动而产生摩擦运动，运动方向与肌腱或肌纤维垂直（图 16.32）。

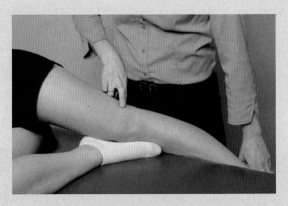

图 16.32　阔筋膜张肌和髂胫束擦摩术。

外侧(LCL)和内侧副韧带(MCL)擦摩术

1.患者应取仰卧位或长坐位,膝关节几乎完全伸展。

2.医生的拇指/指尖位置稍微弯曲,通过医生手腕运动而产生摩擦运动,运动方向与韧带垂直(图 16.33 和图 16.34)。

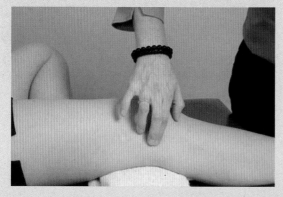

图 16.33　LCL 擦摩术。

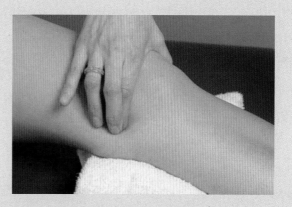

图 16.34　MCL 擦摩术。

膝关节滑膜皱襞擦摩术

1.患者取屈膝卧位或坐位使膝关节屈曲至 90°。

2.医生的拇指/指尖位置稍微弯曲,通过医生手腕运动而产生摩擦运动,运动方向与皱襞垂直(图 16.35)。

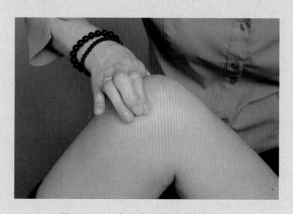

图 16.35　膝关节滑膜皱襞擦摩术。

胫后肌腱擦摩术

　　1.患者取坐位,膝关节在治疗床边缘屈曲至90°,足轻微跖屈内翻。医生可以施加轻微的拉伸力使患者的脚跖屈内翻。

　　2.医生的拇指/指尖位置稍微弯曲,通过医生手腕运动而产生摩擦运动,运动方向与外踝到内踝的肌腱纤维垂直(图16.36)。

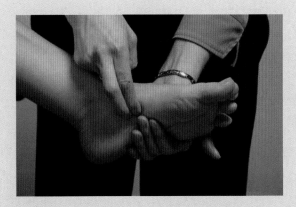

图16.36　胫后肌腱擦摩术。

枕下肌擦摩术

　　1.患者取仰卧位,上颈部屈曲至20°。医生一只手支撑此位置,另一只手放在患者的枕骨上保持上颈部屈曲。非支撑手应从内侧至外侧对枕下肌肉进行擦摩术。这种手法应该随着患者的忍受能力逐步增加力量。它通常用于头痛患者,如果施加力量过大可能造成患者的痛苦。这种手法可以在枕下肌释放手法之前使用。

　　2.枕下肌擦摩术的另一种替代体位是俯卧位(图16.37),患者位于可调节的治疗床上,头部稍微弯曲呈20°。医生可以利用重力,使本手法更容易应用。

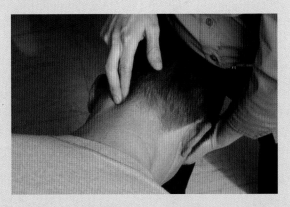

图16.37　枕下肌擦摩术。

跟腱擦摩术

1.患者应取俯卧位,踝/足离开治疗床边缘。

2.医生可以使用治疗带缠绕在治疗床侧腿或者大腿上使患者踝关节处于背屈状态。

3.医生的拇指/指尖位置稍微弯曲,通过医生手腕运动而产生摩擦运动(从内向外),运动方向与跟腱垂直。另外,医生可以用拇指和示指紧握肌腱远端,向远端拉伸以紧张跟腱。擦摩术是通过医生的手腕径向和尺骨偏移运动所产生的 (图16.38)。

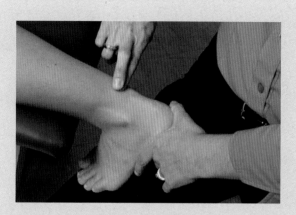

图 16.38　跟腱擦摩术。

缺血性压迫

触诊对于患者扳机点的定位是一种可靠的诊断标准技术[48]。通常,有几种手法用于处理具有扳机点疼痛的患者。当按压时扳机点产生压痛,会引起牵涉性疼痛、运动功能障碍或自主抽搐现象等特征。缺血性压迫对压痛点施加的压力较小,而且它是一种类似于持续压力的手法。

最近的研究结果表明,运动终板的异常去极化会诱发扳机点[48]。研究认为缺血性压迫剥夺了扳机点的氧供,使其在疼痛痉挛周期不活跃。临床上,可以在触诊中向在临床检查中确定的目标扳机点施加压力。在治疗期间,施加的压力至少持续 8 秒,也可以持续更长时间。如果患者报告局部及牵涉性疼痛减轻,医生可以重复治疗过程。但是,如果疼痛没有减轻,医生可能需要调整压力、施力方向或选择另一种替代手法。这种手法的主要目标是减轻疼痛,改善有问题肌肉的紧张度和关节活动度。

上斜方肌缺血性压迫

缺血性压迫手法和横向擦摩术均是有效减轻上斜方肌的扳机点压痛的手法[49]。该手法执行时,患者取坐位或仰卧位,并需要对症扳机点进行适当鉴别(图16.39)。

胸中段脊柱的缺血性压迫

有一些证据支持使用缺血性压迫作为家庭治疗方案,配合持续拉伸以治疗颈部或上背部的肌筋膜扳机点,减轻组织敏感性和疼痛[49]。该手法可以在坐位或俯卧位进行,并需要鉴别扳机点(图16.40)。

内侧肩胛区、冈下肌、腓肠肌、胫骨前肌的缺血性压迫

图16.41~图16.44展示了内侧肩胛区、冈下肌、腓肠肌、胫骨前肌的缺血性压迫。

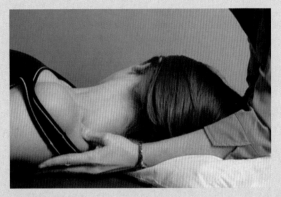

图16.39　上斜方肌的缺血性压迫。

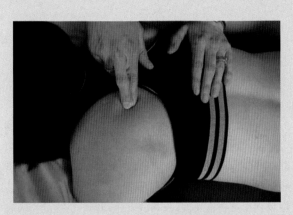

图16.41　内侧肩胛区的缺血性压迫。

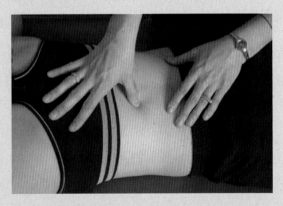

图16.40　胸中段脊柱区域的缺血性压迫。

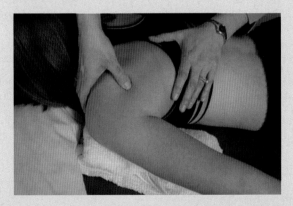

图16.42　冈下肌的缺血性压迫。

(待续)

（续）

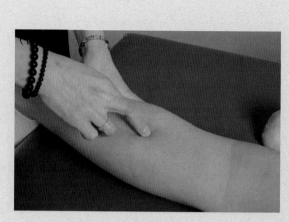

图 16.43　腓肠肌的缺血性压迫。

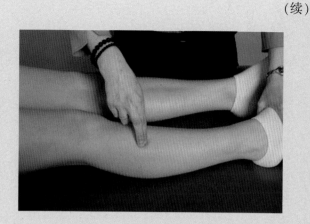

图 16.44　胫骨前肌的缺血性压迫。

一般技术

本章介绍了很多不同类型的软组织松动术手法，用于治疗扳机点或肌肉疼痛。有几种软组织松动术的通用类型，包括一般按摩、肌筋膜放松疗法和颅咽管疗法。

按摩

按摩是一种系统的功能性抚摸和揉捏身体软组织的治疗性手法。

传统手法的类型包括轻抚法和揉捏法。一般轻抚法（在使用润滑剂的情况下使用）用于肌肉或软组织，并以从远至近方向进行，以增强血液流动、筋膜放松和淋巴引流[50]。

揉捏法是由很多手法组成，包括渐进抚摸（浅到深）、揉、旋转、拉以及推软组织。该手法理论上可以提高肌肉组织代谢的能力。

肌筋膜放松疗法

肌筋膜放松疗法（MFR）是一个旨在放松活动受限的肌筋膜组织，治疗软组织性功能障碍的全身性手法治疗技术。这个手法的治疗重点是筋膜系统。肌筋膜放松疗法的目的是向筋膜施加温和、持续的压力，以减少或消除限制，并改善患者的疼痛和（或）功能。这些手法也可以将按摩与深层拉伸手法结合起来，以达到放松肌肉并减少扳机点的效果。然而，为数不多的已发表的关于 MFR 的研究表明将 MFR 用于各种诊断或疼痛综合征需要进一步的研究证据[51]。

颅咽管疗法

颅咽管疗法是一个特殊的手法治疗方法，是基于假想的颅咽管系统是由围绕并保护大脑和脊髓的硬脑膜和脑脊液组成。颅咽管治疗假说旨在增加硬脑膜通透性并释放系统内的限制。颅咽管治疗的生理学基础好像不具有结构效度[52]。

上斜方肌的肌筋膜放松疗法

1.患者取仰卧位,头部保持中立。

2.医生坐在治疗床的一端,把外侧手放在患者的肩膀上,拇指位于上方斜方肌和冈上窝,而另一只手环绕患者的颈部,指尖弯曲固定住患者颈部的颈后组织(图 16.45)。

3.医生应保持拇指持续施加压力,在指尖扫过枕骨的同时,引导患者的头部向对侧屈曲和旋转。

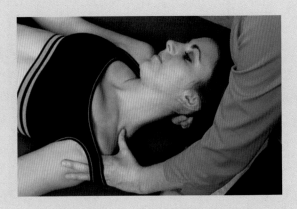

图 16.45　上斜方肌的肌筋膜放松疗法。

胸中段脊柱区域的肌筋膜放松疗法

1.患者取仰卧位或俯卧位(图 16.46),如果需要,使用枕头以减少腰椎前凸。

2.医生应站在患者旁边,示指位于拇指后,放置在胸背部竖脊肌上。

3.医生应从上胸段开始扫向髂嵴。可以利用患者的呼吸辅助更深层的手法。这个手法应该从最小的力量开始,随着患者的忍耐力逐步加大。

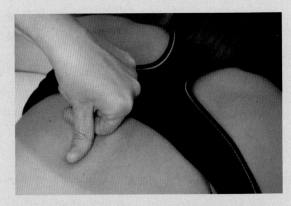

图 16.46　胸中段脊柱区域的肌筋膜放松疗法。

下腰椎脊柱的肌筋膜放松疗法

1.患者取俯卧位或侧卧位（患侧位于上面），如果需要，使用枕头以减少腰椎前凸。

2.医生站在患者一侧，拇指指尖相对放置，通过来回摆动拇指采用横向手法（图 16.47）。这个手法应该从最小的力量开始，随着患者的忍耐力逐步加大。

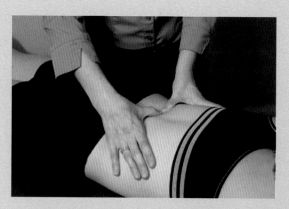

图 16.47　下腰椎脊柱的肌筋膜放松疗法。

腘绳肌的肌筋膜放松疗法

1.患者取俯卧位。

2.患者应该放松小腿，并用垫子支撑小腿使其呈 70°。

3.医生可以用一只手的掌跟向上移动，另一只手的掌跟向下移动，施加压力（图 16.48）。

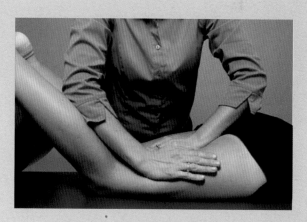

图 16.48　腘绳肌的肌筋膜放松疗法。

股直肌的肌筋膜放松疗法

1.患者取仰卧位。

2.医生站在患者一侧,拇指向股四头肌肌腹施加压力(图 16.49)。

3.应该从疼痛或限制区域近侧开始放松,并继续朝向膝关节进行,根据患者的耐受力,医生可以利用身体重量增加压力。

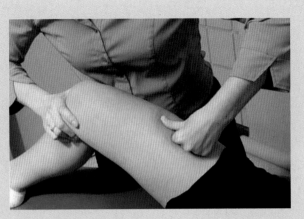

图 16.49　股直肌的肌筋膜放松疗法。

阔筋膜张肌的肌筋膜放松疗法

1.患者取仰卧位(或侧卧),患侧腿屈曲并内收,以放松的姿势交叉到非患侧腿上固定。

2.医生应站在患者的一侧,用一只手稳定其膝盖,将另一只手臂的约 1/3 垂直于大腿放置在髂胫束(图 16.50)。本手法从远端开始实施放松阔筋膜张肌。

3.医生应该利用体重增加压力。一般建议遵循由浅及深的过程。医生也可以使用肘突逐渐增加压力。

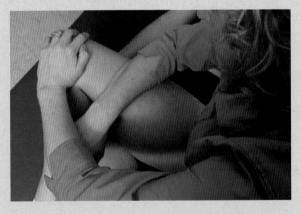

图 16.50　阔筋膜张肌的肌筋膜放松疗法。

腓肠肌的肌筋膜放松疗法

1.患者取俯卧位。

2.患者应放松,脚在治疗床边缘或枕头上保持放松,枕头放置于小腿之下使膝关节屈曲。这个手法可以将腓肠肌每个头分开进行(屈曲状态)。

3.医生站在治疗床旁边,拇指指尖相对,使双手呈三角形。

4.医生应该从内侧到外侧,可酌情从腘窝向下到跟腱(图 16.51)。

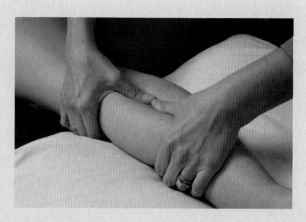

图 16.51 腓肠肌的肌筋膜放松疗法。

小腿三头肌的肌筋膜放松疗法

1.患者取俯卧位。

2.患者放松,患侧腿膝关节屈曲,脚靠在医生的肩上。

3.医生双手手指深入按压腓肠肌区域并向外侧扩展(图 16.52)。

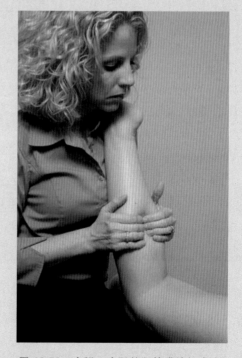

图 16.52 小腿三头肌的肌筋膜放松疗法。

足底筋膜与趾屈肌的肌筋膜放松疗法

1.患者取俯卧位。

2.患者保持放松,脚放在治疗床的边缘。

3.医生站立,一只手抓住患者脚前部,并轻微拉动足姆趾使其伸展。

4.医生用另一只手的大拇指向足底筋膜施加压力(图 16.53)。这个手法可应用于距骨头附近的组织。

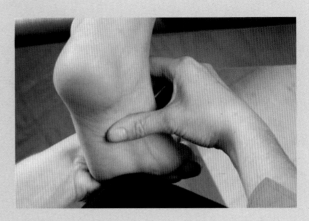

图 16.53   足底筋膜与趾屈肌的肌筋膜放松疗法。

使用向外伸展手法进行足底筋膜的肌筋膜放松疗法

1.患者取俯卧位或坐位,足部放松。

2.医生坐在治疗床的一端,大拇指并排放在患者足部中间的筋膜上(图 16.54)。

3.医生的拇指采用牵拉的手法使拇指分开,并使用背屈力来施加压力,另一只手拇指向足底筋膜施加压力。这个手法只可应用于距骨头附近的组织。

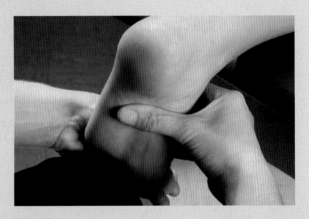

图 16.54   使用向外伸展手法进行足底筋膜的肌筋膜放松疗法。

上斜方肌肌肉拉伸和按摩

一篇使用上斜方肌肌肉拉伸和按摩的研究表明,肌肉能量技术(MET)的应用能立即增加无症状受试者的颈椎主动活动范围[53]。

1.患者取仰卧位,使用较小的枕头支撑头部和颈部使其保持中立位。

2.医生利用手指顺着上斜方肌肌纤维的方向揉捏上斜方肌(图 16.55)。

3.然后,医生可以使用对抗–放松的方法,使患者朝被治疗的一侧施展轻微的侧屈曲力 3~5 秒,以对抗来自医生的阻力。然后进一步移动使对侧屈曲,对上斜方肌施加一个轻微的拉伸力。

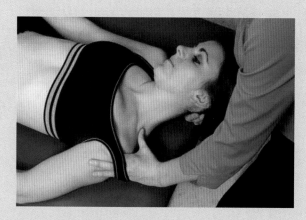

图 16.55　上斜方肌肌肉拉伸和按摩。

腘绳肌肌肉的拉伸和按摩

这种拉伸手法利用由患者产生的肌肉能量或动力。对腘绳肌应用肌肉能量技术,在开始治疗 1 周后即可以改善肌肉的延展性[53]。

1.患者取仰卧位,医生靠近患侧腿,面向患者。

2.患者的脚踝放在医生的肩上,医生一只手放在股四头肌的前方(略高于髌骨),维持腿部完全伸展(图 16.56)。

3.医生进一步举高处于伸展状态的腿,使髋关节屈曲和踝关节背屈,到达痛点或软组织阻力点,并在此处保持。

4.患者被要求用腿按压医生的肩部并保持足踝屈曲 3~5 秒,放松 3 秒。重复该手法,并再一次拉伸腘绳肌。

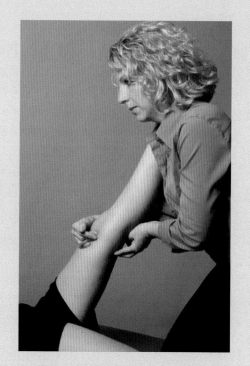

图 16.56　腘绳肌肌肉拉伸和按摩。

腓肠肌肌群的肌肉拉伸和按摩

这种肌肉拉伸手法利用由患者产生的肌肉能量或动力。腓肠肌的肌肉失衡可能是由于慢性适应性缩短而发生的(如穿高跟鞋)。

1.患者俯卧于治疗床上,膝关节伸展,远端腓肠肌离开治疗床边缘。

2.患者处于中立位,踝关节背屈到软组织抵抗或疼痛的角度。

3.医生将支撑的手放在远端的胫骨和腓骨上。对抗手放置在前足的跖面,并且要求患者主动伸直足背抵抗来自医生的轻度至中度的阻力 3~5 秒,并放松 3 秒。

4.重复该手法,并且再次拉伸腓肠肌。

这种相同的手法可以应用于比目鱼肌;不过,膝关节应该屈曲到 90°。患者可采取坐位或膝关节屈曲的俯卧位(图 16.57),并且使用相同的手法。

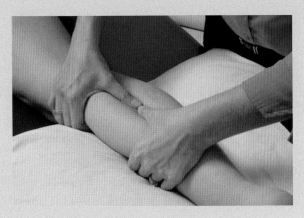

图 16.57　腓肠肌肌群的肌肉拉伸和按摩。

前臂肌肉组织肌肉拉伸和按摩

这种肌肉拉伸手法可利用由患者产生的肌肉能量或动力。

1.患者取坐位或仰卧位,医生靠近患者治疗侧手臂,面向患者。

2.患者的肘部置于治疗床上,前臂下部/手腕远离治疗床边缘。

3.医生把支持手放在患者的前臂,抵抗手放在手掌以抵抗屈曲力(增加背伸)或背面以抵抗伸展力(增加屈曲)(图 16.58)。

4.患者需抵抗医生的轻度至中度阻力 3~5 秒,放松 3 秒。

5.重复该手法,再次对目标前臂肌肉组织进行拉伸。

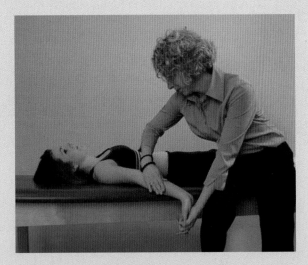

图 16.58　前臂肌肉组织肌肉拉伸和按摩。

小结

- 擦摩术是一种精确地应用于诸如肌腱的软组织结构的特定类型的结缔组织按摩。重要的是，擦摩术仅在确切的病变位置并在患者可忍受的摩擦深度进行。

- 擦摩术垂直于肌腱纤维进行。

- 缺血性压迫是与持续压力类似的一种手法；不过，其向扳机点施加较为温和的压力。

- 肌筋膜释放手法的目的是对筋膜施加温和的持续压力，减少或消除限制并改善患者的疼痛和（或）功能。

- 按摩时增加肌肉拉伸可能是改善关节运动范围的有效辅助手段。

治疗结果

证据

擦摩术 大多数关于横向擦摩术的研究一直受到小样本的困扰。研究发现横向擦摩术对肱骨外上髁炎和髂胫束综合征患者没有益处（B 级）[54]。

扳机点治疗 扳机点治疗已经被描述为松动术的重要适应证[55]，但在对比试验中，其神经生理学益处基本上没有得到研究。大多数研究将扳机点治疗与其他治疗相结合[56]，由于研究的方法学可行性差，因此益处未知（D 级）[57]。

肌筋膜放松 肌筋膜放松或衍变方法（如罗尔夫按摩疗法等），在临床比较试验（D 级）中仍然未经检验[58]。

按摩 适当设计对照组或比较试验对于检测按摩效果的困难是显而易见的，因此将按摩作为干预措施的研究很少。Furian 和同事[59]检查了按摩对急性和亚急性下腰痛患者的效果，发现当与运动和教育结合时，确实找到了一些支持按摩干预的证据（B 级）。颈部疼痛（D 级）无此类发现，因为所有报道的研究都具有重大的设计缺陷，很难确定按摩是否有效[60]。

颅咽管疗法 在比较肌肉骨骼测试中检查颅咽管治疗效果未见报道（D 级）。与颅咽管疗法相关基本假设一直被质疑，并且仍然是难以置信的[52,61]。在这一点上，本书并不主张使用颅咽管疗法，也不能证实这种理论的存在。

小结

- 支持各种形式的软组织松动术的证据很少，主要表现为 D 级证据。

- 有 B 级证据表明擦摩术无效。

- 总的来说，软组织松动术的总体证据有限。

本章问题

1.比较和对比各种形式的软组织松动术。

2.评估与各种形式的软组织松动术相关的证据。

3.确定哪个手法对患者特定的解剖功能障碍最有用。

4.描述软组织评估如何辅助典型的手法治疗评估。

病例分析

病例 16.1:Jerry Clausen(56 岁男性)

诊断:颈部拉伤。

视诊:患者表现出头前倾,上斜方肌和椎旁肌的肌肉明显肥厚。

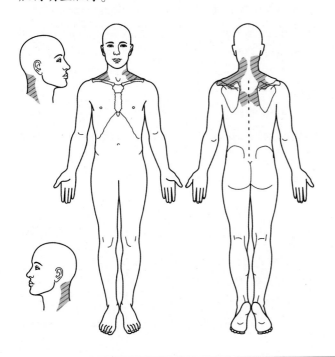

病因:约 5 个月前,当患者开始担任客户经理的新工作时,他显示出起病隐匿。

一致性体征:患者症状最重的时候是在使用电脑时。

目前状态:随着时间的延长,疼痛加剧,影响了患者的工作效率。疼痛给他带来了很大压力。因此,他一直很郁闷,担心可能会失业。

症状表现:患者的疼痛是双侧的,起源于他的上交叉综合征。疼痛向肩部转移达到枕部。

相关病史:约 2 年前,患者被诊断出社交焦虑症,针对这种情况他一直在服用药物。

患者目标:患者希望能够使用电脑时不感到难受。

基线:休息时,疼痛为 1/10 NAS,在 1 天结束时疼痛增加到 6/10。

检查结果:上斜方肌和胸大肌肌肉缩短,相应的出现上交叉综合征。

1.根据这些结果,你还想检查什么?

2.这名患者是否适合手法治疗?

3.该患者的预期预后如何?

4.你觉得本书中介绍的哪些治疗方法可能对这个患者有益?

案例 16.2:Mary Flounder(25 岁女性)

诊断:跟腱病变。

视诊:患者患侧的跟腱明显肿大。

病因:患者是一名跑步者,并表示跟腱疼痛已经超过 3 年。病情发展缓慢,从来没有真正恶化。

一致性体征:患者表示在运动时疼痛加剧。

目前状态:目前这是一个困扰她的问题。她感觉很不好,疼痛让她无法跑步。

症状表现:疼痛单独出现在跟腱。

相关病史:无。

患者目标:患者希望跑步时不再疼痛,但更关心跟腱断裂情况。

基线:患者现在的症状是 2/10;恶化时为 4/10。

检查结果:抬起脚后跟时疼痛,因为这样会导致跟腱拉伸。

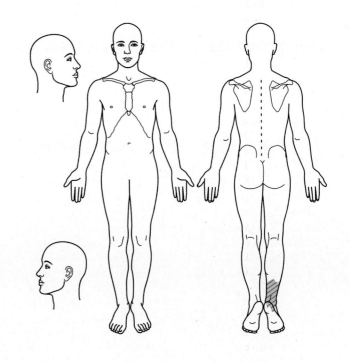

1.根据这些结果,你还想检查什么?

2.这名患者是否适合手法治疗?

3.该患者的预期预后如何?

4.您觉得本书中介绍的哪些治疗方法可能对这个患者有益?

参考文献

1. Pedrelli A, Stecco C, Day JA. Treating patellar tendinopathy with fascial manipulation. *J Bodyw Mov Ther.* 2009;13:73–80.

2. Ghodadra NS, Provencher MT, Verma NN et al. Open mini-open, and all-arthroscopic rotator cuff repair surgery: Indications and implications for rehabilitation. *J Orthop Sports Phys Ther.* 2009;39:81–89.

3. Janda V. Muscles and motor control in cerviogenic disorders: Assessment and management. In: Grant R (ed), *Physical therapy of the cervical and thoracic spine.* 3rd ed. New York; Churchill Livingstone: 2002.

4. Travell J, Simons D. *Myofascial pain and dysfunction: The trigger point manual. Vol. 1.* Baltimore; Williams and Wilkins: 1983.

5. Fietta P, Fietta P, Manganelli P. Fibromyalgia and psychiatric disorders. *Acta Biomed.* 2007;78:88–95.

6. Staud R. Abnormal pain modulation in patients with spatially disturbed chronic pain: Fibromyalgia. *Rheum Dis Clin North Am.* 2009;35:263–274.

7. Bennett R. Myofascial pain syndromes and their evaluation. *Best Pract Clin Rheumatol.* 2007;21:427–445.

8. DeSantana JM, Sluka KA. Central mechanisms in the maintenance of chronic widespread noninflammatory muscle pain. *Curr Pain Headache Rep.* 2008;12:338–343.

9. Mengshoel AM, Saugen E, Forre O, Vollestad NK. Muscle fatigue in early fibromyalgia. *J Rheumatol.* 1995;22;143–150.

10. Price DD, Staud R. Neurobiology of fibromyalgia syndrome. *J Rheumatol Suppl.* 2005;75:22–28.

11. Ferrari R, Russell AS. Regional musculoskeletal conditions: neck pain. *Best Pract Clin Rheumatol.* 2003;17:57–70.

12. McPartland JM. Travell trigger points: Molecular and osteopathic perspectives. *J Am Osteopath Assoc.* 2004;104:244–249.

13. Vazquez-Delgado E, Cascos-Romero J, Gay-Escoda C. Myofascial Pain Syndrome associated with trigger points: A literature review. *Med Oral Patol Oral Cir Bucal.* 2009;13:1698–(ahead of print).

14. Alvarez D, Rockwell PG. Trigger points: Diagnosis and management. *Am Fam Phys.* 2002;65:653–660.

15. Lucas N, Macaskill P, Irwig L, Moran R, Bogduk N. Reliability of physical examination for diagnosis of myofascial trigger points: A systematic review of the literature. *Clin J Pain.* 2009;25:80–89.

16. Borg-Stein J, Stein J. Trigger points and tender points: One and the same? Does injection treatment help? *Rhem Dis Clin North Am.* 1996;22:305–322.

17. Shah JP, Danoff JV, Desai MJ et al. Biochemical associated with pain and inflammation are elevated in sites near to and remote from active myofascial trigger points. *Arch Phys Med Rehabil.* 2008;89:16–23.

18. Al-Shenqiti AM, Oldham JA. Test–retest reliability of myofascial trigger point detection in patients with rotator cuff tendonitis. *Clin Rehabil.* 2005;19:482–487.

19. Bennett R. Myofascial pain syndromes and their evaluation. *Best Practice and Research Clin Rheum.* 2007;21:427–445.

20. Youdas JW, Krause DA, Hollman JH, et al. The influence of gender and age on hamstring muscle length in health adults. *J Orthop Sports Phys Ther.* 2005;35:246–252.

21. Peeler J, Anderson JE. Reliability of the Thomas test for assessing range of motion about the hip. *J Orthop Sports Phys Ther.* 2007;8:14–21.

22. Aalto Tj, Airaksinen O, Harkonen TM, et al. Effect of passive stretch on reproducibility of hip range of motion measurements. *Arch Phys Med Rehabil.* 2005;86:549–557.

23. Wang SS, Whitney SL, Burdett RG, et al. Lower extremity muscular flexibility in long distance runners. *J Orthop Sports Phys Ther.* 1993;17:102–107.

24. Sullivan MK, Dejulia JJ, Worrell TW. Effect of pelvic position and stretching method on hamstring muscle flexibility. *Med Sci sports Exerc.* 1992;24:1383–1389.

25. Gajdosik RL, Rieck MA, Sullivan DK, et al. Comparison of four clinical tests for assessing hamstring muscle length. *J Orthop Sports Phys Ther.* 1993;18:614–618.

26. Bandy WD, Irion JM, Briggler M. The effect of time and frequency on static stretching on the hamstring muscles. *Phys Ther.* 1994;74:54–61.

27. Melchione WE, Sullivan MS. Reliability of measurements obtained by use of an instrument designed to indirectly measure iliotibial band length. *J Orthop Sports Phys Ther.* 1993;13:511–515.

28. Gajdosik RL, Sandler MM, Marr HL. Influence of knee position and gender on the Obers test for length of the iliotibial band. *Clin Biomech.* 2003;18:77–79.

29. Reese NB, Bandy WD. Use of inclinometer to measure flexibility of the iliotibial band using the Ober test and modified Ober test: Differences in magnitude and reliability of measurements. *J Orthop Sports Phys Ther.* 2003;33:326–330.

30. Jonson SR, Gross MT. Intraexaminer reliability, interexaminer reliability and mean values for nine lower extremity skeletal measures in healthy naval midshipmen. *J Orthop Sports Phys Ther.* 1997;25:253–263.

31. Wang SS, Whitney SL, Burdett RG, et al. Lower extremity muscular flexibility in long distance runners. *J Orthop Sports Phys Ther.* 1993;17:102–107.

32. Juul-Kristensen B, Rogind H, Jensen DV, Remvig L. Inter-examiner reproducibility of tests and criteria for generalized joint hypermobility and benign joint hyper-

domized clinical trial. *J Manip Physiol Ther.* 2008;31:217–223.

34. Arroyo-Morales M, Olea N, Martinez M, Hidalgo-Lozano A, Ruiz-Rodriguez C, Diaz-Rodriquez L. Psychophysological effects of massage: Myofascial release after exercise: A randomized sham control study. *J Altern Complement Med.* 2008;14:1223–1229.

35. Sucher BM. Thoracic outlet syndrome—a myofascial variant: Part pathology and diagnosis. *J Am Osteopath Assoc.* 1990;90:686–696.

36. Lee HM, Wu SK, You JY. Quantitative application of transverse friction massage and its neurological effects on flexor carpi radialis. *Man Ther.* 2008;14:501–507.

37. Morelli M, Seaborne DE, Sullivan SJ. Changes in h-reflex amplitude during massage of triceps surae in healthy subjects. *J Orthop Sports Phys Ther.* 1990;12:55–59.

38. Dishman JD, Bulbulian R. Comparison of effects of spinal manipulation and massage on motoneuron excitability. *Electromyogr Clin Neurophysiol.* 2001;41:97–106.

39. Brosseau L, Casimiro L, Milne S, Robinson V, Shea B, Tugwell P, Wells G. Deep transverse friction massage for treating tendinitis. *Cochrane Database Syst Rev.* 2002(4).

40. Giannoudis PV, Da Costa AA, Raman R, et al. Double-crush syndrome after acetabular fractures: A sign of poor prognosis. *J Bone Joint Surg Br.* 2005; 87;401–407.

41. Stasinopoulos D, Johnson M. Cyriax physiotherapy for tennis elbow/lateral epicondylitis. *Br J Sports Med.* 2004;38:675–677.

42. De Coninck SLH. Orthopaedic medicine cyriax: Updated value in daily practice, part ii: *Treatment by deep transverse massage, mobilization, manipulation and traction.* Minneapolis, MN; OPTP: 2003.

43. Trudel D, Duley J, Zastrow I et al., Rehabilitation for patients with lateral epicondylitis: a systematic review. *J Hand Ther.* 2004;17(2):243–266.

44. Guler-Uysal F, Kozanoglu E. Comparison of the early response to two methods of rehabilitation in adhesive capsulitis. *Swiss Med Wkly.* 2004;12:353–358.

45. Pribicevic M, Pllard H. A mulit-modal treatment approach for the shoulder: A 4 patient case series. *Chiropr Osteopat* 2005;16:13–20.

46. van den Dolder PA and Roberts DL. A trial into the effectiveness of soft tissue massage in the treatment of shoulder pain. *Aust J Physiother.* 2003;49:183–188.

47. Brosseau L, Casimiro L, Milne S et al. Deep transverse friction massage for treating tendinitis. *Cochrane Database Syst Rev.* 2002;(1):CD003528.

48. Fernández-de-las-Peñas C, Alonso-Blanco C, Fernández-Carnero J, Miangolarra-Page J. The immediate effect of ischemic compression technique and transverse friction massage on tenderness of active and latent mofascial trigger points: A pilot study. *J Bodyw Mov Ther.* 2006;10:3–9.

49. Hanten WP, Olson SL, Butts NL, Nowicki AL. Effectiveness of a home program of ischemic pressure followed by sustained stretch for treatment of myofascial trigger points. *Phys Ther.* 2000;80:997–1003.

50. Mori H, Ohsawa H, Tanaka TH, et al. Effect of massage on blood flow and muscle fatigue following isometric lumbar exercise. *Med Sci Monit.* 2004;10:CR173–178.

51. LeBauer A, Brtalik R, Stowe K. The effect of myofascial release (MFR) on an adult with idiopathic scoliosis. *J Bodyw Mov Ther.* 2008;12:356–363.

52. Hantan WP, Dawson DD, Iwata M, Seiden M, Whitten FG, Zink T. Craniosacral rhythm: reliability and relationships with cardiac and respiratory rates. *J Orthop Sports Phys Ther.* 1998;27:213–218.

53. Smith M, Fryer G. A comparison of two muscle energy techniques for increasing flexibility of the hamstring muscle group. *J Bodyw Mov Ther.* 2008;12:312–317.

54. Brosseau L, Casimiro L, Milne S, et al. Deep transverse friction massage for treating tendinitis. *Cochrane Database Syst Rev.* 2002;(1):CD003528.

55. Fernandez de las Penas C. Interaction between trigger point and joint hypomobility: A clinical perspective. *J Man Manip Ther.* 2009;17:74–77.

56. McPartland JM. Travell trigger points: Molecular and osteopathic perspectives. *J Am Osteopath Assoc.* 2004;104:244–249.

57. Myburgh C. Larsen AH, Hartvigsen J. A systematic, critical review of manual palpation for identifying myofascial trigger points: evidence and clinical significance. *Arch Phys Med Rehabil.* 2008;89:1169–1176.

58. Jones TA. Rolfing. *Phys Med Rehabil Clin N Am.* 2004;15:799–809.

59. Furlan AD, Imamura M, Dryden T, Irvin E. Massage for low back pain: an updated systematic review within the framework of the Cochrane Back Review Group. *Spine (Phila Pa 1976).* 2009;34(16):1669–1684.

60. Haraldsson BG, Gross AR, Myers CD, et al. Massage for mechanical neck disorders. *Cochrane Database Syst Rev.* 2006;3:CD004871.

61. Moran RW, Gibbons P. Intraexaminer and interexaminer reliability for palpation of the cranial rhythmic impulse at the head and sacrum. *J Manipulative Physio Ther.* 2001;24:183–190.

病例讨论

第 5 章

病例 5.1：Mary Johnson

重要的非体格检查结果

- 急性颈部损伤,诊断与长期的问题相关,最好尽早治疗。
- 明显运动恐惧。
- 目前不能工作。
- 具有 Ehlers-Danlos 综合征（一种结缔组织疾病,倾向于结缔组织不足）。
- 严重时疼痛为 7/10,预后较差。
- 有应激的情况。

重要的体格检查结果

- 伸展时出现一致性体征。
- 所有的主动运动受限和疼痛，但是伸展时出现一致性体征。
- 被动运动与主动运动结果相似。
- 被动运动时疼痛的位置在上颈椎。

治疗建议

- 治疗和评估都需要修正,因为患者敏感性强。
- 结合伸展的轻微的上颈椎后向前滑动应该被作为一个起始治疗过程中的试金石测试。
- 指示运动(控制和轻微的)来减少对运动行为的恐惧。
- 坐位颈椎手法(运动松动术)可能是恐惧运动的早期阶段一个特殊的选择。

病例 5.2：John Smith

重要的非体格检查结果

- 症状出现超过 8 个月。
- 可以做任何事，认为症状是令人沮丧的而不是残疾的。

- 有骨性关节炎病史。
- 比较关心手臂疼痛。

重要的体格检查结果

- 他的手臂疼痛。
- 伸颈时疼痛，向患侧手臂屈曲时引起手臂疼痛。
- 上胸椎关节的僵硬可能造成颈椎不能负重。
- 没有出现神经硬化的现象。

治疗建议

- 这名患者不敏感。
- 应该使用上肢张力测试排除颈神经根病。
- 治疗应该选择减少手臂疼痛的方法。
- 实施一些提高上胸椎灵活性的治疗。

病例 5.3：Carla Robertson

重要的非体格检查结果

- 健康不佳超过 20 年。
- 双腿疼痛。
- 病情稳定,她不敏感。
- 伴随多种医学健康问题。
- 报告双腿和双手感到笨拙。
- 疼痛不是主要的问题。
- 有甲状腺功能亢进病史。

重要的体格检查结果

- 所有运动的活动范围均受限，但是没有出现疼痛。
- 颈部伸展与步态笨拙的感觉一致。

治疗建议

- 此患者不敏感。
- 检查脊髓病变（甲状腺功能亢进可能会造成脊髓病变）。
- 如果是阳性,她应该拍 X 线片。

第 6 章

病例 6.1:Gretchan Leon

重要的非体格检查结果

- 7 年前开始下颌隐痛。
- 开口时出现疼痛。
- 因为疼痛严重,她不得不从大学辍学。
- 她是敏感的。
- 严重时疼痛为 6/10。

重要的体格检查结果

- 头部前倾姿势。
- 所有运动均受限。
- 最大张口度为 32mm。
- 颞肌触诊时疼痛。
- 打开和闭合下颌时出现"咔嗒"声。

治疗建议

- 这个患者可能是敏感的。
- 她看起来像有盘减少的问题。
- 应该使用右侧向前滑动或者向下滑动。
- 应该研究下颌的灵活性 (在可忍受的范围内)。

病例 6.2:Chris Halliwell

重要的非体格检查结果

- 6 个月前出现症状。
- 患者不敏感。
- 从事活动的有挑战性的工作。

重要的体格检查结果

- 头部前倾姿势。
- 下颌运动期间没有任何疼痛。
- 最大开口度为 46mm(这是正常的)。
- 运动时没有咔嗒声或研磨声。

治疗建议

- 这个患者是不敏感。
- 第一步需要排除颈椎问题。
- C0-C1、C1-C2 疼痛模式能够模拟 TMD 患者的疼痛模式。

第 7 章

病例 7.1:Larry Goldman

重要的非体格检查结果

- 肥胖、健康状况不佳。
- 症状好像与位置有关。
- 伸展时出现一致性体征。
- 深呼吸时疼痛。
- 有心脏杂音史。
- 不敏感。

重要的体格检查结果

- 明显驼背。
- 主动伸展时疼痛。
- 后向前滑动到 T7(肋横突关节)时疼痛。

治疗建议

- 此情况有一个机械表现形式。
- 伸展位的松动和推拿,直到闭合 T7(肋横突关节)。
- 做后向前滑动或者一个螺旋式推拿 (要注意禁忌证)。

病例 7.2:Mabel Knowles

重要的非体格检查结果

- 看起来虚弱。
- 驼背。
- 症状已经出现 12 个月。
- 疼痛严重影响了患者的生活方式。
- 诱导时不敏感。
- 有骨性关节炎已经超过 17 年。

重要的体格检查结果

- 主动伸展时剧烈疼痛。
- 当患者搬运物品、屈曲、步行和驾驶时出现疼痛。
- 后向前滑动时也再现疼痛。

治疗建议

- 情况是机械性的。
- 应该怀疑是压缩性骨折。
- 如果是压缩性骨折,主动伸展手法应该是有益的。

- 手法治疗可帮助减轻驼背。
- 一个普通的强化手法也是可行的，因为患者的活动性差。

第 8 章

病例 8.1：Kyle Sistrunk

重要的非体格检查结果

- 起病隐袭。
- 工作时最严重。
- 手臂疼痛。
- 敏感。

重要的体格检查结果

- 明显的驼背。
- 肩关节外展和外旋时（主动和被动）出现一致性体征。
- 辅助运动不能重现疼痛。

治疗建议

- 患者是敏感的，因此要小心处理。
- 要排除颈椎疾病。
- 肩关节外展和外旋时的疼痛运动可能是有益的，因为其模拟了上肢张力体征。

病例 8.2：Mindy Sims

重要的非体格检查结果

- 蝶泳专家（游泳运动员）。
- 摆臂外旋和外展时出现疼痛。
- 每天游泳超过 5000 米。
- 症状已经有 6 个月。
- 手臂疼痛。

重要的体格检查结果

- 头部前倾姿态。
- 屈曲和外展时疼痛。
- 前向后滑动时疼痛。
- 肩胛肌无力。
- 内旋、屈曲和内收时僵硬。

治疗建议

- 典型的肩关节受损，单向稳定性缺失。
- 牵涉性疼痛可能来自肩袖和肩关节损伤。
- 必须解决僵硬问题，稳定过度活动区域。

病例 8.3：Lilly Ardent

重要的非体格检查结果

- 起病隐袭。
- 症状超过 12 个月。
- 总体来说有改善。
- 不敏感。
- 4 年前确诊有肺癌。

重要的体格检查结果

- 明显驼背。
- 多个运动范围缺失。
- 主动和被动运动结果与附属运动一致。

治疗建议

- 情况是机械性的。
- 应该考虑使用手法治疗方法提高总体的活动范围。
- 应该使用家庭训练来促进手法治疗效果。

第 9 章

病例 9.1：Cyrus Flint

重要的非体格检查结果

- 重体力劳动后疼痛。
- 目前，在紧握和转动后肘部出现疼痛。
- 不敏感。
- 有较长的骨性关节炎病史。

重要的体格检查结果

- 手腕伸展时疼痛。
- 肘部伸展和内翻时出现疼痛。
- 对肱骨头进行后向前滑动时出现疼痛。

治疗建议

- 情况是机械性的。
- 应该考虑抓握与滑动相结合的松动滑动手法。
- 后向前滑动肱骨头也可以减少疼痛。
- 休息一段时间应该是一个有用的治疗方法。

病例 9.2：Carol Downing

重要的非体格检查结果

- 石膏固定的桡骨远端骨折。

- 石膏两天前移除。
- 患者有刺痛和钝痛。

重要的体格检查结果

- 腕关节肿胀、增厚。
- 多个运动范围缺失。
- 主动和被动运动与附属运动结果一致。

治疗建议

- 情况是机械性的。
- 石膏移除后的常见现象。
- 手法治疗促进活动性的恢复。
- 应该使用家庭训练促进手法治疗效果。

第 10 章

病例 10.1:Lonnie Wright

重要的非体格检查结果

- 在家里抬沙发时开始出现疼痛。
- 腿疼。
- 长时间坐时疼痛加重。
- 患者是敏感的。
- 有慢性下腰痛。
- 腿痛比下腰痛更严重（这是一个明显的问题）。

重要的体格检查结果

- 方脊姿态。
- 伸展时减少腿部疼痛。
- UPA 到左侧 L5-S1 平面能减少腿部疼痛。
- 牵引减少腿部疼痛。

治疗建议

- 情况是机械性的。
- 最初应该朝着减少腿部疼痛的方向治疗。
- 家庭训练应该使用伸展运动。
- 应该用一个侧向滑动来评估治疗的有效性。

病例 10.2:Monique Jackson

重要的非体格检查结果

- 双腿疼痛。
- 伸展时疼痛加剧。
- 肥胖。
- 糖尿病、健康状况不佳。

- 腿疼比下腰痛更严重。
- 坐位时疼痛减轻。

重要的体格检查结果

- 伸展时腿部疼痛增加。
- 屈曲时疼痛减少。

治疗建议

- 情况是机械性的。
- 应该采用屈曲手法治疗。
- 这名患者很可能有椎管狭窄问题。

病例 10.3:Larry Flintstone

重要的非体格检查结果

- 未出现腿部疼痛。
- 超重。
- 机械性引起的。
- 症状有所改善。
- 不敏感。

重要的体格检查结果

- 没有转移痛。
- 伸展和向右滑动时（两者都是闭合手法）再现疼痛。
- 对右侧 L5-S1 关节面进行 UPA 可再现疼痛。

治疗建议

- 情况是机械性的。
- 从屈曲到伸展时疼痛表明小关节面被压迫。
- 考虑侧卧位开放式的推拿。
- 考虑家庭训练，以进一步打开最后闭合关节段。

第 11 章

病例 11.1:Lindsey Knowles

重要的非体格检查结果

- 腿部疼痛。
- 内胚层体型。
- 没有下腰痛的病史。
- 怀孕后疼痛。
- 机械活动时疼痛。
- 中度敏感。

重要的体格检查结果

- 没有运动能再现症状。
- SIJ 疼痛测试中 3/4 为阳性。

治疗建议

- 疼痛是机械性的。
- 腰疼和腿疼可能相关。
- 对于怀孕后疼痛患者具有一个模糊的检查结果是不常见的。
- 治疗应该包括神经生理性推拿，随后进行强化和稳定。

病例 11.2：Carol Harstburger

重要的非体格检查结果

- 非常瘦的跑步者。
- 在过去两年明显瘦了 30 磅。
- 症状出现了 3 个月。
- 跑步时出现疼痛。
- 伸展和左侧单腿站立时疼痛加剧。

重要的体格检查结果

- 非机械性的。
- 不适合用 SIJ 测试进行 SIJ 功能异常检查。

治疗建议

- 可能不是机械性的。
- 可能与骶骨轻微骨折相关。
- 应该用 X 线排除。

第 12 章

病例 12.1：Jeb Lonestar

重要的非体格检查结果

- 膝关节和髋关节疼痛。
- 骨性关节炎病史。
- 承重时疼痛。
- 长期疼痛(超过 20 年)。
- 从坐到站立时疼痛加重。
- 不能忍受久坐。
- 一般健康。

重要的体格检查结果

- 内旋和屈曲时疼痛并受限。

- 牵引时疼痛减轻。

治疗建议

- 疼痛是机械性的。
- 坐立时疼痛加重必须考虑关节唇问题。
- 考虑松动髋关节后侧关节囊来减少疼痛。
- 应该考虑将牵引作为一个治疗方法。

病例 12.2：Carlita Montgomery

重要的非体格检查结果

- 超重。
- 负荷深蹲时出现疼痛。
- 下蹲或久坐时出现疼痛。
- 活动时疼痛加剧。

重要的体格检查结果

- 机械性。
- 屈曲、内旋和内收时疼痛加剧。
- 牵引缓解疼痛(短期)。

治疗建议

- 疼痛是机械性的。
- 考虑松动髋关节后侧关节囊来减少疼痛。
- 考虑将牵引作为一个治疗方法。

第 13 章

病例 13.1：Wally Tiltson

重要的非体格检查结果

- 20 年前，前交叉韧带撕裂。
- 下蹲时出现疼痛。
- 疼痛在膝关节后侧。
- 不敏感。
- 有普遍的骨性关节炎。

重要的体格检查结果

- 膝关节运动受限，但不是过度的。
- 剪切测试能再现疼痛。

治疗建议

- 疼痛是机械性的。
- 由于缺乏前交叉韧带，膝关节绷紧，不能过度运动。
- 下蹲时应该抓住半月板后侧。

- 考虑使用铲形松动术或者剪切松动术。

病例 13.2:Rachel Robertson

重要的非体格检查结果

- 膝关节肿胀畸形。
- 多年的骨性关节炎病史。
- 行走过程中能感觉到膝盖疼痛。
- 最近体重增加了 20 磅。
- 心脏病科医生说患者可能心脏有问题。
- 患者不能再像之前那样运动。

重要的体格检查结果

- 屈曲和伸展时都出现疼痛。
- 旋转时疼痛。

治疗建议

- 疼痛是机械性的。
- 治疗应该着重提高灵活性和功能,治疗方法应该包括强化和松动(运动)。
- 如果骨性关节炎不是太严重,强化和运动应该有益。

第 14 章

病例 14.1:Timothy Hutchins

重要的非体格检查结果

- 足部肿胀,石膏移除后症状。
- 患者是一位年轻的足球运动员 (需要灵活性和踝关节功能)。
- 背屈和内翻时出现症状。

重要的体格检查结果

- 所有的运动都很受限制。
- 背屈限制到-5°。
- 所有的运动都与僵硬有关。

治疗建议

- 疼痛是机械性的。
- 很容易治疗:使用各种手法专注于所有运动受限。
- 应该用家庭训练项目促进治疗效果。
- 应该用前向后距骨滑动,可与或不与运动松动相结合。

病例 14.2:Precious Johnson

重要的非体格检查结果

- 超重。
- 扁平足。
- 长距离走路时出现疼痛。
- 抱怨不能工作。
- 关注得到残疾证明。
- 有糖尿病。

重要的体格检查结果

- 所有运动都会疼痛。
- 承重时疼痛。
- 比较慢的疼痛步态。

治疗建议

- 疼痛不确定是否为机械性。
- 考虑利用测试结果,如确定治疗进度和在报告中的一致性。
- 考虑在检查期间试着定位相关疼痛。
- 在最初阶段可能需要鞋子辅助来稳定脚。

第 15 章

病例 15.1:Thomas Brown

重要的非体格检查结果

- 腿部疼痛。
- 提重物时导致的机械损伤。
- 屈曲时疼痛。
- 不敏感。
- 患者的疼痛单独出现。

重要的体格检查结果

- 在前屈时腰和腿都出现疼痛。
- Slump 测试能够再现腿部疼痛。

治疗建议

- 疼痛是机械性的。
- 可能与硬脑膜受限和损伤相关。
- 考虑 Slump 位置松动。
- 考虑将神经滑动作为一个治疗方法。

病例 15.2：Carla Fortiner

重要的非体格检查结果

- 疼痛与最近的外伤相关。
- 颈和肩部疼痛。
- 中等敏感。
- 7 年前行乳房切除术。
- 诊断结果多变。

重要的体格检查结果

- 没有肩部无力的症状。
- 颈椎向外侧和前侧屈曲时再现症状。
- 右侧 C5-C6 PA 滑动时肩部也会出现症状。

治疗建议

- 疼痛是机械性的。
- 考虑检查 AP 滑动颈部的效果。
- 考虑上肢张力测试检查。
- 检查颈和肩部的区域（排除胸廓出口综合征）。
- 进行神经滑动时考虑使用 PA。

第 16 章

病例 16.1：Jerry Clausen

重要的非体格检查结果

- 最近开始了一个新工作。
- 双侧颈疼痛。
- 患者比较沮丧且压力较大。

- 经常使用电脑。
- 有社交焦虑障碍。

重要的体格检查结果

- 上斜方肌和胸大肌肌肉缩短。
- 上交叉综合征。

治疗建议

- 应该考虑患者的工作地点。
- 应该考虑拉伸紧绷的肌肉并强化拉伸的肌群。
- 肌筋膜放松疗法在早期干预中是一个不错的治疗方法。

病例 16.2：Mary Flounder

重要的非体格检查结果

- 一位跟腱疼痛超过 3 年的跑步者。
- 在患者这个年纪很少出现跟腱病变。

重要的体格检查结果

- 抬起脚后跟时疼痛。
- 背屈时疼痛。
- 患侧跟腱增厚,表明有炎症。

治疗建议

- 疼痛是机械性的。
- 休息是一个很有用的治疗方法。
- 根据这些结果,偏心治疗可能是有用的。
- 可能会造成背屈受限,对跟腱产生压力。

词汇表

中文名称	原文	注释
Altman 髋关节骨关节炎标准	Altman's criteria for osteoarthritis of the hip	Altman 标准包括了内旋、沉降速率提高、晨僵和年龄。
Cyriax 选择性张力测试理论	Cyriax's selective tension testing theory	此理论认为在运用等长收缩时选择的收缩组织(肌肉、肌腱和骨止点)疼痛,在被动运动中惰性结构(关节囊、韧带和黏液囊)疼痛。
H 反射	H reflex	脊髓引起的兴奋性反射。
Trendelenburg 征	Trendelenburg's sign	单足站立时, 对侧骨盆下降继发的臀中肌和臀小肌稳定骨盆时无力和失常。
Y 字形韧带	Y ligament of Bigalow	髋部完整的韧带和关节囊,Y 字形韧带是全身最强劲的韧带。
安慰剂效应	Placebo effect	测量或观察针对给予一些形式的期望护理的个人或一群受试者的后果。
靶向特异性技术	Targeted specific technique	一个手法用来促进患者受限关节活动范围,通过:①对受限方向提供靶向力, 或者②将患者预位到受限位置。
扳机点	Trigger points	位于肌肉绷紧区域内的可过度兴奋的点, 它们在受到压迫时产生疼痛, 一直将疼痛从起点转移到远端部位或其他部位。
半月板	Meniscoid	椎关节突关节囊的一个后部褶皱, 用于提高关节与关节面的一致性。
半月板股骨韧带	Meniscofemoral ligaments	膝关节中两个不同的结构,用于稳定膝关节,特别是在旋转时提供稳定。
半月板切除术	Meniscectomy	部分或全部切除内侧或外侧半月板。
贝叶斯评估	Bayesian assessment	有时也被称为基于知识的决策。它是根据新的证据及以前的先验概率,预测新的概率。
背侧嵌入部分不稳	Dorsal intercalated segmental instability	由舟状骨和月骨之间的破坏造成的舟状骨移动成掌侧屈曲状态。
被动附属椎间盘运动	Passive accessory intervertebral movements	靶向关节运动学的被动运动手法。
被动运动	Passive movements	由临床医生实施的任何平面或生理运动。
本体感觉神经肌肉促进技术	Proprioceptive neuromuscular facilitation	个体实施主动收缩抵抗医生被动施加的压力,因此刺激本体感觉系统的手法辅助运动。
髌股关节疼痛综合征	Patellofemoral pain syndrome	与髌股关节运动和稳定性相关的多方面的病理状态。

不利的神经张力	Adverse neural tension	不利的神经张力是临床导向效应的结果，是神经系统的异常生理或机械反应，这种反应限制了神经系统的拉伸或影响到神经系统的支配范围。
测试间的可靠性	Intertester reliability	在一个临床检查中多个测试者间评分测量能力的一致性。
超压	Overpressure	施加在末端用于进一步提取潜在症状的短暂的力。
耻骨联合	Pubic symphysis	耻骨间盘中的纤维软骨关节将耻骨分成两个部分。
触发患者反应	Patient response trigger	一个检查结果，此检查促进对一个专门治疗的反应、对预后和诊断的期望。它是介导因素的一种形式。
定位方式	Positioning methods	一种姿势方法，旨在一个特定的位置提供伸长拉伸。
反向章动	Counternutation	类似相对于骶骨的胯骨向前旋转。
非一致性体征	Discordant sign	识别出的疼痛运动与患者主诉的疼痛或者其他症状不一致。
费斯线	Feiss line	一条假想的从合骨到内侧第一跖列中点的线将舟状骨结节一分为二。
概率决策	Probabilistic decision making	在一个假设演绎法中为获得的相关方案分配预测值的一个模型。
感觉测试	Sensation testing	对比分析四肢轻触、疼痛、颤抖和热觉测试(温度)感受。
钩突	Uncinate processes	颈椎中的滑膜关节，形态似鞍，可增加上段与下段椎体关节表面的结合。
骨盆带	Pelvic girdle	包括与左右骶髂关节和耻骨联合相关的关节。
关节囊模式理论	Capsular pattern theory	James Cyriax 提出的一个理论，声明肩关节的关节囊异常导致关节活动度成比例地减少。他的理论是外旋比外展受限更多，外展比内旋进一步成比例受限。
关节内异常	Intra-articular disorders	膝关节起源于关节囊的任何病理情况。
关节盘	Articular disc	一个双面凹的结构将关节内区域分成上下两部分。
关节突关节	Zygopophyseal joints	脊柱关节突是位于每个腰椎水平后侧的滑膜关节。
关节运动学	Arthrokinematic	与机械运动相关的关节。
过度紧张	Hypertonicity	张力增加。
后足	Hindfoot	后足包括两个骨头(跟骨和距骨)，边界包括跟腱后和跗骨间关节远端。
滑动手法	Gliding techniques	通过最小化神经张力发挥作用，但是通过在神经一端提供张力，在另一端释放张力从而在神经髓鞘内产生运动。
踝足复合体	Ankle foot complex	踝足复合体包括胫腓关节的下端所有骨性结构和足、踝关节。
混合手法治疗模型	Mixed manual therapy model	一个包含多个选定原理方法的手法治疗。
机械性感受器	Mechanoreceptors	应答机械或者化学刺激的一个神经末梢(是一个感觉感受器)。

肌腱钙化	Tendonesis	肌肉肌腱连接处的慢性损伤导致在没有炎症的情况下出现退化。
肌腱连接	Myotendinous junction	包括胶原纤维和肌肉细胞的交错连接。
肌节	Myotome	一组受选定的神经范围支配的肌肉。
肌筋膜放松疗法	Myofascial release	一个全身的手法治疗方法,旨在通过放松受限的肌筋膜组织治疗软组织功能障碍。
肌肉激发测试	Muscle provocation testing	在收缩过程中通过激发影响有问题的肌肉的一种检测方法。
肌肉能量技术	Muscle energy technique	一种辅助拉伸/松动的手法,在此手法中患者按照要求主动运用肌肉,但是保持一个有针对性的方向抵抗一个明显的反作用力。
肌肉神经节点	Neuromuscular junction	包括轴突末梢连接肌肉而不是其他神经元的树突。
肌肉长度测试	Muscle length testing	一种用来鉴定拉紧肌肉的方法,这些肌肉有助于降低兴奋阈值并减少黏弹性,还与扳机点相关。
基线	Baseline	基线是基本性能或者治疗干预前的疼痛。
基于病理的评估模型	Pathology-based assessment models	首先集中在病理和诊断标签上,然后根据病理进行检查和治疗的评估模型。
基于患者反应的手法治疗模型	Patient response-based manual therapy model	一个指导做出治疗决策并根据患者对检测和治疗的反应进行临床推理的评估模型。
急性颈部损伤	Whiplash	用于描述颈椎外伤导致的软组织和深层组织损伤。
集中化	Centralization	对脊髓放射性疼痛或者牵涉性疼痛实施的一种可控的可预测的运动、松动和推拿方法来减少或者消除疼痛。
脊髓病	Myelopathy	源于入侵和压迫脊髓的病理情况。
脊柱侧凸	Scoliosis	指脊柱冠状平面的弯曲度。胸椎轻微的脊柱侧凸是常见的,但是当弯曲过大时会造成功能损伤和疼痛。
脊柱定向耦合	Directional spine coupling	在脊柱起始运动过程中证明可预测的定向运动模式理论。
加拿大颈椎规则	Canadian C-spine rules	用来确定外伤患者是否应该接受射线和磁共振检查的规则。
假设–演绎决策	Hypothetical-deductive decision making	在临床检查期间提出一个假说,在检查过程中驳斥或者接受这个假说。
肩肱节律	Scapulohumeral rhythm	肩胛的三维运动和盂肱关节运动学,通常包括盂肱关节和肩胛关节运动出现 2:1 的比率。
肩关节上唇	Shoulder labrum	肩关节上唇是一个纤维软骨结构,用于加深和增加盂肱关节的完整性。
肩胛胸廓关节	Scapulothoracic joint	肩胛和胸廓的肌肉关节。
肩锁关节	Acromioclavicular joint	邻近锁骨和肩胛肩峰的内侧关节。
僵硬	Stiffness	组织延展性的一个线性概念。

交感神经系统	Sympathetic nervous system	交感神经系统的组成起源于胸段区域，与副交感神经系统的生理功能相反。这个系统被认为是一个无意识的系统，因为反应不受意识控制或执行。
交感神经兴奋反应	Sympathoexcitatory response	一个手法引起交感神经系统兴奋的效果。
介导因素	Mediator	其为：①在暴露治疗中的一个变量；②与治疗相关；③对预期治疗效果的全部或部分解释。
筋膜	Fascia	贯穿人体表面或深层的一种惰性松弛的不规则结缔组织。
颈部残疾指数	Neck Disability Index	一个功能量表，旨在测量由于颈部疼痛和残疾导致的活动受限。
颈部疼痛和残疾量表	Neck Pain and Disability Scale	一个通过日常活动测量所报告的颈部运动、颈部疼痛强度、颈部疼痛对情感和认知的效果和干预水平的功能量表。
颈神经根病	Cervical radiculopathy	来源于颈神经根部的神经根病变。
颈源性头痛	Cervicogenic headaches	颈部结构引起的头痛
静态拉伸	Static stretching	手法治疗的一种形式，肌肉和结缔组织被拉伸并在那个位置保持一段时间。
局部颈部肌肉	Local cervical muscles	主要用于稳定的肌肉，起源于脊椎部分。
局部松动	Localized mobilization	靶向一个节段和（或）关节区域的特殊手法。
局部推拿	Localized manipulative	对一个特殊的功能区域（如脊柱功能单位和单关节）施加一个被动或辅助的手法。
可比较的体征	Comparable sign	一个可比较的关节或神经体征是指临床检查中的疼痛、僵硬和痉挛的组合，被认为是患者可比较的症状。
可动性减少	Hypomobility	正常的灵活性减少，运动明显低于正常期望值。
扣锁机制	Screw home mechanism	膝关节完全伸展（0°）和屈曲20°之间，胫骨和股骨之间主动旋转以增加膝关节的一致性。
髋关节功能测试	Functional testing of the hip	主动运动中在步行、旋转或站立期间更多的与功能运动相关，而不是与平面运动相关。
肋横突关节	Costotransverse joint	由两个关节囊环绕，由肋骨结节关节和胸椎横突组成。
肋软骨关节	Costochondral joint	包括两部分：胸骨软骨关节和肋骨软骨关节。一种情况被称为肋软骨炎，类似心源性疼痛，可能在两个肋骨–胸骨交界处产生局限性疼痛。
肋椎关节	Costovertebral joint	由一个凸面的肋骨头和两个相邻的椎体组成，分为上下两部分。尽管贯穿胸椎的长度是变化的，在中胸凹面下上椎体的肋骨小面和凹面上下椎体的肋骨结构提供了一个连接肋骨头的关节。
力锁合	Force closure	骶髂关节僵硬度增加是因为肌肉收缩。
联合运动	Combined movements	脊椎纵列和外缘在联合平面而不是单一平面发生的运动。
疗程间改变	Between-session change	在临床上与下一次患者来访时采取的干预措施相关。

疗程内改变	Within-session change	一个与看护期间保持变化的干预措施相关的临床改变。
临床颈椎失稳	Clinical cervical instability	在静止和动态运动期间颈部主动和被动结构不稳定。
临床整合判断	Clinical Gestalt	见启发式决策。
慢性下腰痛	Chronic back pain	长期与下腰痛相关问题，通常与大于 7 周和 6 个月有关。
敏感	Irritability	根据三个特征评估患者的症状是否易激惹：①什么引起了患者的这种情况?②一旦引起,症状持续多久？③缓解这些症状患者必须做些什么？
敏化策略	Sensitizing maneuvers	在神经组织激发测试中使用的策略，使医生区分神经张力和其他非神经张力以及肌肉骨骼疾病。
末端感觉/终端感觉	End-feel	Cyriax 定义的关节被动运动末端向检查者的手传输的一种特殊的感觉。
内省	Introspection	参考非体格检查结果和体格检查结果的关系，临床医生进行的一个内部分析。
颞下颌关节的关节内区域	Intra-articular region of the TMJ	占据滑膜颞下颌关节的空间。
颞下颌关节紊乱	Temporomandibular disorder	疼痛起源于颞下颌关节，被下面一个或多个证明:①关节杂音;②关节运动受限;③肌肉压痛;④关节压痛;⑤疼痛出现在耳朵前面。
耦合行为	Coupling behavior	在单一平面起始运动时的相应运动。
耦合运动	Coupled motion or behavior	一个椎体沿着一个轴进行旋转和平移，这与沿着其他轴进行旋转和平移相一致。
盘后区	Retrodiscal area	位于关节内的区域和韧带、结缔组织和其他敏感感受器。在颌关节运动时这个区域提供并有助于关节盘的被动控制。
启发式决策	Heuristic decision making	医疗从业人员积极组织临床观点形成一个相关整体构思的过程。
前突	Protrusion	下颌横向平面内的向前运动。
前足	Forefoot	趾骨和跖跗骨末端,包含 5 个跖骨和 14 个趾骨。
区分牵涉性疼痛	Differentiation of referred pain	仔细区分评估和鉴别牵涉性疼痛的发生器。
区域松动	Regional mobilizations	对于不止一个给定区域、关节段或生理组件进行定向被动运动的松动方法。
区域特异性量表	Region-specific scales	一个证明身体、社交以及说明与局部生理区域相关的生理标准测量的心理变化的量表。
全身肌肉	Global muscles	提供运动的肌肉是不稳定的，一般不紧密附着在关节段上。
韧带联合	Syndesmosis	是相邻的远端胫骨与远端腓骨由骨间膜与韧带所构成的韧带联合体。

三角纤维软骨复合体	Triangular fibrocartilagenous complex	位于尺骨和腕骨近端的关节盘。关节盘穿过整个尺骨和腕骨近端提供一个光滑的抑制的滑动表面。关节盘允许屈曲、伸展、旋转和平移运动,缓冲力通过这个区域传递,减少骨折的风险。
神经动力学	Neurodynamics	是包括周围神经系统的机械和生理特性之间的动态相互作用的一个概念。
神经性症状	Neurological symptoms	来自脊髓的症状,可能包括双侧麻木、刺痛和肌无力。
生物力学评估手法治疗模型	Biomechanical assessment manual therapy model	基于选定的生物力学理论进行的评估方法和治疗手法。
视诊	Observation	视觉评估。
手法肌力测试	Manual muscle test	试图确定一个特殊肌肉组织的原始强度的检查方法。
手法治疗的绝对禁忌证	Absolute contraindication to manual therapy	对身体特定部位实施运动、拉伸和压迫时能够造成高风险有害后果的情况。
手法治疗的相对禁忌证	Relative contraindication to Manual therapy	因为实施的治疗具有很高的受伤风险,所以需要小心对待。
手法治疗的原理方法	Manual therapy philosophical approach	手法治疗的教育背景。
手示意图	Hand diagram	解剖学图谱使患者从机械力学上确定其不适区域。
双注射剂阻断	Double injection blocks	从结构注射的麻醉剂用来消除疼痛。用两种麻醉剂阻断以确保疼痛的位置和适合性。
松动术	Mobilization	在自愿的和(或)附属范围内,且在患者可以忍受的范围内通过有节奏的重复的被动运动恢复完全无痛的关节功能。
松动运动	Mobilization with movement	在患者驱使的主动生理运动期间运用辅助滑动手法。
髓核	Nucleus pulposis	颈椎间盘的最内侧。
损害评估模型	Impairment-based assessment model	损害评估模型即针对选择性损伤除以整体病理情况。
特殊的临床测试	Special clinical test	用于进一步提供信息或诊断的临床测试。
特殊诊断	Pathognomonic diagnosis	由收集病史、分析数据库(患者输入形式)、体格检查和随访时追踪患者情况组成。
疼痛图谱	Pain maps	一种自我报告方法,旨在让患者描绘其疼痛在哪些地方是最明显的。
疼痛显性问题	Pain-dominant problems	障碍的主要来源是炎症。
体内分析	In vivo analysis	在活体内进行的分析。
体位综合征	Postural syndromes	与保持特定体位或位置相关的疼痛。
调节因素	Moderator	其为:①优先于现在的治疗方法;②独立于目前的治疗方法不受目前治疗方法的影响;③但是当按照特定的标准分级时影响治疗结果(如功能障碍指数问卷表和健康简表 36)。

通用型特定调查问卷	Generic-specific questionnaires	用来测试日常活动、功能和身体多个维度的一般状况的量表。
凸凹定律	Convex-concave rule	M.A. MacConaill 提出的一个概念，此定律表明与凸凹面一致的生理特征决定特定的关节运动。起始的运动用于陈述运动的方向。
推拿	Manipulation	对患者进行一个仔细定位后，对局部或全身施加一个精准的单一、快速和小幅度的运动。
臀上唇	Hip labrum	除了髋臼之外的软骨,用来增加髋关节的完整性。
驼背/脊柱后凸	Kyphosis	脊柱矢状平面的弯曲度。在胸椎可能导致功能异常(如平衡紊乱),导致病理变化(如隐匿骨折),也会导致损伤(如疼痛)。
外耳道	Auricular canal	外耳道通向内耳。
外周神经源性疼痛	Peripheral neuropathic pain	在外周神经和神经根与病理变化和功能紊乱相关的疼痛。
渥太华膝关节定律	Ottawa Knee Rules	是一组前瞻性的临床研究，旨在帮助确定是否需要 X 线片来排除骨折。由 5 个组成部分:①年龄>55 岁;②腓骨头压痛;③触诊时髌骨压痛;④膝关节不能屈曲到 90°;⑤受伤后立即出现和在急诊就诊时不能支撑体重。
下巴–支架抓握法	Chin-cradle grip	手法位置设置的目的是在治疗期间确保最大的有效性。
下半身筛查	Lower quarter screen	一个全面的下半身筛查,旨在评估运动、肌肉力量、感觉状况和反射。
下颌后移	Retrusion	在横向平面内下颌的向后移动。
纤维环	Annulus fibrosis	椎间盘最外面的结构,主要包括纤维软骨。
小题大做行为	Catastrophizing behavior	害怕与问题相关的即将到来的厄运和害怕运动。
形封闭	Form closure	骶髂关节僵硬度增加是因为关节内结构。
胸锁关节	Sternoclavicular joint	锁骨内侧关节和胸骨外侧关节。
选择性组织张力	Selective tissue tension	Cyriax 提出的一个假设在对损伤肌肉进行等距检查时的假设特定反应。
一般检查	General inspection	在主观(病史)和客观检查(生理)中的一种视诊方法,通过检查明显的静止和运动相关的缺陷来分析患者的情况。
一般推拿	Generalized manipulation	一种较少定义预位的推拿手法,旨在通过这种方法向一个专门区域提供推力。
一致性体征	Concordant sign	识别出的疼痛或者其他症状的痛苦情况，这些症状与患者主诉的寻求诊断和治疗的症状一致。
盂肱关节	Glenohumeral joint	包含肱骨头部和肩胛窝的关节。
阈值效应	Threshold effect	在解决关于治疗方向的问题时运用批判性思维做出一个最优的治疗方法。
愿意移动	Willingness to move	患者愿意向指示的地方移动。通常与患者表现出恐惧运动相关。

运动过度	Hypermobility	1~2 个关节及以上需要评估总的灵活性。
灾难性失调	Sinister disorders	非机械性失调,可能具有潜在的生命威胁。
张伯伦 X 线	Chamberlain X-ray	当患者处于单侧站立(承重)时进行 X 线检查。如果在耻骨联合处两个耻骨之间出现相当大的移动则认为 X 线阳性。
章动	Nutation	类似相对骶骨的胯骨向后旋转。
掌侧嵌入部分不稳或掌屈不稳	Volar intercalated segmental instability	由于小多角骨和月骨之间的破坏导致月骨的掌侧移位和腕关节生理屈曲时的问题。
诊断标签	Diagnostic label	提供疾病进程和病理的名称。
诊断价值	Diagnostic value	包括两种方法:①用来评价和形成标记特殊病理的一个假设;②对于选择干预的症状进行分类。
镇痛	Analgesia	与疼痛缓解的能力相关。
证据的 Moseley 标准	Moseley criteria of evidence	研究的分类标准,将设计较好的随机对照试验的研究分为Ⅰ级;将设计相当好的实用性随机对照试验分为Ⅱ级;将安慰剂随机对照研究分为Ⅲ级。
中枢促进	Central facilitation	与中枢(脑和脊髓)相关机制引起或促进的疼痛。
中足	Midfoot	有 5 个中足骨头(舟骨、骰骨和楔状骨 1~3),这部分邻近跗跖关节远端和跗横关节近端。
重复主动运动	Repeated active movements	由患者进行的重复主动生理手法。
主动运动	Active movements	由患者进行的任何形式的生理运动。
椎基底动脉缺血性眩晕	Vertebral basilar insufficiency	由头部特定位置引起的通过脊椎动脉系统血流局部或弥漫性减少。

索 引